KB091603

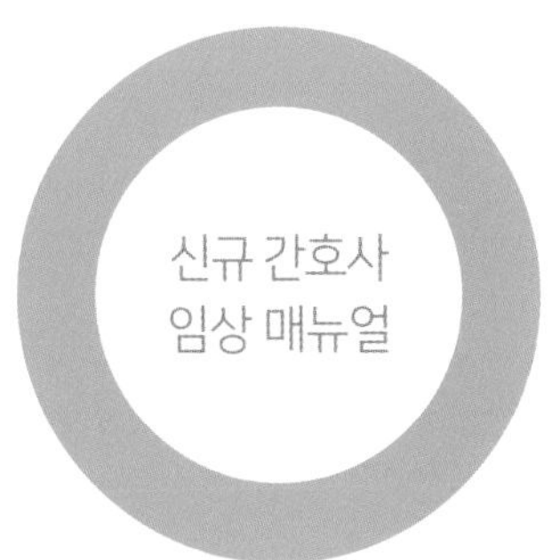
신규 간호사
임상 매뉴얼

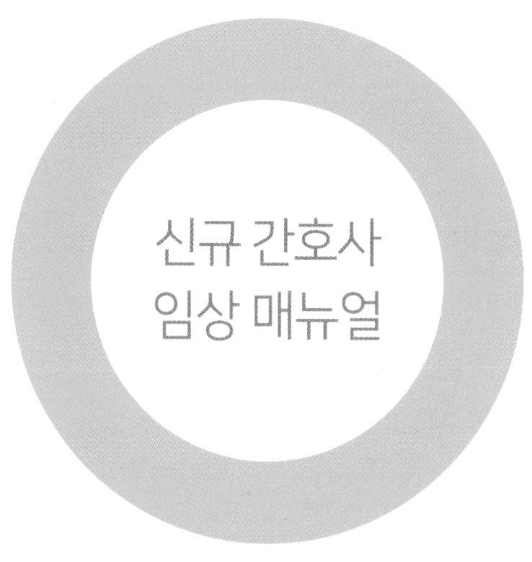
신규 간호사
임상 매뉴얼

PROLOGUE

이 책은 꼭 필요한 기본적인 기술과 실무 지식을 담아 이제 막 첫발을 내딛는 간호사들에게 든든한 조력자가 되어 줄 것입니다.

안녕하세요. 저는 간호사 김민소입니다. 경북대학교(RN BSN)와 남서울대학교 가정전문간호대학원을 졸업한 미래의 가정전문간호사이기도 합니다. 그동안 대형병원과 준종합병원, 요양병원에서 근무하면서 수많은 임상 경험을 하였으며 체계적인 교육이 이루어지는 병원, 간호사 매뉴얼이 아예 존재하지 않는 병원, 다양한 병원에서 온 간호사들이 모여 주먹구구로 일하는 병원 등을 거치면서 간호사의 기본 기술과 지식이 얼마나 중요한 것인지 뼈저리게 보고 느꼈습니다. 그러던 중 SD에듀와 인연을 맺게 되어 영광스럽게도 『신규 간호사 임상 매뉴얼』을 집필하게 되었습니다.

컴퓨터로 그린 이미지보다는 실제 사진을 사용하는 것이 기술을 익히고 이해하는 데 도움이 될 거라 판단했기 때문에 이 책의 사진은 대부분 직접 촬영하였습니다. 촬영이 불가능한 사진은 타 병원에 근무 중인 간호사에게 부탁하거나 블로그와 유튜브, 관련 업체에 일일이 접촉하여 허가를 받았습니다. 또한 집필하는 과정 중에 많은 병원의 간호사들과 교류하면서 병원끼리도 매뉴얼이 통일되지 않았다는 점이 안타까웠기 때문에 되도록 많은 병원에서 공통적으로 쓰이는 기술과 최신 경향을 담기 위해 노력했습니다.

이 책은 간호사로서 반드시 알아야 할 기본적인 기술에 초점을 맞추었습니다. 간호대학교를 막 졸업한 신규 간호사뿐만 아니라 오랫동안 임상을 떠났다가 복귀하는 유휴 간호사, 기본기를 다시 다지고 싶은 경력 간호사에게도 든든한 조력자가 되어 줄 것입니다. 마지막으로 집필하는 과정에 큰 도움을 준 간호사들과 사랑하는 남편과 시우, 시아에게 감사한 마음을 전하고 싶습니다.

2023년 6월

저자 김민소

CONTENTS

CONTENTS

PART 10 호흡 관련 간호

PART 11 멸균용품과 의료폐기물 관리방법

PART 12 각종 tube와 catheter 관리방법

PART 13 욕창(bed sore) 관리

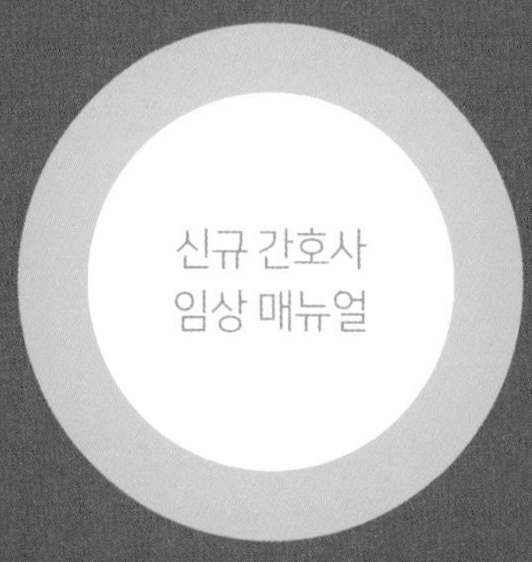

낯선 환경에서 낯선 사람들과 두려운 업무에 적응해 나가야 하는 앞으로의 시간이 결코 쉽지 않을 겁니다. 마냥 멋있어 보이는 선배 간호사 역시 신규 간호사 시절이 있었습니다.

간호사로서 처음 발을 내딛는 지금, 기본기를 잘 쌓아야 하며 선배 간호사의 이야기에 귀를 기울이고 많이 보고, 많이 생각하며 공부해야 합니다. 무엇보다도 신규 간호사로서 배우려고 하는 겸손하고 성실한 자세와 마음가짐을 잊지 말아야 한다는 것을 반드시 기억하세요.

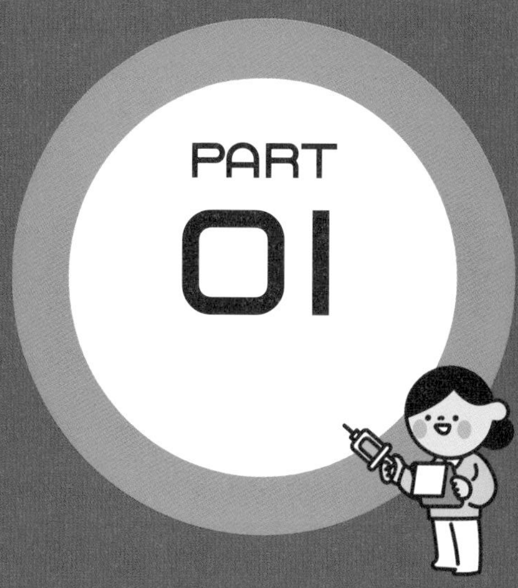

신규 간호사가 지키고 알아야 할 8가지

CHAPTER 01

신규 간호사가 지켜야 할 외모

- 유니폼은 항상 깨끗하게 유지하며 주름이 잡히지 않게 합니다.
- 간호사 신발은 바쁘게 일을 하다 보면 넘어질 수 있으므로 샌들보다는 운동화 형태가 근무하기가 편하며, 꺾어 신는다거나 질질 끌고 다니지 않습니다.
- 개인 옷장에 작은 바구니를 준비해서 머리끈, 흰 양말, 베이지나 흰색 런닝(튀는 속옷을 잘못 입고 온 날에 필요합니다), 생리대 등을 준비하길 권합니다. 유니폼을 입을 때는 흰 양말을 신어야 한다는 것을 잊지 마세요.
- 최근에는 망사핀을 강요하는 분위기는 아닙니다. 긴머리라면 깔끔하게 묶어야 하고, 단정한 길이의 단발머리라면 묶지 않아도 됩니다. 단, 튀는 머리핀을 하거나 화려한 염색은 하지 않습니다.
- 사원증은 늘 가지고 다녀야 합니다. 사원증 뒷면에는 자주 통화하는 부서의 전화번호나 자주 사용하는데 헷갈리는 의학용어를 정리하여 코팅한 후 부착해서 활용해보세요.
- 진한 화장과 강한 향의 향수, 화려한 액세서리는 하지 않습니다.
- 화장하지 않은 얼굴 혹은 흐트러진 머리를 한 채 출근하지 않습니다. 출근할 때 복장은 단정하게 입도록 하며 슬리퍼, 노출이 심한 옷이나 트레이닝복처럼 눈살을 찌푸리게 하는 복장은 피해주세요.
- 손톱은 깔끔하게 자릅니다. 투명 매니큐어 정도는 허용하는 병원이 있으나 화려한 네일케어는 하지 않습니다.

CHAPTER 02 신규 간호사가 지켜야 할 언행

- 신규 간호사 같은 경우는 교육받는 기간 동안 일찍 출근하여 물품을 파악하고 선배 간호사에게 도와줄 수 있는 것이 있는지 먼저 물어보는 적극적이고 배우는 자세를 갖도록 합니다.
- 퇴근해도 되냐고 먼저 묻지 않습니다. 본인이 맡은 일을 깔끔하게 마무리하고 퇴근해야 하며, 본인의 업무가 모두 끝났다고 하더라도 같이 일한 간호사가 마무리하지 못한 일이 있다면 함께 도와서 마무리하는 자세를 갖도록 합니다.
- 반가운 동기를 만났다고 하더라도 서로 부둥켜안고 장난치는 행동을 한다거나 병동의 이야기를 함부로 노출하지 않습니다.
- 작은 수첩, 볼펜(삼색 혹은 이색 볼펜)과 가위를 주머니에 항상 가지고 다닙니다. '널스포켓'이라는 제품을 활용하는 간호사들도 많이 있습니다.
- 가르쳐줄 때 고개만 끄덕이지 말고 받아 적는 성실하게 배우려는 자세를 가지세요. 뺏뻿하고 소극적인 행동을 한다면 결국 본인이 손해입니다.
- 낮말은 새가 듣고 밤말은 쥐가 듣는다는 말이 병원생활을 해보시면 피부로 와닿으실 겁니다. 누군가의 험담은 어디에서도 하지 않는 자세를 갖도록 합니다. 특히 출 · 퇴근을 할 때와 화장실에서 통화할 때 옆 칸에서 누가 듣고 있을지도 모르니 늘 언행을 조심하세요.
- 병원은 수많은 부서의 직원들과 함께 일을 하는 곳입니다. 대화를 하던 중에 서로에 대한 이해가 부족하여 오해의 상황이 충분히 발생할 수 있습니다. 선을 넘어서는 언행은 절대 하지 않도록 하며 전화를 할 때 특히 예의를 지키도록 합니다.
- 전화벨이 울리면 두려울 겁니다. 피하지 말고 전화를 받아서 본인이 소속된 병동과 이름(병원마다 지정된 인사 멘트가 있습니다)을 이야기합니다. 만약 메시지를 선배 간호사에게 대신 전달해야 하는 상황이라면 전화를 건 사람이 어느 부서에 누구인지와 상대방이 이야기한 내용을 반복하며 정확하게 확인을 해야 합니다. 확인이 제대로 안 되면 선배 간호사가 아주 난감한 상황에 처할 수 있다는 것을 명심하세요. 전화를 끊을 때도 상대방이

끊을 때까지 3초 정도 기다려 주고, 전화를 끊기 전에 "감사합니다." 혹은 "수고하세요." 라는 공손한 멘트를 하는 것도 잊지 마세요. 전화는 상대방을 직접 보지 않고 목소리만으로 판단하게 되므로 더욱 신경을 써야 합니다.

- 배우는 일도 힘들지만 가르쳐주는 일도 그만큼 힘이 듭니다. 가르침을 당연하다는 듯 생각하지 말고 감사한 마음으로 선배 간호사를 대하기 바랍니다.
- 환자 혹은 보호자와 가까워졌다고 생각하는 마음에 간호사로서 선을 넘어서는 언행은 절대 하지 않습니다. 환자 혹은 보호자와 개인적인 연락처를 주고받지 않아야 하며, 특히 병원 밖에서 만나는 행동은 절대 하지 마세요.
- 노인 환자에게 어린아이를 대하는 듯한 말투나 반말을 절대 하지 않습니다.
- 근무 중에 급한 연락이 아니라면 스마트폰을 보는 행동은 하지 않도록 합니다.
- 병원에 적응하다 보면 간호사의 문화가 경직되고 예민하며 보수적인 곳이라 느낄 때가 많을 겁니다. 우리의 업무가 환자의 생명과 직결되는 일이 많아서 긴장하면서 일하게 되기 때문입니다. 선배 간호사는 선배로서, 후배 간호사는 후배로서 서로를 존중하고 예의를 갖추도록 합니다.
- 이제는 학생 간호사가 아닙니다. 본인이 하는 모든 처치와 업무 그리고 말과 행동에 책임을 져야 한다는 것을 잊지 마세요.
- 본인의 개성이 뚜렷하고 자기주장을 하는 것이 중요하다고 생각하는 신규 간호사라면 병원에서는 자제하도록 합니다. 배우려는 겸손한 자세가 너무나도 중요하다는 것을 항상 잊지 마세요.
- 선배 간호사가 지시하는 것은 재깍재깍 행동으로 표현하고 답을 하는 자세를 가지도록 하세요.

CHAPTER 03

신규 간호사가 알아야 할 인계의 원칙

간호사는 3교대로 업무가 돌아갑니다. 일의 연속선에서 내가 잘못 인계를 준다면 다음 근무를 들어오는 간호사뿐만 아니라 다른 부서에게까지 영향을 주게 됩니다. 인계는 매우 중요한 것이니 본인이 하는 말에 책임을 진다는 생각을 가져야 합니다. 예전에 인계를 허술하게 받아서 뒷수습한다고 정작 내가 해야 할 업무가 자꾸 밀리게 되니 짜증이 났던 기억이 떠오릅니다.

예를 들어, 인계를 할 때 "2023년 1월 5일 day 인계드리겠습니다."라는 멘트로 시작하는 경우가 많으며, 인계를 마칠 때는 "이상입니다. 수고하세요."라는 멘트 역시 합니다. 병원마다 혹은 병동마다 멘트는 다르므로 잘 기억하길 바랍니다.

업무를 깔끔하게 마무리하고 인계를 주고 싶지만 힘든 상황이 많을 겁니다. 그렇다면 인계 중에 "여기까지는 제가 마무리를 하겠습니다."라고 얘기하고 마무리한 후 퇴근을 하는 자세를 갖도록 하세요.

인계를 잘하는 간호사의 공통점은 인과관계를 잘 파악하고 시간의 흐름 대로 스토리를 나열하여 이해하기 쉽게 포인트만 잘 전달한다는 겁니다. 본인이 맡은 환자의 증상과 검사, 투약 리스트를 매일 공부하고 정리하여 파일로 만드는 습관을 들여 보세요. 인계를 받다보면 유달리 조리 있고 귀에 쏙쏙 들어오게 인계를 잘하는 선배 간호사가 있습니다. 이 선배 간호사를 롤 모델로 삼아 연습을 꾸준히 해보세요.

- 검사를 하였다면 검사의 결과와 그 결과에 따른 처방이 있을 겁니다. 검사를 하게 된 이유와 결과 그리고 처방을 설명합니다. 정상수치의 검사결과는 일일이 이야기하지 않아도 되며, 비정상 수치의 결과에 중점을 두세요.

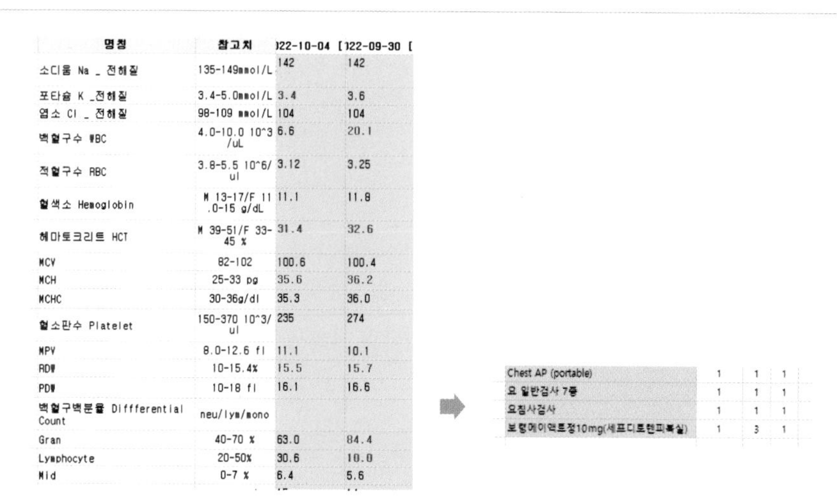

명칭	참고치	022-10-04	022-09-30
소디움 Na _ 전해질	135-149mmol/L	142	142
포타슘 K _전해질	3.4-5.0mmol/L	3.4	3.6
염소 Cl _ 전해질	98-109 mmol/L	104	104
백혈구수 WBC	4.0-10.0 10^3 /uL	6.6	20.1
적혈구수 RBC	3.8-5.5 10^6/ ul	3.12	3.25
혈색소 Hemoglobin	M 13-17/F 11 .0-15 g/dL	11.1	11.8
헤마토크리트 HCT	M 39-51/F 33-45 %	31.4	32.6
MCV	82-102	100.6	100.4
MCH	25-33 pg	35.6	36.2
MCHC	30-36g/dl	35.3	36.0
혈소판수 Platelet	150-370 10^3/ ul	235	274
MPV	8.0-12.6 fl	11.1	10.1
RDW	10-15.4%	15.5	15.7
PDW	10-18 fl	16.1	16.6
백혈구백분율 Diffferential Count	neu/lym/mono		
Gran	40-70 %	63.0	84.4
Lymphocyte	20-50%	30.6	10.0
Mid	0-7 %	6.4	5.6

Chest AP (portable)	1	1	1
요 일반검사 7종	1	1	1
요침사검사	1	1	1
보령메이액트정10mg(세프디토렌피복실)	1	3	1

※ 9/30 day duty가 evening duty에게 인계를 주는 상황이라고 가정합니다.

"9/30 새벽 5시에 V/S 120/80–98–38.2–20회로 확인되었고 전신통과 오한을 호소하였습니다. prn 오더 타이레놀 650mg 경구투약했습니다. 타이레놀 복용 후 아침 7시에 37.1℃로 열이 떨어진 것을 확인했습니다. 오전 회진 후에 blood lab 오더가 났습니다. CBC 결과 WBC가 20100, granulocyte는 84.4%로 확인되었습니다. 주치의가 결과 확인 후에 메이액트정이 Tid PO 오더 나고 chest AP portable과 소변 검사가 추가로 나서 시행했습니다. 새벽에 열이 난 이후에는 현재 열은 나지 않습니다."

⋯› 환자의 증상과 V/S, 증상에 따른 검사나 처치, 검사나 처치의 결과, 현재의 환자 상태를 시간의 흐름 대로 이야기하면 됩니다. chest AP portable과 소변 검사 결과가 인계 전에 확인된다면 같이 인계를 해야 합니다.

- V/S에 문제가 있었던 환자라면 인계 직전에 V/S을 꼭 확인해서 인계를 주어야 합니다. 특히 V/S에 문제가 있어서 받은 의사의 오더와 처치 전후의 V/S의 인계가 중요합니다.

2022-09-22	18:00	1	155/090	72
2022-09-23	06:00	2	132/074	96
	10:00	2	162/093	61
	13:00	2	145/081	57
	18:00	2	137/084	51
2022-09-24	06:00	3	148/070	67
2022-09-25	10:00	4	130/076	52
2022-09-26	10:00	5	156/097	58
	18:00	5	143/086	64

[illegible]	1	1	1
수액 금일까지			
텔미누보정40/5mg	1	1	1

"혈압이 9/22부터 평균 140/90mmHg 이상으로 측정되었고 가끔 두통이 있다고 했습니다. 확인해보니 혈압약을 10년 전부터 먹었다가 두 달 전부터 혈압이 괜찮다는 이야기를 듣고 안 드셨다고 합니다. 오늘 주치의 확인 후에 텔미누보정 40/5 1T QD 처방이 났고 수액은 DC되었습니다. 오늘 오전에 혈압은 160/100이었고, 조금 전 혈압도 역시 160/90 나왔습니다. 지금은 두통 호소는 없으십니다. 주치의에게 전달했고 지켜보자고 하면서 오후 4시에 혈압을 측정해서 알려 달라고 합니다."

⋯→ 주치의가 언급한 내용이 있다면 그대로 전달을 해주세요. DC가 되었다는 말은 그만 주라는 오더입니다.

- 환자의 상태가 변하면 오더가 변경되는 경우가 잦습니다. 오더가 바뀐 이유와 바뀌기 전후의 오더를 짚어 주어야 합니다.

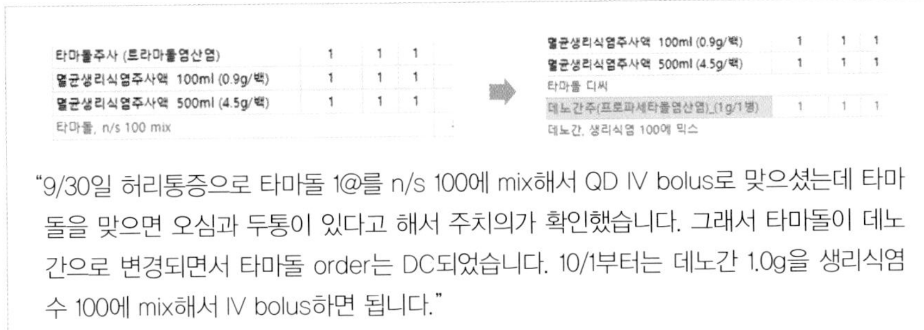

타마돌주사 (트라마돌염산염)	1	1	1
멸균생리식염주사액 100ml (0.9g/백)	1	1	1
멸균생리식염주사액 500ml (4.5g/백)	1	1	1
타마돌, n/s 100 mix			

멸균생리식염주사액 100ml (0.9g/백)	1	1	1
멸균생리식염주사액 500ml (4.5g/백)	1	1	1
타마돌 디씨			
데노간주(프로파세타몰염산염)_(1g/1병)	1	1	1
데노간, 생리식염 100에 믹스			

"9/30일 허리통증으로 타마돌 1@를 n/s 100에 mix해서 QD IV bolus로 맞으셨는데 타마돌을 맞으면 오심과 두통이 있다고 해서 주치의가 확인했습니다. 그래서 타마돌이 데노간으로 변경되면서 타마돌 order는 DC되었습니다. 10/1부터는 데노간 1.0g을 생리식염수 100에 mix해서 IV bolus하면 됩니다."

- 환자, 보호자, 다른 부서와 주고받은 이야기들은 주관적인 의견을 넣지 말고 객관적으로 인계를 주어야 합니다.
- 인계를 받을 간호사가 쉬고 온 날 수만큼 인계를 주어야 합니다. 예를 들어 근무를 들어오기 전날에 근무표를 반드시 확인하여서 off 3일을 쉬고 온 간호사에게 인계를 주어야 하는 상황이라면 마음의 준비는 하고 출근해야겠지요?
- 수액이 들어가고 있다면 남은 수액의 양이 얼마인지 그리고 시간당 들어가는 양까지 인계를 주어야 합니다.
- I/O를 하는 환자의 경우 인계 전에 계산해서 의사에게 보고가 필요하다면 보고하고 처치를 한 것까지 인계합니다. I/O가 불균형이라면 그에 따른 환자의 증상과 V/S 이상 유무를 확인해야 합니다.

"아침 6시부터 2시까지 I/O가 1800/200으로 positive 1600으로 카운트되어 주치의에게 보고했습니다. 어제는 총 I/O가 3800/2800으로 positive 1000이었습니다. 환자가 전체적으로 부종이 보입니다. 라식스 1@ IV side 오더가 나서 2시에 투약했습니다. V/S 120/80–73–36.5–18로 안정적입니다."

⋯› positive라는 말은 섭취량이 배설량보다 많은 경우를 말하며, 반대는 negative입니다.

- positive라면 부종, 활력징후(특히 혈압), 호흡곤란(SPO₂(산소포화도) 체크) 여부를 확인합니다. negative라면 활력징후, 탈수증상, 의식의 변화를 확인하여 인계합니다.
- 당뇨 환자는 비정상적인 혈당수치를 중점적으로 언급합니다. 당뇨가 있어서 인슐린을 맞고 있는 환자라면 투약이 되었던 인슐린 용량을 이야기하고, 주지 않았다면 그 이유도 인계를 주어야 합니다. 혈당 변화에 따른 환자의 증상도 이야기합니다. 이때 혈당 기록지에 주스, 사탕 등의 섭취와 투약한 인슐린을 메모에 적어 두면 한눈에 혈당의 흐름을 파악하기가 쉬워집니다.

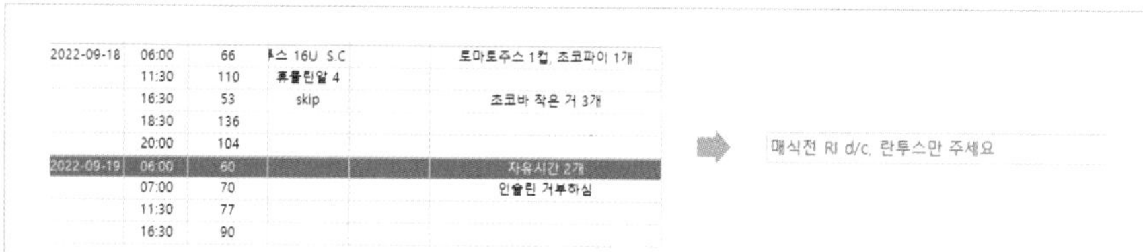

2022-09-18	06:00	66	▮스 16U S.C	토마토주스 1컵, 초코파이 1개
	11:30	110	휴물린알 4	
	16:30	53	skip	초코바 작은 거 3개
	18:30	136		
	20:00	104		
2022-09-19	06:00	60		자유시간 2개
	07:00	70		인슐린 거부하심
	11:30	77		
	16:30	90		

➡ 매식전 RI d/c, 란투스만 주세요

"란투스 16단위 아침 식전, 휴물린알 4단위 매 식전에 맞으셨는데 5일 전부터 식사량이 한 그릇에서 반 그릇으로 줄어들었습니다. 9/18 저녁 식전 혈당이 53mg/dL이 체크되었고 어지럽다고 해서 초코바 작은 거 3개를 드셨습니다. 휴물린알은 주지 않았습니다. 어젯밤에 주무시기 전에 혈당도 104mg/dL이 나와서 주스 반 컵 드시고 잤다고 합니다. 9/19 오늘 아침에 식전 혈당이 70mg/dL 나왔고 란투스도 거부하셔서 휴물린알 포함 인슐린은 모두 주지 않았습니다. 주치의 오늘 확인했고 란투스 용량은 그대로 유지하고 식전 휴물린알만 DC 했습니다. 주치의가 란투스는 오늘 혈당 확인하고 나서 내일부터 투약하라고 합니다. 환자분에게 설명드렸습니다."

⋯› 투약과 처치가 바뀌었다면 환자에게 설명하는 것이 의무입니다. 환자에게 설명했다는 부분까지 인계해주어 환자에게 다시 설명하게 되는 곤란한 일이 발생하지 않도록 합니다.

- 검사 시간과 검사 전 처치가 어디까지 준비가 되었고 어디서부터 준비를 하면 되는지 정확하게 인계를 주어야 합니다.

> "오늘 오전 11시에 brain MRI 예약이 되어 있습니다. 금속 물질이 삽입된 수술을 받은 적이 있는지 다시 확인했고 없다고 하십니다. 액세서리와 시계와 브래지어는 모두 뺐습니다. MRI갈 때 스마트폰을 가지고 가면 안 된다고 이야기했고 그 부분만 MRI갈 때 다시 확인해주시면 될 것 같습니다."

- 수술을 앞둔 환자라면 수술 시간과 수술 전 처치가 어디까지 되었는지 어디서부터 하면 되는지 정확하게 인계를 주어야 합니다.
- 퇴원할 환자라면 퇴원 준비와 퇴원 약, 퇴원 후 외래 진료와 검사안내 등 본인이 해결한 것들을 인계를 주어서 일이 중복되지 않게 합니다.

CHAPTER 04 신규 간호사가 알아야 할 간호기록

간호기록은 간호사와 타 부서와의 의사소통 역할을 하며, 의료사고 발생 시 법적인 자료의 근거가 되므로 객관적으로 정확하게 적어야 합니다. 간호기록은 경험이 쌓이게 되면 노련해지는 법입니다. 지금 신규 간호사인 여러분들은 간호기록의 기본 원칙을 탄탄하게 다져야 합니다.

10:20	Lt heel외측 4*4 unstageable 눌렀을때 물렁함. 색깔은 약간의 보라색양상을 보임. " 누르니까 아픈것 같아요" 다리를 들어올리는 운동이 가능한 상태임. 침상에서 뒤꿈치가 눌리지 않도록 베개위에 올려놓도록 설명함. 누워서 자전거 타기 운동을 수시로 하고 하이워커 이용하여 걷는 운동이 도움이 된다고 교육함. 주치의 박ㅇㅇ sore 상태 확인함. 폼을 적용하고 5일후에 다시 열어서 확인하자고 함.	김민소
10:30	Lt heel 폼 적용하고 탄력붕대로 고정함.	김민소

- 간호기록은 다른 간호사 대신 기록을 하거나 서명을 하지 않습니다.
- 간호기록은 'CT를 찍으러 갈 예정이다.'라는 미래형의 시제는 사용하지 않습니다.
- 간호기록은 높임말이나 존칭을 사용하지 않습니다.

  예 보호자가 진통제를 요구하셔서 주치의 김ㅇㅇ 선생님께 말씀드림 → 보호자가 진통제 요구함. 주치의 김ㅇㅇ에게 보고함.
- 간호기록은 누구나 보면 이해할 수 있는 단어와 문맥으로 적어야 합니다.
- 이름은 full name을 적도록 합니다.

  예 CS Dr. 박 → CS Dr. 박ㅇㅇ
- 간호기록은 객관적으로 적어야 하며 개인적인 판단이나 생각이 들어가지 않도록 합니다.

  예 보호자인 딸이 퇴원을 하고 싶지 않은 듯 얘기를 함 → 보호자인 딸이 집에서 당뇨 관리가 힘들다고 이야기함. "퇴원하고 싶지 않아요."
- 처치를 먼저 하고 바로 기록을 하는 습관을 가지도록 합니다.

- 환자에게 이상이 있어서 주치의에게 보고한 경우에는 보고한 내용을 정확하게 간호기록으로 남기고 오더도 함께 기록합니다. 가령 경과를 지켜보자고 한 경우에도 그대로 주치의가 한 말을 기록으로 남깁니다.

  예 BP 90/60 HR 89회 "약간 어지러운 것 같아요." 침상에 안정하도록 하고 앙와위 자세에서 다리를 올리고 있도록 함. 주치의 김○○에게 V/S과 환자의 증상을 보고함. 주치의 김○○ 환자 상태 지켜보자고 함.

- 절대 거짓으로 적지 않으며 있는 그대로의 객관적인 사실만 기록합니다.

CHAPTER 05

전화로 의사에게 보고할 때 지켜야 할 원칙

의사에게 환자의 상태를 보고해야 하는 상황은 간호사로서 자주 접하게 됩니다. 전화로 보고를 할 때는 요점만 정확히 원칙을 지켜서 간결하게 해야 합니다. 신규 간호사가 의사에게 보고하는 것은 결코 쉬운 일이 아닙니다. 선배 간호사가 전화로 의사에게 보고할 때 옆에서 자세히 들어보세요. 너무 긴장한 탓에 의사가 한 말을 제대로 알아듣지 못하고 끊어 버리면 다시 또 전화해야 하는 곤란한 상황이 벌어집니다. 집에서 유사한 상황을 가정하여 어떻게 전화로 보고를 하면 될지 대본을 만들어 보고 연습을 자주 하세요.

- 전화를 건 본인이 누구인지 얘기를 합니다. 그리고 몇 병동 몇 호실에 있는 환자에게 어떤 문제가 생겼는지 먼저 얘기합니다.
- 환자의 현재 진단명이 무엇이고 어떤 치료를 받고 있는지, 과거력은 무엇인지 얘기합니다.
- 환자의 현재 상태를 정확하고 객관적으로 이야기합니다. 환자가 한 말, 환자의 객관적인 상태, V/S, 현재 투약 중인 약물 등을 말하면 됩니다.
- 의사가 오더를 내면 오더를 반복하여 확인하면서 받아 적습니다. 의사도 생각하지 못하고 정작 중요한 오더를 말하지 못하는 경우가 있습니다. 의사가 말한 오더만 수동적으로 받을 것이 아니라, 필요한 오더라고 생각하는 것이 있다면 의사에게 예의를 갖추어 물어봅니다. 오더를 내는 주체는 의사이기 때문입니다.
- 신규 간호사는 의사의 오더를 들어도 환자에게 적합한 오더인지 판단하기 힘들 것입니다. 하지만 연차가 올라가면 의사의 오더에 의문이 들 것이며, 필요하다면 다시 확인 절차를 밟아야 합니다.

※ **상황**

- 산소 2L/min을 하고 있던 42병동 4008호 김ㅇㅇ 환자(남/89)가 호흡곤란을 호소하며 산소포화도가 86%로 떨어졌다.
- V/S 150/90-98-36.5-23이다.
- 환자는 "숨이 차요."라고 말을 한다.
- 말초에 청색증은 발견되지 않았다.
- 자세는 반좌위를 유지하고 있다.
- 흡인성 폐렴으로 타박탐 4.5g bid 주사 치료 중이며 일주일 전에 입원하였고 입원 전까지 요양병원에서 치매와 욕창으로 입원 치료를 받았던 이력이 있다.

"안녕하세요. 선생님 42병동 김민소 간호사입니다. 4008호 남자 89세 김ㅇㅇ 환자가 호흡곤란이 있어 전화를 드렸습니다. 일주일 전에 입원했고 흡인성 폐렴으로 타박탐 4.5g bid 치료 중입니다. 입원 전에는 욕창과 치매로 요양병원에서 입원 치료를 했고 폐렴 치료 이력은 확인되지 않습니다. 산소 2L/min을 하면서 산소포화도가 98% 유지되었는데 지금 호흡곤란을 호소하면서 산소포화도가 86%로 떨어지고 V/S은 150/90-98-36.5-23입니다. 반좌위 자세 유지 중이고 청색증은 보이지 않습니다.

⋯› 의사가 흉부 엑스레이와 blood lab 오더를 냈습니다(산소 증량 오더를 안 냈습니다).
"선생님, 산소는 현재 2L/min인데 산소를 좀 올리고 봐야 할까요?"

CHAPTER 06

신규 간호사가 지켜야 할 손소독

병원에는 면역력이 취약한 환자들이 입원합니다. 의료인의 손으로 인해 교차 감염이 발생하지 않도록 손소독을 하는 것은 의무입니다. 손소독은 환자뿐만이 아니라 의료인 자신과 동료, 가족을 지키는 방법입니다. 신규 간호사는 모든 처치를 하기 전과 후, 환자를 만지기 전과 후, 환자 주변환경 접촉 후에 손소독을 하는 습관을 몸에 익혀야 합니다.

손소독을 하는 방법은 크게 액체비누를 사용한 손 씻기와 손소독젤을 이용한 손소독 두 가지가 있습니다. 병원은 고체비누가 아닌 액체비누를 쓰며 수건이 아닌 종이 타월을 쓰고 있습니다. 비누를 이용한 손 씻기나 손소독젤을 이용한 손소독 중 어느 것이든 상관없습니다. 간호사실 뿐만 아니라 처치 카트 위에는 항상 손소독젤이 비치되어 있으므로 적극적으로 활용해주세요. 손가락 사이와 손톱 밑도 잊지 말고 꼼꼼히 문질러 주고 바닥과 손가락 밑을 골고루 문지르면서 손소독젤을 말려 주세요.

CHAPTER 07

신규 간호사가 알아야 할 진료과 용어

본인이 소속된 병원의 진료과 용어는 반드시 익혀야 합니다.

진료과	용어	진료과	용어
신경과	NR(neurology)	재활의학과	RM(rehabitational medicine)
외과	GS(general surgery)	소아청소년과	PED(pediatrcs)
정신건강의학과	NP(neuropsychiatry)	비뇨기과	URO(urology)
피부과	DM(dermatology)	안과	OPH(ophthalmology)
응급의학과	EM(emergency medicine)	정형외과	OS(orthopedic surgery)
가정의학과	FM(family medicine)	흉부외과	CS(chest surgery)
이비인후과	ENT(otorhinolaryngololgy)	마취통증 의학과	ANE(anesthesiology and pain medicine)
내과	IM(internal medicine)	성형외과	PS(plastic surgery)
산부인과	OBGY(obstetrics & gynecol-ogy)	영상의학과	DR(radiology)
방사선종양학과	RT(radiation oncology)	병리과	DP(pathology)
진단검사의학과	LM(laboratory medicine)	호흡기내과	IMP(internal medicine pulm-onology)
소화기내과	IMG(internal medicine gastro-enterology)	심장내과	IMC(internal medicine cardi-ology)
내분비내과	IME(internal medicine endo-crinolgy)	신장내과	IMN(internal medicine nephrol-ogy)
혈액종양내과	IMH(internal medicine hema-tology)	감염내과	IMD(internal medicine infec-tious disease)
류머티스 내과	IMR(internal medicine rheu-matology)	알레르기 내과	IMA(internal medicine allergy and clinical immunology)
간담췌 외과	GSL(general surgery hepato-biliary and pancreatic surgery)	대장항문 외과	GSA(general surgery colorec-tal and anal surgery)
유방내분비 외과	GSB(general surgery breast endocrine surgery)	위장관 외과	GSS(general surgery gastro-intestinal surgery)
이식혈관외과	GSV(general surgery trans-plant vascular surgery)	소아외과	GSC(general surgery pediatric surgery)

※ 병원마다 용어는 약간씩 다릅니다.

CHAPTER 08

간호정보조사지 작성방법

환자가 입원하게 되면 간호사는 환자 혹은 보호자를 대상으로 여러 가지 조사와 교육을 하게 됩니다. 첫인상을 결정하는 중요한 만남이므로 약간은 긴장해야 하는 자리이기도 합니다.

간호정보조사지는 환자와 관련된 다양한 정보들을 조사하는 것이며, 간호사가 처치를 하는 데 중요한 기초 자료가 되므로 꼼꼼하게 조사를 해야 합니다. 환자 혹은 보호자에게 간호정보조사지를 직접 작성하게 하는 곳도 있고, 간호사가 인터뷰를 하는 병원도 있으니 병원의 상황에 맞게 진행하면 됩니다. 다만, 전자라 할지라도 허술하게 작성된 부분이 있거나 간호사가 확인해야 하는 부분은 꼼꼼하게 채워서 완성해야 하는 것이 간호정보조사지를 작성하는 간호사의 의무입니다.

병원과 병동 특성에 따라 간호정보조사지의 질문은 다를 수 있으며 이 책에서는 공통적으로 이루어지는 질문에 대해 다루겠습니다.

보호자 전화번호	전화번호는 최소한 두 개를 받도록 하며, 환자의 처치 결정에 있어 결정력이 있는 보호자를 첫 번째 순위로 지정합니다.
입원 경로와 이동방법	응급실 혹은 외래 중 어느 경로로 입원했는지 그리고 도보, 휠체어, 눕는 차 등 입원할 때 이동방법을 조사하여 당시의 활동 정도를 확인할 수 있습니다.
입원 동기	현재 병원에 어떤 문제로 입원하게 되었는지에 집중하여 발병일(on set)과 함께 적도록 합니다.
과거력	고혈압, 당뇨, 결핵, 간염, 암 등 특정 질환의 과거력을 조사하고, 과거력이 있다면 투약 여부도 같이 확인합니다. 특히 고혈압과 당뇨 같은 경우는 한 병원을 지정하여 복용하는 경우가 대부분이므로 당뇨 환자라면 가지고 온 약 혹은 인슐린이 있는지 확인하고, 인슐린을 가지고 왔다면 맞았던 용량과 평균 혈당치를 질문합니다. 혈압약을 복용했던 환자라면 평균 혈압이 어느 정도였는지 확인합니다. 복용하였던 약물의 이름을 객관적으로 확인할 수 있는 처방전 혹은 약 봉투가 없다면 환자 혹은 보호자가 처방받았던 병원에 요청하여 투약목록을 팩스로 받는 방법이 있습니다. 이때 수술을 받은 이력도 있는지 함께 확인합니다. 타 의료기관을 경유하여 입원하게 되는 경우에는 진료의뢰서와 같은 의무기록지를 가지고 오므로 가능하다면 의무기록지를 미리 리뷰한 후 환자와 보호자를 마주하면 부담을 많이 줄일 수 있습니다.

알레르기	알레르기 반응이 있는 것을 조사하고 알레르기가 생겼을 때 두드러기, 호흡곤란, 부종 등 어떤 형태로 반응이 나타나는지 확인합니다. 음식물과 약물 등에 알레르기가 있다면 관련된 부서(영양팀, 주치의, 간호사)와 정보를 공유합니다.
정서 상태	안정, 불안, 분노, 공포, 우울 등 환자의 최근 정서 상태를 확인합니다.
의식 상태	인지가 저하된 환자라면 환자에게 질문하면서 사람("옆에 계시는 분이 누구시죠?"), 시간("지금 시간이 대략 어떻게 되나요?"), 장소("여기가 무엇을 하는 곳인가요?")에 대한 오리엔테이션이 있는지 확인합니다. 그리고 현재 의식 상태가 어떤지(명료, 기면, 혼미, 반혼수, 혼수 상태) 직접 사정하여 기록하고, 대화하면서 언어장애와 의사소통장애 여부도 함께 파악합니다.
현재 복용 중인 약물	만성질환을 가진 환자는 다양한 약물을 복용하는 경우가 허다합니다. 주치의가 가지고 온 약물을 확인하여 복용 여부를 결정할 때까지는 임의로 복용하지 않도록 설명하고, 현재 복용 중인 약물을 간호사실로 수거해와서 현재 입원한 병원에서 처방받은 약물과 헷갈리지 않도록 별도로 보관해야 합니다. 어르신들은 아스피린과 팜피린, 진통제와 같은 약물을 간호사에게 말하지 않고 임의로 복용하는 경우가 많으므로 꼼꼼한 조사가 필요합니다.
가지고 있는 관	유치도뇨관, 기관절개관 튜브, 중심정맥관 등 다양한 튜브 혹은 카테터를 가지고 있는 환자가 입원한다면 삽입한 날짜와 사이즈, 다음 교체일, (환자를 인터뷰하는 자리에서 바로 확인 가능하면) 삽입된 자리의 피부 상태 등을 함께 기록합니다. 삽입 날짜와 교체 날짜는 환자와 보호자가 모르는 경우가 많으므로 다른 병원에서 가지고 온 퇴원간호교육과 같은 의무기록지를 확인하면 이러한 내용을 알 수 있습니다. 반대로 생각해보면 입원해있던 환자가 전원을 가는 경우에는 퇴원간호계획지를 신경 써야 한다는 말입니다. 퇴원간호계획지에 가지고 있던 관에 대한 상세한 정보와 피부 상태, 드레싱을 어떻게 했는지 등을 꼼꼼하게 작성합니다. 그리고 혈압약과 당뇨약을 복용했던 환자라면 평소의 혈압과 당뇨 수치까지 같이 적어 준다면 전원가게 될 병원의 간호사실에 큰 도움이 될 것입니다.
대변/소변	• 대변 : 변비가 있는 환자라면 얼마만에 대변을 보는지, 대변 완화제를 복용하는지 등을 확인합니다. 설사가 있다면 하루에 몇 번을 설사하는지와 지사제 복용 여부를 확인합니다. • 소변 : 소변 양상에 문제가 있다면 요실금, 혈뇨, 핍뇨, 배뇨 곤란 등을 조사합니다.
수면장애	수면장애가 있다면 수면제의 복용 여부와 수면제 종류를 물어보고 수면을 취하는 시간이 대략 몇 시간인지 확인합니다.
가지고 온 중요 물품	의치(위/아래), 보청기(한쪽/양쪽), 휠체어, 워커, 복발, 의족 등을 확인합니다. 입원 이후에 분실되었다고 하면 문제가 될 소지가 있기 때문에 꼼꼼히 확인하고, 귀중품과 현금은 분실의 우려가 높으므로 가급적이면 보호자가 가지고 가도록 설명합니다.

소화기 장애	오심, 구토, 소화장애, 복통, 연하곤란, 속쓰림 여부와 언제부터 시작했는지 확인합니다.
호흡기 장애	호흡곤란, 기침, 객혈, 가래 여부와 언제부터 시작했는지 확인합니다.
순환기 장애	심계항진, 빈맥, 흉통, 부정맥 여부와 언제부터 시작했는지 확인합니다.
피부장애	수포, 홍조, 욕창 등을 훑어봅니다. 욕창이 있다면 욕창 단계를 확인하고 소독은 어떻게 하고 있었는지와 가지고 온 드레싱 용품도 확인합니다. 욕창은 추후에 악화되면 논쟁거리가 되므로 보호자와 함께 욕창 상태를 확인하는 것이 필요합니다.
신경장애와 마비	편마비, 안검하수, 발음 장애, 저림, 안면마비 여부와 언제부터 시작했는지 확인합니다.
통증	통증이 느껴지는 부위와 발생한 시기, 진통제 복용 여부, 복용 중인 진통제 종류 등을 확인합니다.
식사	L-tube나 PEG를 가지고 있다면 경장영양액의 종류와 하루에 feeding되는 칼로리를 확인합니다. 입으로 먹는 환자라면 죽, 밥, 미음 등의 종류와 평소에 섭취했던 양도 확인합니다. 이때 최근에 먹는 양이 줄었는지, 체중이 감량했는지 여부도 함께 물어보도록 합니다.

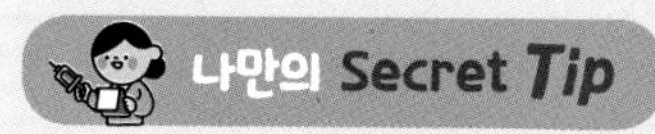
나만의 Secret Tip

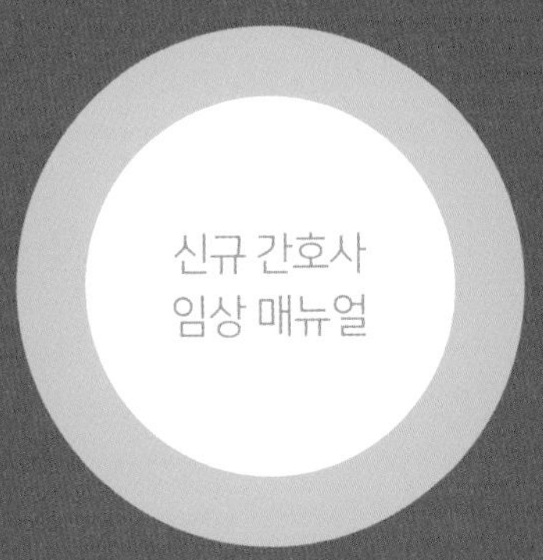

vital sign은 말 그대로 '중요한 징후'를 뜻합니다. 환자의 통증, 감정, 장애, 컨디션 변화 등 모든 것을 반영하는 것으로 간호사는 이것을 통하여 환자의 상태를 어느 정도 짐작할 수 있게 됩니다. 신규 간호사는 vital sign의 중요성을 간과해서는 안 되며, 환자가 이상 증상이 보인다면 무조건 혈압계와 체온계를 들고 먼저 가야 합니다. 이때 확인해야 할 중요한 부분이 의식이며, 환자의 의식 변화를 조기에 알아차리지 못하면 돌이킬 수 없는 상황에 빠지게 된다는 것을 잊지 마세요.

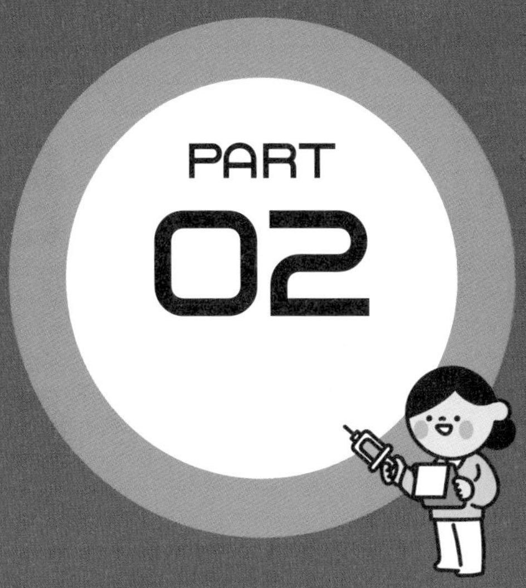

vital sign/의식 사정

CHAPTER 01

체온

고막은 시상하부와 같은 혈액을 공유하기 때문에 정확도가 높으며 체온을 측정하기에도 편한 곳입니다. 체온의 정상 범위는 36.5~37.2℃이며, 병원마다 그리고 교재마다 조금씩 다르게 표현합니다.

열이 나게 되면 맥박도 함께 상승하며 산소포화도도 떨어지는 경우가 흔하므로 full V/S을 하는 것을 잊지 마세요.

1. 체온 측정방법

1	전원 버튼을 누릅니다.	
2	성인은 귓바퀴를 후상방으로 3살 이하의 아동은 귓바퀴를 후하방으로 당겨서 외이도를 곧게 펴서 깊이 삽입해야 합니다.	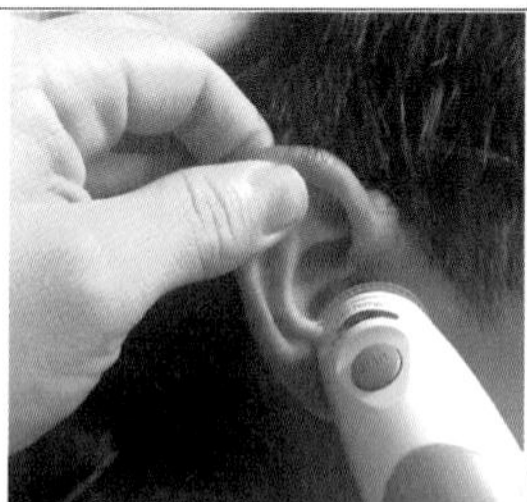 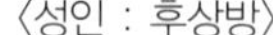 〈성인 : 후상방〉 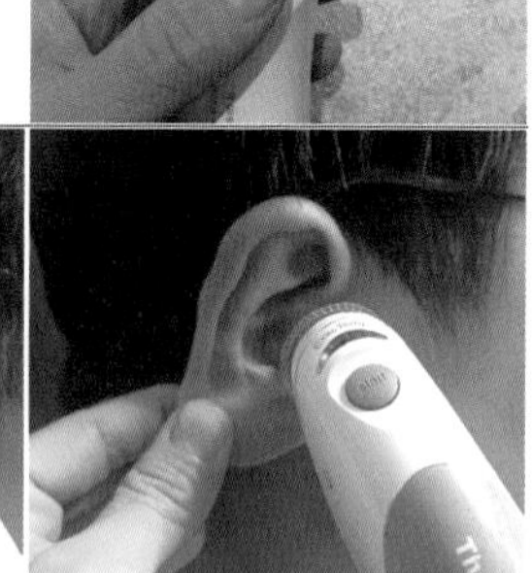 〈소아 : 후하방〉

3 삽입된 상태에서 시작 버튼을 누르면 초록불이 들어옵니다.

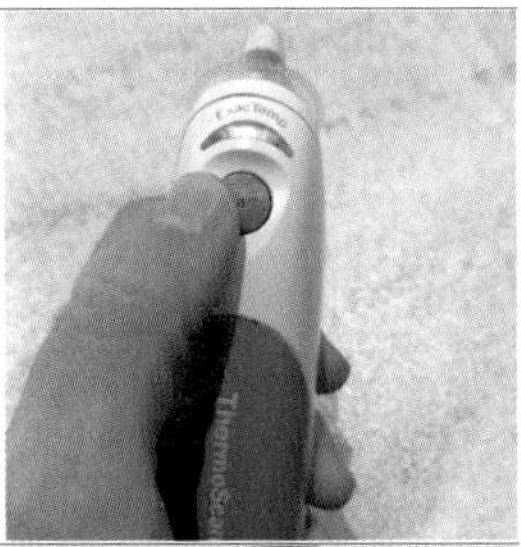

4 삐 소리가 나면서 측정된 체온이 화면에 나옵니다.

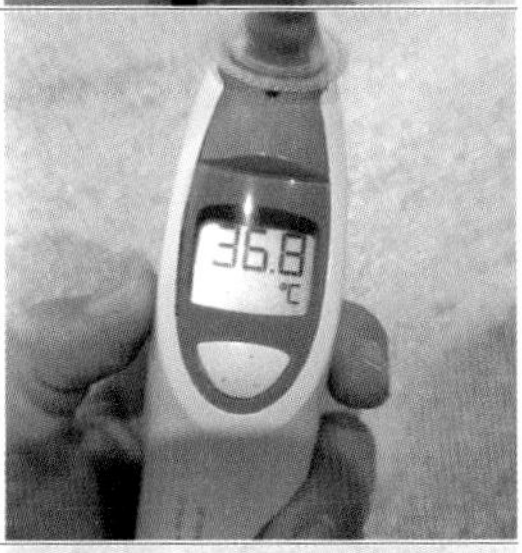

5 다음 환자에게 측정하기 전에 알코올 솜으로 필터(캡)를 소독합니다.

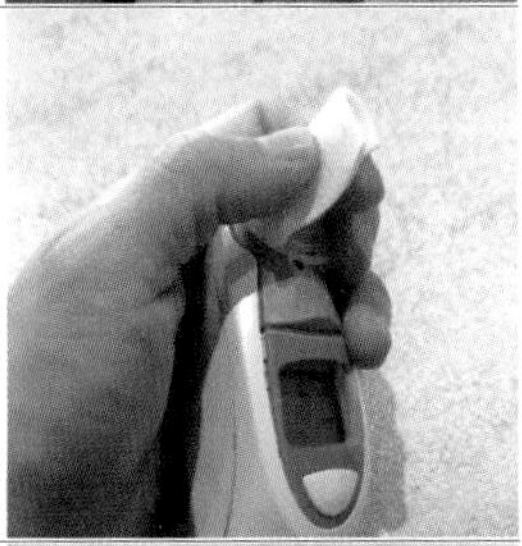

6 필터(캡)는 근무 교대 시마다 교체합니다. 액정 화면 위에 버튼을 꾹 누르면 필터(캡)가 분리됩니다. 필터(캡)를 버리고 새 필터(캡)를 씌워서 꾹 누르면 끼워집니다.

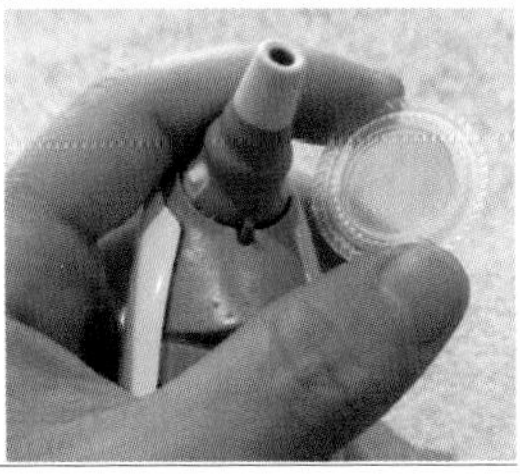

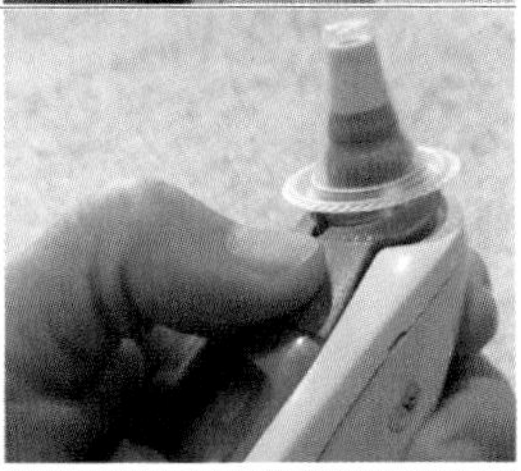

2. 열이 나는 환자에게 적용하는 간호

병원에서는 열이 나는 환자를 흔하게 보게 됩니다. 고열환자는 해열제를 경구 혹은 주사로 투약하고 fever study가 진행되기도 합니다. 환자가 catheter를 가지고 있거나 수술을 한 상황이라면 감염의 위험성이 있으므로 단순히 체온만 언급하는 것이 아니라 의심이 되는 부분을 정확하게 사정한 후에 notify를 해야 하는 것을 잊지 마세요.

예 PICC 삽입 부위의 발적과 종창, foley catheter가 있다면 소변의 양과 냄새 및 양상, 욕창의 냄새와 삼출물의 변화, 기침과 가래 증상 등

● 해열제

임상에서 많이 쓰는 해열제입니다. 근무하는 병원에서 많이 사용하는 해열제의 부작용을 파악하고 간호해야 한다는 것을 기억하세요.

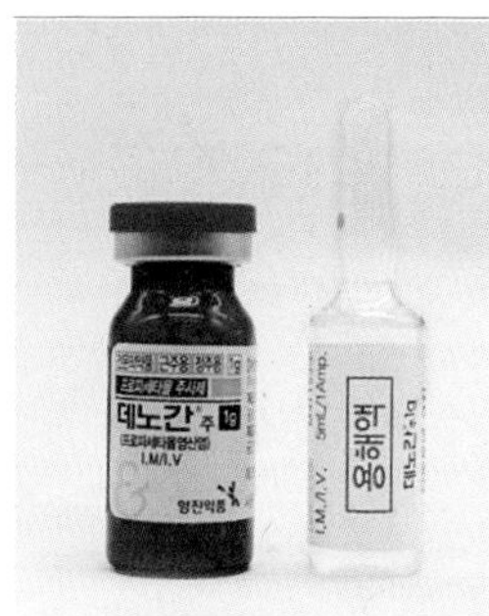

데노간주(프로파세타몰염산염 1.0g)

- 통증이나 고열이 있을 때 투여하는 약물로 생리식염수 100cc에 mix하여 주입하거나, 생리식염수 10cc에 mix하여 천천히 side로 주기도 합니다.
- 부작용으로 주사 후에 어지러움, 혈압 저하, 두드러기 등의 알레르기 반응 등이 있을 수 있습니다.
- 데노간을 주기 전후에 혈압을 측정해야 합니다.

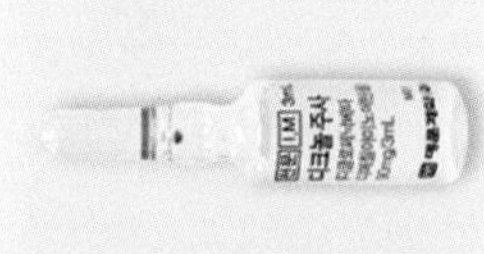

디크놀주(디클로페낙, NSAIDs)

- 해열, 진통소염제이며 디클로페낙은 근육주사만 가능합니다.
- 부작용 중 특히 주의할 것은 혈압이 떨어지고 드물게 쇼크 증상이 올 수 있으므로 주사 전후에 혈압을 측정해야 합니다.

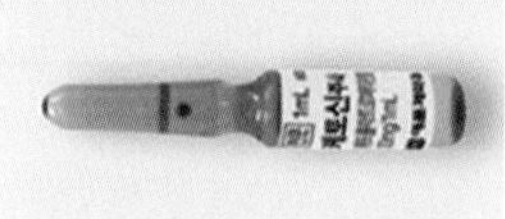

케토신주(케토롤락트로메타민염)

- 해열, 진통소염제이며 근육주사와 정맥주사 모두 가능합니다.
- 혈관통이 심하며 생리식염수 10cc에 mix하여 천천히 IV side로 주거나, 생리식염수 100cc에 mix하여 주어도 됩니다.

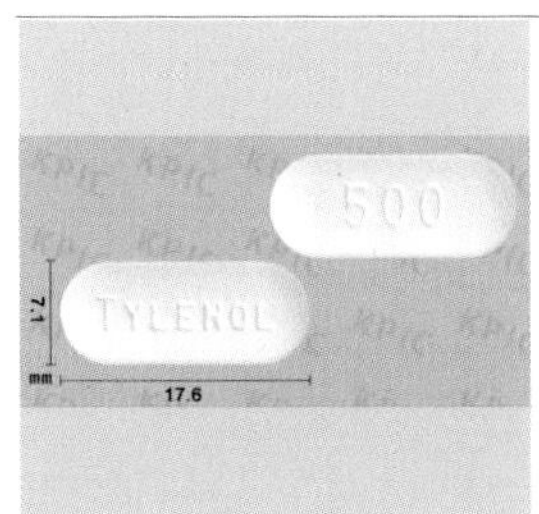

타이레놀 경구약(아세트아미노펜 500mg)

- 해열, 진통제이며 소염작용은 없습니다.
- 타이레놀 이알은 서방정(효과가 느림)이며 가루약 혹은 쪼개어서 먹지 않도록 합니다.
- 고열인 경우는 속방정을 투약해야 합니다.

● 얼음주머니(ice pack)

통증과 출혈을 진정시키며 열도 떨어뜨릴 수 있어 보조요법으로 많이 쓰는 방법입니다. 얼음주머니는 20~30분 동안 적용하며, 의식이 없거나 감각이 떨어진 노인에게 적용하면 동상의 위험성이 있으므로 적용하는 동안 자주 확인하는 것이 중요합니다. 오한이 있는 환자는 이불을 덮어 주어야 하며 얼음주머니를 적용하지 않습니다.

얼음주머니에 넣는 얼음은 각이 지거나 큰 얼음이 아니라 작게 분쇄된 얼음을 사용하며, 주머니의 반가량을 채우고 공기를 제거합니다. 적용하기 전에 거꾸로 들어서 물이 새는지 꼭 확인해야 하며, 환자의 피부에 바로 적용하지 않고 수건을 이용하여 한 겹 싸야 합니다.

CHAPTER 02

맥박

- 혈압을 측정하기 전에 요골동맥으로 맥박을 먼저 측정합니다. 혈압을 재고 나서 맥박을 재면 영향을 받기 때문입니다. 요골동맥으로 맥박이 느껴지지 않는다면 상완동맥, 대퇴동맥, 경동맥으로 맥박 측정이 가능합니다. 맥박이 불규칙한 경우에는 1분을 모두 측정해보고 규칙적이라면 15초×4 혹은 30초×2를 합니다.

- 맥박을 측정하기 위해 초침이 달린 손목시계를 늘 착용해야 합니다.

- 정상적인 맥박은 60~100회입니다. 서맥은 60회 이하 맥박, 빈맥은 100회 이상의 맥박, 부정맥은 불규칙하게 뛰는 경우를 말합니다. 환자의 맥박이 평소와 다른 패턴을 보인다면 간호사는 이를 알아차리고 1분 동안 측정 후 보고해야 합니다.

- 심장이 뛰면 동맥혈관의 진동으로 맥박이 느껴지므로 심장이 뛰는 숫자와 맥박의 숫자는 동일합니다. 하지만 심장이 맥박 수보다 빠르게 뛰는 경우가 있는데 이것을 결손맥이라고 합니다. 결손맥은 심장박동 수와 요골동맥 맥박 수를 두 간호사가 동시에 측정하며 약물 치료나 수술이 필요하기도 합니다.

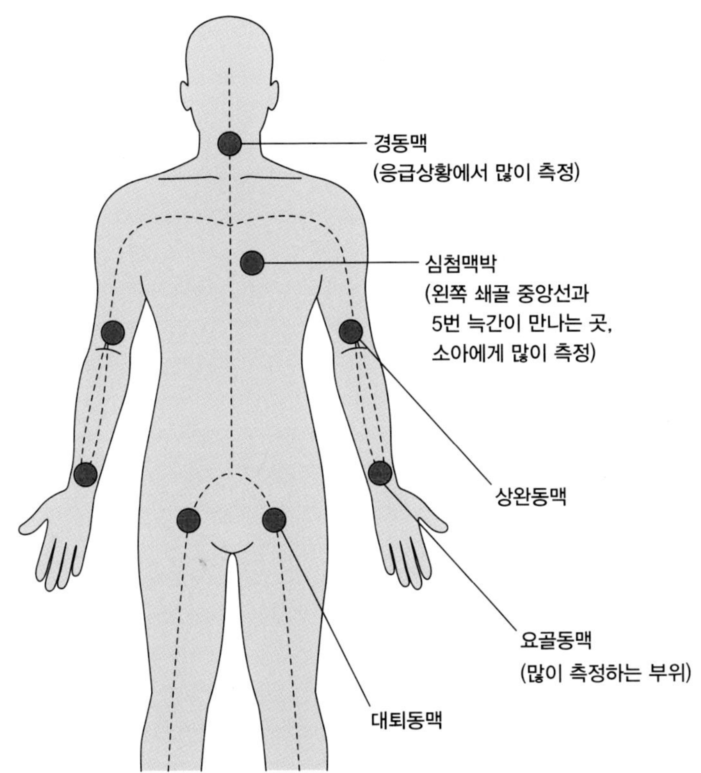

Tip

상완동맥 측정방법

① 먼저 팔이 구부러지는 곳의 주름을 찾습니다.
② 주름의 중앙을찾아서 크게 손가락을 브이 모양으로 대어 봅니다.
③ 환자의 몸과 가까운 내측에 상완동맥이 뛰는 것을 느낄 수 있을 겁니다.

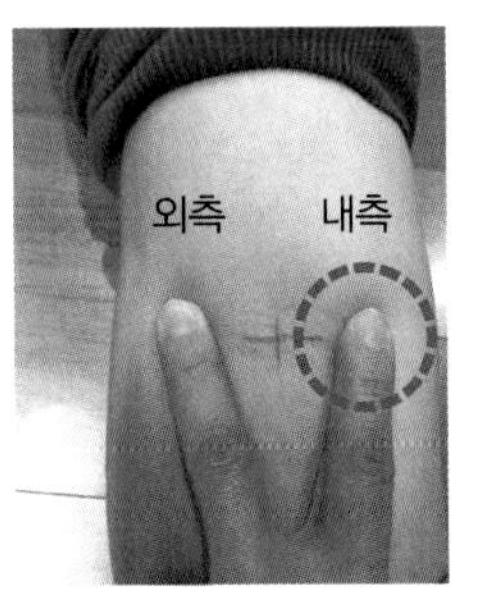

CHAPTER 03

혈압

혈압이 140/90mmHg 이상이면 고혈압이라고 진단하며, 130/80mmHg 이상이면 고혈압 전 단계라고 합니다. 혈압 측정이 금기되는 팔(편마비가 있는 팔, 혈액투석을 하는 팔, 중심정맥관이 있는 쪽의 팔, 유방절제술을 한 쪽의 팔 등)을 가진 환자의 경우에는 "Rt arm save"와 같은 문구를 침상 머리에 붙여 두고 측정하지 않도록 합니다.

급성 뇌경색 환자나 신부전 환자처럼 기준이 다른 경우도 있으니 환자의 질환과 평균 혈압을 알고 있어야 합니다. 예를 들어, 150/90mmHg라는 혈압이 환자에 따라 문제가 없을 수도 있습니다. 또한 평소 혈압과 달리 혈압이 높거나 낮고 증상이 있다면 보고해야 합니다. 만약 증상이 없다면 혈압이 높을 때는 앉은 자세에서 안정 후 30분 후에 다시 측정하고, 혈압이 낮다면 누운 자세에서 안정 후 마찬가지 30분 후에 다시 측정합니다. 이때도 혈압이 여전하다면 보고를 해야 합니다.

자동혈압계로 혈압을 측정하는 경우가 많지만, 혈압이 높거나 낮을 때는 자동혈압계보다 수동혈압계로 측정해야 하며 특히, 평소에 혈압이 불안정한 환자는 정확도가 높은 수동혈압계를 이용해야 합니다.

상완동맥 혈압 측정방법

- 팔은 심장과 같은 높이에서 누워서 측정하는 것이 정확합니다.
- 혈압기의 cuff를 감기 전에 상완동맥이 뛰는 부위를 짚어서 확인합니다. 상완동맥이 측정되는 곳 2~3cm 위에 cuff를 감는데, 이때 cuff와 벌브(가압기)를 연결하는 줄이 상완동맥에 가까이 오도록 합니다.
- 청진기를 상완동맥 위에 올립니다.

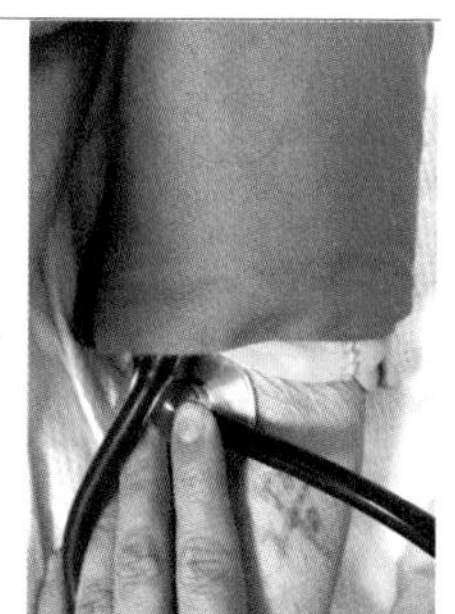

- 압력밸브를 잠근 뒤 벌브(가압기)를 눌러 cuff를 부풀립니다. 상완동맥이 뛰는 소리가 사라지고 30mmHg까지 더 압력을 올리고 압력밸브를 풀 때는 천천히 풀어야 합니다.
- 첫 번째로 또렷하게 들리는 소리가 수축기압이며, 뚝뚝 떨어지는 소리가 약하게 들리다가 사라지는 지점이 이완기압입니다.

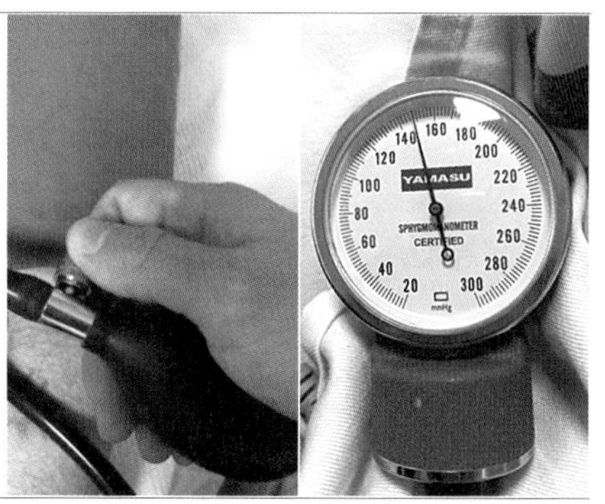

- 사용 후에 혈압기와 청진기는 전체적으로 깨끗하게 알코올 솜으로 소독합니다.

● 대퇴혈압 측정방법

- 대퇴혈압의 수축기압이 상완동맥을 이용하여 측정했을 때보다 약간(10~40mmHg) 높습니다.
- 상완동맥 측정이 힘든 환자는 무릎 뒤 중간 부위에 위치한 슬와동맥을 이용하여 혈압을 측정해야 하는데, 다른 동맥에 비해 측정이 쉽지 않습니다. 정확하게 측정하기 위해서는 무릎을 펴야 합니다.
- 대퇴혈압을 측정하는 혈압계의 cuff는 폭이 넓어야 합니다. 상완에서 측정하던 cuff를 대퇴에 그대로 적용하면 혈압이 잘못 측정된다는 것을 기억하세요.
- 대퇴에 혈압계 cuff를 감아야 하는데 종아리에 cuff를 감는 실수를 하는 간호사가 있습니다. 실수하지 않도록 명심하세요.

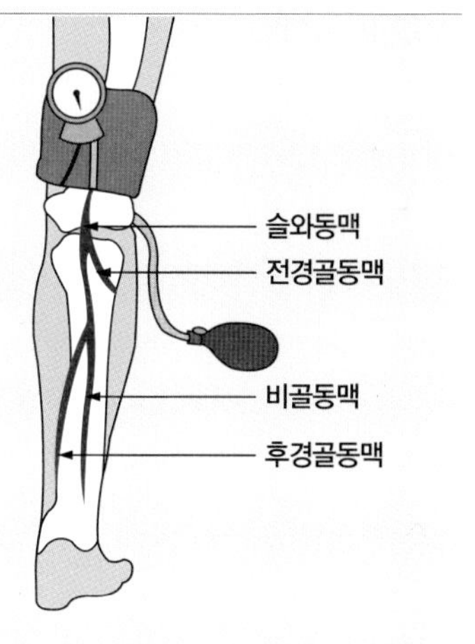

CHAPTER 04

고혈압 약물

1. 이뇨제

이뇨제는 소변량을 증가시켜 화장실에 자주 다니게 되므로 오전 시간에 투약해야 하며 주기적으로 전해질 수치 확인이 필요합니다. 예를 들어, 저칼륨혈증인 환자에게 라식스가 처방이 났다면 의사에게 확인을 해야 합니다.

thiazide 이뇨제	• bendroflumethiazide(naturetin), chlorthalidone(hygroton), quinethazone(hydromox), dichlozid(hydrochlorothiazide) • 신장의 원위세뇨관에서 나트륨 및 수분을 제거하여 체액량을 줄여 혈압을 떨어뜨립니다. 칼륨이 소변으로 배출되므로 고칼륨 음식을 먹도록 교육해야 합니다. 칼륨을 보존하기 위한 이뇨제를 함께 복용하거나 단독으로 사용하기도 합니다. 대표적인 부작용은 저칼륨혈증(근경련, 무력감)이며 부정맥, 고요산혈증이 있을 수 있습니다.
loop 이뇨제	• furosemide(lasix), ethacrynic acid(edecrin), bumetanide(bumex) • 헨리 고리에 작용하여 나트륨과 수분의 배설을 촉진시키고 K의 재흡수를 억제합니다. 또한 혈액량을 줄여 혈압을 떨어뜨리는 효과가 있으며 thiazide 이뇨제보다 효과가 더 크나 작용시간이 짧다는 단점이 있습니다. lasix는 병원에서 많이 쓰이며 이뇨작용이 강력하여 고혈압뿐만 아니라 갖가지 부종을 완화하기 위해 복용하는 약물이기도 합니다. 대표적인 부작용은 저칼륨혈증, 저나트륨혈증, 고요산혈증(통풍 환자에게 금기), 고혈당 등이 있습니다.
칼륨 보유 이뇨제	• spironolactone(aldactone), triamterence(dyrenium), amiloride(midamor) • 원위세뇨관에서 칼륨을 보유하면서 수분과 나트륨의 배설을 증가시킵니다. 이뇨효과는 미약하지만 칼륨보존제로 사용합니다. 대표적인 부작용으로는 고칼륨혈증, 저나트륨혈증, 위장장애, 졸음 증상 등이 있으며 thiazide 이뇨제, loop 이뇨제는 저칼륨혈증을 일으키기 쉬워서 같이 사용하는 경우가 많습니다(예 라식스와 스피로닥톤 동시 복용).

2. 아드레날린성 차단제

β-아드레날린 수용체 차단제	• propranolol(inderal), bisoprolol(콩코르), carbedilol(딜라트렌), atenolol(테놀민), labetalol(라베신) • 협심증, 심근경색증, 빈맥성 부정맥을 동반하는 경우에 선택하는 약물이며, 교감신경 전도물질인 베타 수용체의 작용을 막아 심장에 직접 작용해 혈압을 낮추게 됩니다. 대표적인 부작용으로는 어지러움, 서맥, 기관지 경련(COPD, 기관지 천식 환자는 복용 금기), 저혈당 등이 있습니다.
α-아드레날린 차단제	• prazosin hydrochloride(minipress), doxazosin(cardura), terazosin(hytrin) • 혈관운동 긴장을 조절하는 시냅스 수용체를 차단하여 말초혈관 저항을 감소시킵니다. 기립성 저혈압의 가망성이 높아 취침 전에 먹도록 하며 천천히 체위를 변경하도록 합니다. 전립선과 방광 경부의 근육 긴장을 이완시키므로 전립선 비대증 환자의 배뇨장애 개선을 위해 많이 사용합니다. 대표적인 부작용은 실신, 현기증, 두통, 심계항진, 빈뇨 등이 있을 수 있습니다.

3. 혈관 이완제

- hydralazine(apresoline), diazoxide(hyperstat), nitroprusside(nitropress)
- 소동맥 벽의 평활근에 직접 작용하여 혈관을 확장시켜 혈압을 떨어뜨립니다. 고혈압성 위기 시 사용하며 부작용이 있으므로 단독으로 사용하지 않습니다.

4. 칼슘채널차단제(CCB)

- nifedipine(procardia), verapamil(calan, isoptin), diliazem(cardizem), nicardipine(cardene), amlodipine(norvasc), felodipine(plendil)
- 많이 사용하는 고혈압 약물입니다. 칼슘은 근육이 수축하기 위해 필요한 이온이며 이온채널을 통하여 근육세포로 들어가는데 이 채널을 통하여 심장과 혈관벽의 근세포에 유입되는 칼슘을 막는 것입니다. 대표적인 부작용은 피로감, 오심, 두통, 현기증, 변비 등이 있습니다.

5. angiotensin 전환효소 억제제(ACE 억제제)

- captopril(capoten), enalapril(vasotec), trandolapril(mavik), ramipril(altace), quinapril(accupril), lisinopril(zestril, prinvil)
- 약물 이름의 끝이 -ril로 끝나는 경우가 많습니다.
- angiotensin Ⅰ을 angiotensin Ⅱ(혈관수축)로 전환하는 것을 억제하여 알도스테론의 방출을 차단하고 나트륨과 수분 저류를 감소시킵니다. 대표적인 부작용은 마른기침과 고칼륨혈증입니다.

6. angiotensin Ⅱ 수용체 길항제(ARB)

- valasrtan(diovan), candesartan(atacand), telmisartan(micardis), irbesartan(avapro), losartan(cozaar)
- 약물 이름의 끝이 -tan으로 끝나는 경우가 많습니다.
- ACE 억제제는 angiotensin Ⅱ가 만들어지는 것을 막지만, ARB는 만들어진 angiotensin II가 수용체에 결합하여 작용하는 것을 억제하는 역할을 합니다. 효과는 ACE 억제제와 같으며, ACE inhibitor에 의한 기침 발생 시 ARB로 대체하기도 합니다. 또한 다른 고혈압 약물에 비해 부작용이 적습니다.

Tip RAAS(renin-angiotensin-aldosterone system)

혈압약을 공부하기 위해서는 RAAS를 이해해야 합니다.

① 혈압이 떨어지면 신장의 사구체에서 레닌이 분비됩니다.

② 레닌은 안지오텐신 Ⅰ을 만들어내고 안지오텐신 Ⅰ은 안지오텐신 Ⅱ로 바뀌는데 이때 ACE의 도움이 필요합니다.

③ 안지오텐신 Ⅱ는 말초혈관을 수축시키는 역할을 하면서 동시에 부신을 자극하여 알도스테론을 분비시킵니다.

④ 알도스테론은 세뇨관에서 수분과 나트륨을 혈관으로 재흡수시켜 혈류량을 늘려 혈압을 올리게 됩니다.

CHAPTER 05

호흡

호흡 측정은 심리적인 영향을 많이 받으므로 맥박을 측정할 때 자연스럽게 확인해야 합니다. 15~20회가 정상 호흡 횟수입니다. 규칙적이고 안정적인 호흡이라면 15초×4 혹은 30초×2, 불규칙적이고 호흡 곤란을 보이면 1분 동안 측정합니다.

빈호흡(tachypnea)	24회 이상의 가쁜 호흡
서호흡(bradypnea)	10회 전후의 호흡
과호흡(hyperventilation)	숨을 쉬기 힘들어 보이며 깊게 호흡을 하는 상태
과도호흡	과호흡과 빈호흡이 함께 보이는 상태
무호흡(apnea)	호흡이 잠시 멈춘 상태

환자의 호흡을 들어 보면 wheezing sound(천명음)가 들리는 경우가 있습니다. 좁아진 기도를 통해 공기가 나오면서 휘파람 부는 듯한 소리가 나는 것이 특징입니다. 천식, 기관지염, COPD를 가진 환자나 알레르기 증상 등이 있을 때 들립니다. 이러한 호흡음이 청진기를 대지 않았는데도 들리면서 호흡 곤란과 청색증이 보인다면 즉시 보고를 해서 빠른 조치가 이루어지게 해야 합니다.

CHAPTER 06

EKG monitoring

환자의 혈압과 심전도, 산소포화도를 실시간으로 확인하기 위하여 기계를 장착하는 것을 EKG monitoring을 한다고 표현합니다. 호흡을 기계가 감지하는 것은 부정확하므로 직접 측정합니다.

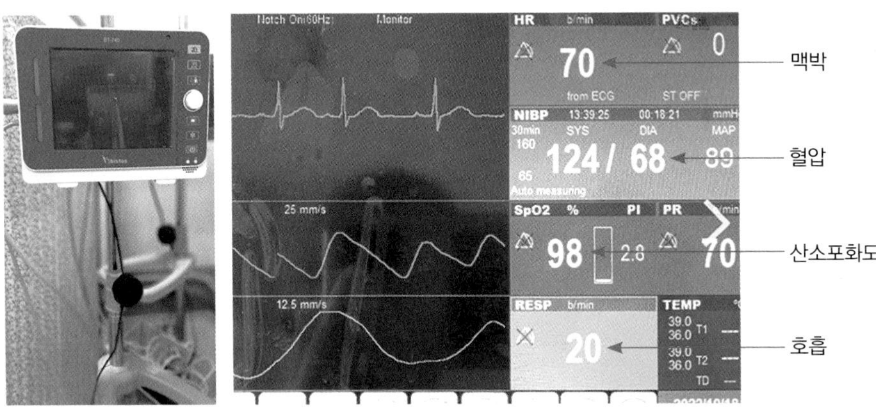

- 심전도를 읽기 위한 R, L, F 케이블 3개가 있습니다. R은 오른쪽 쇄골 밑에, L은 왼쪽 쇄골 밑에, F는 왼쪽 마지막 늑골 바로 밑에 위치합니다.
- 케이블은 electrode에 연결이 되고 electrode가 환자에게 부착이 되어야 심전도가 그려집니다.

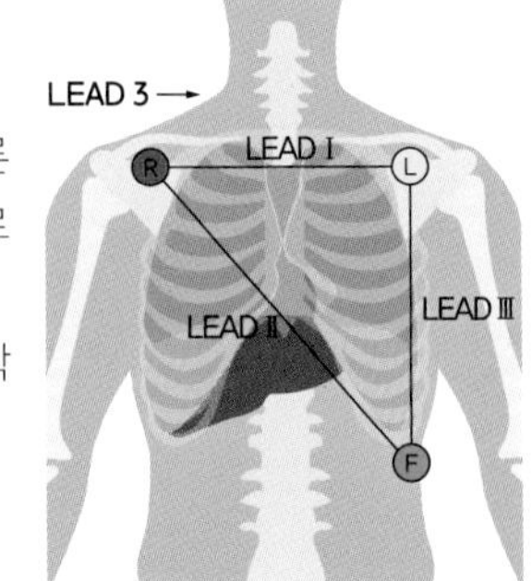

- 환자에게 붙이는 electrode입니다. 앞면에는 케이블을 집어서 고정하는 쇠가 있으며, 뒷면은 보호필름을 벗기면 끈끈한 젤이 묻어 있어 환자에게 바로 붙이면 됩니다.
- 심전도가 잘 나오지 않는다면 윤활젤(젤)을 살짝 발라주면 됩니다.

- 산소포화도를 측정하는 도구(pulse oxymeter)는 집게형과 테이프형 두 가지가 있으며, 둘 다 빨간불이 손톱 방향으로 가도록 장착하면 됩니다. 보통 검지에 많이 하며, 집게형으로 했을 때 손가락에 통증이 있는 경우에 테이프형으로 바꾸게 됩니다. 두 가지 형태 모두 한 손가락에 오랫동안 해두면 욕창이 생길 우려가 있고 산소포화도 측정이 잘 안 될 수 있으므로 손가락을 수시로 바꿔 주어야 합니다.
- 재는 부위에 따라 산소포화도는 다르게 측정될 수 있습니다. 손발이 차가우면 산소포화도가 낮게 측정되므로 이불을 덮어 두었다가 다시 측정하도록 합니다.

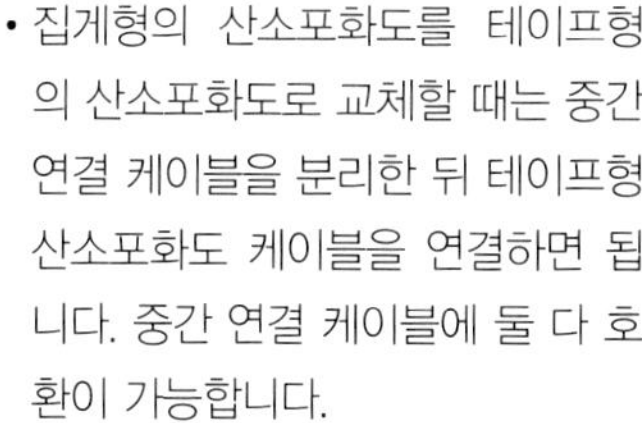

- 집게형의 산소포화도를 테이프형의 산소포화도로 교체할 때는 중간 연결 케이블을 분리한 뒤 테이프형 산소포화도 케이블을 연결하면 됩니다. 중간 연결 케이블에 둘 다 호환이 가능합니다.

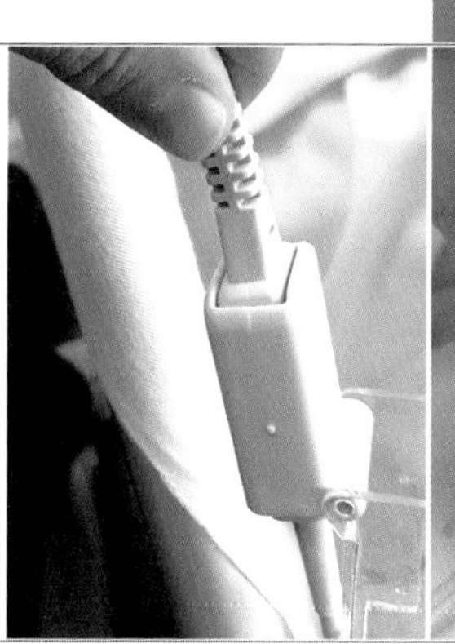

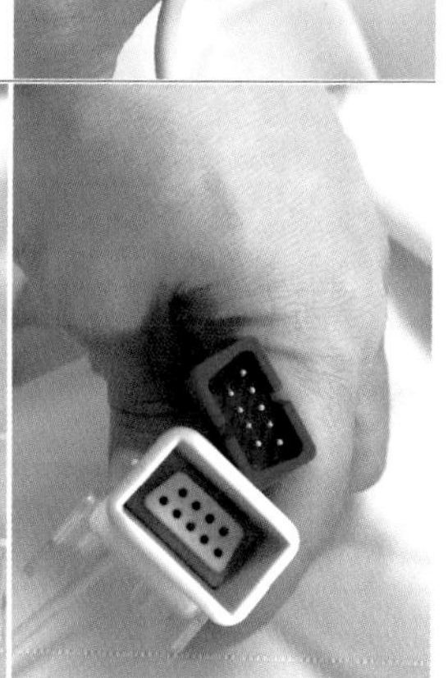

- 휴대용 산소포화도 측정기도 있습니다. 빨간불이 손톱 위로 가게 끼우고 전원 버튼을 눌러 줍니다. 화면의 왼쪽 SPO_2는 산소포화도를, 오른쪽의 PR은 맥박을 말합니다. 휴대용 측정기는 몇 초 여유 있게 기다리면 수치가 올라가므로 켜자마자 보이는 수치를 적지 않도록 합니다.
- SPO_2 혹은 saturation이라는 말을 많이 쓰며 폐질환이 없는 환자는 95% 이상이 정상이라고 보지만, 폐질환을 가지고 있는 환자는 90%까지 정상으로 봅니다. 정상 수치를 아는 것도 중요하지만 환자의 평상시 수치를 파악하는 것이 중요합니다.

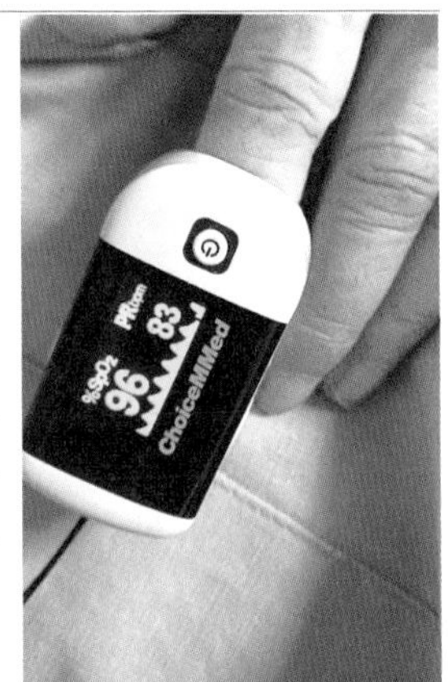

- 혈압 cuff는 손가락이 한두 개 들어갈 정도의 여유를 두고 상박에 감아주며, 줄은 상완동맥 옆으로 가도록 해주세요.
- 혈압 측정 버튼을 누르면 자동으로 측정됩니다.

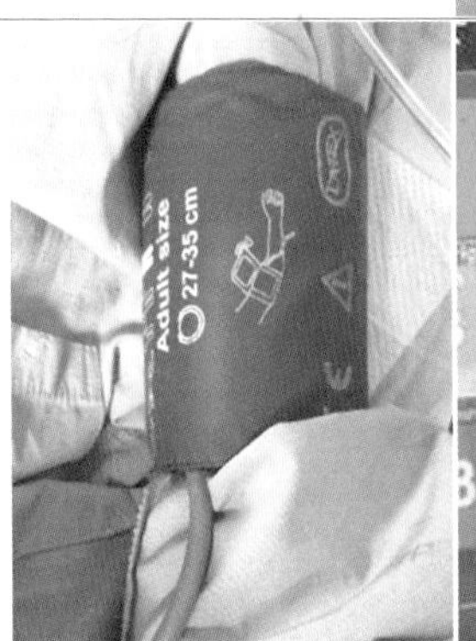

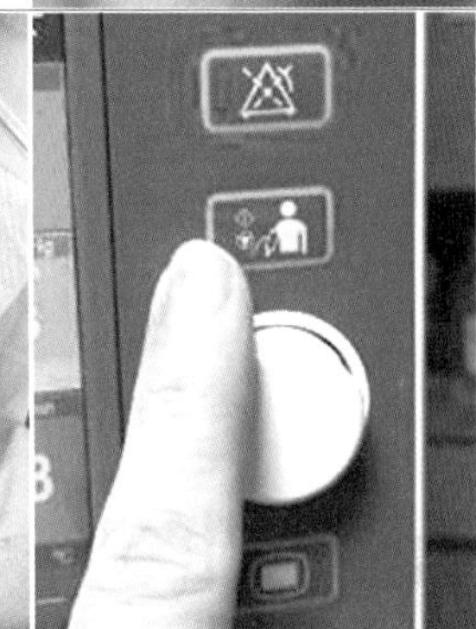

Tip room air SPO_2

'room air SPO_2'라는 말은 방 안의 공기, 즉 산소가 투여되지 않은 상태에서의 산소포화도를 말하며, 병원에 따라 짧게 'room air'까지만 이야기하기도 합니다. 산소를 하고 있는 환자의 산소를 차차 줄이게 되면서 결국은 산소를 떼게 되는 날이 올 것이며, 간호사는 room air SPO_2를 측정하여 산소 없이도 산소포화도가 잘 유지가 된다는 것을 기록으로 남겨야 합니다.

CHAPTER 07

의식과 운동 가능단계 사정

간호사는 환자의 상태 변화를 빠른 시간에 알아차리고 신속히 보고하는 능력을 갖추어야 합니다. 의식에 문제가 있는 환자는 GCS(glasgow coma scale)와 의식단계 기술 두 가지를 모두 혹은 한 가지만 선택하여 간호기록에 남깁니다(소속된 병원의 지침을 따르면 됩니다).
GCS 방법은 각 단계의 구분이 명확하지 않고 약간의 주관적인 느낌과 생각이 들어가기 때문에 신규 간호사에게는 헷갈리고 어렵겠지만, 많은 환자를 GCS 기준으로 반복하여 관찰하다 보면 익숙하게 될 것입니다. 의식과 관련된 간호기록은 굉장히 중요하므로 매일 정확히 환자상태를 기록으로 남기는 습관을 들이도록 하세요.

1. GCS(glasgow coma scale)

예를 들어 E4V5M6라면 지극히 정상인 경우이며, 총 점수가 3~7점이라면 반혼수나 혼수상태입니다.

눈뜨기 (E, eye opening)	4 : 자극 없이도 스스로 눈을 뜹니다. 3 : 부르는 소리에 눈을 뜹니다. 2 : 통증 자극을 주면 눈을 뜹니다. 1 : 통증 자극에도 아무 반응이 없습니다.
언어기능 (V, verbal response)	5 : 질문에 적절한 답변이 가능합니다. 4 : 질문에 횡설수설하는 모습을 보입니다. 3 : 문장을 제대로 완성하지 못하는 등 부적절한 대답을 합니다. 2 : 이해하기가 힘든 말을 웅얼거리는 것처럼 늘어놓습니다. 1 : 반응이 전혀 없습니다.
운동기능 (M, motor response)	6 : 지시에 잘 따릅니다. 5 : 통증을 가하면 그 부위에 반응이 나타납니다. 4 : 통증을 가하면 움츠리는 반응 정도만 보입니다. 3 : 이상 굴곡 반응(제뇌피질자세)-팔은 가슴쪽으로 굽혀지고 다리는 펴진 자세이며, 대뇌의 겉질에 광범위한 손상을 받은 경우입니다. 2 : 이상 신전 반응(제뇌경직자세)-팔목이 밖으로 돌아가면서 펴지고, 다리도 펴진 자세이며, 중뇌와 숨뇌 사이에 손상을 받은 경우입니다. 1 : 어떤 자극에도 반응이 없습니다.

2. 의식단계

명료(alert)	깨어 있는 상태로 정상적인 대화와 협조가 가능합니다.
기면(drowsy)	졸린 상태에서 깨웠을 때 느리게 반응하는 것과 비슷하지만, 질문에 대한 답변이 불완전한 형태를 보입니다.
혼미(stupor)	젖꼭지를 비트는 강한 통증이나 밝은 빛의 자극을 주어야 반응하여, 한두 마디 대답이 겨우 가능합니다.
반혼수(semi coma)	강한 자극에도 대답하지 못하고 끙끙거리는 소리를 내면서 통증 자극에 피하려고 하는 반응을 보입니다.
혼수(coma)	어떤 자극에도 전혀 반응을 보이지 않습니다.

3. 운동 가능단계(motor power grade)

의식이 저하되었거나 한쪽 팔과 다리에 마비가 보이는 경우에 운동 가능 정도를 확인하는 방법입니다. 환자가 의식이 있는 상황에서 "손을 들어 보세요", "발을 들어 보세요"라는 지시를 하고 이것을 수행할 수 있는지 확인합니다.

Grade 0	반응에 전혀 움직임이 없습니다.
Grade 1	손가락과 발가락을 움찔거리는 정도입니다.
Grade 2	팔 다리를 들지 못해도 바닥에 끄는 정도로 옆으로 움직일 수 있습니다.
Grade 3	팔꿈치와 무릎을 바닥에서 완벽하게 떼지는 못하지만 손과 전완, 발과 종아리까지 들 수 있습니다.
Grade 4	힘은 없지만 팔꿈치와 무릎까지 바닥에서 떼어 드는 것이 가능합니다.
Grade 5	손과 발을 든 채로 손을 잡거나 발을 잡고 밀어보라고 했을 때 미는 힘이 있습니다.

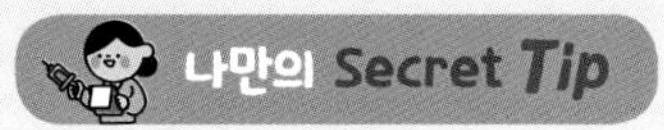
나만의 Secret Tip

간호사의 업무 중 많은 비중을 차지하는 것이 투약이며 그만큼 중요한 일입니다. 투약사고가 일어나면 환자에게 직접적인 영향을 미치게 되며 생명과 직결되는 문제이기 때문에 신중해야 합니다. 또한 투약을 준비하는 순간부터 투약과 관련된 모든 것들은 스스로 책임을 진다는 자세로 임해야 합니다.

환자와 보호자에게 투약과 관련하여 질문을 받게 되면 당황스러울 겁니다. 실제 병원에서 약이 추가가 났을 때 보호자에게 많이 받는 질문이기도 하며, 이러한 질문을 환자와 보호자가 하는 이유는 단순히 그 약에 대한 효과가 궁금한 것보다 환자에게 왜 투약이 되는 건지 이유가 궁금한 겁니다. 그러므로 환자의 상태와 약을 연계시켜 설명할 줄 알아야 합니다. 이럴 때 무턱대고 모른다고 하지 말고 적절한 답변을 확인한 후 다시 와서 설명해드리겠다고 하세요. 투약에 대한 설명은 의무이며, 이런 질문을 받아 공부하게 된 것은 제대로 알게 되는 계기가 됩니다. 그러므로 근무하는 병동에서 많이 쓰이는 약물부터 정리하여 용량, 효과와 부작용을 꾸준하게 공부하세요.

의료진들이 많이 사용하는 약물 검색 사이트는 드러그 인포와 킴스온라인, 약학정보원입니다. 약의 모양으로 제품의 식별이 가능하며 검색한 약물을 출력할 수 있는 서비스도 제공합니다. 무료로 회원가입이 가능하며 유료로 가입하여 더 많은 정보를 얻을 수도 있습니다. 신규 간호사라면 무료로 검색하는 기능으로도 충분할 겁니다.

제품을 식별하는 서비스는 환자가 입원했을 때 약만 가져와서 약의 이름이 확인되지 않는 경우 이용하는데, 객관적인 자료를 확인하는 것이 중요하니 전원 온 병원의 간호사실이나 조제한 약국에 전화해서 투약 리스트를 팩스로 받는 것을 추천드립니다.

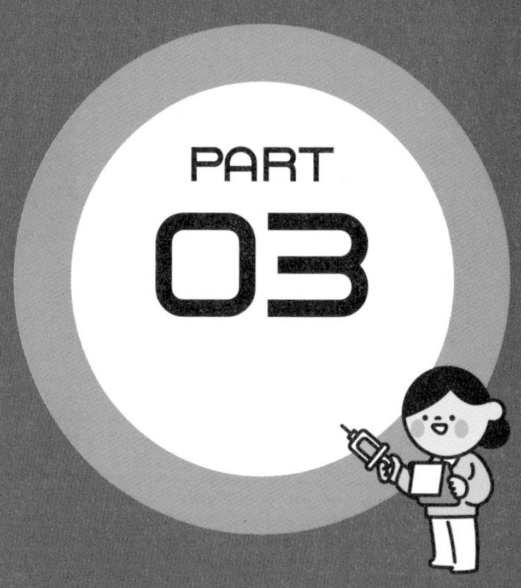

투약

CHAPTER 01 투약의 기본 원칙(7 right)

정확한 약 (right drug)

- 약을 꺼낼 때, 약을 준비할 때, 환자에게 약을 투여하기 직전에 정확한 약인지 확인합니다.
- 이름과 모양이 비슷한 약들이 많습니다. 투약사고가 나기 쉬운 상황이므로 조금이라도 의심이 된다면 재확인을 해야 합니다.

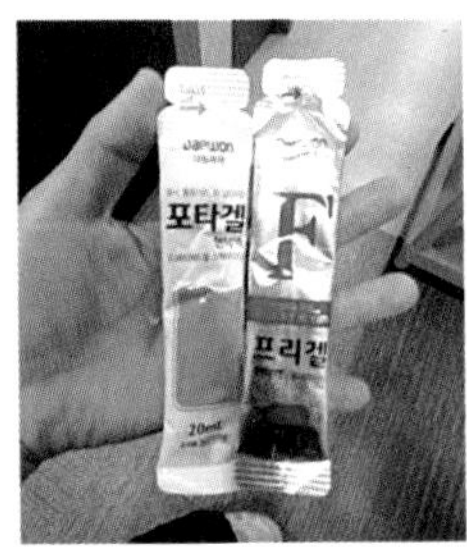

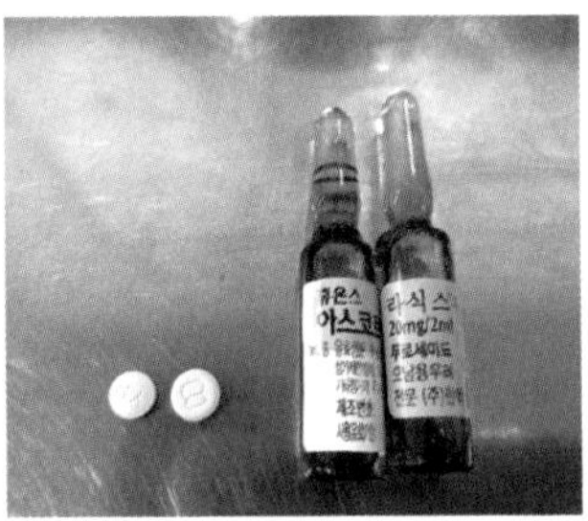

- 투약 준비 중에는 옆의 동료와 이야기하지 않습니다.

정확한 환자 (right patient)

- "ㅇㅇㅇ님 맞으세요?"라는 질문의 형태가 아니라 "이름이 무엇인가요?", "등록번호가 어떻게 되나요?"라는 개방형 질문을 합니다.
- 의사표현을 하기 힘들거나 정확한 의사표현이 어려운 환자는 환자 인식 팔찌를 반드시 확인합니다.
- 대개 같은 방에 비슷한 이름의 환자를 배정하지 않으나 혹시라도 이런 경우에 처하면 실수할 확률이 높습니다. 다시 한번 환자를 확인하세요.

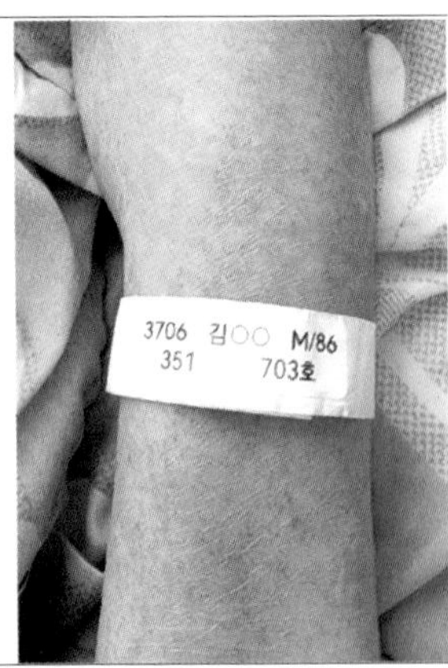

정확한 용량 (right dose)

- 오더가 난 단위와 용량을 정확히 확인해야 합니다. ample과 vial은 겉면에 용량이 기재되어 있으므로 재기 전에 확인하고 남은 약은 폐기합니다. mL라고 표시되어 있지만, 임상에서는 cc로 많이 부릅니다.

> 페니라민 주사 1@은 2mL이며 4mg입니다.
>
> - 오더가 0.5@이 처방나면 1mL를 재어야 합니다.
> - 오더가 2mg나면 1mL, 3mg나면 1.5mL를 재어야 합니다.
> - 오더가 1mL라고 처방나면 1mL를 재어야 합니다.

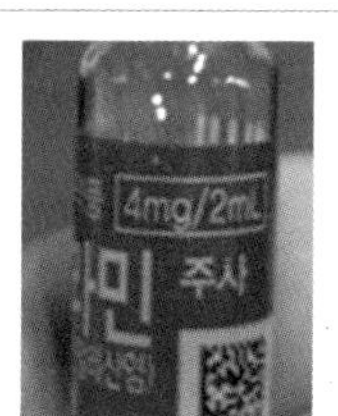

- mix해서 주라는 오더를 단독으로 투여하는 사고가 나지 않도록 주의하세요.

정확한 경로 (right route)

- 경구, 설하, 정맥주사, 근육주사, 피하주사, 피부 도포 등 여러 가지 투약 경로가 있으므로 정확한 경로로 투약합니다.
- IM, IV 등을 정확하게 구분해야 합니다. IM으로 주어야 하는 약을 IV로 주는 등의 실수를 하지 않도록 눈을 크게 뜨고 보세요. IV, IM, SC, ID 주사방법은 정확히 익혀서 엉뚱한 부위에 투약하지 않도록 주의합니다.
- nebulizer 흡입제나 시럽 약물을 주사 약물로 혼동하여 투약사고가 일어나면 돌이킬 수 없는 위험한 상황이 벌어지니 절대 주의하세요.
- 점안액(눈), 이용액(귀)은 통 모양이 같아서 투약사고의 우려가 높으니 주의하세요.

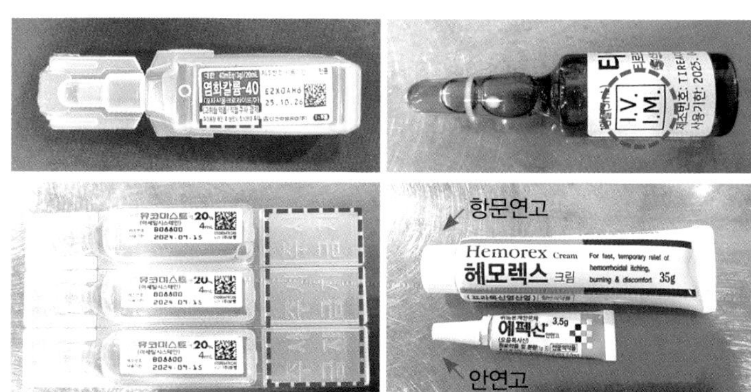

정확한 시간 (right time)

- 인슐린 주사나 식욕 촉진제, 수면제와 같이 반드시 시간을 지켜야 하는 약물이 있습니다. 혈중 농도를 유지하기 위해 일정한 시간 간격을 지켜서 투약하는 것이니 절대 임의로 투약을 하지 않습니다. 환자와 보호자가 요청하더라도 시간을 어기지 않습니다.
- QD, BID, TID, QID는 병원마다 정해진 투약시간이 있습니다. 새벽에 환자에게 투약하면 불편해하므로 가능하다면 시간을 조금씩 당겨 스케줄을 조정하기도 합니다.

구분	QD	BID	TID	QID
경구	8AM	8AM/6PM	8AM/1PM/6PM	8AM/1PM/ 6PM/9PM
비경구	9AM	9AM/9PM	9AM/5PM/1AM	9AM/3PM/ 9PM/3AM

정확한 교육 (right teaching)

환자는 투약을 받을 때 투약의 효과와 이유, 부작용 등에 대해 안내받을 권리가 있으며, 투약을 거부할 권리도 가지고 있음을 인지해야 합니다.

정확한 기록 (right documen-tation)

투약을 정확히 하는 것도 중요하지만, 투약하고 즉시 기록으로 남기는 것도 그만큼 중요합니다. 기록은 투약한 간호사가 직접 작성하며 객관적으로 정확하게 기술해야 합니다. 투약할 당시에 환자의 상태와 투약하고 난 후의 환자 상태, 투약 이유와 환자에게 교육한 내용을 적어야 합니다. 간호기록은 문제가 발생하면 법적인 근거자료가 되니 일체의 거짓이 없어야 한다는 것을 명심하세요.

Tip 투약 사고가 생겼다면 어떻게 하나요?

간호사의 투약사고로 인하여 환자가 장애를 입거나 사망을 하게 되는 경우를 심심치 않게 뉴스에서 접하게 됩니다.

7 right를 무시하고 업무를 처리한 간호사로 인해 돌이킬 수 없는 안타까운 일이 더 이상 발생하면 안 됩니다. 혹시라도 투약사고가 일어났다는 것을 인지하였다면 그 순간 즉각적으로 보고해서 처치가 이루어지도록 해야 합니다. 두려워서 투약사고를 숨긴다거나 다른 누군가의 투약사고를 알면서도 모른 척하는 행동은 절대로 하면 안 됩니다. 사고 발생 후 신속한 처치는 사태가 악화되는 것을 막을 수 있는 유일한 방법이라는 것을 잊지 마세요.

CHAPTER 02

경구투약(oral medication)

경구투약은 입으로 먹는 약을 말합니다. 크게 식전 약(ac)과 식후 약(pc) 그리고 취침약(hs)으로 분류가 됩니다. 진료과마다 자주 쓰는 약물이 다르므로 본인이 근무하는 병동에서 자주 쓰이는 경구 약물은 기본적으로 익혀야 합니다. 각각의 경구 약물의 효능과 복용방법 그리고 부작용을 공부하는 것은 간호사로서 의무라는 것을 잊지 마세요. 많이 쓰는 약물은 약물 검색 사이트에서 컬러로 프린트하여 본인만의 소책자를 만들어서 필요할 때 바로 볼 수 있어야 합니다. 항상 들고 다니면서 시간이 날 때마다 펼쳐보고 눈에 익히도록 노력하세요.

- 약을 나누어 주기 전에 다른 시간대의 약봉지가 잘못 포함되어 있는지(예를 들어 취침 전 약봉지가 점심 식후 약봉지와 바뀌는 실수) 한 번 더 확인합니다.

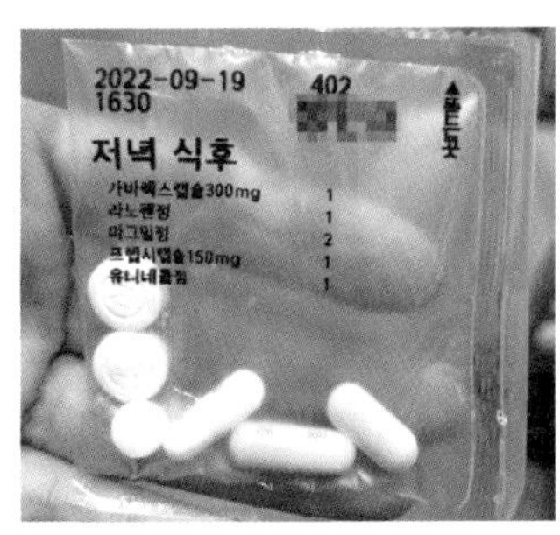

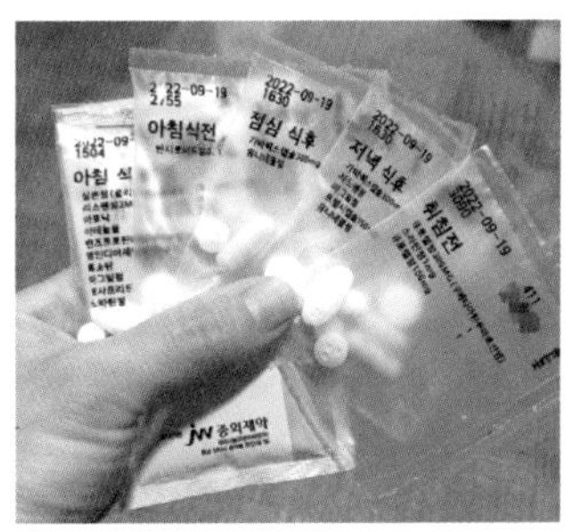

- 약 봉지에 약 이름이 인쇄되어 있습니다. 추가가 된 약을 투약할 때 약 이름을 다시 한번 확인해야 합니다.
- 예를 들어 환자에게 "마그밀이라는 약은 여기에서 어떤 건가요?"라는 질문을 받을 수 있습니다. 약의 이름과 약의 모양을 짝지을 수 있도록 꾸준하게 관심을 가지고 눈에 익혀야 합니다.

- "이름이 어떻게 되세요?"와 같은 개방형 질문으로 환자 이름을 물어서 약봉지의 환자 이름과 일치하는지 확인합니다. 환자의 협조가 힘든 상황이라면 환자 인식 팔찌의 등록번호와 이름을 약봉지와 일치하는지 확인을 합니다.
- 스스로 약을 먹기가 힘든 환자라면 상체를 올린 자세에서 투약을 도와줍니다. 누운 자세에서 약을 먹이면 안 됩니다.
- 환자와 보호자가 요청해도 임의로 약을 가루로 만들지 않습니다. 알약이 가루약으로 바뀌었을 때 약효가 달라지는 경우가 있기 때문입니다.
- 환자가 자리에 없을 때 약을 침상 옆 테이블에 두고 나오지 않습니다. 분실될 우려가 높으며 복용 여부를 확인할 수 없으므로 난감한 상황에 빠질 수 있습니다.
- 환자가 입원하면서 가지고 온 약을 지참약(self po)이라고 부르며, 주치의의 오더로 지참약의 복용 여부가 결정됩니다. 지참약을 주지 말라는 오더가 있었는데 투약을 하게 되는 실수가 자주 있으니 절대 주의하세요. 보호자에게 돌려주거나 복용하지 않는 지참약은 별도의 장소에 보관해야 합니다. 그리고 지참약을 복용하지 않고 보관을 하고 있었다면 퇴원할 때 가져온 지참약을 돌려주는 것을 잊지 마세요.

주의해야 할 경구약

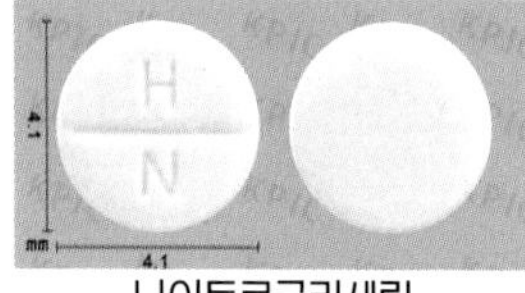 나이트로글리세린	• 혈관확장제이며, 협심증 발작이 있으면 5분 간격으로 3번까지 설하 투약이 가능합니다. 설하 투약은 바로 흡수되므로 효과가 빠르게 나타나며, 흡수될 때까지 침을 삼키면 안 됩니다. • 빛, 열, 습기에 약하기 때문에 갈색병에 넣어서 냉장고에 보관하도록 합니다. 병원에 따라 냉장고가 아닌 서늘한 실온에 보관하는 곳도 있습니다.
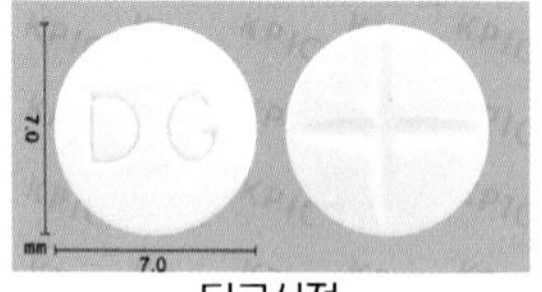 디고신정	강심제이며, 투약 전에 맥박이 60회 이하이면 투약하지 않습니다.

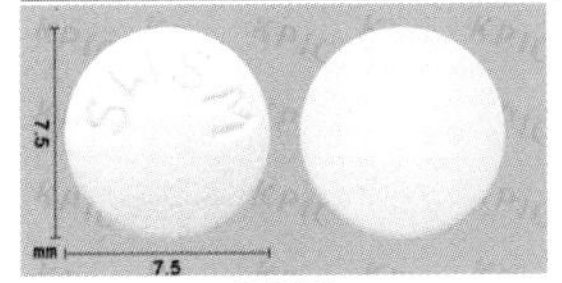
몰핀정

마약성 진통제이며, 투약 전 호흡이 10회 이하면 투약하면 안 됩니다.

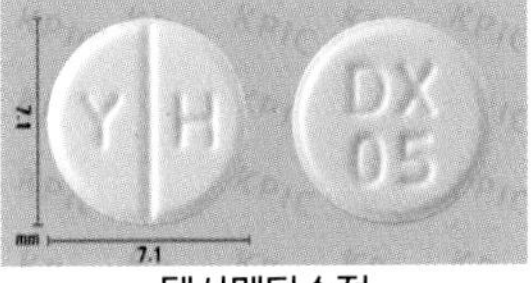

덱사메타손정

부신호르몬제(스테로이드)이며, 속쓰림 증상이 생길 우려가 있어 식후에 복용해야 합니다. 또한 혈당이 올라갈 수 있으며, 오랫동안 스테로이드를 복용하였다면 갑자기 끊지 말고 서서히 줄여야 합니다. 이를 tapering한다고 표현을 합니다.

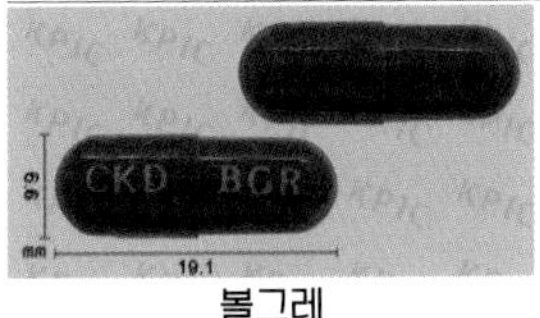

볼그레

- 철분제이며, 약물이 위산에 의해 파괴되는 것을 막기 위해 캡슐로 처리된 경우가 많습니다. 임의로 캡슐을 까서 복용하도록 하면 안 됩니다.
- 액체로 된 철분제는 치아에 착색되므로 빨대를 이용해야 합니다.
- 철분제를 복용하는 환자의 대변은 짙은 검은색이며 변비가 특징적입니다. 상부 위장에 출혈이 있을 때도 검은색 변을 볼 수 있으므로 잠혈반응검사와 같은 대변검사를 통해 구분이 필요합니다. 또한 변비가 있으니 물을 충분히 마시고 섬유질이 풍부한 음식을 먹도록 알려주는 것도 잊지 마세요.

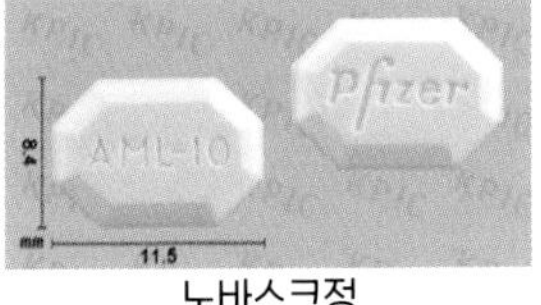

노바스크정

혈압약을 복용하는 환자는 일어나자마자 침상에서 안정하고 있는 상태에서 혈압을 측정하는 것이 중요합니다. 혈압이 낮다면 최근의 혈압 양상을 확인해보고 투약을 잠시 보류했다가 주치의에게 확인 후 복용을 결정하도록 합니다.

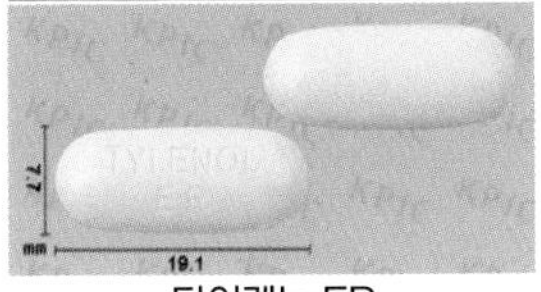
타이레놀 ER

- 서방(extended release layer, ER)은 천천히 효과가 나타난다는 뜻입니다. 두 개의 층으로 구분되어 만들어졌으며, 서서히 녹아서 약효가 오래 가도록 만들어진 약입니다. 효과는 둘 다 30분이 지나면 나타나지만, 타이레놀정은 6시간 지속, 타이레놀 ER은 8시간 지속이 됩니나.
- 이외에도 서방정의 약물은 다양합니다. 서방정은 가루로 만들거나 쪼개어 먹으면 기대했던 효과와 달라지니 임의로 조제하지 않습니다. 서방형의 반대는 속방형인데 빠른 시간 안에 효과를 볼 수 있습니다.

더 알아보기

비스테로이드 항염증제(nonsteroidal antiinflammatory drugs, NSAIDs)

NSAIDs는 병원에서 많이 쓰이는 약이며, '엔세이드'라고 부릅니다. 프로스타글란딘의 합성을 방해하여 해열, 진통소염제 역할을 하며, 스테로이드는 아니지만 염증 반응을 완화시킵니다.

부작용으로는 위장관에서 위염, 위궤양, 위출혈 혹은 내출혈이 있을 수 있고 심혈관계 질환을 유발할 수 있으므로 두 가지 이상의 NSAIDs를 병용하여 투약하지 않습니다. 간호사는 NSAIDs를 복용하는 환자에게 이러한 부작용이 발생하는지 주의깊게 살펴보아야 하며, 만약 NSAIDs 약물을 복용 중인 환자가 속쓰림을 흔히 호소하는 경우에는 약물로 인한 부작용을 의심하고 의사에게 nofify를 해야 합니다.

대표적인 NSAIDs는 아스피린, 이부프로펜, 록소프로펜, 세레콕시브, 디클로페낙, 케토프로펜, 나프록센 등이 있습니다. 반면 타이레놀은 해열과 진통 효과만 있으며 NSAIDs가 아니라는 것을 알아야 합니다.

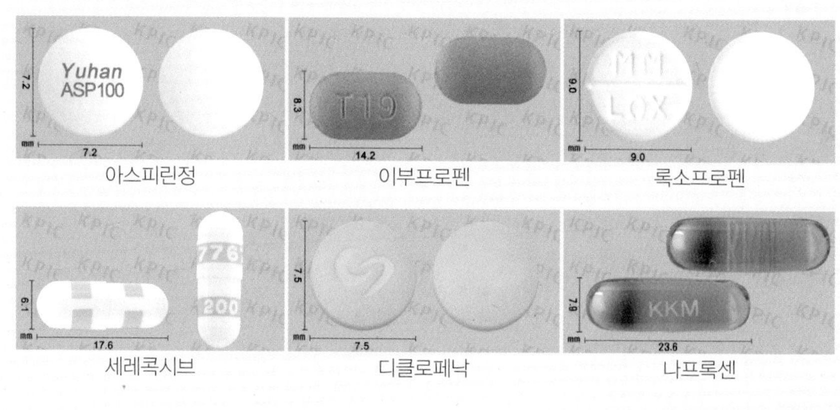

아스피린정 이부프로펜 록소프로펜

세레콕시브 디클로페낙 나프록센

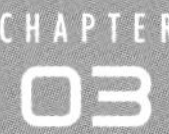

정맥주사(intravenous injection, IV)

제1절 주사 소모품과 사용방법

1 수액세트

1. 수액세트 부분별 명칭

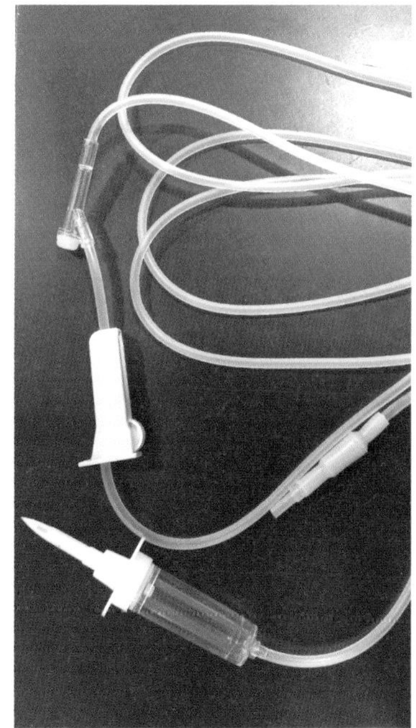

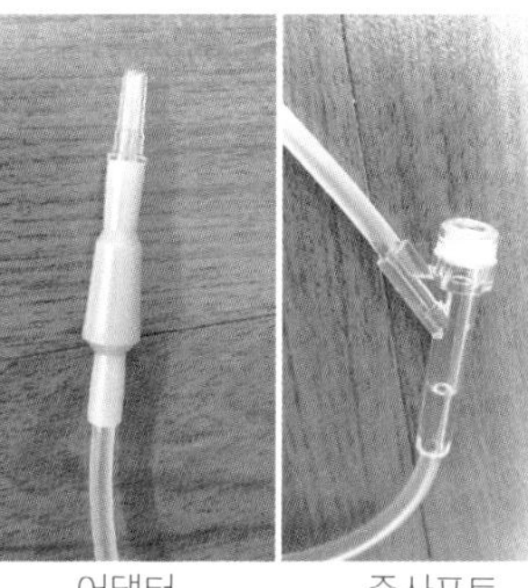

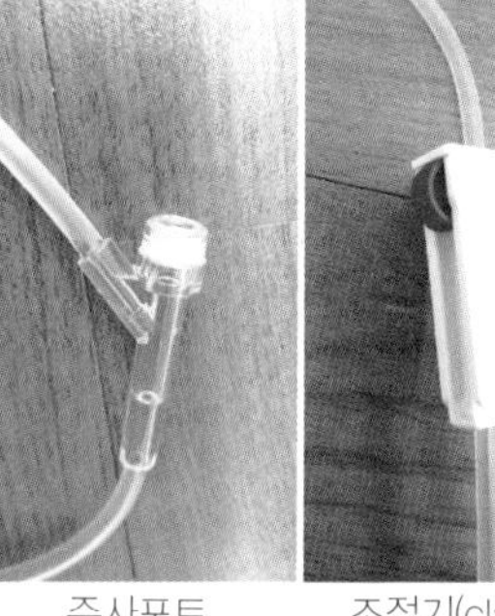

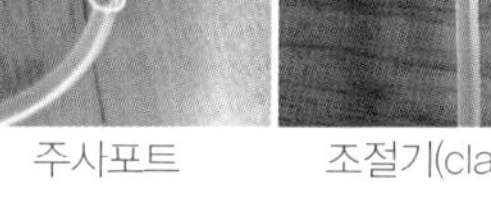

어댑터 주사포트 조절기(clamp)

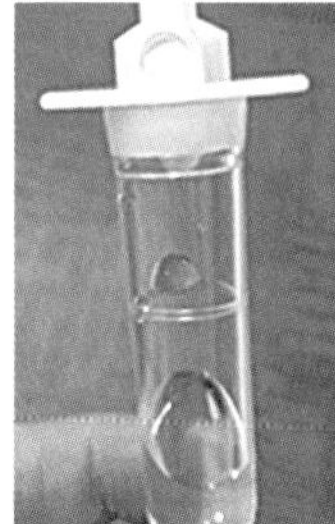

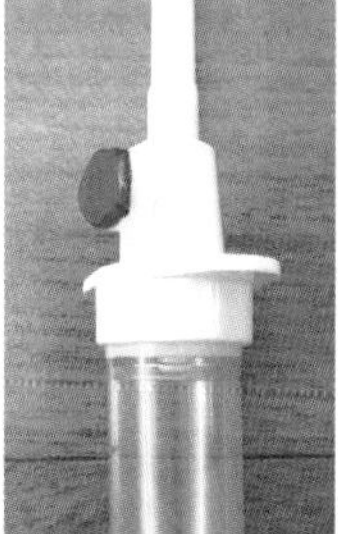

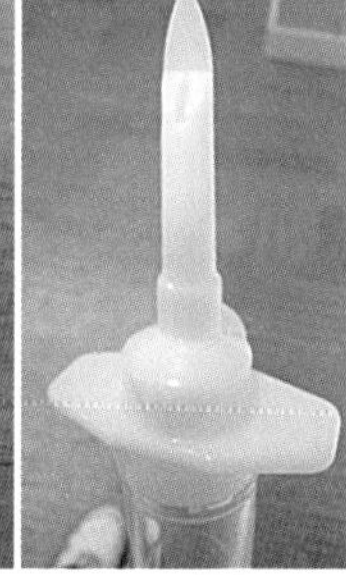

chamber 공기구멍 도입침

2. IV line setting

● 손소독을 한 뒤 수액세트 → regulator → 3-way → extension line 순서로 setting합니다. 입원하는 환자의 대부분은 투약의 이유로 regulator, 3-way, extension line 등이 필요합니다. 추가적인 투약 없이 수액만 맞는 경우라면 3-way는 생략하며, 주입 속도를 정확히 지키지 않아도 되는 수액이라면 regulator도 생략할 수 있습니다. 이때 불필요하게 line을 길게 가지고 있지 않도록 setting하세요.

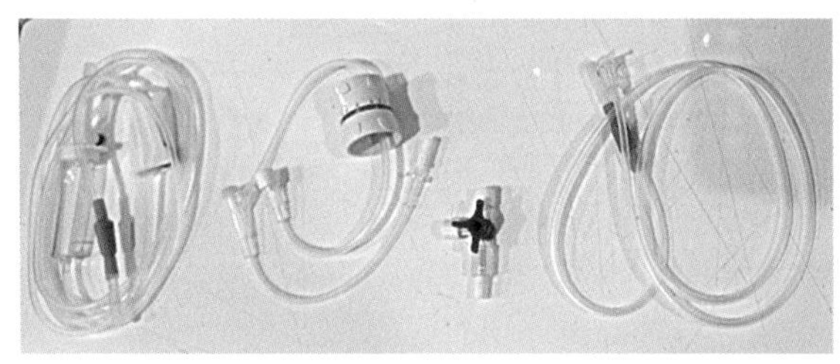

● 주사용액에서 이물질을 걸러내 정맥염을 예방할 수 있는 필터(필터는 구멍의 크기에 따라 사이즈가 다양합니다)가 장착된 수액세트가 있으며, 필터만 따로 분리된 line도 있습니다. 이 line을 사용하는 경우에는 수액세트 다음에 연결하면 됩니다.

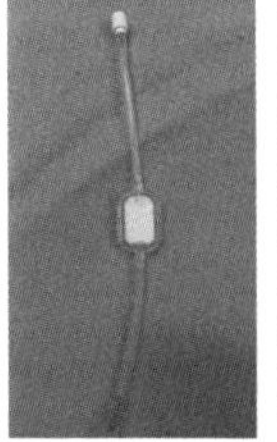

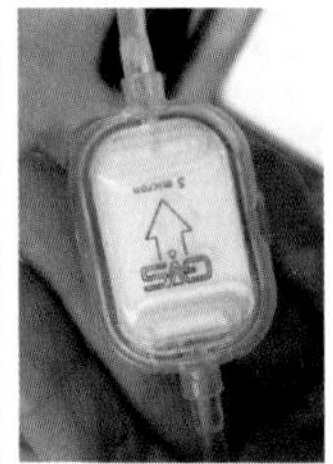

● 손소독을 먼저 한 뒤 알코올로 수액세트를 꽂는 주입구를 충분히 문질러 소독해주세요. 수액세트를 수액에 꽂을 때는 공기가 들어가는 것을 막기 위해 조절기를 먼저 잠그고 chamber 밑을 손으로 꺾어 주세요. 그 다음 수액에 한 번에 힘있게 꽂아야 하며 소독하지 않은 주변부에 닿지 않게 합니다. 이때 수액세트를 수액에 끝까지 밀어 넣지 않으면 수액이 거꾸로 흘러내리니 주의하세요. 그리고 꺾은 손을 그대로 둔 채 수액을 한 손으로 들고 chamber를 눌러서 반 정도 수액이 차게 합니다.

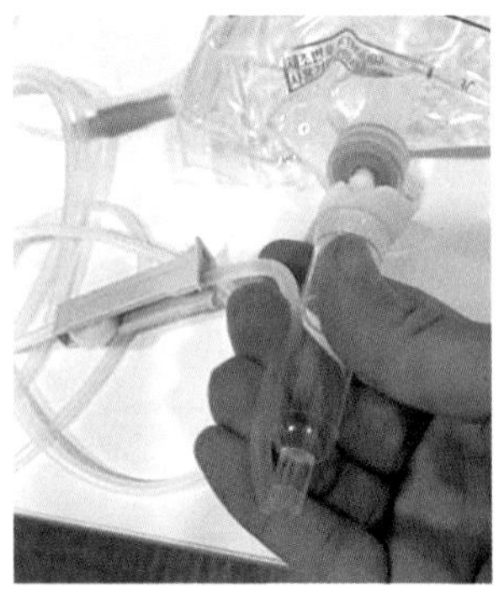

● 주사를 준비하는 곳에는 IV line에서 공기를 빼기 위해 수액걸이가 있을 겁니다. 이 걸이에 IV line이 setting된 수액을 걸어 주세요. 그 다음 쓰레기통에 IV line의 끝을 향한 채 조절기를 풀고 regulator를 open하여 공기를 빼면서 수액을 한 번 통과시켜 주세요. 공기가 덜 빠진 것이 보인다면 손가락으로 톡톡 치면 쉽게 빠집니다. 공기를 모두 제거한 후에 수액세트 조절기를 잠그고 환자에게 가면 됩니다.

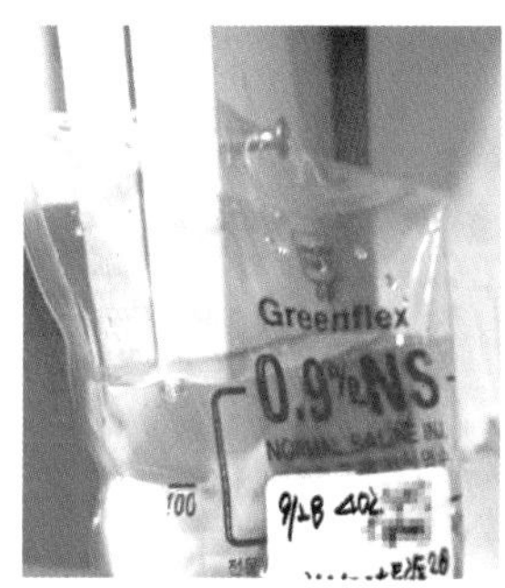

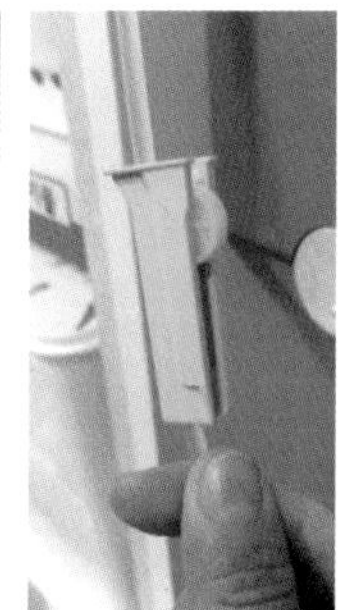

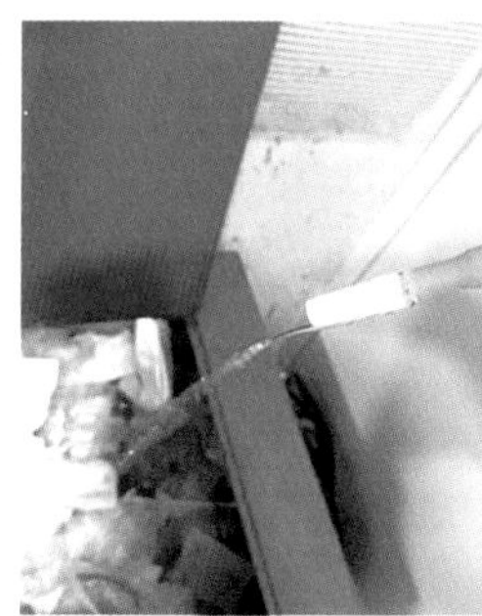

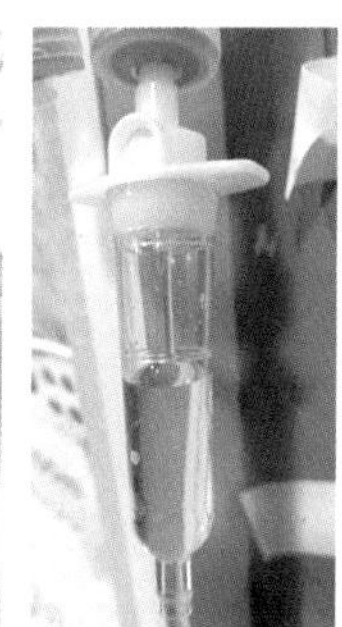

3. 수액세트의 종류

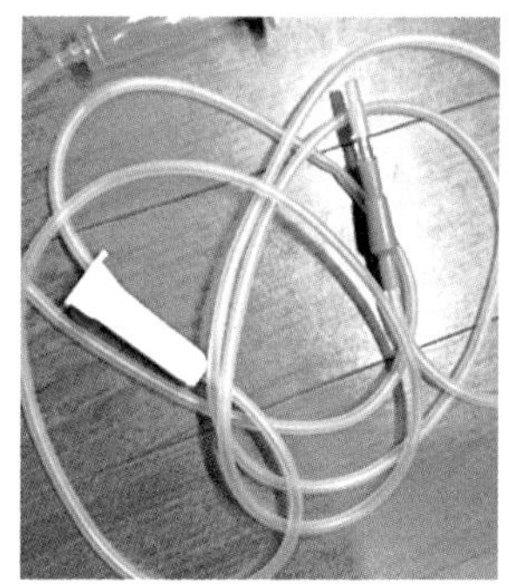

주사 주입 포트가 없는 수액세트

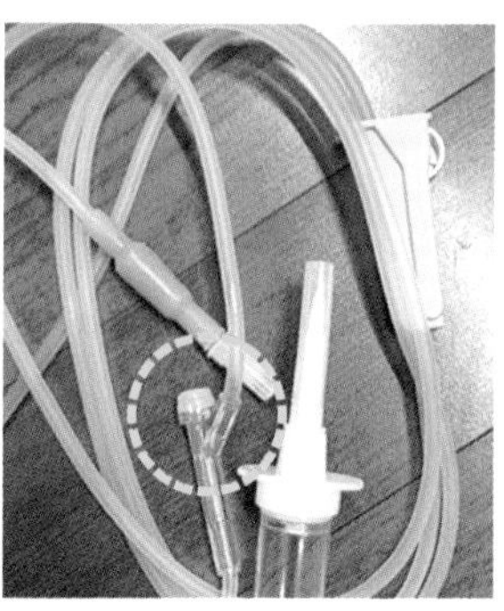

주사 주입 포트가 있는 수액세트

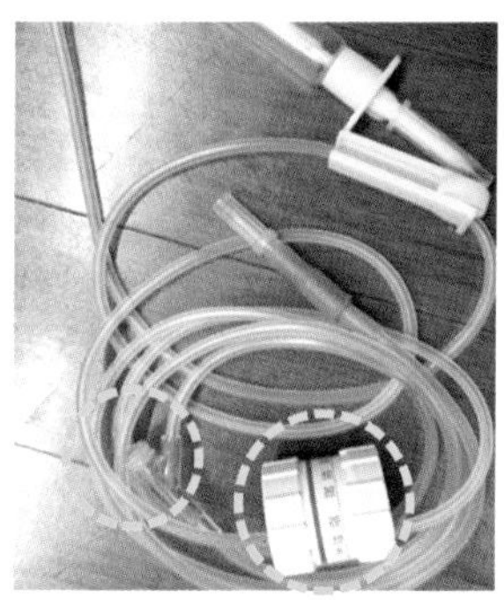

regulator와 주사 주입 포트가 함께 있는 수액세트

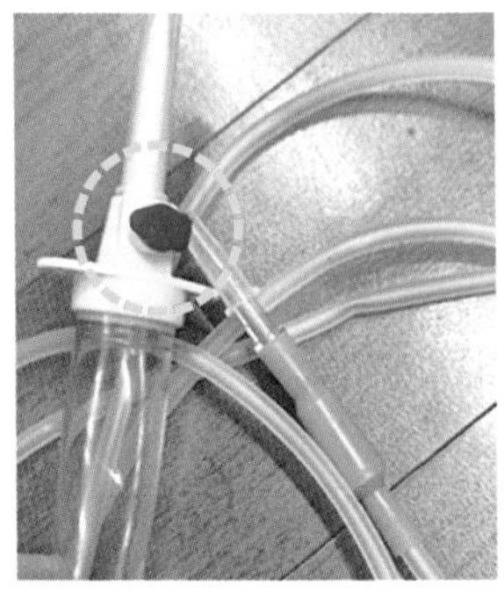

공기구멍이 있는 수액세트
(병 타입 전용)

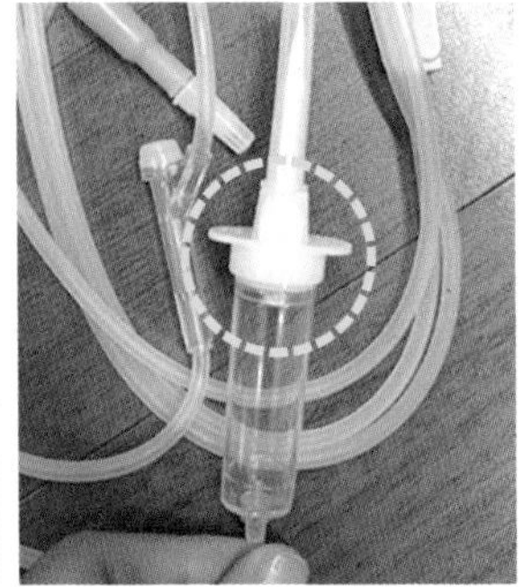

공기구멍이 없는 수액세트
(병 타입은 사용 불가)

4. 수액세트 공기구멍 조작법

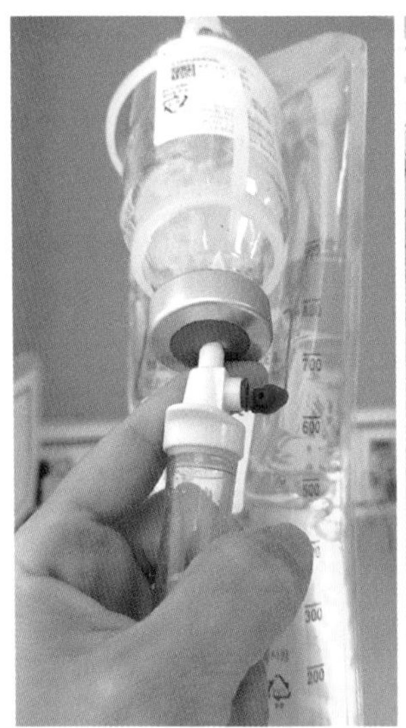

병에 있는 수액의 수액세트는 공기구멍을 열어 줍니다.

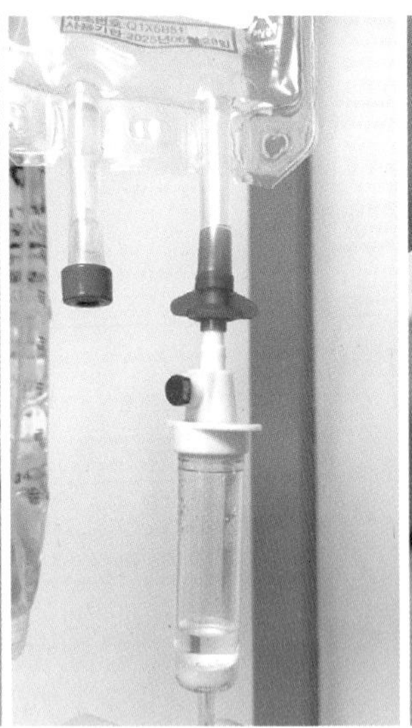

팩형의 수액은 수액세트는 공기구멍을 닫거나 공기구멍이 없는 수액세트를 사용합니다.

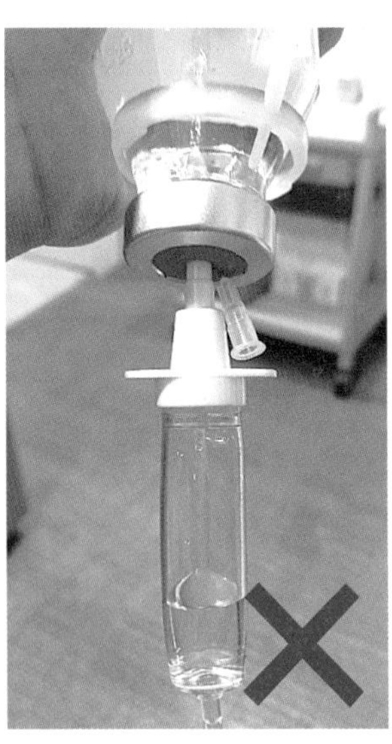

공기를 빼려고 병에 멸균바늘을 꽂아 사용하는 것은 감염의 위험성이 높으니 하지 않습니다. 공기구멍이 있는 수액세트를 이용하세요.

5. 주사 주입 포트를 이용한 IV side injection

side라는 말은 '어느 한쪽'이라는 뜻이며, 수액이 들어가고 있는 IV line에 3-way나 주사 포트를 통해 약물을 주입할 때 side로 준다고 표현합니다.

주사 포트는 IV side shooting을 할 때 쓰며, 수액을 추가로 연결하거나 IV side inject가 자주 있을 때는 3-way를 추가로 연결해야 합니다.

1 손소독을 한 뒤 알코올 솜으로 주사 주입 포트 부위를 소독합니다.

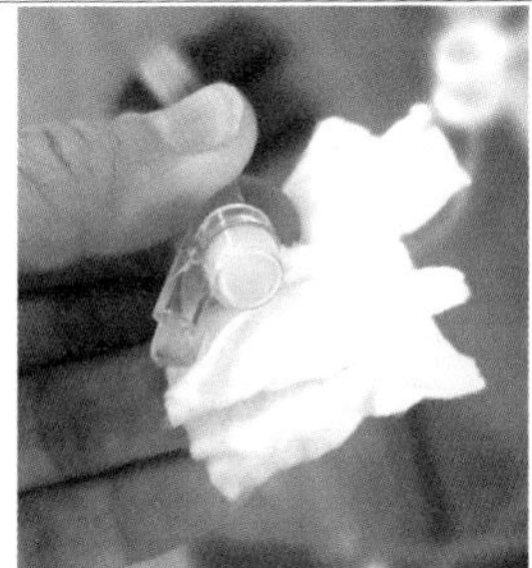

2 약물을 잰 주사기를 가지고 와서 주사기를 포트에 꽂습니다. 이때 수액 방향 쪽의 수액세트를 손으로 꺾어야 하는데 주사를 주입할 때 수액 방향으로 약물이 거꾸로 올라가기 때문입니다.

주삿바늘은 23G로 바꾸어 주세요. 굵은 바늘을 사용하게 되면 포트에 미세한 구멍이 뚫려 감염의 위험성이 있습니다. 또한 포트에 주삿바늘이 오래 꽂혀 있으면 감염의 위험성이 높기 때문에 점적 주입(50~100mL 생리식염수 등에 약물을 mix하여 주입하는 것)은 하지 않습니다.

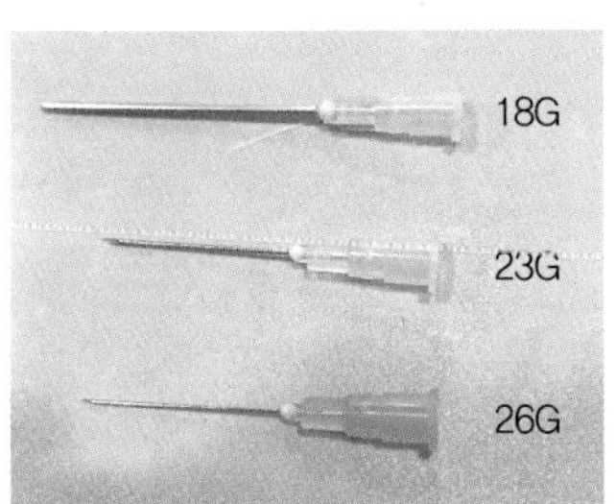

※숫자가 작아질수록 굵어집니다.

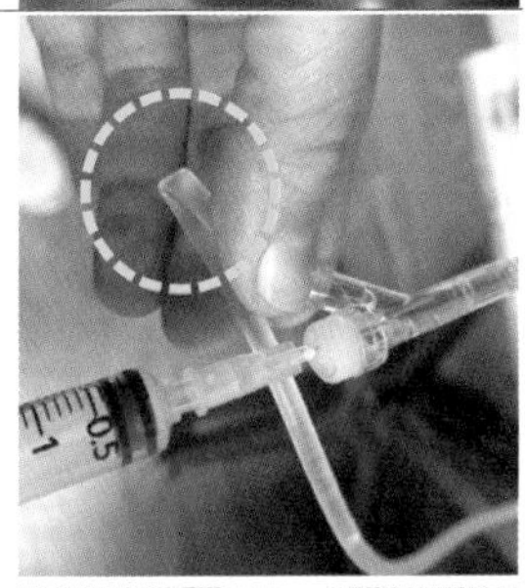

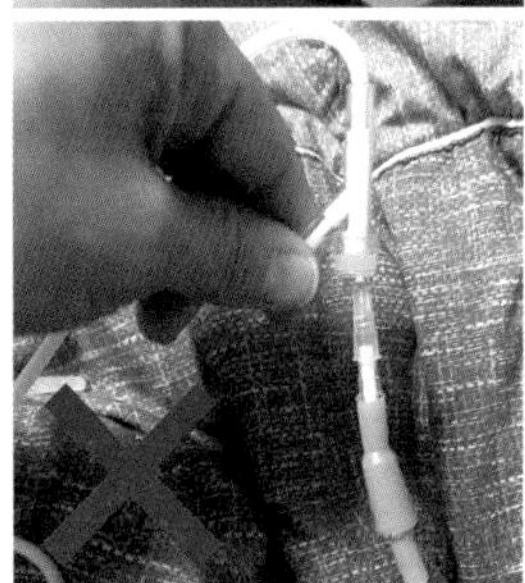

포트에 수액세트 연결하면 안 됨

3	주사기 피스톤을 당겨 IV site에서 혈액이 나오는지 확인합니다. 간혹 혈류가 약해서 혈액이 나오지 않을 수도 있는데 수액이 들어가면서 문제가 보이지 않고 주입이 잘된다면 주사해도 됩니다. 또한 주입하면서 IV site를 확인해야 합니다. 만약 주입하면서 붓거나 환자가 통증을 호소하거나 저항감이 느껴진다면 즉시 중단하고 IV start를 다시 해야 합니다.
4	주사기를 빼고 알코올 솜으로 다시 한번 포트를 소독하고 마무리를 합니다. 손소독도 해주세요.

6. 수액세트 세팅 후 유효기간

수액세트는 72~96시간마다, TPN은 매일 교체합니다. 이때 수액세트 교체 날짜를 적어서 누구나 알 수 있도록 표시해야 합니다. 병원마다 수액세트의 날짜를 적는 곳이 다르니 병원의 규정에 따라 주세요. 그리고 수액세트를 교체하면서 이하 IV line도 모두 교체해주세요.

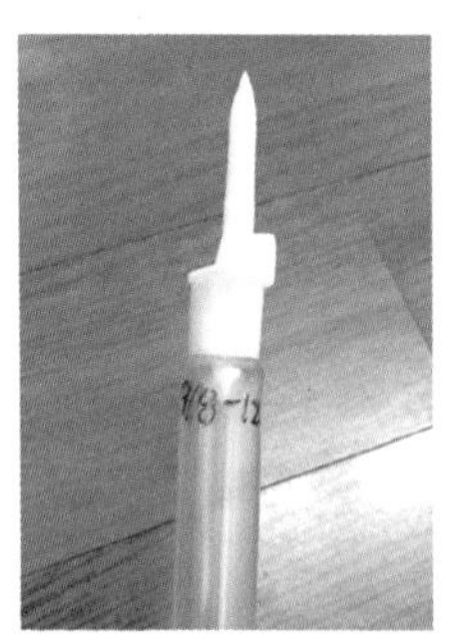
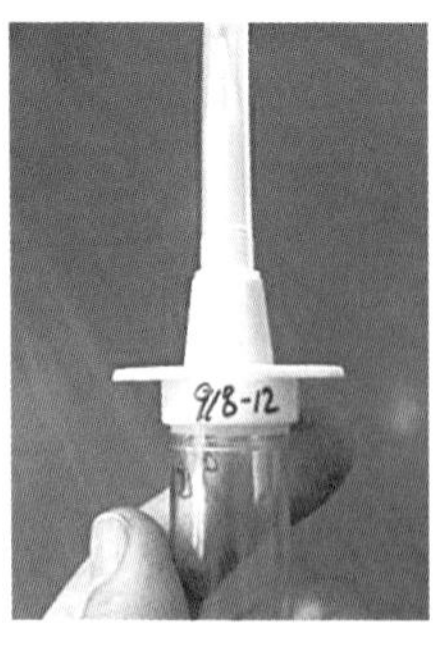
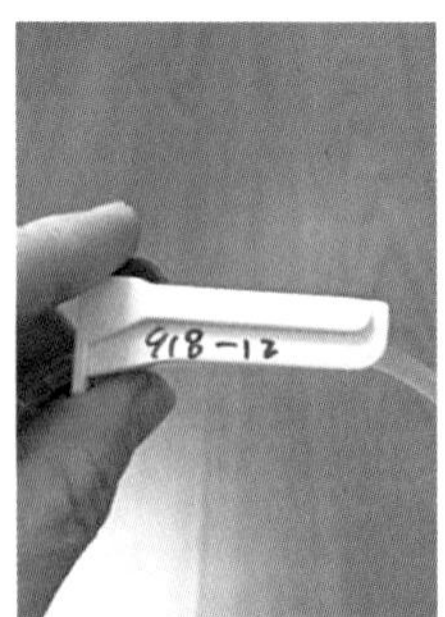

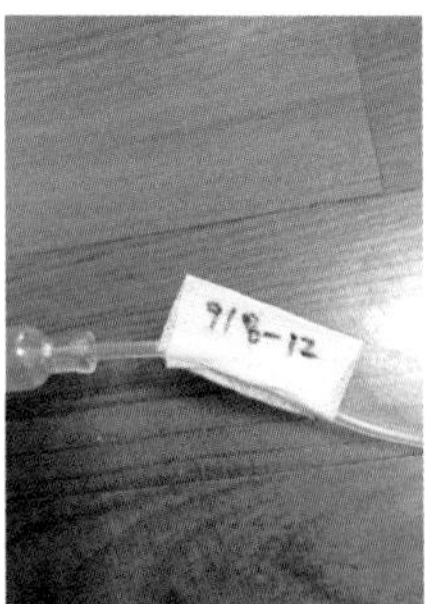

7. 수액에 약물을 mix하는 순서

1	손소독을 한 후, 섞어야 하는 약물과 용량에 실수가 없도록 다시 확인합니다. 또한 수액의 유통기한, 이물질 및 파손 여부를 확인하세요.	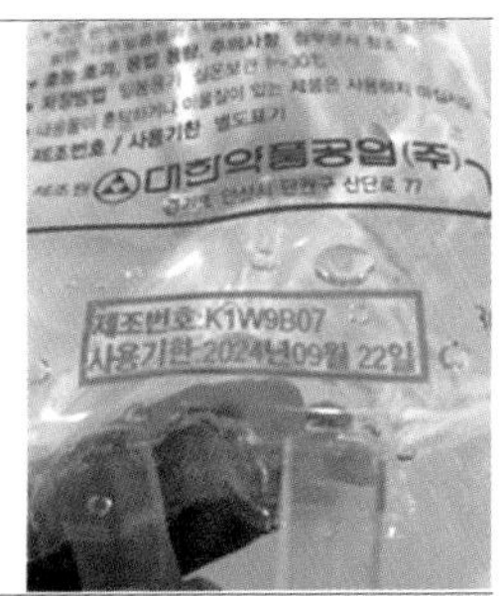
2	혼합해야 하는 약물들은 각각 다른 주사기를 사용해야 합니다. 약물을 준비할 때 환자에게 왜 이 약물이 들어가는지 전후 관계를 생각하는 습관을 들인다면 인계를 주고받을 때 좀 더 수월해집니다.	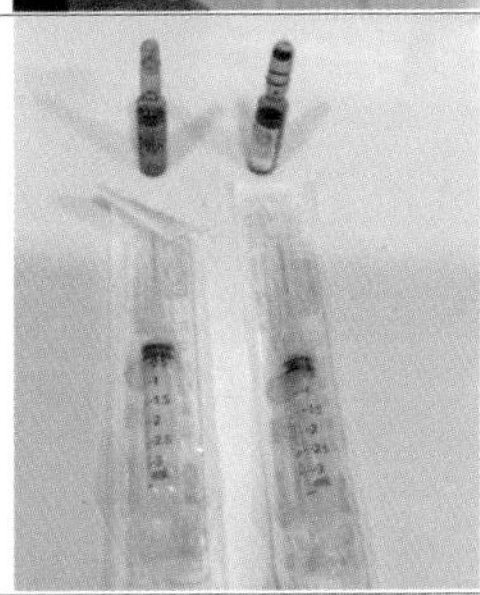
3	혼합하기 위한 약물을 주입하는 곳에도 주입 전에 알코올 솜으로 5초 이상 충분히 문질러 소독해야 합니다. 그리고 주사기를 수액에 mix할 때 소독하지 않은 주변 부위에 바늘이 닿지 않도록 주의하세요.	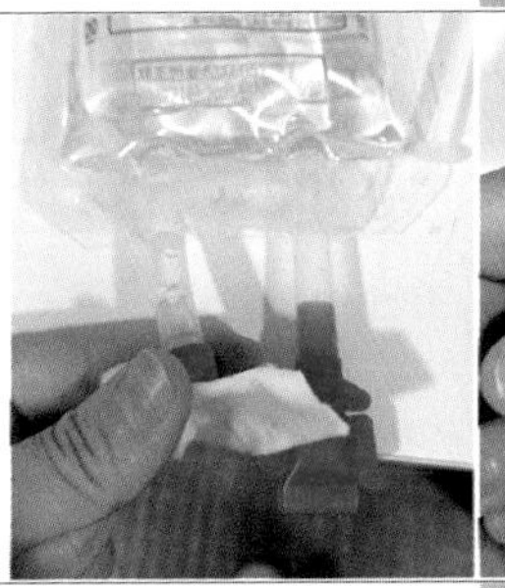 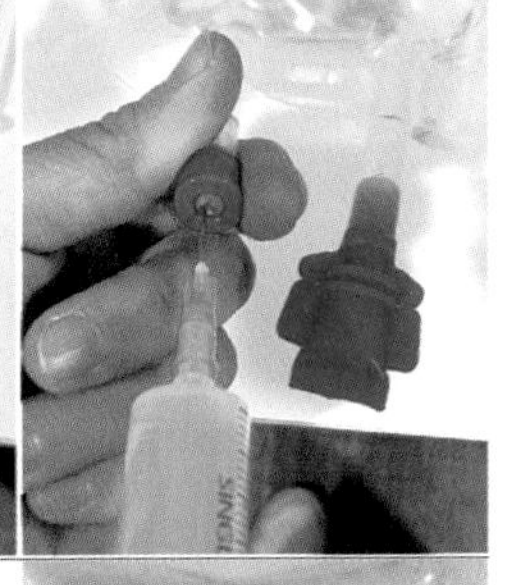
4	약물을 섞고 난 후에 수액세트를 연결하는 곳을 알코올 솜으로 5초 이상 다시 소독합니다. 그리고나서 수액에 투약 스티커를 부착하는 것을 잊지 마세요. mix하고 난 후에는 표시를 하고, 환자에게 약물을 주입하기 전에 붙어 있는 투약 스티커를 다시 확인하여 투약 사고를 막아야 합니다.	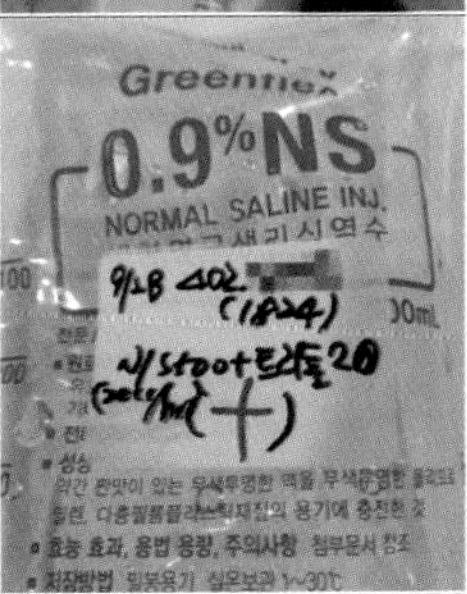

Tip

수액세트는 어디에 꽂으면 되나요?

- 왼쪽 사진의 수액은 어디 꽂아도 상관은 없으나 대부분 오른쪽 주입구에 수액세트를 꽂습니다.
- 오른쪽 사진의 수액은 왼쪽 포트는 추가 약물을 섞기 위한 곳이고, 오른쪽 포트의 뚜껑을 열어 수액세트를 꽂아야 합니다.

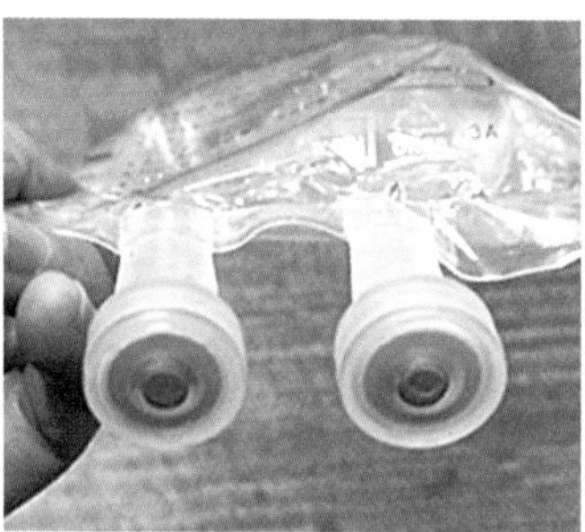

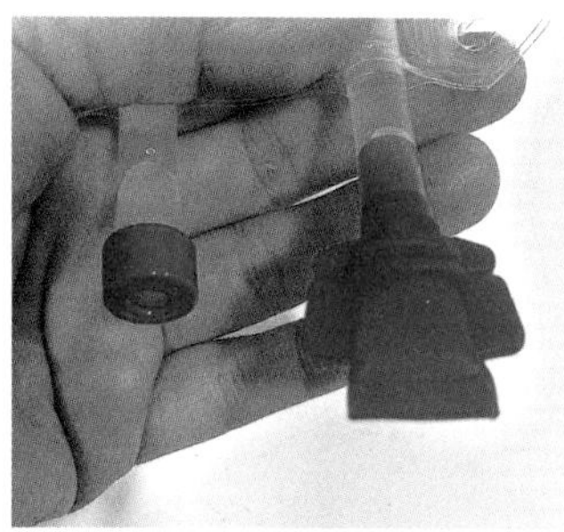

8. 주입 중인 IV line에서 공기를 빼는 방법

IV line을 setting할 때 공기를 제거했더라도 주입 중에 공기가 set 안에 보이는 일은 비일비재합니다. 몸 안에 공기가 들어가는 상황은 3-way를 조작하는 과정, 수액세트와 regulator 등 IV 연결관의 분리, 주사기로 약물을 IV injection할 때, 중심정맥관을 제거한 부위를 압박을 제대로 하지 않았을 경우입니다.

공기가 혈관에 들어오면 심장 기능에 문제를 일으켜 사망에 이르게 될 수 있으므로 근무 시에 수시로 IV line을 수시로 확인하는 습관을 들여야 하며, 공기가 보인다면 즉시 제거해 주어야 합니다.

chamber 근처에 공기가 있는 경우

수액세트 chamber 근처에 공기가 있다면 조절기를 잠그거나 손으로 공기가 있는 아랫부분을 꺾습니다. 공기가 있는 곳을 손가락으로 톡톡 치면 공기가 위로 올라가 chamber로 들어가게 되어 사라집니다.

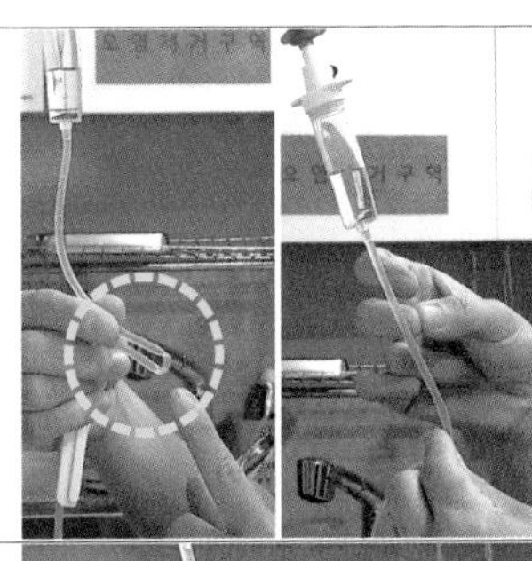

chamber 멀리에 공기가 있는 경우

chamber에서 멀리 떨어져 애매한 위치에 공기가 있다면 공기가 있는 아래쪽을 손가락으로 돌돌 말아 올려줍니다. 그리고 공기를 chamber 가까이 끌어올려 손가락으로 톡톡 치면 사라집니다.

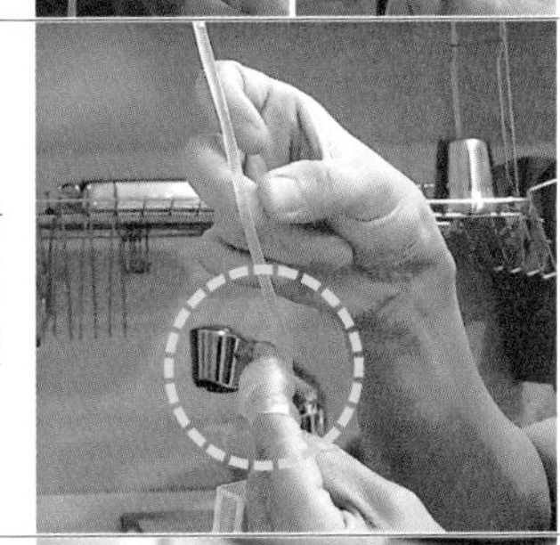

3-way 근처에 공기가 있는 경우

3-way 연결 부위 근처에 공기가 있다면 주사기를 이용하여 공기를 뺍니다.

- 수액세트 방향으로 공기가 있다면 3-way의 환자 방향을 잠급니다. 수액세트의 조절기를 열고 regulator가 있다면 open으로 맞추어 주세요(수액을 모두 열어 주어야 주사기로 당겼을 때 공기가 빨려 나옵니다). 조절기를 열고 주사기를 당겨 공기를 제거한 뒤에는 수액 속도를 다시 맞추는 것을 잊지 마세요.
- 환자 방향에 공기가 있다면 3-way의 수액 방향을 잠그고 피스톤을 당겨서 공기를 뺍니다. 이때 환자의 혈액도 거꾸로 나오는 것을 확인할 수 있습니다.

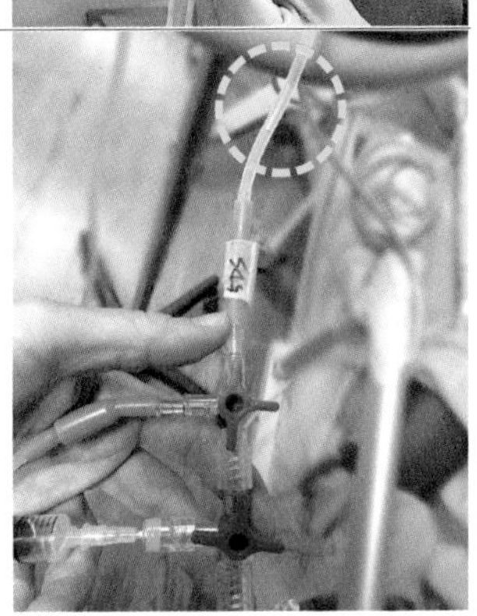

수액세트 방향에 공기가 있는 경우

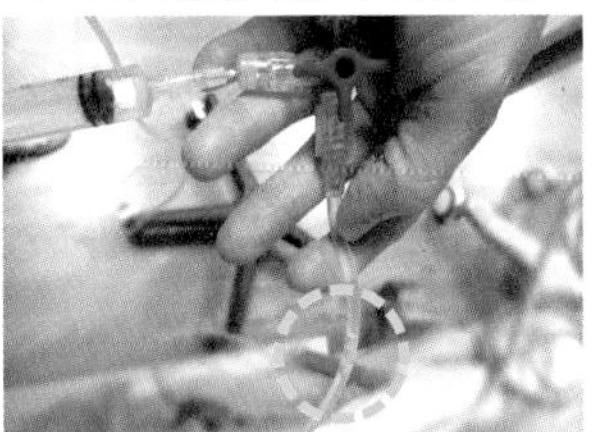

환자 방향에 공기가 있는 경우

Tip **IV line 깔끔하게 정리하는 이유**

IV line의 길이가 길면 환자가 발에 걸려 넘어지는 경우가 있습니다. 또한 침대 밑으로 늘어져 바닥에 닿아 있는 IV line은 감염의 위험성도 높다는 것을 기억하세요. 반창고를 이용하여 환자의 활동 범위를 계산하여 깔끔하게 정리를 해주어야 합니다.

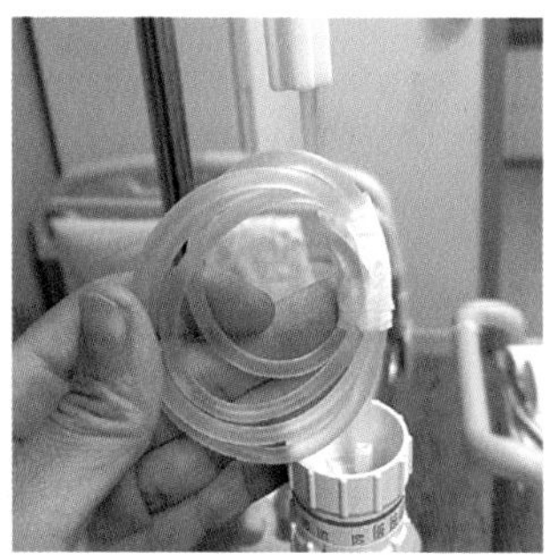

2 regulator(dosi flow)

regulator는 수액의 주입 속도를 안전하고 수월하게 맞추기 위해 개발된 제품으로, 시간당 주입되는 양을 다이얼로 조절하여 맞춥니다. 하지만 regulator로 속도를 맞추었다 하더라도 혈관 상태, angio catheter 굵기, IV line을 잡은 신체 부위에 따라서 속도가 달라질 수 있기 때문에 실제로 들어간 수액 양이 차이가 나는 경우가 많습니다. 그러므로 regulator의 숫자에 의존하지 말고 실제 들어가는 방울의 숫자를 확인해 다이얼을 맞추어야 하며, 근무 교대를 받고 나면 수액 주입 속도를 확인해야 합니다.

예 40mL/hr는 4.6초에 한 방울이 떨어져야 합니다. 만약 regulator를 40mL/hr에 맞추었는데 3초에 한 방울이 떨어진다면 50mL/hr로 돌려 봅니다. 50mL/hr에 맞추었더니 4.6초에 한 방울이 떨어진다면 regulator는 40mL/hr가 아니라 50mL/hr에 맞춰야 합니다.

신규 간호사가 빈번하게 하는 실수가 regulator를 조작한다는 것을 잊어버리는 것입니다. 실수로 잠가 버리면 수액이 전혀 들어가지 않을 것이고, 오픈을 했다면 수액이 모조리 들어가 버리는 사고가 벌어집니다. 또한 regulator 속도를 잘 맞춰 놓고 수액세트의 조절기를 잠궈 버리기도 합니다. 이렇게 되면 수액이 전혀 들어가지 않습니다. 그러므로 regulator를 항상 확인하며, 조작하는 것을 잊지 마세요. 또한 regulator를 사용하는 병원이 많으나 주입 속도를 철저히 지켜야 하는 약물은 infusion pump를 사용해야 하므로 사용방법을 숙지하세요.

● regulator의 종류

수액의 구분이 없이 수액의 속도를 맞출 때 쓰입니다. 이때 눈으로 떨어지는 속도를 함께 확인해야 한다는 것을 잊지 마세요.

하얀줄의 숫자는 일반 수액(농도 10% 까지)을 주입할 때 맞추는 속도이며, 파란줄의 숫자는 고농도 수액(40% 이상)을 주입할 때 맞추는 속도를 말합니다.

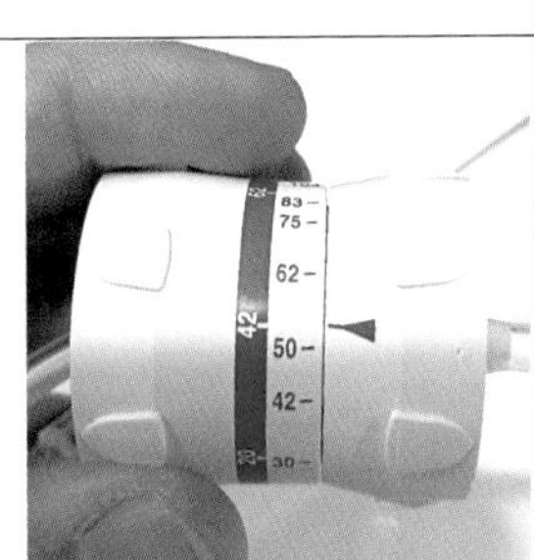

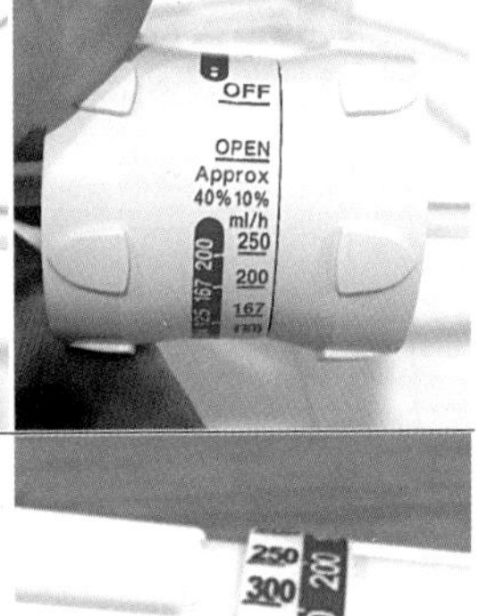

BOT(bottle)는 병타입의 수액의 속도를 맞출 때 사용하며 BAG는 팩 타입의 수액의 속도를 맞출 때 사용합니다.

3 3-way(stopcock)

3-way는 병원에서 주사용품 외에도 다양하게 사용되므로 신규 간호사는 사용법을 반드시 숙지해야 합니다.

3-way의 cap을 자주 열었다 닫았다 하는 행위는 감염의 위험을 키우게 됩니다. 그래서 하얀

cap을 버리고 injection cap이나 needless connector로 바꾸어서 cap을 열지 않고 바로 약물을 주입할 수 있도록 합니다. 3-way의 하얀 cap을 버리지 않고 알코올 캔에 모아두는 경우를 본 적이 있는데 이렇게 분리한 cap을 재활용하는 것은 절대 안 된다는 것을 명심하세요.

1. 3-way 분해

두 개의 동그란 뚜껑과 길쭉한 한 개의 뚜껑이 있고 화살표가 서로 다른 방향을 향하고 있습니다.

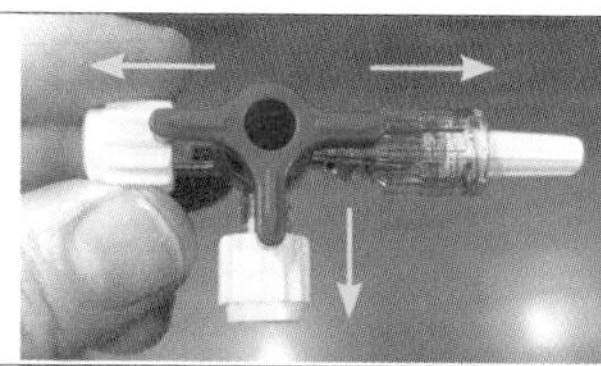

뚜껑을 모두 돌려서 빼면 다음과 같습니다.

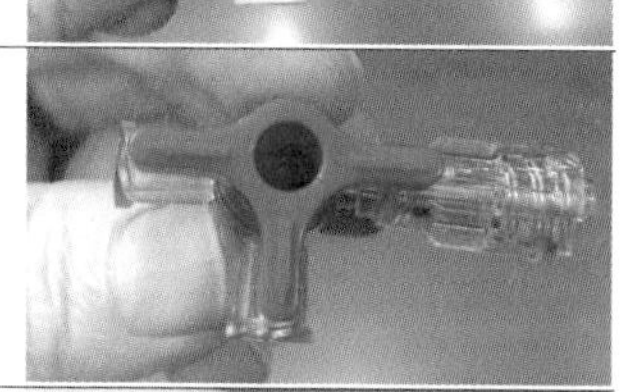

두 개의 동그란 뚜껑이 있던 곳은 뚜껑을 열어 보면 구멍 역시 똑같이 생겼습니다.

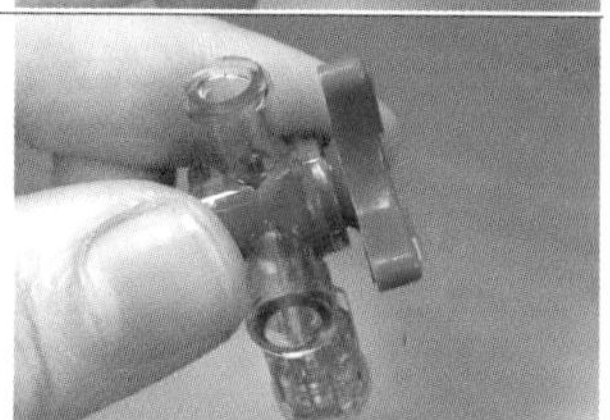

길쭉한 뚜껑이 있던 곳은 구멍이 다르게 생겼습니다.

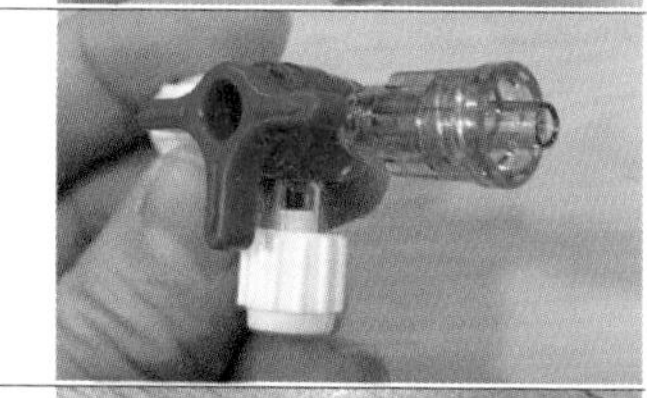

오른쪽 구멍에는 extension line의 끝과 같은 직경을 가진 것들은 모두 연결 가능합니다.

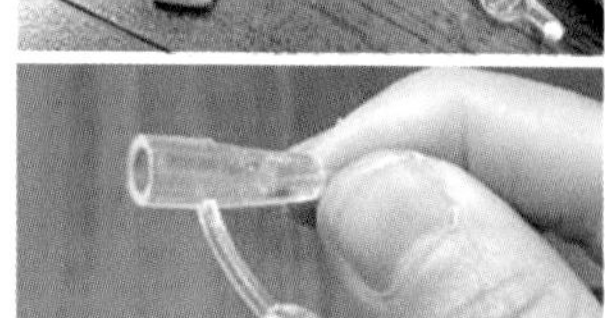

2. 3-way 두 개 이상을 연결하는 방법

3-way의 길쭉한 뚜껑이 있는 곳을 연결할 겁니다. 필요한 만큼 연결이 가능합니다.	
연결할 부분의 뚜껑은 열고 난 뒤 폐기합니다.	
구멍이 각각 다르게 생겼습니다.	
구멍을 연결하여 돌려서 꼭 잠그세요. 헐렁하게 잠그면 공기가 들어가고 수액이 새어 나오게 됩니다.	
3-way가 여러 개 연결되어 만들어진 제품도 있으니 필요할 때 사용하면 시간을 아낄 수 있습니다.	

3. 3-way 실전 연습

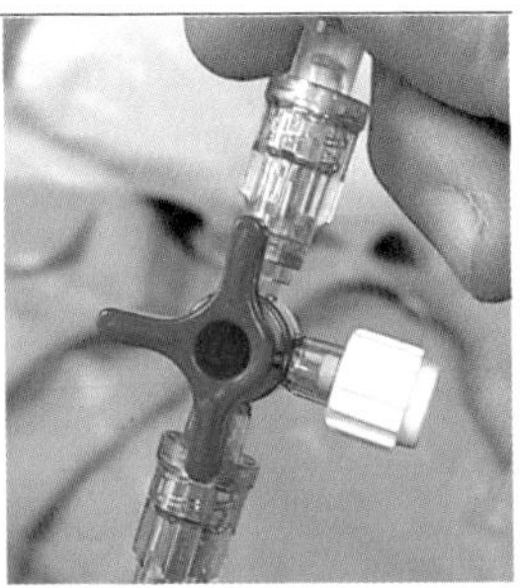

사진 속 핸들콕의 화살표 방향을 보면 위쪽, 아래쪽, 왼쪽으로 길이 뚫려 있다는 걸 알 수 있습니다. 그런데 왼쪽은 화살표 방향만 향해 있을 뿐 구멍은 없습니다. 하얀색 뚜껑이 있는 오른쪽은 구멍이 있지만, 화살표가 가리키고 있지 않으니 막혀 있는 것입니다. 위쪽이 수액 방향, 아래쪽이 환자 방향입니다. 수액과 환자의 방향이 길이 통해 있어서 수액이 잘 들어갑니다. 혹시나 하얀색 뚜껑이 열려도 길이 막혀 있어서 구멍으로 수액이나 혈액이 새어 나오지 않습니다.

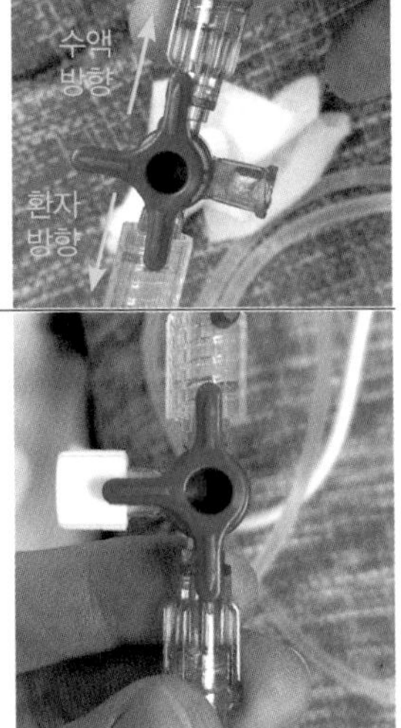

이 사진은 핸들콕의 화살표 방향을 보니 위, 아래, 왼쪽이 열려 있다는 것을 알 수 있습니다.

첫 번째 사진과 다른 점은 왼쪽 하얀색 뚜껑이 있는 길이 열려 있다는 겁니다. 수액이 환자에게 가는 길이 통해 있으니 얼핏 보면 문제가 없어 보입니다. 하지만 하얀색 뚜껑이 실수로 빠져버리게 되면, 사진과 같이 수액이 구멍으로 흘러나오게 되고 동시에 환자에게서 혈액도 역류가 되어 구멍으로 나오게 됩니다. 시트와 환자복은 수액과 혈액으로 인해 오염될 뿐만 아니라 감염의 위험성이 커지므로 주의해야 합니다.

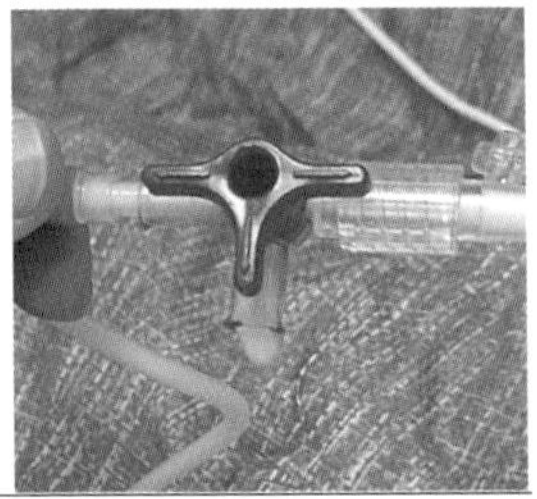

이 사진은 위쪽, 왼쪽, 오른쪽이 길이 뚫려 있습니다.
위쪽이 수액 방향이고 아래쪽이 환자 방향이라면 수액이 환자에게로 가야 하는데 길이 막혀서 들어가지 않으며, 수액을 아무리 틀어주어도 수액세트 chamber로 거꾸로 차오릅니다. 또한 오른쪽의 캡을 통해 약물 주사를 준다 해도 환자 방향으로 가지 않고 수액 방향으로 거꾸로 가게 됩니다.

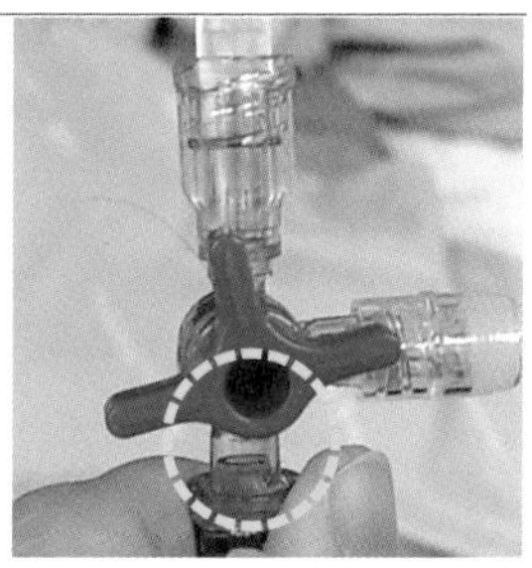
환자 방향 막힘

이 사진은 왼쪽, 오른쪽, 아래쪽으로 길이 뚫려 있습니다.
위쪽 방향이 막혔으므로 수액을 아무리 틀어준다 해도 환자에게 들어가지 않습니다.
하지만 왼쪽 캡을 통해 환자에게 약물 주사를 투약하면 환자에게 가는 방향이 뚫려 있으니 약물 주사가 가능합니다. IV side injection할 때 3-way 방향을 사진처럼 만들면 됩니다.

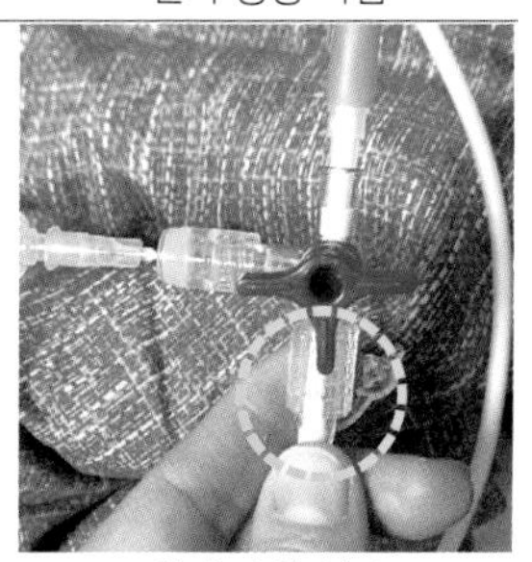
환자 방향 열림

4. 3-way에 IV side injection하는 방법

1 3-way에 약물을 주입하려면 하얀색 뚜껑을 열어야 합니다. 뚜껑을 자주 열게 되면 감염의 위험성이 높아지므로 이것을 방지하기 위해 injection cap으로 교체합니다. injection cap은 뚜껑을 열지 않고도 바늘을 찔러 약물을 주입할 수 있는 재료입니다.

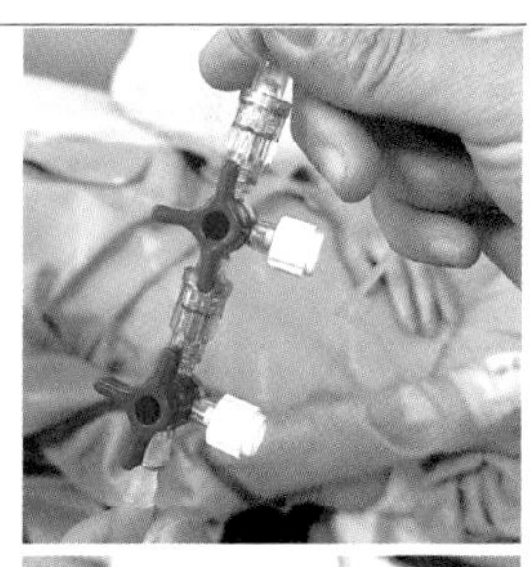

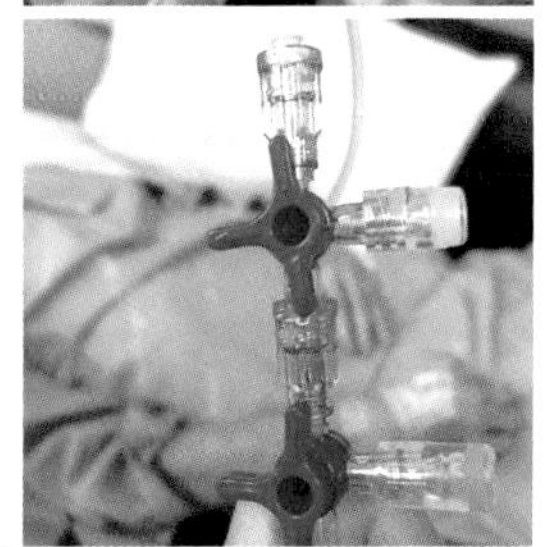

2	손소독을 하고 약물 주입 전에 알코올 솜으로 injection cap을 5초 이상 소독합니다.	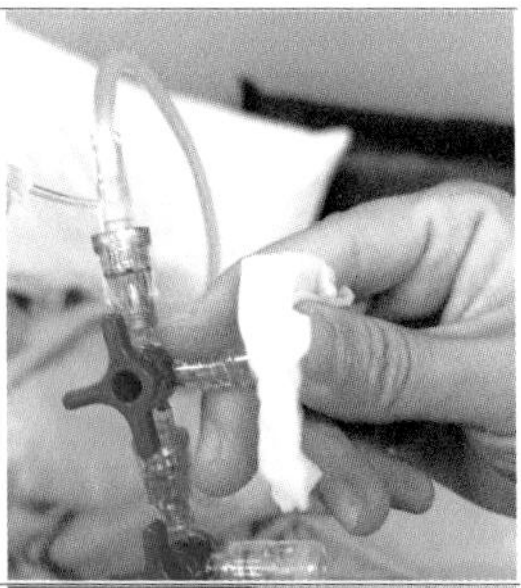
3	3-way의 수액 방향을 잠그고 환자 방향을 열어준 뒤 주사기를 찌르고 약물을 주입합니다.	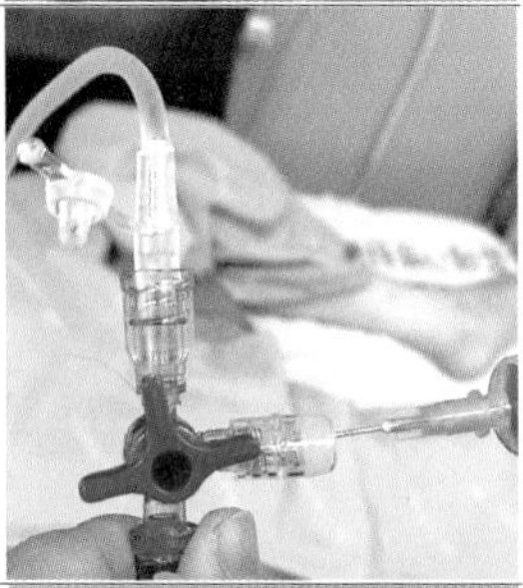
4	주사기를 빼고 3-way 방향을 원래 대로 돌리고 알코올 솜으로 다시 한번 소독합니다.	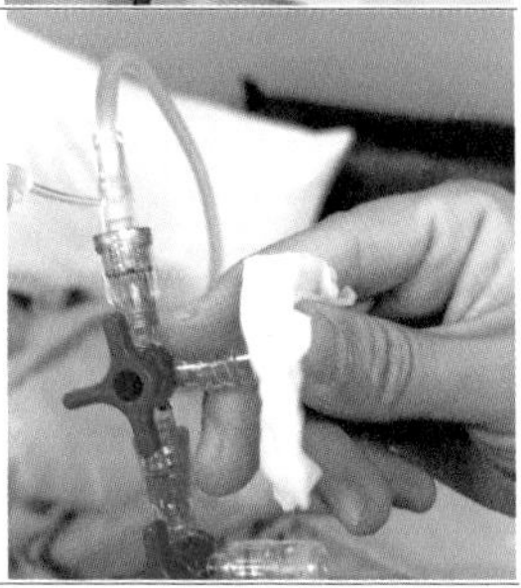

5. 3-way에 추가로 수액을 연결하는 방법

1	손소독을 하고 하얀색 뚜껑을 돌려 빼서 버립니다. 이때 주의해야 할 것은 injection cap을 하고 있다면 cap에 수액을 바늘로 꽂아 연결하지 않아야 한다는 것입니다. injection cap은 side로 약물을 shooting할 때만 쓴다는 것을 기억하세요.	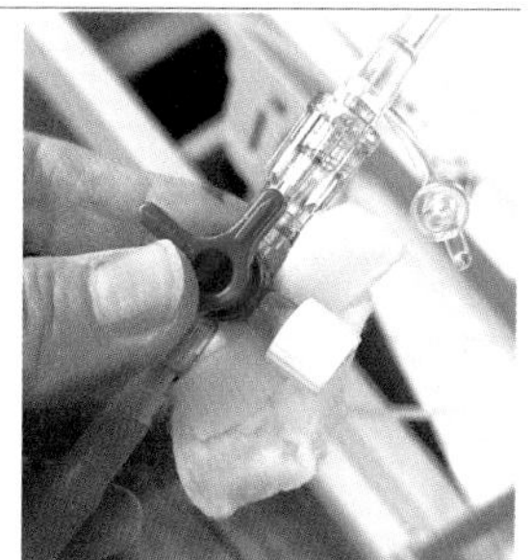
2	뚜껑이 빠진 주입구를 알코올 솜으로 5초 이상 소독합니다.	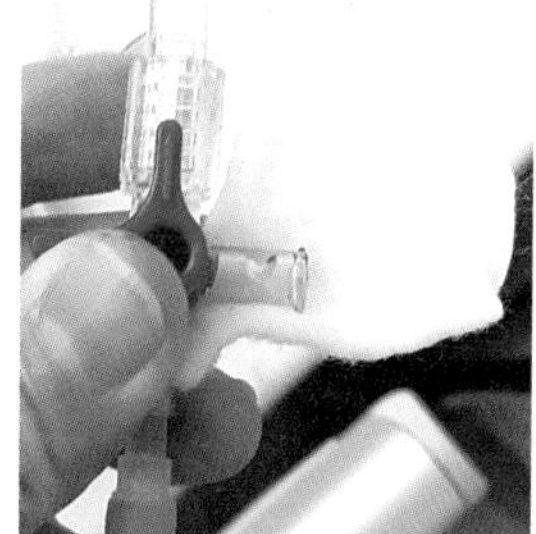
3	IV line을 연결합니다. 3-way를 수액이 들어가도록 방향을 조절합니다. 수액이 추가로 처방이 나는 경우는 3-way를 더 연결합니다.	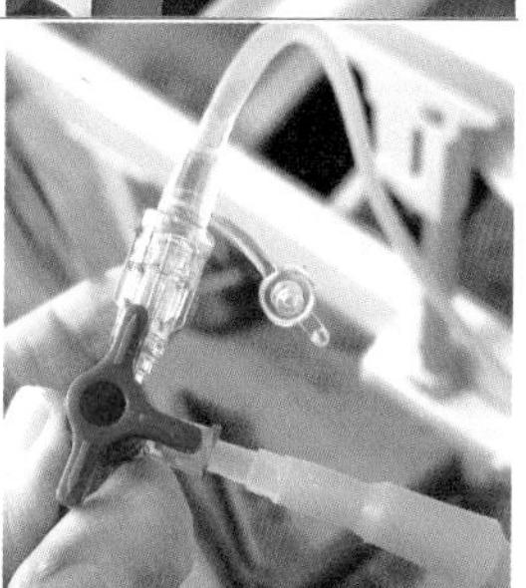

6. injection cap이 없을 때 IV side injection하는 방법

가끔씩 IV injection이 있을 경우에는 굳이 injection cap을 교체하지 않고 사용하기도 합니다.

1	멸균포장이 된 바늘을 가지고 옵니다. 바늘 굵기(18G, 23G, 26G)는 상관없습니다. 손소독을 하고 비닐을 개봉하여 바늘을 꺼낸 후 멸균바늘 뚜껑이 씌워진 부분을 왼손으로 잡고 있습니다.	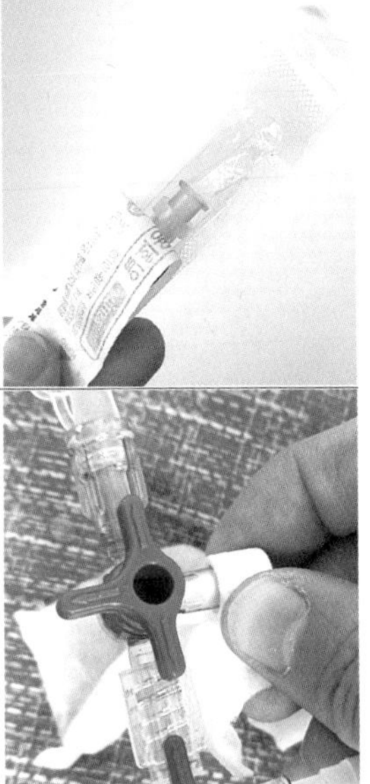
2	오른손으로 흰뚜껑을 연 뒤 왼손으로 잡고 있던 바늘을 돌려 끼웁니다. 이 방법은 뚜껑이 오염되는 것을 막기 위한 것으로, 이제 흰뚜껑이 끼워진 바늘은 손에서 내려놓아도 됩니다. 멸균바늘을 이용하지 않고 알코올 솜 위에 3-way 뚜껑을 잠시 올려두고 주사를 주는 방법도 있습니다. 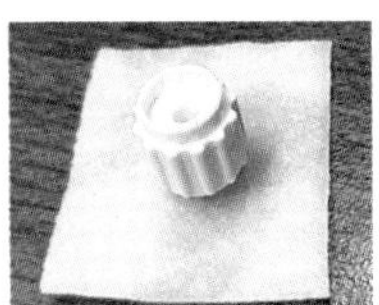	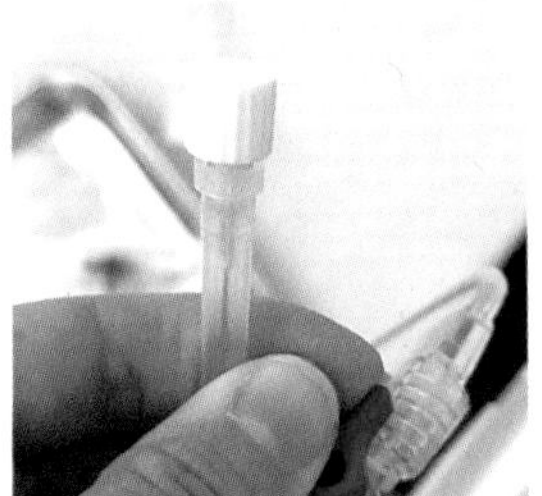
3	뚜껑이 열린 3-way 부위를 알코올 솜으로 5초 이상 문질러 소독합니다.	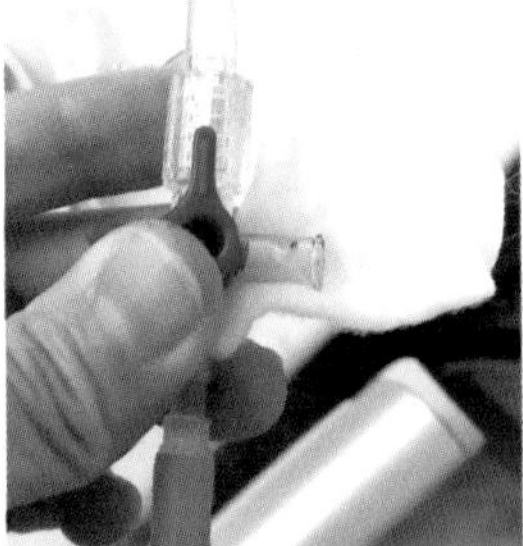

4	약물을 잰 주사기를 꽂은 뒤 3-way의 수액 방향은 잠그고 환자 방향을 열어 주세요. 주사기 피스톤을 뒤로 당겨 혈액이 역류하는지 확인하고 주사를 합니다.	
5	다시 3-way를 처음의 방향으로 돌린 뒤 주사기를 빼고 주입구를 알코올 솜으로 소독합니다.	
6	3-way 뚜껑이 끼워진 바늘을 가져와 3-way에 돌려 끼우고 뚜껑을 알코올 솜으로 소독해서 마무리합니다.	

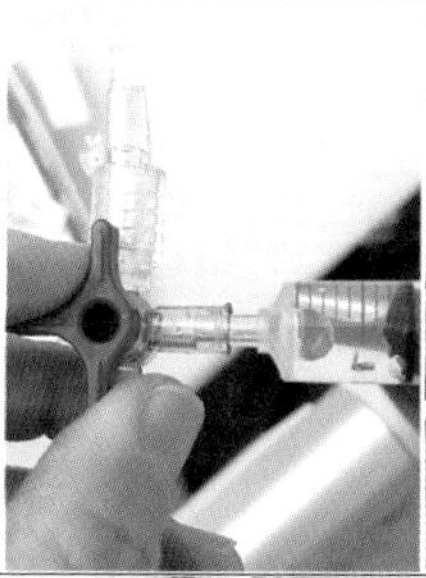

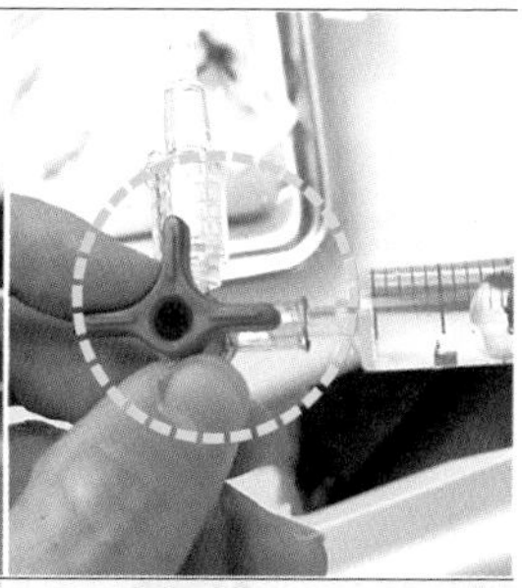

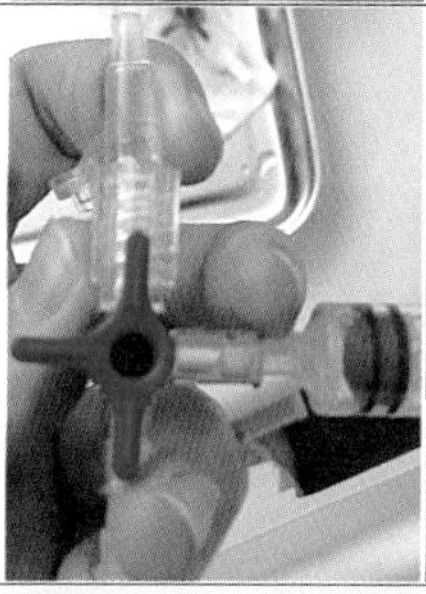

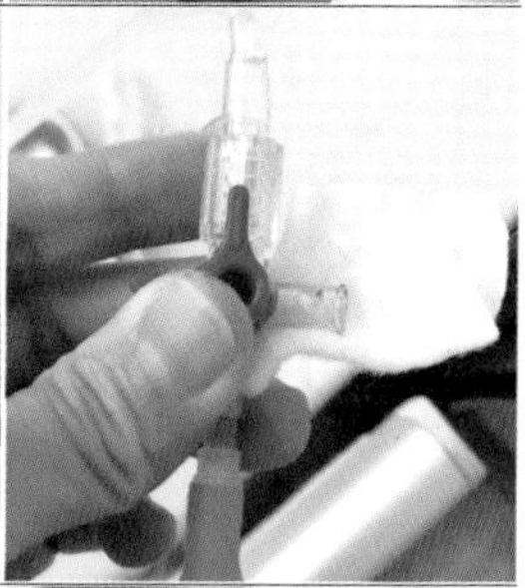

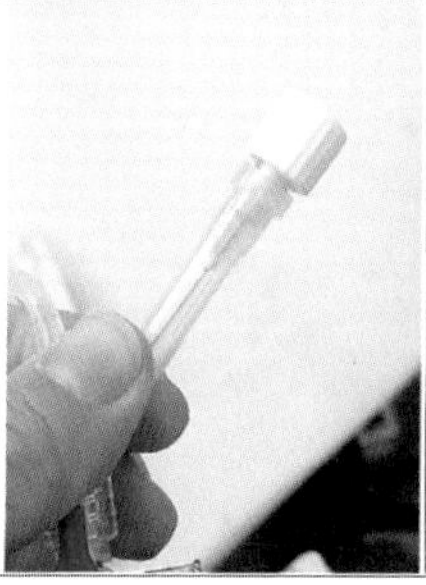

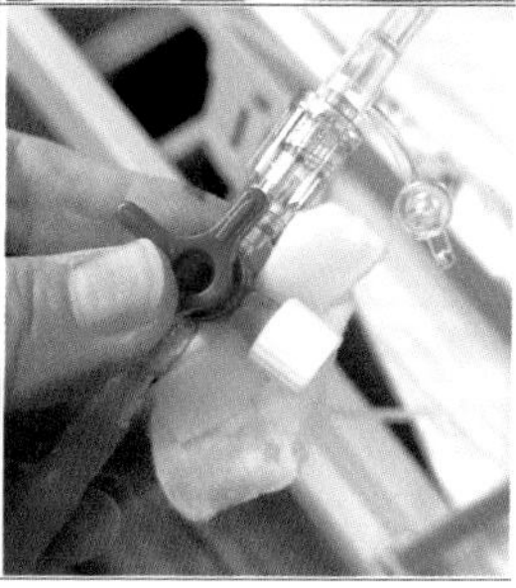

4 Injection cap(heparin cap)

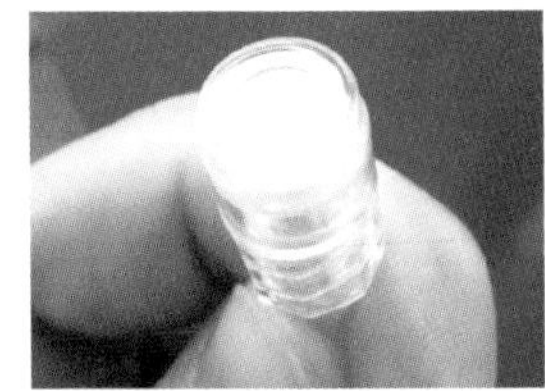

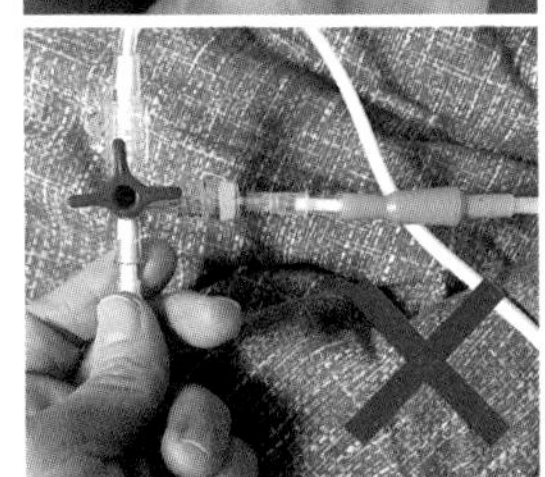

수액세트를 꽂아 두면 안 됨

- 병원에서는 heparin cap으로 많이 불립니다. 환자가 잠시 외출을 나가는 경우, 수액 없이 IV side injection을 간헐적으로 맞는 경우, 수액을 낮에만 맞고 밤에는 빼고 있기를 원하는 환자의 경우 IV 경로를 확보하기 위해 이 방법을 적용합니다. 그리고 3-way나 C-line의 감염을 방지하기 위해 폐쇄적 시스템을 유지하려는 목적으로도 많이 쓰입니다.
- needle을 꽂아 두는 것은 감염의 원인이 되므로 injection cap으로 수액은 주지 않습니다.

Injection cap을 이용하여 주사를 주는 방법

1	생리식염수 3mL를 잰 주사기 두 개가 필요합니다. 우선 손소독을 하고 알코올 솜으로 캡을 5초 이상 소독합니다.	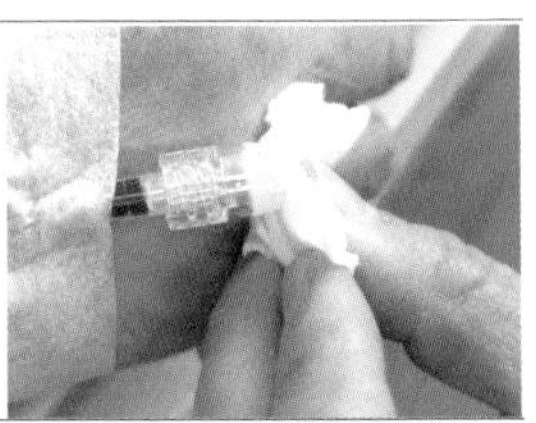
2	약물을 넣기 전에 먼저 생리식염수 3mL를 잰 주사기로 피스톤으로 당겨 피가 역류하는지 확인하고 주사합니다. 그리고 생리식염수를 넣으면서 부어오르는지 다시 확인합니다.	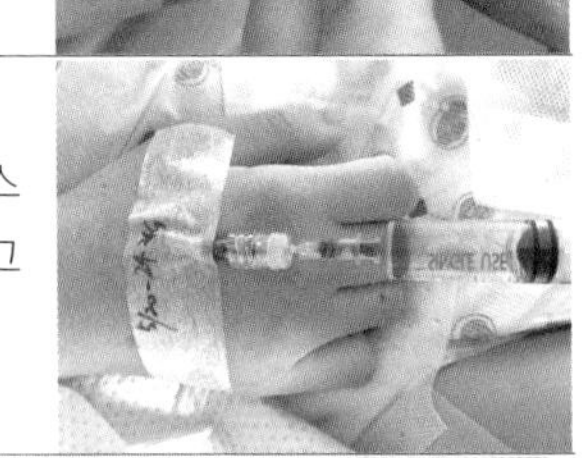
3	알코올 솜으로 한번 더 닦고 약물을 주입한 뒤 다시 생리식염수를 3mL를 주입하면서 주사기를 뺍니다(주입하면서 동시에 빼면 막힐 확률도 줄어듭니다). 알코올 솜으로 캡을 닦고 마무리합니다. 막힐 우려가 있어서 생리식염수 3mL로 하루 두 번 가량 주입합니다.	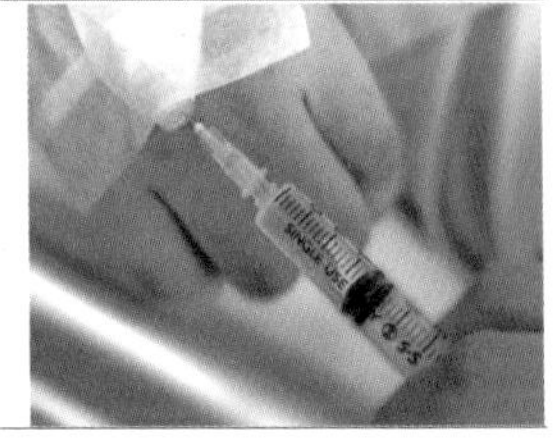

5 Q syte(needless connector)

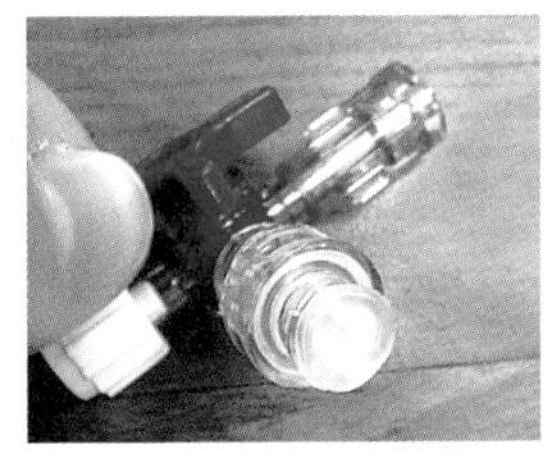

- Q syte를 사용하는 병원이 많아졌습니다. 바늘을 빼고 주사를 줄 수 있다는 점에서 주사침으로 인한 사고를 막을 수 있다는 장점이 있습니다. heparin cap에 비해 무게감과 크기가 있고 주사기를 넣을 때 압력이 가해지므로 90p와 같이 말초의 angio catheter에 바로 끼워 사용하지는 마세요.

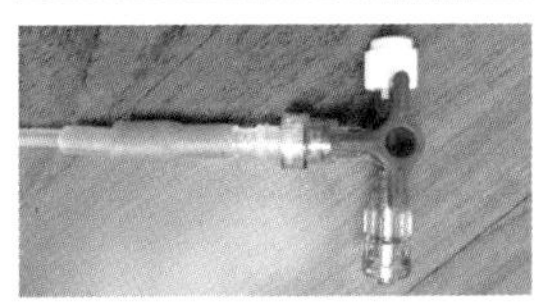

- heparin cap은 수액세트에 바늘을 꽂아 연결해서 수액이나 항생제를 주입할 수 없지만 Q syte는 가능합니다. 알코올 솜으로 주입구를 닦고 수액세트를 꾸욱 힘있게 눌러 넣어 주세요.

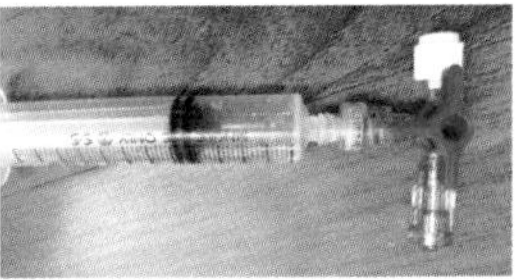

- 알코올 솜으로 주입구를 닦아 바늘을 뺀 주사기를 꾸욱 힘있게 눌러 넣어 주세요. 주입구는 사용하지 않을 때는 닫혀 있고 사용할 때는 밀고 들어가는 압력으로 인해 열리게 됩니다.

Tip 3-way line

위의 경우처럼 injection cap만 유지하기도 하지만 3-way line을 달고 있어도 됩니다. 하루 두 번 생리식염수 3mL를 shooting해주는 것은 같습니다. 3-way line을 달고 있으면 site를 관찰하기가 좋지만, 환자는 거추장스럽다 보니 거부하기도 합니다. 상황에 맞추어서 하길 바랍니다.

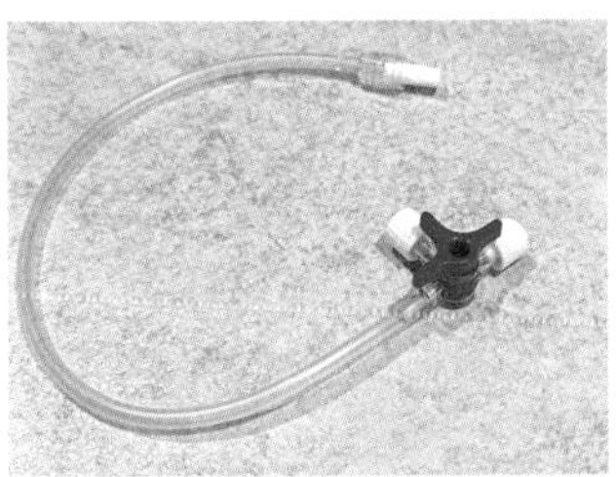

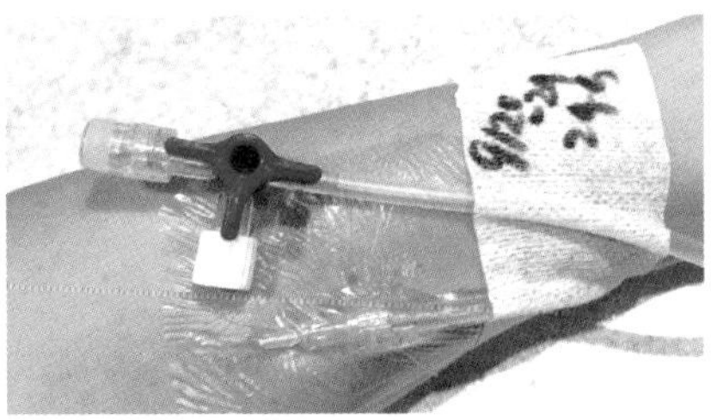

6 extension line

3-way와 angio catheter의 젤코를 연결하는 중간다리 역할을 합니다. extension line이 없이 3-way를 angio catheter의 젤코에 바로 끼우게 되면 3-way가 환자 피부에 눌리게 되어 불편합니다. 이럴 때는 3-way의 밑에 알코올 솜을 대어 눌리지 않도록 합니다.

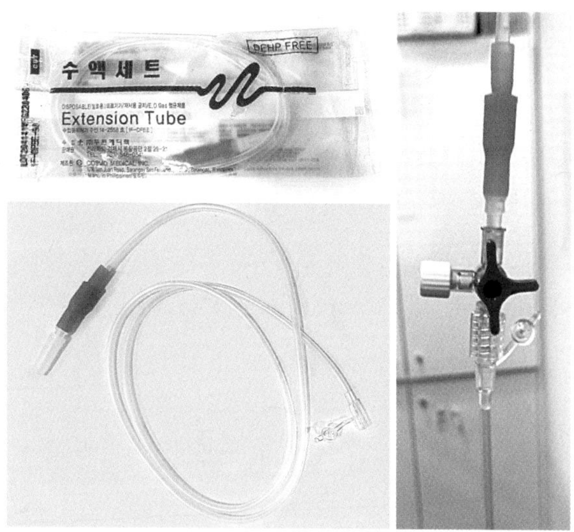

7 angio catheter(medicut)

- 18~24G(숫자가 커질수록 얇아짐)까지 굵기가 다양하며, 보통 22~24G로 혈관을 확보합니다.

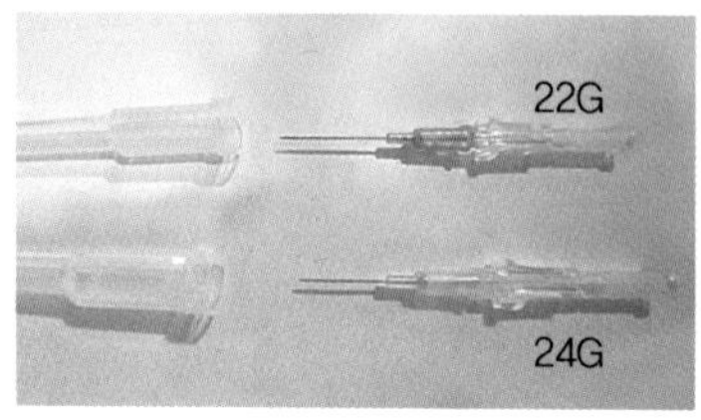

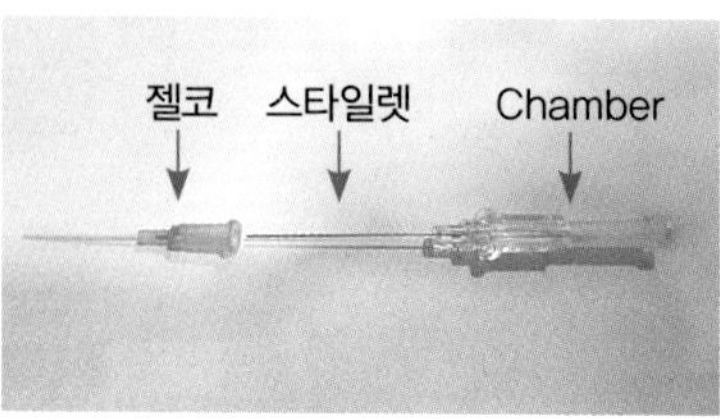

● 젤코는 아주 부드러운 재질이라서 쉽게 구부러지기 때문에 IV site를 잡는 부위를 잘 선택해야 합니다. 잘 접히는 부위, 방향을 타는 부위는 피하는 것이 좋습니다.

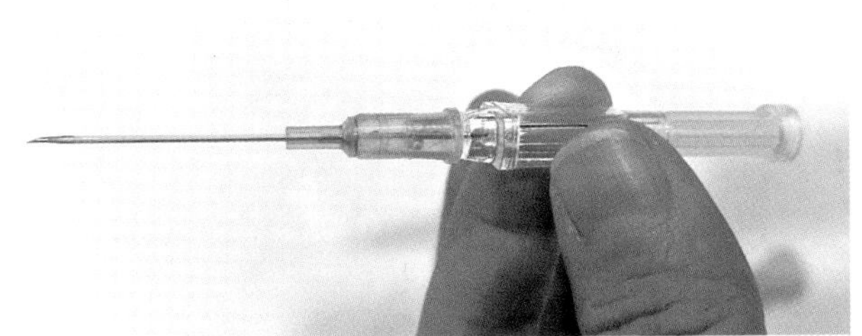

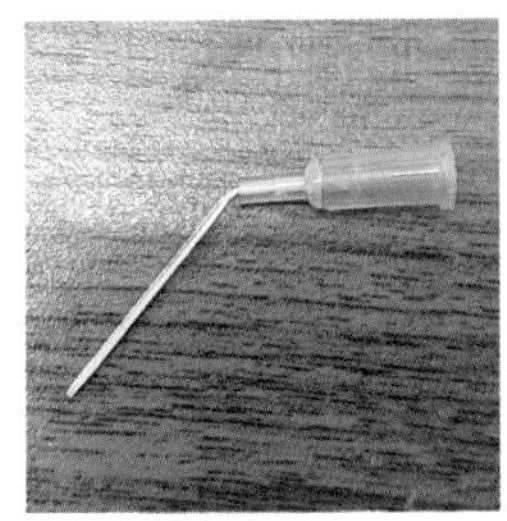

1. 말초정맥관에 카테터를 삽입하는 방법

1	혈관을 찾고 나서 찌를 부위의 한 뼘 정도 위에 토니켓을 묶습니다. 토니켓은 묶고 1분 안에 정맥천자를 하는 것이 중요하며 토니켓을 묶고 있는 총 시간이 3분을 넘지 않도록 합니다. ※ 전완(forearm)의 혈관에 말초정맥관을 삽입하면 다른 부위보다 혈관의 막힘이 덜하며, 환자도 불편함을 덜 느낍니다.	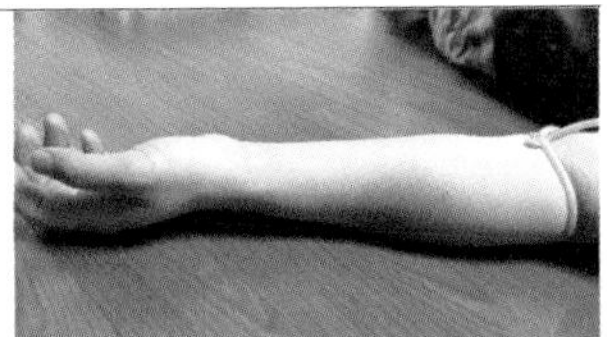
2	손가락으로 다시 혈관을 눌러 몰랑거리는 느낌이 드는지 확인합니다. 눌렀을 때 단단한 느낌이 든다거나 혈관을 눌렀다 떼었을 때 색의 변화가 없는 혈관은 실패할 확률이 높습니다. 또한 팔이 접히는 부위는 환자가 불편해 하며 젤코가 꺾여서 다시 IV를 잡아야 하는 경우가 많으므로 피해야 합니다.	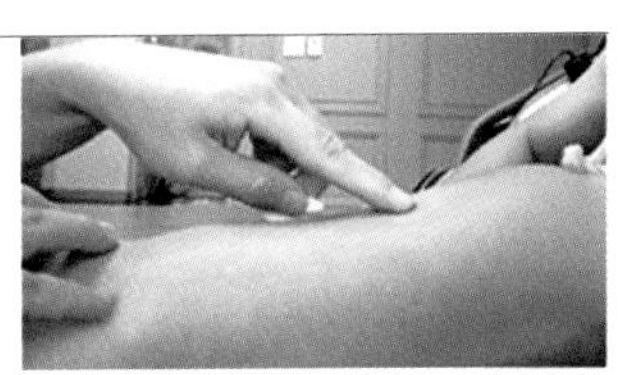
3	알코올 솜으로 소독하면 굵은 혈관 같은 경우는 반짝반짝 도드라져 보입니다. 찌르려는 부위의 피부를 팽팽하게 아래로 잡아당겨 혈관이 움직이지 않도록 고정합니다.	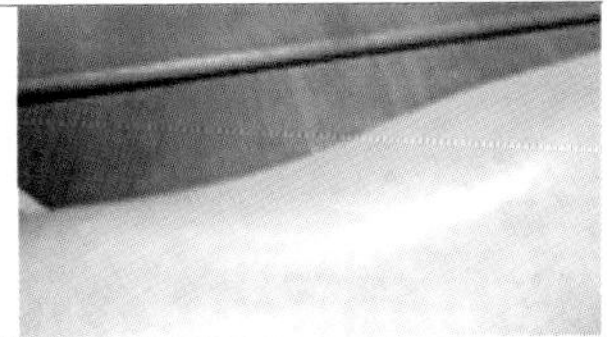

4	angio catheter를 15~30° 각도로 사면이 위로 가게 삽입합니다. 사진처럼 통통하게 만져지는 혈관은 30° 각도로 들어갔다가 15°로 각도를 낮추어서 바늘을 밀어 넣어야 합니다. 그렇지 않으면 혈관을 관통하게 됩니다. 얇은 혈관은 처음부터 15° 각도로 들어가서 부드럽게 각도를 변경하지 말고 얕게 밀고 들어갑니다. 경험이 쌓이다 보면 혈관에 들어가는 catheter의 느낌을 알게 될 겁니다.	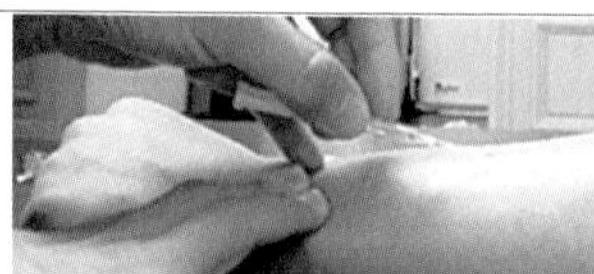 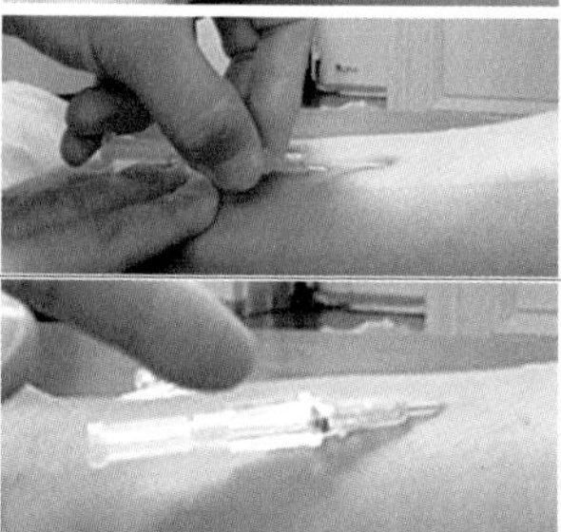
5	혈액이 chamber까지 맺히는 것이 확인되면 스타일렛을 살짝 뒤로 빼고 젤코만 부드럽게 밀어 넣습니다. 스타일렛을 빼고 나서는 찌른 부위의 약간 위를 손가락으로 눌러야 젤코를 통해 혈액이 흘러나오는 것을 방지할 수 있습니다. ※ 혹시 실패했다면 한번 사용했던 catheter는 재사용하지 않습니다.	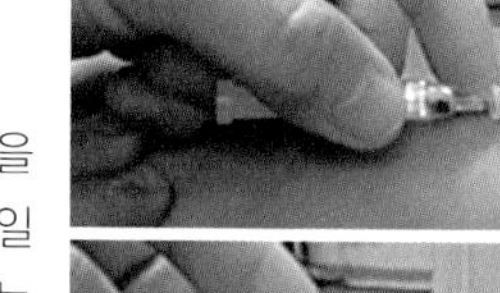 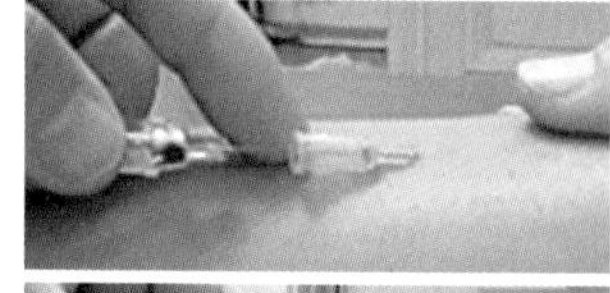 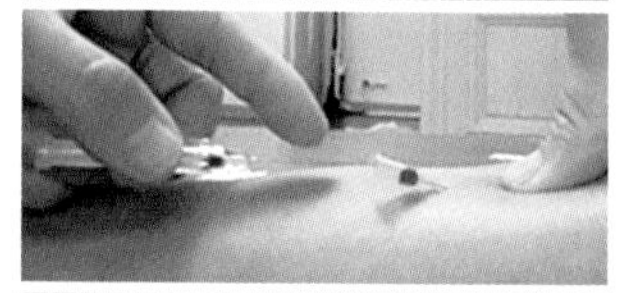 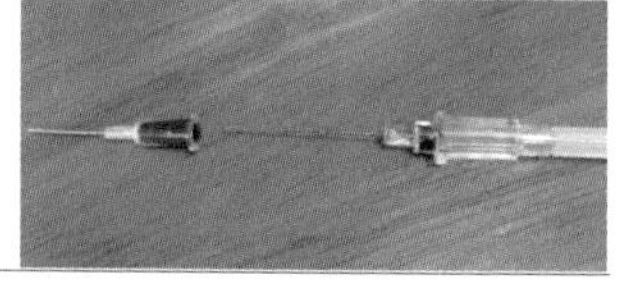

6 이때 피검사가 있는 환자라면 (혈관이 채혈하기에 충분한 혈관이라 판단되면) IV line을 연결하기 전에 젤코 위를 손가락으로 꾹 눌러 피가 흐르지 않게 합니다(아직 토니켓은 풀지 마세요). 젤코 밑에 알코올 솜을 깔고 주사기를 꽂아서 채혈을 해주세요. 채혈이 끝났다면 다시 젤코 위를 손가락으로 꾹 누른 채 채혈한 주사기를 조심히 빼야 합니다. 그리고 토니켓을 풀고 IV line을 연결하면 됩니다.
신규 간호사가 IV site를 잡으면서 채혈까지 하는 것은 누군가의 도움을 받지 않고서는 힘이 들 겁니다. IV start에 능숙해지면 얼마든지 혼자 할 수 있는 일이니 조급하게 생각하지는 마세요.

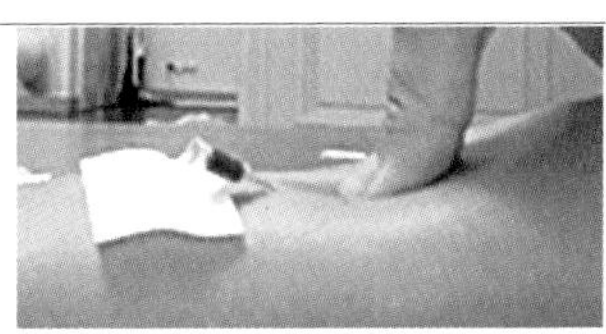

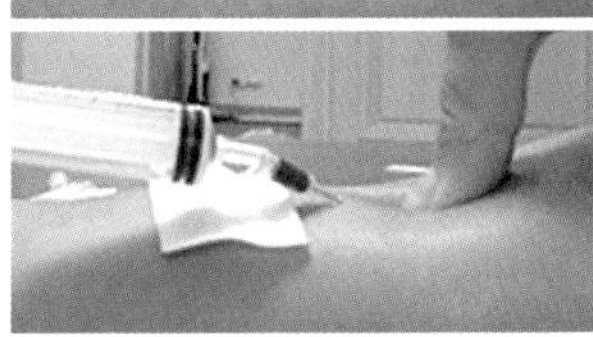

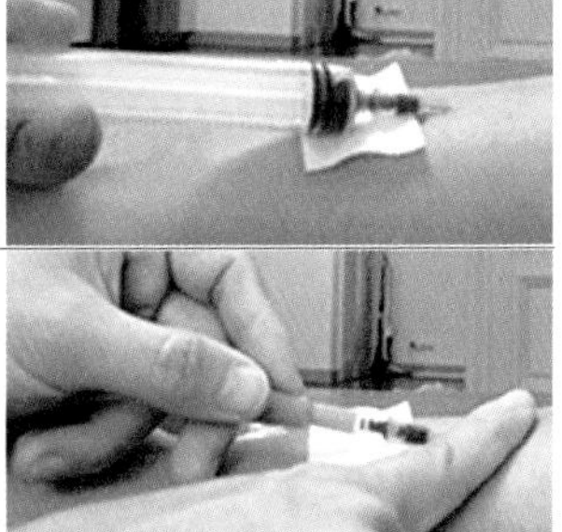

7 이제 토니켓을 풀고 IV line을 연결한 뒤 수액 조절기를 열어서 수액이 잘 들어가는지 확인합니다. 확인하는 방법은 한 손은 IV site를 잡고 있고 한 손은 수액세트 조절기를 ⅓가량 열어 주세요. IV start한 곳이 붓지 않고 수액이 잘 들어간다면 성공한 겁니다. regulator가 있다면 open 되어 있어야 수액 조절기를 틀었을 때 잘 들어가는지 확인 가능합니다. 성공한 것이 확인되고 나면 조절기 또는 regulator의 속도를 조절하고 테이프로 고정합니다. 테이프로 마무리한 후에 주입 속도를 오더 대로 맞춥니다.

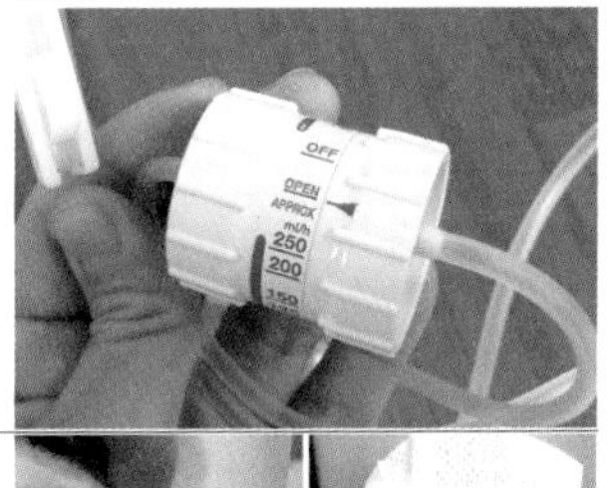

8 삽입 날짜~교체 날짜(72~96시간)와 catheter 굵기를 기재합니다. 시간과 처치한 간호사의 이름도 기재하는 병원도 있습니다.
멸균된 투명테이프를 사용하는 것이 원칙이지만, 종이반창고를 사용하는 병원 또한 아직 많습니다. 멸균된 투명테이프를 사용하면 감염의 위험을 떨어뜨릴 수 있을 뿐만 아니라 주사 삽입 부위의 감염여부를 눈으로 확인할 수 있는 장점이 있습니다.

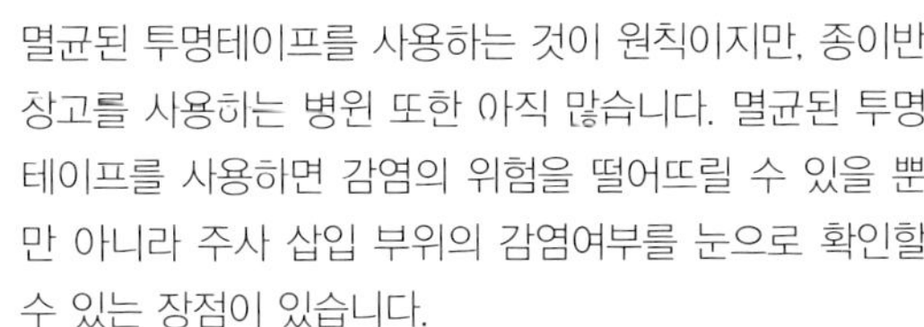

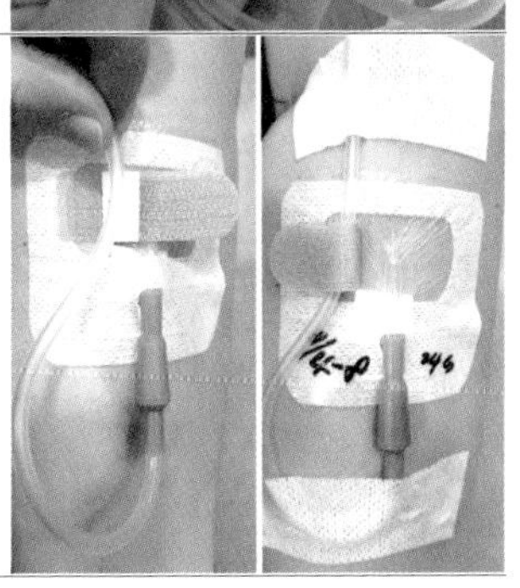

Tip

IV site를 잡을 때 피해야 하는 부위

손목에 세 손가락이 놓이는 부위와 가운뎃 손가락을 중심으로 반을 나누었을 때 엄지가 있는 부분은 신경이 밀집되어 있으므로 피하도록 합니다.
편마비가 있는 팔, 혈액투석을 하는 팔, 유방암 수술한 쪽의 팔 등은 혈압을 재는 것도 금기이지만 정맥주사도 금기입니다. 'Rt or Lt arm save' 문구를 침상 머리에 붙여 두세요.

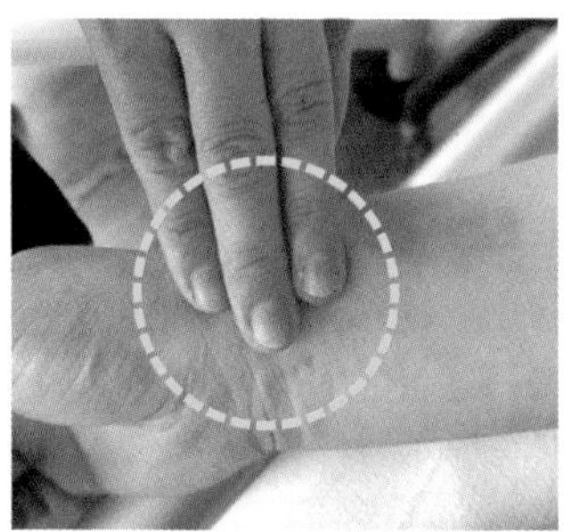
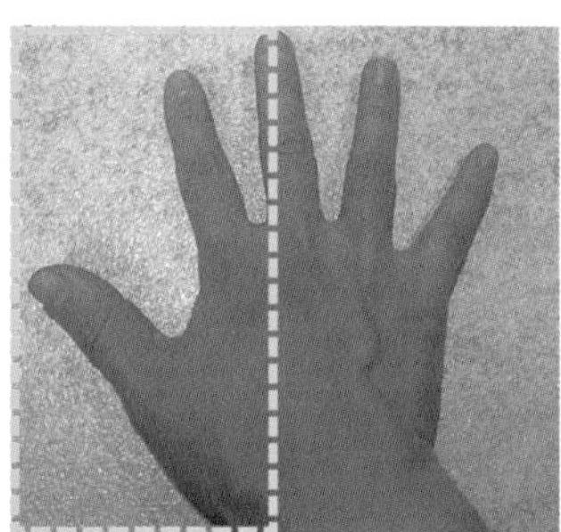

2. IV site 관리방법

- IV site는 72~96시간마다 교체를 합니다. 이때 IV line set도 교체해주세요.
- angio catheter를 제거하고 난 자리는 멍이 드니까 문지르면 안 되고 알코올 솜으로 꼭 눌러 주세요. 간혹 지혈을 제대로 하지 않고 알코올 솜을 대고 테이프만 붙여 두는 경우를 보게 되는데 문제가 생길 확률이 높다는 것을 기억하세요.
- 수액이 들어가지 않는다고 고무부분을 꾹꾹 누른다거나 생리식염수를 주입하는 것은 혈전이 들어갈 위험성이 있습니다. 손소독을 하고 나서 멸균테이프를 제거하고 젤코와 IV line을 분리한 뒤 IV line의 끝이 오염되지 않도록 멸균주사기 바늘을 끼워 보호합니다. 젤코 밑에 알코올 솜을 넣고 생리식염수를 잰 주사기를 가지고와 젤코에 끼워 피스톤을 뒤로 당겨(당겨는 보되 환자에게 밀어 넣지는 마세요) 혈전이 나오는지 확인합니다. 혈전이 나온다면 주입하지 말고 버린 뒤 IV line을 다시 연결하여 주입되는지 확인합니다.

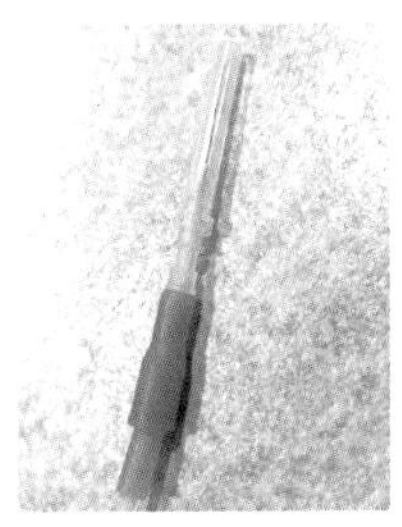
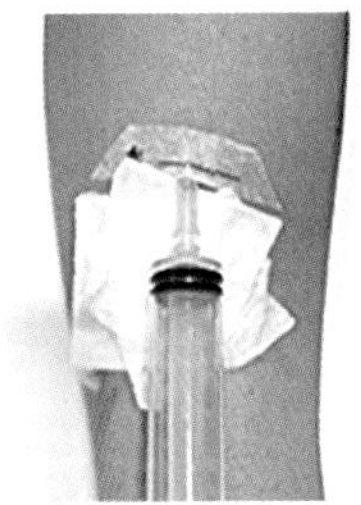
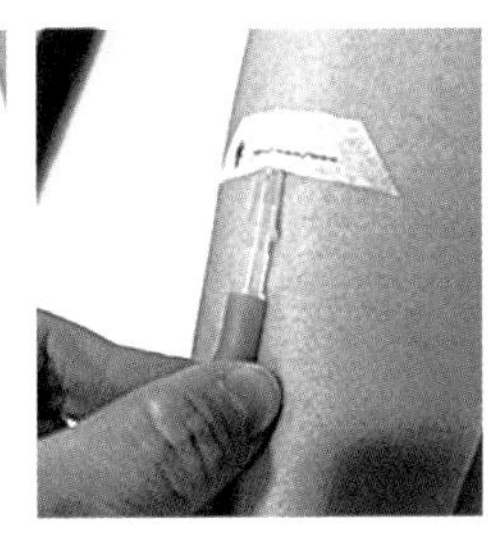

- 수액이 들어가는 팔에는 혈압을 재거나 채혈을 하지 않습니다.
- IV site 주변이 문제가 있는지 판단하기가 애매한 상황이 있습니다. 제 경험으로 비추면 그럴 때 지나치게 되면 늘 문제가 발생이 되었습니다. 번거롭더라도 IV start를 다시 하는 것을 권유합니다.
- 말초정맥 주입을 할 때 가장 흔한 부작용이 정맥염입니다. 정맥염의 증상으로는 말초정맥관 삽입 부위의 부종, 홍반, 통증, 따뜻한 느낌 혹은 차가운 느낌, 혈관을 따라 형성된 줄무늬, 수액이 들어가지 않는 현상 등이 나타납니다. 이러한 증상이 보이면 말초정맥관을 즉시 제거해야 합니다. 부종이 있다면 수건에 싼 얼음을 적용하고 거상을 시키도록 합니다. 온열 요법도 부종을 완화시키는 효과가 있으므로 통증이 심하다면 따뜻한 물주머니를 수건에 싸서 적용하기도 합니다.

redness

IV start한 주변이 붉어지고 수액이 잘 들어가지 않으며, 환자가 통증을 호소할 수 있습니다. 이때 얼음을 수건에 말아서 적용하는데 혈류를 감소시켜서 염증 진행을 막고 부종을 완화시켜 통증을 줄일 수 있습니다.

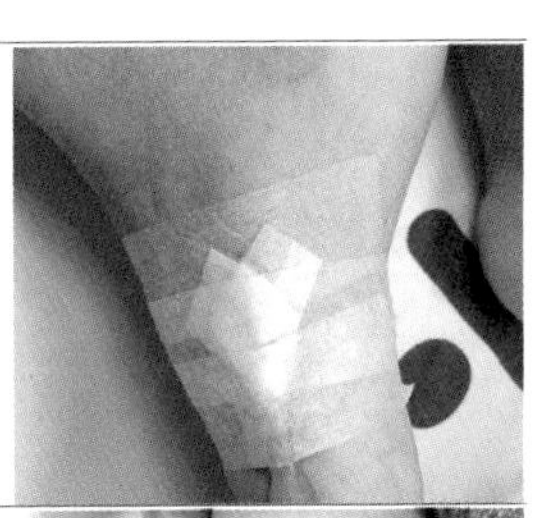

swelling

IV start한 주위가 부어 있으며 통증을 호소합니다. 얼음을 수건에 말아서 적용하며 혈류를 감소시키고 통증을 완화시켜야 합니다. 탄력붕대를 적용하면 부위가 확인되지 않기 때문에 하지 않도록 합니다. 조직의 괴사를 일으키는 약물이 수액에 mix되어 있다면 특별히 주의하세요.

- 항암제, 인슐린, 에피네프린, 염화칼륨, calcium chloride, sodium bicarbonate

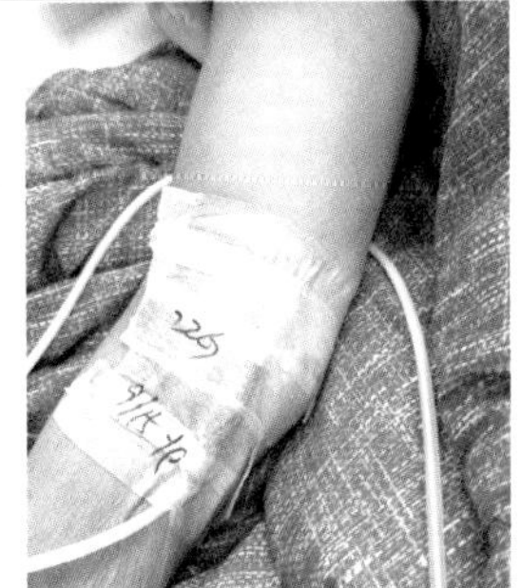

8 주사기

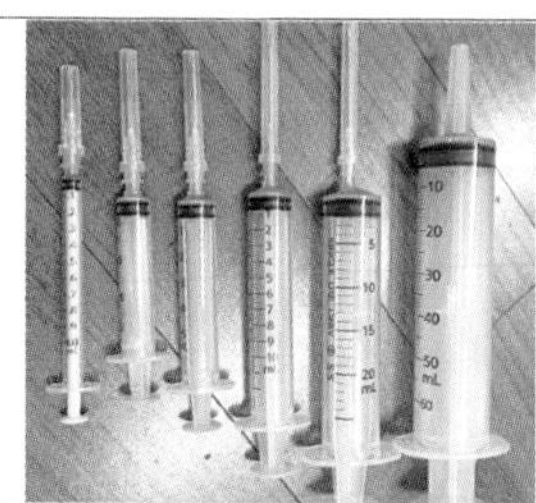

주사기 크기는 1mL부터 50mL까지 다양하며 용도에 맞게 선택하여 사용하면 됩니다. 단, 50mL 주사기는 주사용이 아니라 feeding이나 관장용 세정용 등으로 씁니다.

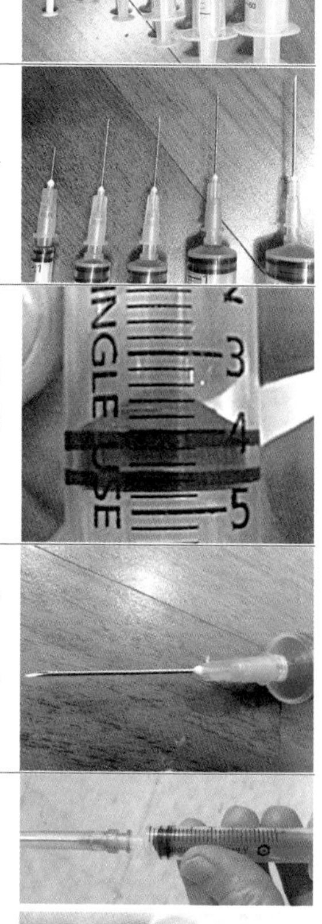

주사기 크기에 따라 주삿바늘의 굵기와 길이는 다릅니다. 단, 3mL와 5mL는 같습니다.

주사기의 용량은 피스톤을 뒤로 당기면서 눈금에 맞추어서 정확히 재면 됩니다. 오른쪽 사진은 4mL를 잰 것이며, 피스톤 안쪽 검은 고무가 볼록 나온 곳이 기준이 아닙니다.

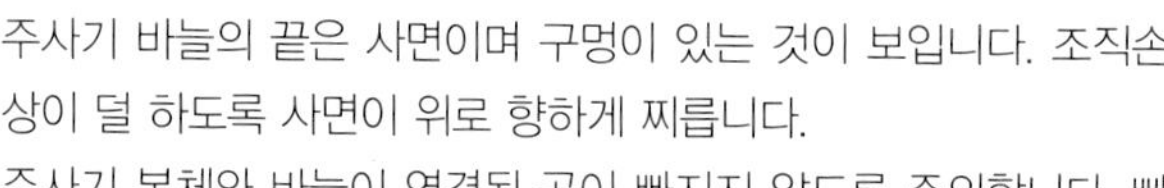

주사기 바늘의 끝은 사면이며 구멍이 있는 것이 보입니다. 조직손상이 덜 하도록 사면이 위로 향하게 찌릅니다.
주사기 본체와 바늘이 연결된 곳이 빠지지 않도록 주의합니다. 빠지게 되면 오염된 것이니 사용하면 안 됩니다.

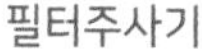

필터주사기
주사기 바늘에 필터가 있으며, ample이나 vial에서 약물을 잴 때 유리 조각이나 고무 조각이 인체에 들어가는 것을 막기 위해 만들어졌습니다.

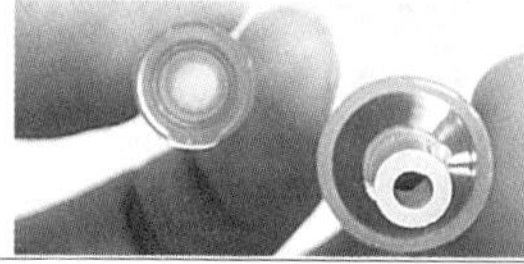

9 상황에 따른 주사기 개봉방법

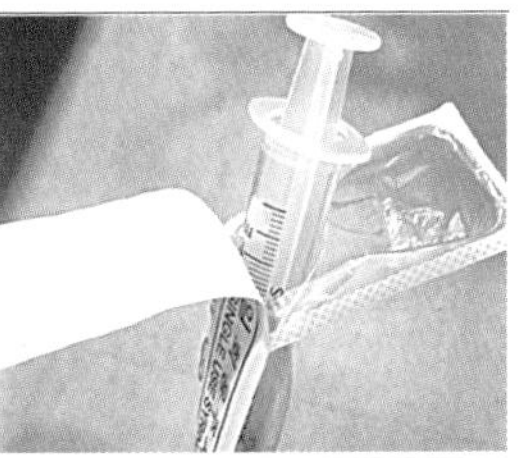

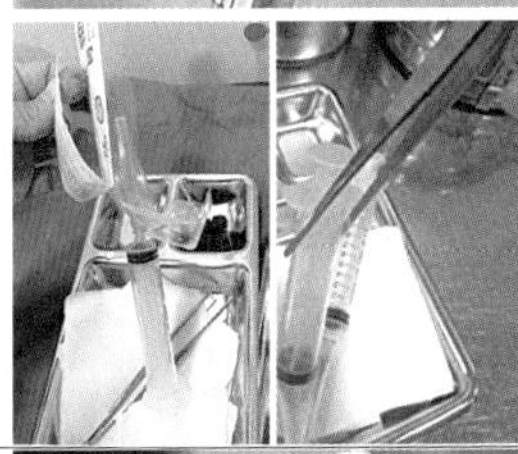

멸균 처치를 위해 주사기를 사용하는 경우

주사기에 손가락이 닿지 않게 주의하세요. 주사기 비닐을 조심히 벌린 뒤 멸균세트 위에서 조심히 세트 안으로 떨어뜨립니다. forcep으로 주사기를 직접 꺼내어 넣는 방법도 있습니다.

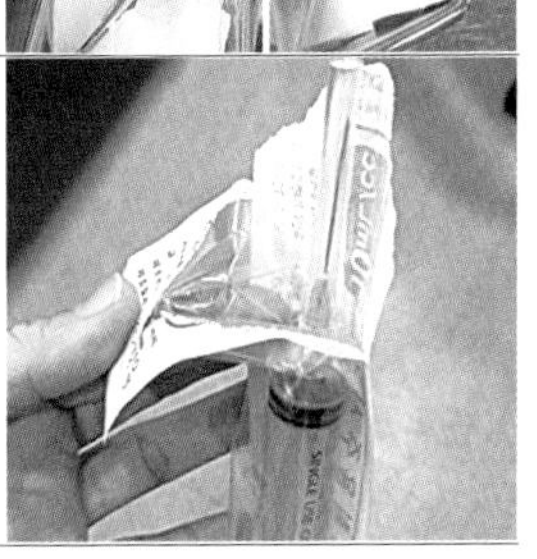

일반적으로 주사기를 사용하는 경우

손소독을 하고 나서 주사기 포장용지를 사진처럼 찢어서 주사기를 꺼내도 상관없습니다. 단, 실수로 주사기 바늘이 분리되었다면 버리고 새로운 주사기를 다시 뜯어야 합니다.

Tip **수액 및 주사기 보관 시 주의사항**

겉포장지가 뜯어진 수액과 주사기는 오염의 우려가 높습니다. 바쁘더라도 미리 뜯어 놓지 마세요.

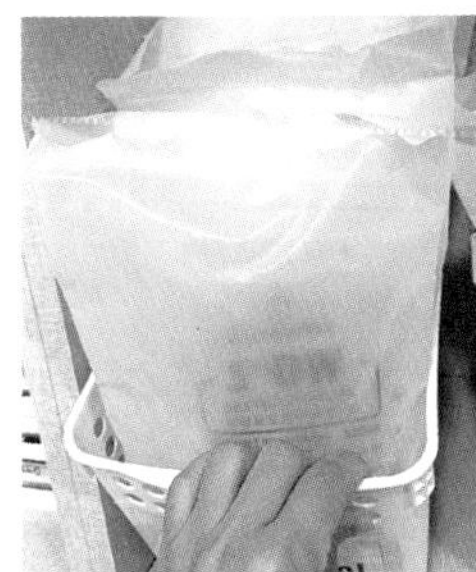

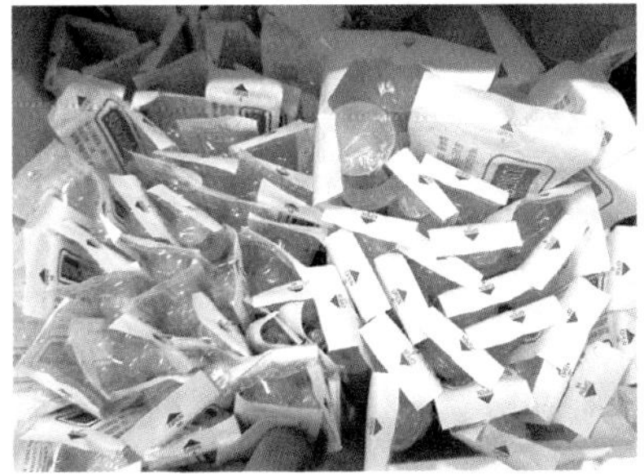

제2절 TPN(total parenteral nutrition, 총비경구영양요법)

구강으로 영양공급이 힘든 환자이거나 영양공급이 더욱 필요한 암이나 중증 화상 환자의 경우 TPN을 적용합니다. 보통 TPN이라 하면 우유처럼 생긴 수액을 떠올리는데 이것은 지방 성분이 섞인 경우이며 지방이 섞이지 않는 맑은 TPN도 있습니다. TPN은 병원에서 많이 쓰는 수액이며, 아미노산, 전해질, 포도당, 지방 등이 조합되어 있어 일반 수액과는 다릅니다. 중심정맥용과 말초정맥용을 구분하여 팩에 적혀 있으며, 간호사가 주의할 점은 다음과 같습니다.

중심정맥용 TPN

중심정맥관은 의사가 중심정맥에 삽입하는 catheter입니다. 이 catheter에 주입을 하는 TPN을 중심정맥용 TPN이라고 하며 중심정맥관 중에서 하나의 lumen을 지정하여 주입을 합니다. 원칙적으로는 다른 약제들과 혼합하여 주입하면 안 되지만 단독 사용이 힘든 경우에는 안정성 여부를 확인하고 사용하도록 합니다.

중심정맥은 말초정맥보다 굵고 고농도에 견디는 힘이 있습니다. 그래서 중심정맥용은 말초정맥용보다 포도당 농도가 높습니다. 이러한 중심정맥용 TPN을 말초정맥용에 잘못 주입하게 되면 정맥염이 생길 확률이 높으니 주의해야 합니다.

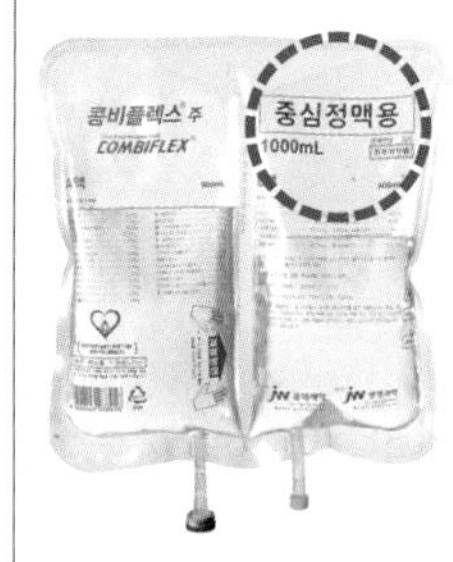

말초정맥용 TPN

말초정맥용 TPN은 대부분 '페리'라는 말이 붙어 있습니다. peripheral(말초) 전용이라는 말입니다. 단기간 정맥영양이 필요한 경우 말초정맥을 통해 주입이 가능합니다. 중심정맥용보다는 포도당 농도가 낮으며, 말초정맥용 TPN을 중심정맥으로 주더라도 문제는 발생하지 않습니다. 말초정맥 주입관은 보통 22G를 사용하며 감염의 위험성이 높아서 1~2일마다 교체를 해야 합니다. 정맥염이 잘 발생하므로 IV site를 자주 확인해야 합니다.

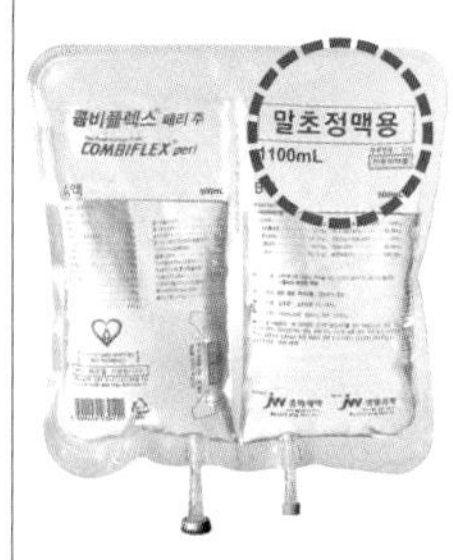

TPN은 2~3개의 방으로 나누어져 있으며 윗부분을 누르면서 말아 올리게 되면 분리된 부위가 터지면서 수액이 섞이게 됩니다. 이때 손으로 구획을 잡아 뜯는다거나 몸무게를 실어서 강하게 누르면 터질 확률이 높습니다. TPN은 금액이 비싸므로 터트릴 때 간호사의 실수로 파손되지 않도록 주의해야 합니다.

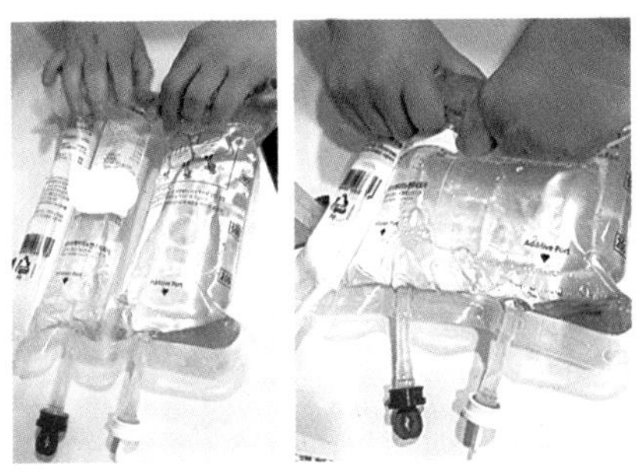

TPN은 고농도이기 때문에 당뇨 환자에게는 세심한 주의와 관찰이 필요합니다. 빨리 준다면 고혈당에 빠지고, 갑자기 끊게 되면 반동 저혈당이 생길 수 있습니다. 이를 막기 위해서는 TPN 주입량을 서서히 줄여 가며 끊어야 합니다.

Tip **3-chamber, 2-chamber가 무슨 말인가요?**

chamber는 방이라는 뜻입니다. TPN이 몇 개의 방으로 나뉘었냐는 것인데, 3-chamber는 3개의 방, 2-chamber는 2개의 방이라 생각하면 됩니다.

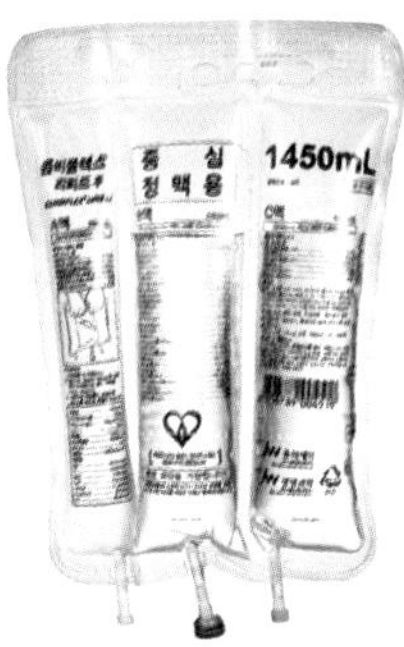

3-chamber

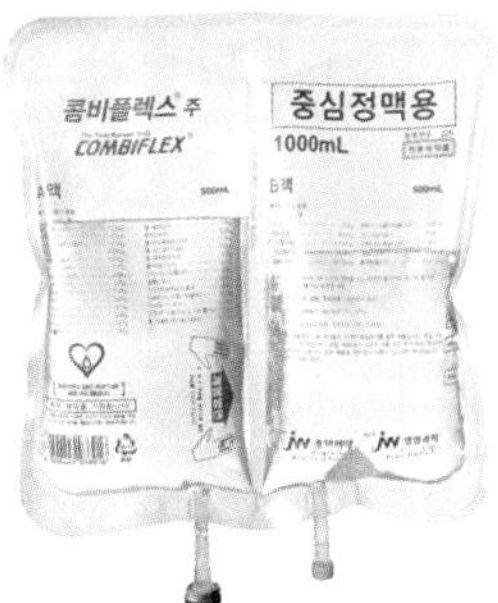

2-chamber

더 알아보기

TPN 주입 시 주의할 점

① TPN은 반드시 처방된 주입 속도에 맞추어서 주어야 합니다. 근무가 교대가 이루어질 때 남은 용량을 인계해야 하는데 근무 때 적게 들어갔다 하더라도 (다른 수액도 마찬가지이지만) 빨리 주입을 하는 행동은 절대 하지 않습니다. 또한 infusion pump 혹은 regulator를 이용해 속도를 관찰해야 합니다.

② TPN은 24시간 안에 주입이 되어야 하며 24시간이 지나면 버려야 합니다. 수액세트를 포함한 IV line 또한 24시간마다 교체해야 합니다. TPN이 주입되고 있는 중심정맥관은 감염이 될 우려가 높으므로 무균적인 조작을 해야 한다는 것을 명심하세요.

③ TPN은 온도관리가 중요합니다. 가급적이면 냉장보관을 했다가 주입하기 30분 전에 실온에 두는 것이 좋지만, 상황이 여의치 않다면 서늘한 곳에 보관을 해야 합니다.

제3절 수액 주입 속도 계산

간호사라면 수액의 속도 계산법에 대해서는 기본적으로 알고 있어야 합니다. 복잡하게 생각하지 말고 이 공식만 기억하시면 됩니다.

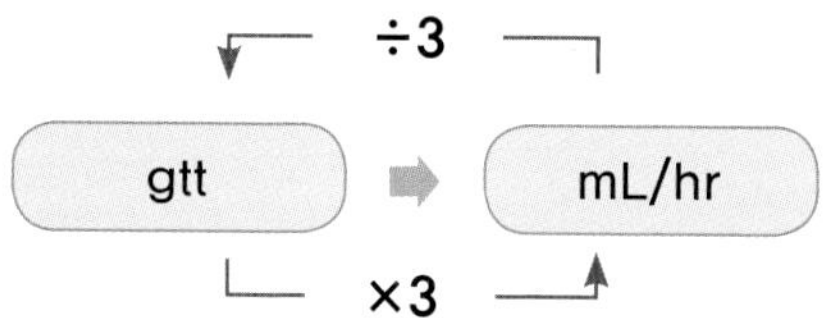

gtt로 오더를 받았을 때 몇 초에 1방울 떨어지나 알고 싶다면?
÷60

※ gtt란 1분당 떨어지는 방울의 숫자를 말합니다.
10gtt = 1분당 10방울, 20gtt = 1분당 20방울

더 알아보기

위 공식이 어떻게 나왔는지 궁금한가요?

① gtt과 mL/hr 사이에 3을 곱하거나 나누는 이유

1방울은 0.05mL입니다.

1gtt → 1분에 1방울 떨어진다는 말이고 0.05mL입니다.

→ 60분은 1시간이므로 시간당 3mL입니다.

1gtt → 0.05mL → 3mL/hr

1gtt = 3mL/hr라는 결과가 나옵니다. 그래서 gtt를 mL/hr로 바꿀 때 곱하기 3을 하고, 반대로 mL/hr를 gtt로 바꿀 때는 나누기가 되는 겁니다.

② 60을 gtt로 나누는 이유

1분은 60초이므로 60을 gtt로 나누면 몇 초에 1방울인지 알 수 있습니다.

예 20gtt라면 1분당 20방울 떨어지는 겁니다. 1분은 60초이므로 60초에 20방울 떨어지는 것이니 3초에 1방울이 떨어지는 겁니다.

예 40mL/hr ÷ 3 = 13gtt

13gtt ÷ 60 = 4.6초에 1방울

그렇다면 의사가 오더를 gtt로 낸다면 mL/hr로 계산할 수 있어야겠죠?

예 10gtt × 3 = 30mL/hr

풀어봅시다

① 하루에 수액을 1,000mL만 주라고 오더가 났을 경우 수액의 주입 속도는?

1,000/24시간 = 1시간에 약 42mL/hr

시간당 42mL/hr로 주입 ÷ 3 = 14gtt

14gtt ÷ 60 = 4.3초당 1방울

② 하루에 수액 500ml 를 10gtt 속도로 주라고 오더가 났을 경우 수액의 주입 속도는?

10gtt × 3 = 30mL/hr

500mL를 주라고 했으니 약 17시간이 지나면 수액이 끝나겠습니다.

그렇다면 몇 초에 1방울을 맞추면 될까요?

10gtt ÷ 60 = 6초에 1방울

제4절 정맥주입 요법과 관련된 간호기록

말초정맥주입관 혹은 중심정맥주입관 주변의 상태를 사정한 것에 대한 내용을 간호기록으로 남기는 것을 잊지 마세요. 또한 삽입 부위의 부종, 홍반, 분비물 · 통증 유무, 수액이 처방난 속도로 제대로 주입이 되고 있는지 여부를 기록해주세요.

정맥주입관의 교체가 이루어졌다면 게이지와 삽입을 한 위치, 정맥주입관을 제거한 자리를 사정한 내용까지 함께 기록합니다.

예 Rt hand에 24G IV line 확보되어 있음

fluid, IV line 공기, 침전물 확인하였으며 이상 없음

IV line site 주변에 redness, swelling, local pain 등 부작용이 보이지 않음

5%DS500+맥페란 2@(20cc/hr) infusion 중임

제5절 플라스틱 용기, ample, vial에서 주사 약물 재는 방법

약물을 잴 때에는 처방을 확인하고 나서 반드시 처방약물과 용량을 체크합니다. 주사기는 약물을 재기 전에 개봉해야 하며, 미리 개봉하여 준비해두지 마세요. 항생제와 같이 잘 녹지 않는 약물의 경우에는 30분 전에 미리 mix해두는 경우도 있으며, 가급적이면 빠른 시간 안에 주입을 해야 합니다. 또한 주사기에 약물 이름과 용량, 약물을 준비한 시간과 날짜 등을 기재해야 하며, 재고 남은 약물은 폐기합니다.

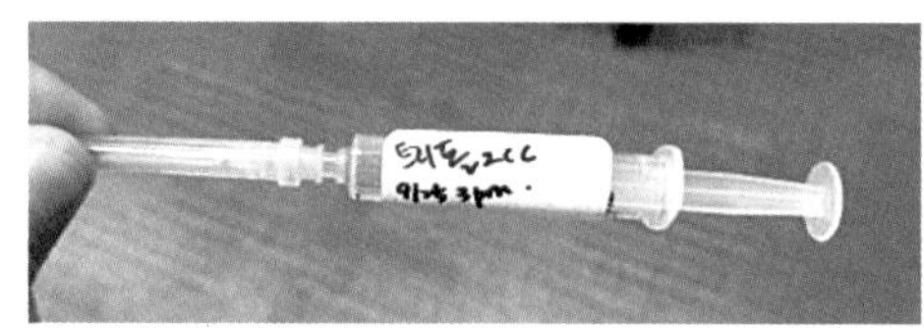

1. 플라스틱 용기에 들어 있는 약물을 재는 방법

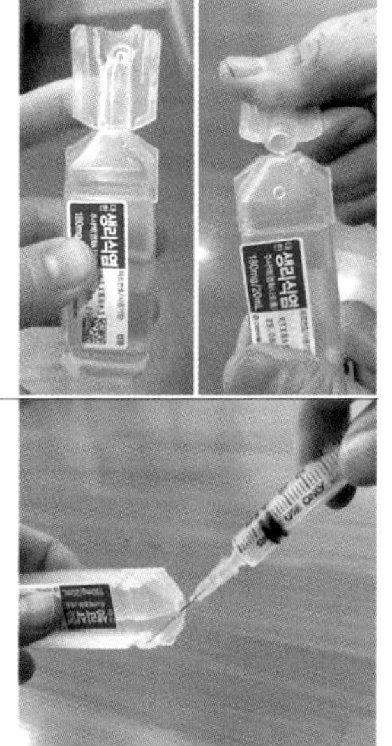

1	플라스틱 용기는 힘을 주어 입구 부분을 뒤로 젖히면 됩니다.	
2	약물을 잴 때는 주삿바늘이 입구의 주변부에 닿지 않게 합니다. 주삿바늘은 사면이 약물에 잠기게 그리고 아래쪽으로 향하게 잡습니다. 만에 하나 플라스틱 파편이 들어가는 것을 최소화하기 위해서입니다.	

2. ample을 개봉하여 약물을 재는 방법

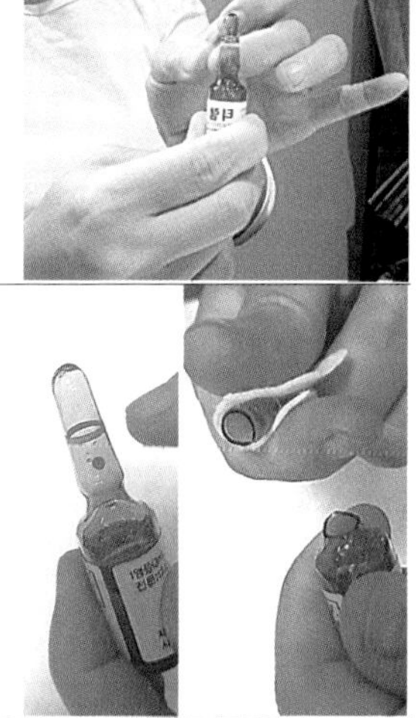

1	ample을 개봉하기 전에 머리 부분을 손가락으로 쳐서 남아 있는 약물이 없도록 합니다.	
2	알코올 솜을 이용하여 동그라미 점이 찍힌 부위를 닦습니다. 그리고 엄지와 검지를 이용하여 알코올 솜을 댄 상태에서 뒤쪽으로 힘을 주면서 한번에 땁니다. ample 뚜껑을 따는 과정에서 손을 다칠 우려가 있으니 반드시 알코올 솜을 대고 하세요.	

3	만약 절단된 면이 울퉁불퉁하거나 파편이 들어간 것으로 의심이 된다면 버리고 다시 개봉합니다. ample을 개봉할 때 가위와 같은 도구로 쳐서 절단하는 행동은 파편이 앰플 안에 들어가므로 절대 하지 마세요.	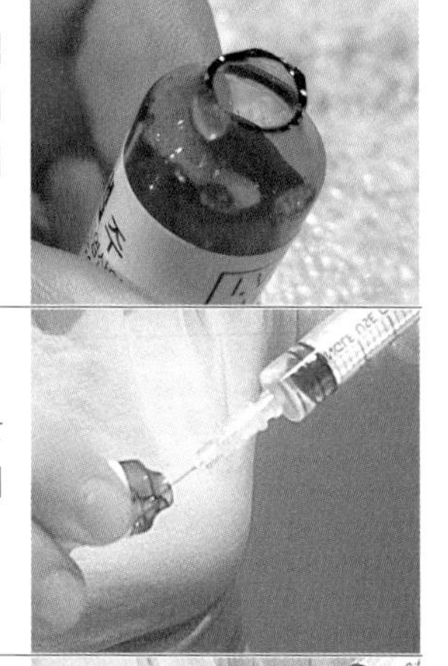
4	절단된 ample을 잡고 비스듬하게 기울여 주세요. 주삿바늘이 ample 안으로 들어갈 때는 주변부에 닿지 않도록 주의합니다.	
5	주삿바늘의 사면이 약물에 잠기게 그리고 아래쪽으로 향하게 잡습니다. 혹시 들어갔을지 모를 유리 파편이 주사기로 들어가는 것을 최소화할 수 있습니다. 약물을 재면서 ample의 각도를 낮춥니다.	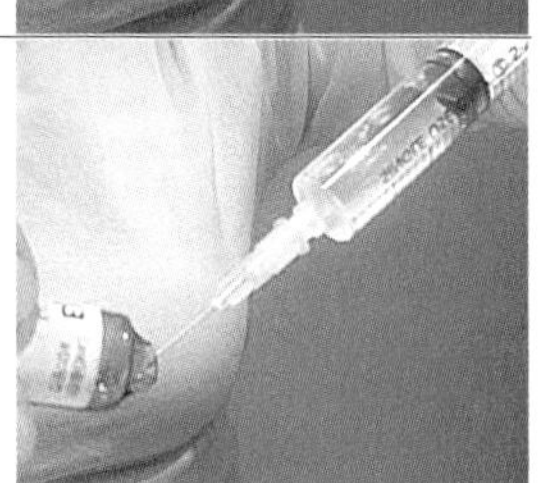

3. vial에 들어 있는 약물을 재는 방법

1	vial은 뚜껑을 벗기고 고무마개 부분을 알코올 솜으로 5초 이상 충분히 문질러 소독합니다.	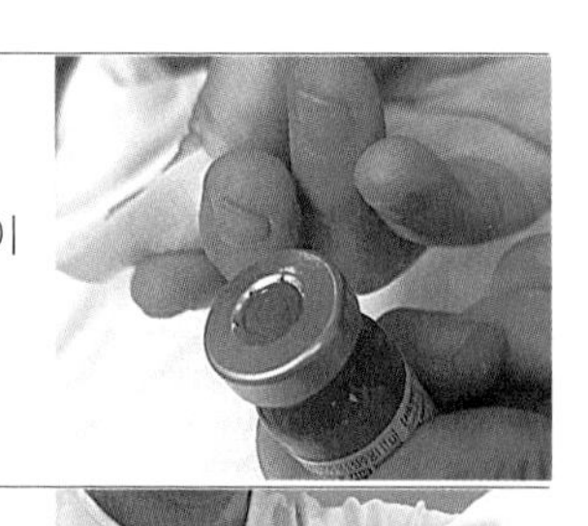
2	생리식염수 혹은 주사용수를 주사기에 재어주세요. 생리식염수 50mL 혹은 100mL에서 뽑아서 사용해도 되지만 반복적으로 찌르게 되면 감염의 위험성이 높아지므로 20cc 용기를 사용합니다.	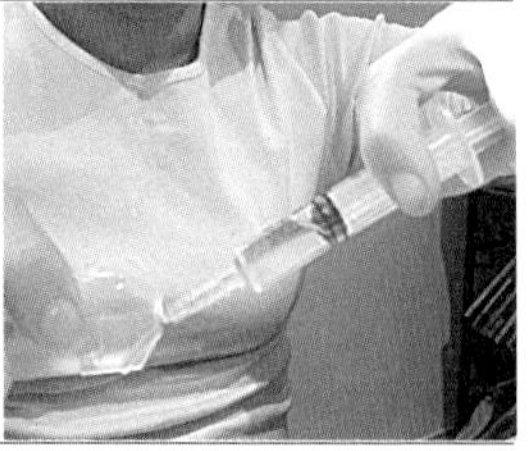

3 고무마개를 주사기 바늘로 찔러 넣을 때 고무 파편이 떨어져 나올 수 있으므로 non coring기법을 사용합니다.
먼저 주삿바늘의 뾰족한 끝을 고무마개에 먼저 닿게 합니다. 그리고 사면의 반대 방향이 고무마개에 닿도록 비스듬하게 찌릅니다.

4 주삿바늘이 들어갈 동안은 각도를 높여 90°로 찔러 넣으면서 주삿바늘의 뾰족한 끝이 들어간 곳과, 사면이 들어가는 곳이 같도록 합니다. 오른쪽과 아래쪽으로 힘을 주면서 찔러 넣습니다.

5 용매를 vial에 밀어 넣어 섞어 주세요. 이때 용매가 들어간 만큼 압력이 올라가게 되면서 공기가 주사기로 밀려 나오게 됩니다.

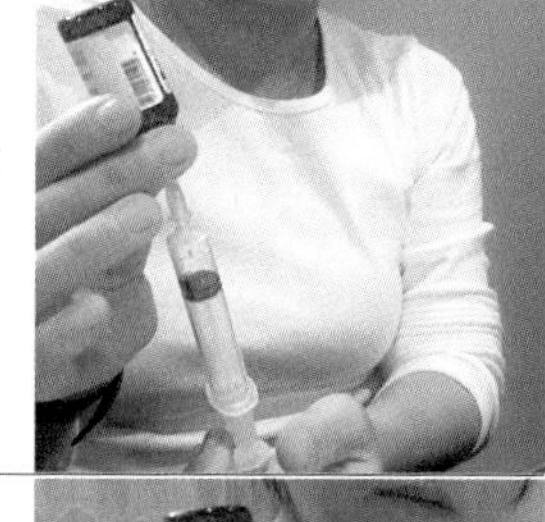

6 약물이 잘 섞여서 용해되었는지 확인합니다. vial에 mix하고 난 후에 주사기를 빼지 말고 30분 이내에 사용해야 합니다.
주사기에 나온 공기를 vial에 밀어 넣으면 힘을 주지 않고도 약물이 주사기로 밀려 나옵니다.

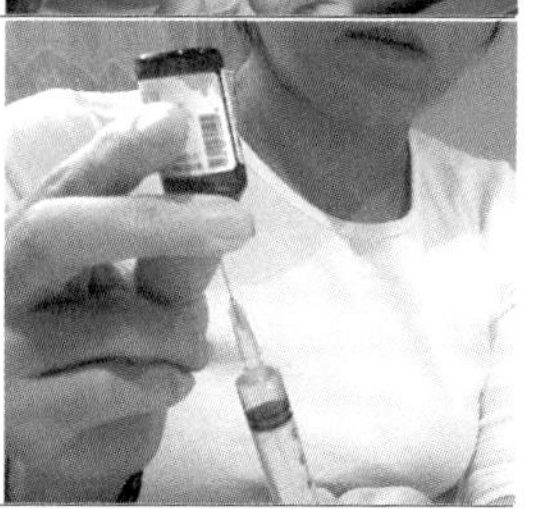

Tip 약물 주입 속도

생리식염수 100mL 혹은 50mL(piggy bag)에 항생제나 기타 약물을 혼합하여 IV로 주입하는 경우를 자주 보게 됩니다. 특별히 오더가 있는 경우가 아니라면 30분 안에 주입이 완료되도록 속도를 조절하면 됩니다. 그리고 약물 주입이 끝난 수액세트는 바로 폐기하고 약물을 연결할 때마다 새로운 수액세트를 사용해야 합니다.

제6절 고위험 약물

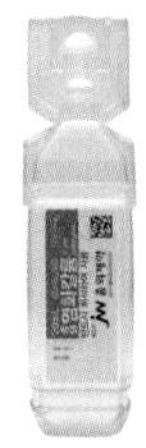	염화칼륨(KCl 40mEq/20mL) • 정맥 내 직접 주입을 하지 않고 반드시 희석해서 사용해야 합니다. 실제 mix를 하라고 오더가 났는데 이를 단독 정맥주사를 하여 환자가 염화칼륨 정맥주사 주입 도중에 급격하게 사망한 투약사고가 보고되기도 했으므로 각별히 주의해야 합니다. 말초정맥 주입 시 조직으로 침윤하게 되면 조직 괴사가 유발될 수 있습니다. • mix를 해야 하는 용량을 확인하고 주입을 할 때는 infusion pump 등을 사용하여 시간당 주입량을 정확히 지켜야 합니다.
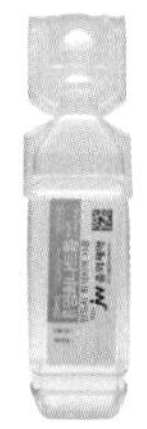	염화나트륨(NaCl 40mEq/20mL) • 정맥 내 직접 주입을 하지 않고 반드시 희석해서 사용해야 합니다. • infusion pump를 사용하여 시간당 주입량을 정확히 지켜야 합니다. • 나트륨 과량 투여 시 저혈압, 빈맥, 발열, 어지러움, 두통, 안절부절못함을 유발할 수 있습니다.
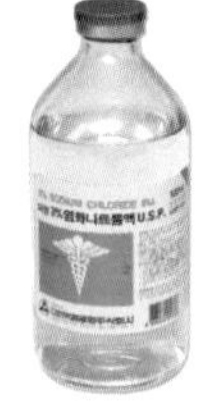	3% 염화나트륨(3% NaCl) • 급속하게 저나트륨이 교정되면 뇌부종 등의 심각한 부작용을 유발합니다. IV infusion 등을 사용하여 주입 속도를 맞추어야 합니다. • 시간당 100mL 이하의 속도로 주고 하루 400mL 이상은 주지 않습니다.

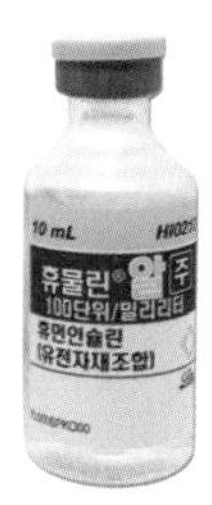

insulin

- 주로 혈당을 떨어뜨리기 위한 목적으로 사용됩니다.
- 인슐린은 고용량이 투여되면 저혈당의 위험이 있기 때문에 용량을 반드시 확인해야 하며, 인슐린 주사 전에 저혈당 증상이 보인다면 확인 후 투여해야 합니다.
- 수액에 mix하여 투여할 때는 반드시 dosi flow나 infusion pump를 사용해야 합니다.

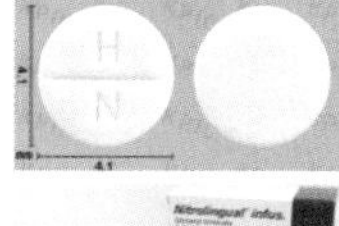

nitroglycerin(10mg/10mL, 0.6mg/T)

- 협심증 환자에게 쓰이는 약물입니다.
- tablet은 설하로 투여하며 5분 간격으로 3번까지 사용 가능합니다.
- 약물은 차광해야 하며 주사를 줄 때는 infusion pump로 정확한 용량을 수액에 mix하여 주입합니다.

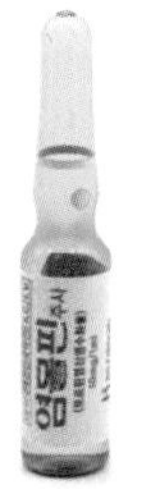

morphine(10mg/mL)

- 마약성 진통제이며 호흡이 10회 이하 시에는 투약하면 안 됩니다.
- 호흡중추를 억제하는 약물이며, antidote는 naloxone입니다.
- morphine 등 쓰고 남은 마약성 약물은 반납처리 해야 하니 절대 버리지 마세요.

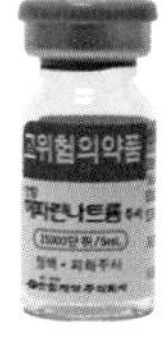

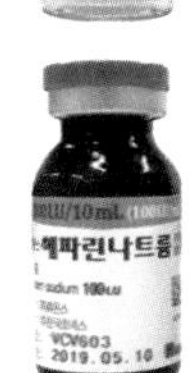

heparin(25000U/5mL)

- 항응고제입니다. 투약하기 전에 aPTT 검사를 해야 하며 투약 중에도 수시로 검사를 하여 출혈의 부작용을 확인해야 합니다.
- 근육주사는 혈종이 생길 위험이 있어 투여가 금지이며 피하(가급적 복부에)로 주사해야 합니다. 개봉 전에는 냉장보관이며 개봉 후에는 14일 동안 실온보관입니다. 개봉 후에는 바이알에 개봉 날짜와 폐기 날짜를 같이 표기합니다.
- 1:100으로 나온 헤파린은 flushing 용도로만 사용하는 것이며 항응고치료제로 사용하지 않습니다.

CHAPTER 04

피하주사(subcutaneous injection, SC)

1. 주사 부위

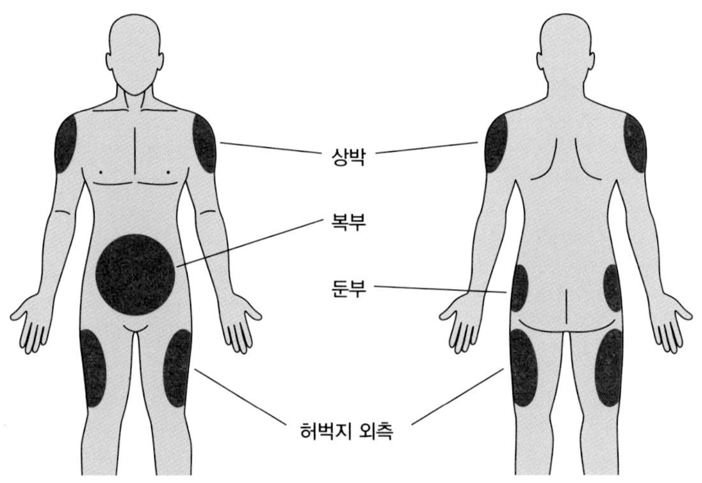

2. 피하주사 각도와 주사방법

피하주사는 0.5~1mL양의 약물을 주입합니다. 마른 사람에게 45° 각도로 주사할 때는 피부를 살짝 집어 올려서 근육에 주사되지 않게 합니다. 보통 체격이라면 인슐린 펜 바늘과 같은 4~6mm의 짧은 바늘은 90° 각도로 찔러도 됩니다. 피하에는 혈관이 없어서 피스톤을 당겨 보지 않아도 무방합니다.

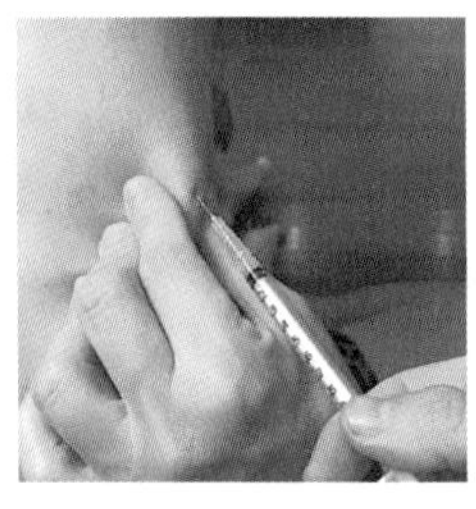

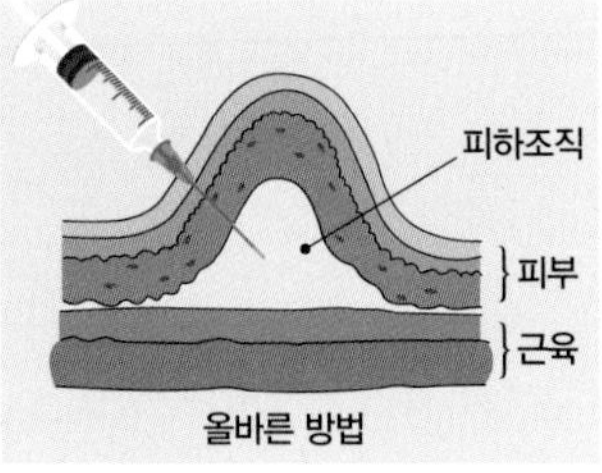

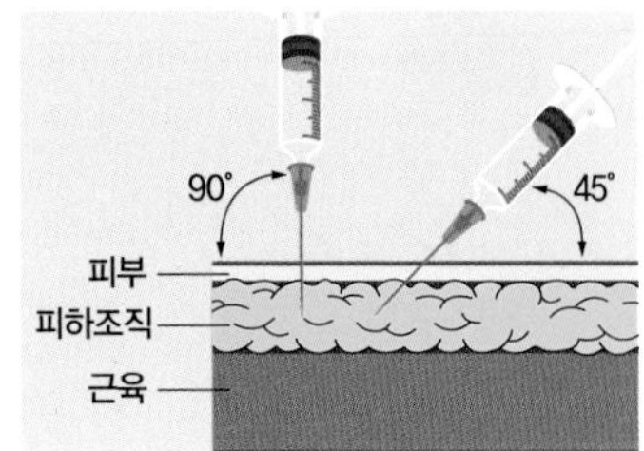

CHAPTER 05

근육주사(intramuscular injection, IM)

혈관이 풍부하여 피하주사보다 효과가 빠르며, 정맥으로 주기에는 위험한 약물을 근육으로 주사합니다.

1. 주사 부위

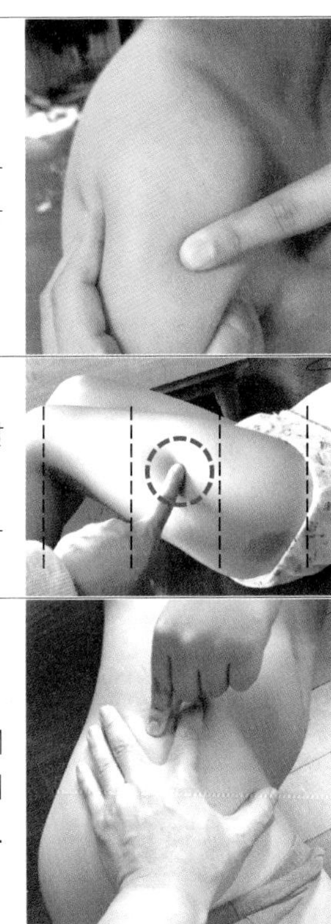

삼각근

근육이 작아서 0.5~1mL의 용량만 근육주사가 가능합니다. 견봉돌기에서 조금 아래의 근육에 주사하며, 예방접종을 할 때 주사를 많이 하는 부위입니다.

외측광근

신경과 혈관이 지나가지 않으므로 안전한 부위입니다. 근육이 잘 발달된 곳이며 소아에게 많이 주사하는 부위입니다.

대퇴의 대전자와 무릎의 외측을 선으로 잇는다고 생각하세요. 그 선의 정중앙에서 허벅지 쪽으로 조금 위에 주사하면 됩니다.

둔부의 복면

두 번째 손가락을 장골극에 가게 두고 손가락을 브이 모양으로 최대한 벌린 뒤 두 번째와 세 번째 손가락 사이 중앙에 주사하면 됩니다. 큰 혈관과 신경에서 떨어져 있다 보니 안전한 주사 부위입니다.

둔부의 배면

엉덩이 한쪽을 오픈하여 십자가를 그린 뒤 바깥쪽 위의 네모의 외측에 주사합니다. 좌골신경과 큰 혈관이 지나가기 때문에 하지마비의 위험성이 크므로 가급적이면 피하는 것이 좋습니다.

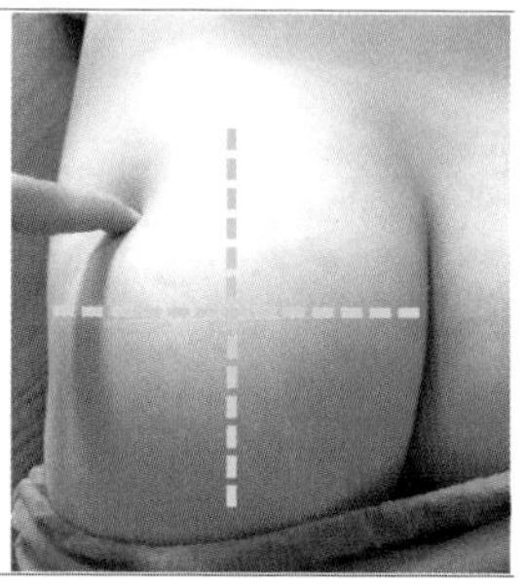

2. 근육주사 각도와 주사방법

① 손위생을 합니다.

② 처방을 정확히 확인하고 주사를 준비합니다. 바늘은 23~24G를 사용하세요.

③ 근육주사로 주는 주사의 양은 최대 5mL입니다.

④ 알코올 솜으로 주사 부위를 안에서 밖으로 닦아 주세요.

⑤ 힘이 들어간 근육에 주사하면 안 되니 주사할 부위에 힘을 풀도록 알려 주세요.

⑥ 주삿바늘은 90° 각도로 재빠르게 삽입하여 피스톤을 뒤로 당겨 피가 나오는지 확인합니다. 만약 피가 나온다면 즉시 주삿바늘을 빼고 환자에게 설명 후 새로운 주사기에 약물을 다시 재어 옵니다.

⑦ 피가 나오지 않았다면 약물을 천천히 주입하고, 뺄 때는 신속히 뺍니다.

⑧ 주사 부위를 가볍게 마사지를 해주며, 피가 나온다면 문지르지 말고 1분 정도 꾹 눌러 주세요.

⑨ 투약 후 뒷정리를 하고 손위생을 합니다.

3. Z-track 기법

근육주사를 주었을 때 피하조직에 스며들어 심한 통증을 일으키거나 착색시킬 우려가 있는 약물(페니실린 같은 항생제 약물, 인터페론, DPT백신)은 Z-track 기법을 사용하여 주사합니다.

1 주삿바늘에 남아 있는 약물이 없도록 0.2cc 공기를 넣어 air lock을 만들어주세요. 이렇게 하면 주삿바늘 끝에 약물이 묻어나오지 않습니다. 또한 0.2cc 공기는 주삿바늘 안에 거의 남고 환자에게 들어가지 않으니 걱정마세요.

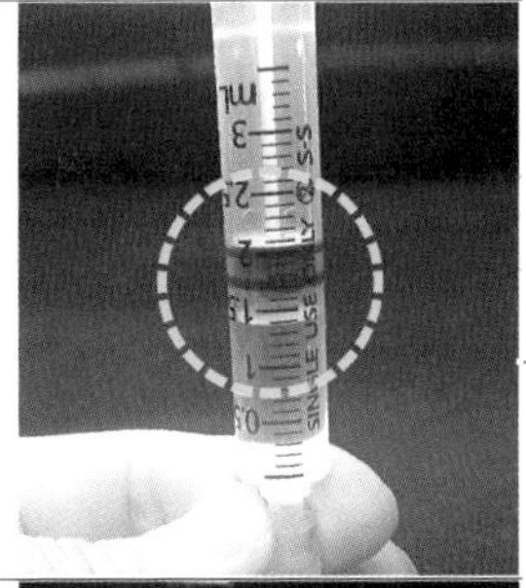

2 약물을 재었던 주삿바늘 겉에 약물이 묻어 있으므로 새 바늘로 교체해 주세요.

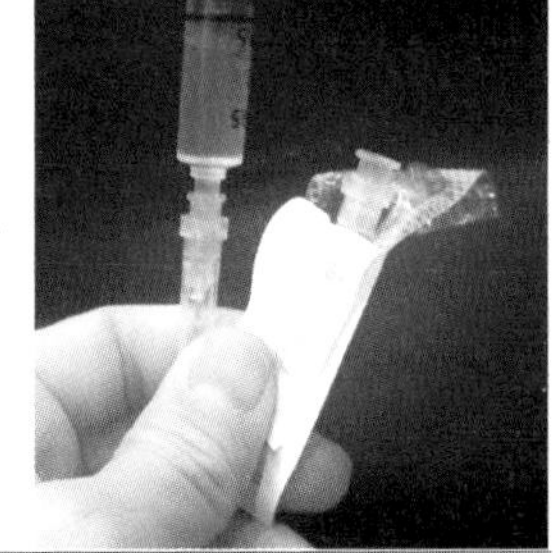

3 근육주사를 놓을 부위의 조직을 옆으로 밀어주세요.

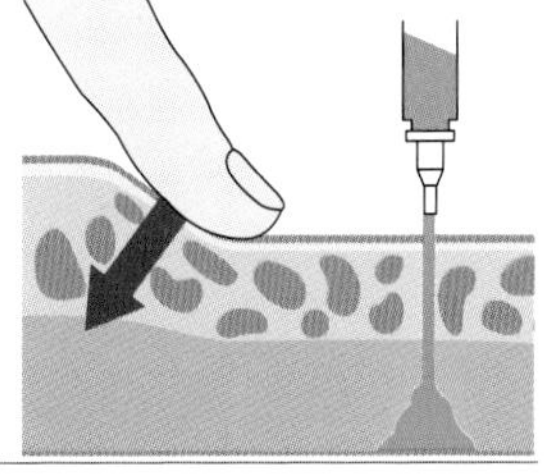

4 근육주사를 하고 난 후에 5~10초 동안 잠시 머물러주세요. 약물이 근육에 갇히도록 바늘을 신속히 빼고, 당겼던 조직을 놓아 주세요. 이때 약물이 주변에 퍼지지 않도록 주사 후에는 문지르지 않습니다.

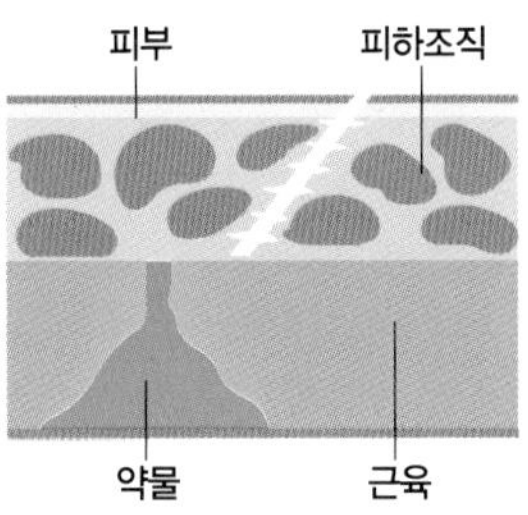

CHAPTER 06

피내주사(intradermal injection, ID)

약물 알레르기 검사나 투베르쿨린 반응검사를 할 때 사용하는 주사방법입니다.

1. 주사 부위

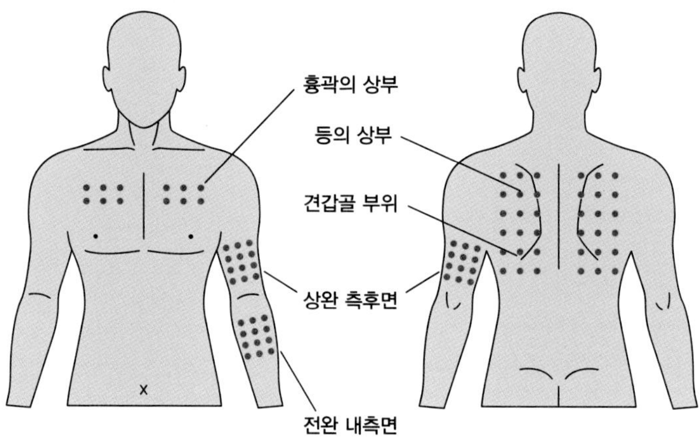

2. 항생제 피부반응검사(after skin test, AST)를 하는 약물

항생제 알레르기는 투약 후에 아나필락시스, 두드러기, 기관지 경련 등의 형태로 나타납니다. 피부반응검사를 해야 하는 항생제라면 반드시 음성을 확인하고 투약해야 하며, 기록으로도 남기는 것을 잊지 마세요. 또한 항히스타민제나 스테로이드를 복용하고 있는 환자라면 피부반응검사 결과에 영향을 미치게 된다는 것을 알고 있어야 합니다.

분류	약물
페니실린계 약물	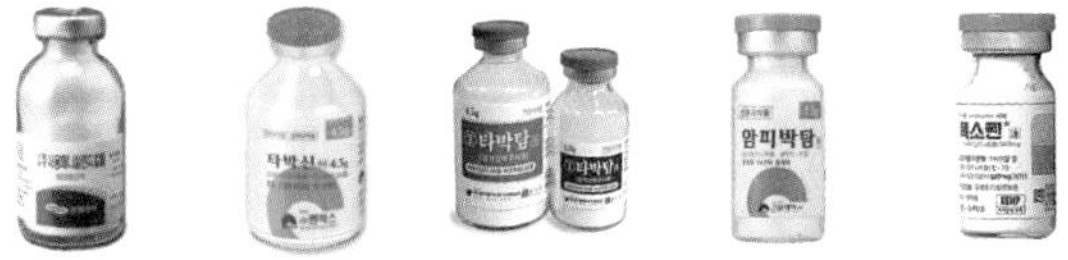 페니실린, 피페라실린, 타조박탐, 암피실린, 아목시실린
세팔로스포린계 약물	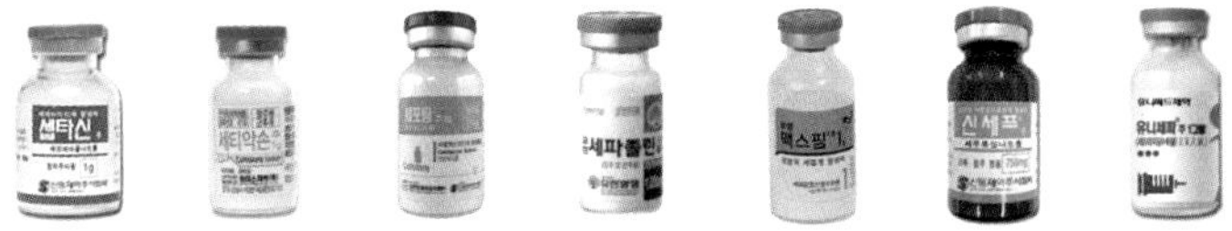 세프메타졸, 세프트리악손, 세포탁심, 세파졸린, 세페핌, 세푸록심, 세프타지딤
암피실린 + 설박탐	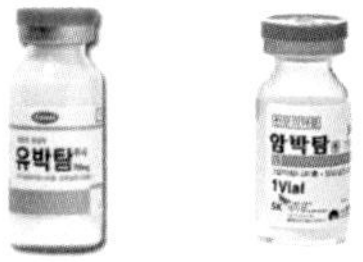 유박탐, 암박탐
모노박탐계	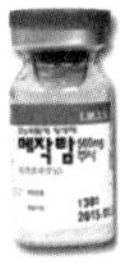 아즈트레오남
카바페넴	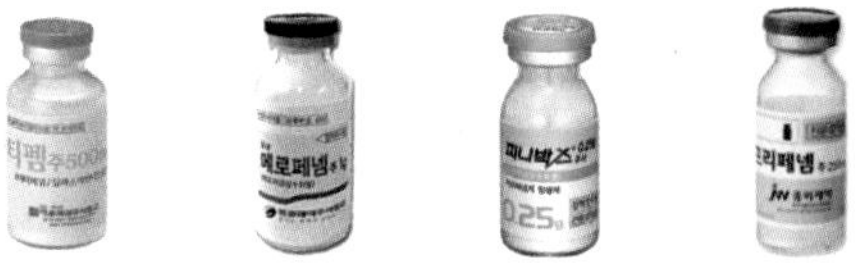 이미페넴, 메로페넴, 도리페넴, 실라스타틴

3. 항생제 피부반응검사(after skin test, AST)를 하지 않는 약물

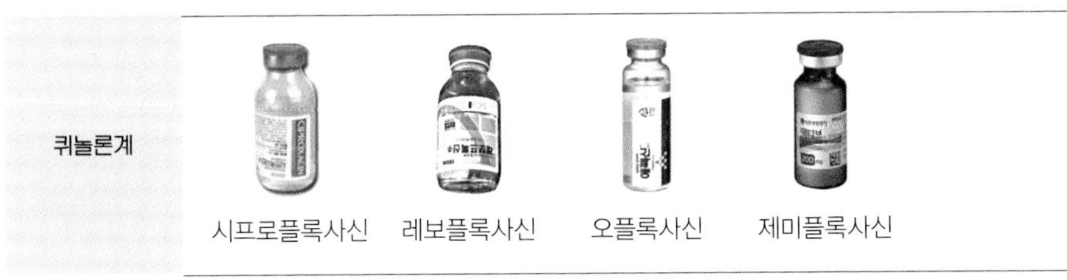

분류	약물
퀴놀론계	시프로플록사신, 레보플록사신, 오플록사신, 제미플록사신

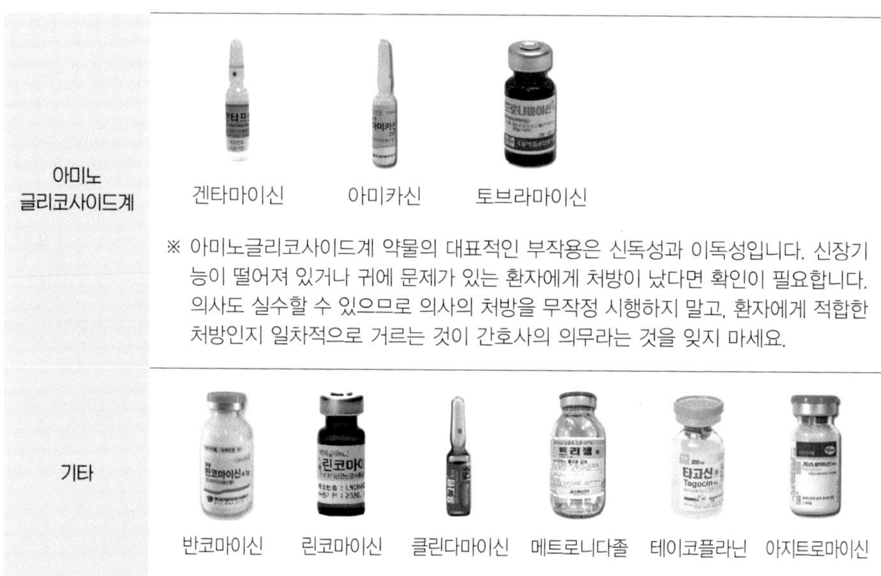

아미노 글리코사이드계	겐타마이신 아미카신 토브라마이신 ※ 아미노글리코사이드계 약물의 대표적인 부작용은 신독성과 이독성입니다. 신장기능이 떨어져 있거나 귀에 문제가 있는 환자에게 처방이 났다면 확인이 필요합니다. 의사도 실수할 수 있으므로 의사의 처방을 무작정 시행하지 말고, 환자에게 적합한 처방인지 일차적으로 거르는 것이 간호사의 의무라는 것을 잊지 마세요.
기타	반코마이신 린코마이신 클린다마이신 메트로니다졸 테이코플라닌 아지트로마이신

4. 항생제 피부반응검사(after skin test, AST) 순서

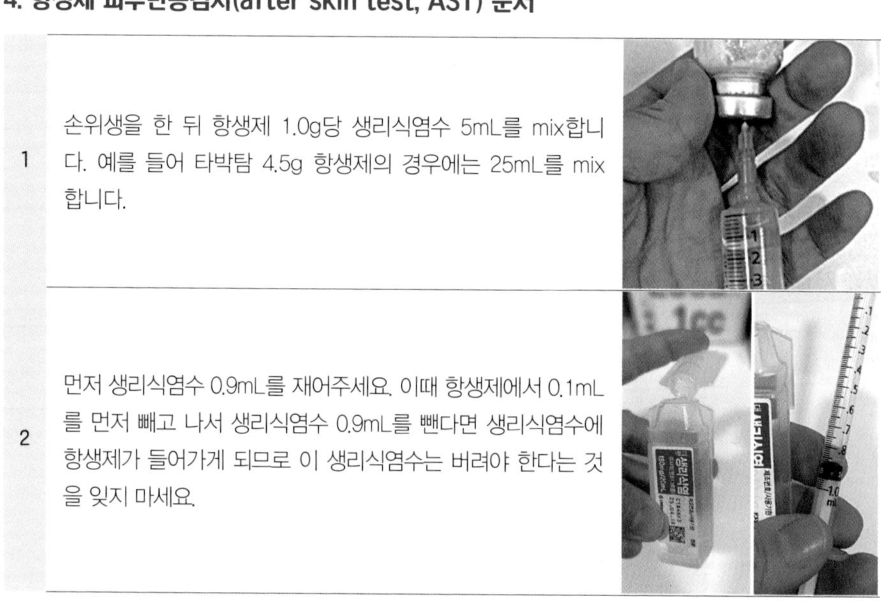

1	손위생을 한 뒤 항생제 1.0g당 생리식염수 5mL를 mix합니다. 예를 들어 타박탐 4.5g 항생제의 경우에는 25mL를 mix합니다.	
2	먼저 생리식염수 0.9mL를 재어주세요. 이때 항생제에서 0.1mL를 먼저 빼고 나서 생리식염수 0.9mL를 뺀다면 생리식염수에 항생제가 들어가게 되므로 이 생리식염수는 버려야 한다는 것을 잊지 마세요.	

3 생리식염수 0.9mL에 mix된 항생제 0.1mL를 빼서 총 1mL를 만듭니다. 이 주사기로 테스트를 하면 됩니다. 병원에 따라 항생제와 생리식염수가 섞인 1mL에서 0.1mL를 빼어 다시 생리식염수 0.9mL에 한번 더 희석하여 테스트를 하는 곳도 있습니다.

4 만들어진 1mL 중 0.02~0.05mL를 15° 각도로 얇게 피내주사를 해서 테스트를 합니다. 이때 주사액이 동그라미 모양을 만들지 않고 퍼진다면 다시 해야 합니다. 볼록하게 3mm가량 올라온 동그라미 모양을 잊지 마세요.

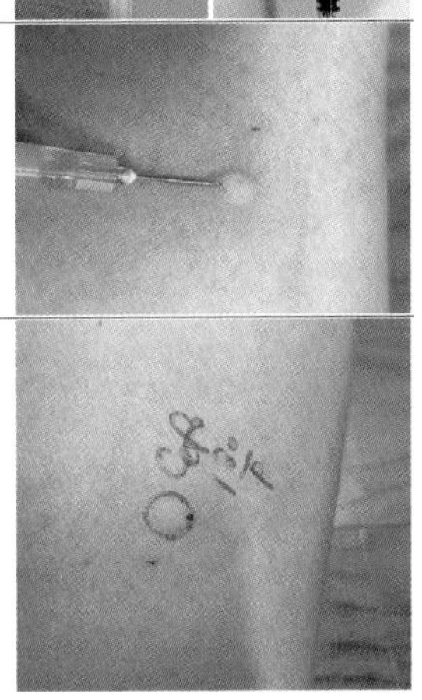

5 볼록하게 올라온 경계선을 따라 동그라미를 그리고 항생제 이름과 테스트한 시간을 기록합니다.
15분 후에 그려 놓은 경계선을 벗어나서 3mm보다 더 주변으로 부풀어오르는지, 빨갛게 변했는지 확인합니다. 이런 증상이 있으면 양성이라고 판단합니다. 만약 양성이라고 하기에 애매하다면 멀찌감치 떨어진 부위에 생리식염수를 이용해 항생제 테스트하는 방법과 동일하게 피내주사를 하고 15분 후에 확인합니다. 이때 생리식염수로 테스트한 곳에 아무런 이상이 없다면 항생제가 양성반응을 일으켰다고 보지만, 역시 비슷하게 애매한 반응이 보인다면 의사의 확인이 필요합니다. 애매할 때는 두 번, 세 번 꼭 확인하는 습관을 들이세요.

6 표피가 주글주글하거나 부종이 심한 경우는 피내주사를 통한 항생제 테스트를 할 수 없습니다. 쇄골 가까운 흉부나 등의 견갑골 부근은 테스트가 가능한 경우가 많으니 알맞은 부위를 찾아 편평한 곳에 테스트하도록 합니다.

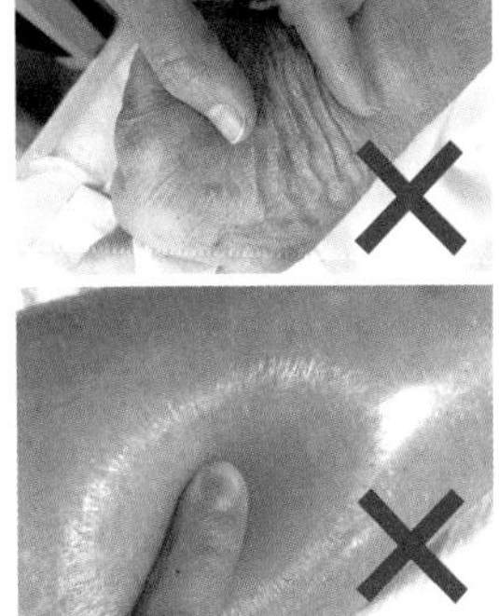

Tip **상황에 따른 주사기 선택 요령**

타박탐 4.5g 항생제를 피부반응검사를 하기 위해서 생리식염수 25mL를 mix해야 한다면 어떤 주사기를 골라야 할까요?
시간을 아끼기 위해서 20mL 주사기를 사용하는 것이 좋습니다. 20mL 주사기는 실제 25mL까지 잴 수 있으며 needle을 굵은 것으로 바꾼다면 더욱 빠른 시간 안에 준비할 수 있습니다. 주사기의 용량은 다양하므로 시간을 줄일 수 있는 방법을 생각해보세요.

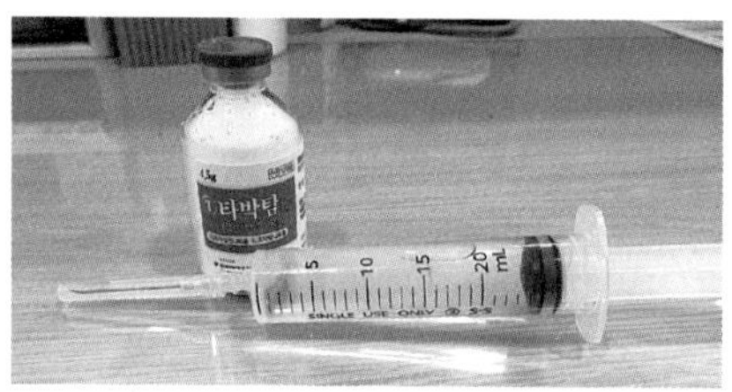

CHAPTER 07

항생제의 분류

1. 세팔로스포린계 항생제

세팔로스포린계 항생제는 특징에 따라 1세대부터 4세대로 구분됩니다. 세대가 높다고 효과가 좋다는 말은 아니고, 적용되는 균의 범위가 넓어지는 것입니다. 그람양성균 특히 포도알균에 페니실린이 효과적이었으나 내성이 생겨 세팔로스포린계 항생제가 만들어졌습니다. 세팔로스포린계 항생제는 병원에서 흔하게 사용하는 항생제이니 간호사는 꼭 알고 있어야 합니다.

● 1세대 세팔로스포린

종류	특징
cefazolin sodium	수술 창상 감염예방을 위해 피부 상재균인 포도알균에 효과가 좋은 1세대를 많이 선택합니다. 세파졸린은 반감기가 길어 하루 2번 정도 투약하며 수술 환자에게 많이 사용하는 항생제입니다.
ceftezole sodium	
cephalexin	
cephradine	
cefadroxil	
cefatrizine propyleneglycol	
cephalothin sodium	
cefazedone sodium	
methylol cephalexin lysinate	

2세대 세팔로스포린

종류	특징
cefamandole nafate	1세대보다 범위는 넓어지며 그람음성균과 혐기성 세균에도 항균력이 있습니다. 또한 헤모필루스 인플루엔자에 효과가 있습니다.
cefoxitin sodium	
cefotiam hydrochloride	
cefaclor	
cefotetan disodium	
cefonicid sodium	
cefmetazole sodium	
cefuroxime sodium	
cefuroxime axetil	
cefprozil	
cefroxadine	
cefminox sodium	
loracarbef	
flomoxef sodium	

3세대 세팔로스포린

3세대 이상은 AST의 유효성이 크지 않다는 이야기도 있으나 임상에서는 안전을 위해 대부분 AST를 시행합니다.

종류	특징
cefotaxime sodium	녹농균에 항균력이 좋은 약제로는 세프타지딤, 세포페라존 등이 있습니다. 녹농균에 항균력은 약하지만 그람양성균에도 항균력이 좋은 약제로는 세포탁심, 세프티족심 및 세프트리악손 등이 있습니다. 1. 2세대 항생제보다 그람음성균에 대한 항균력이 높습니다.
ceftizoxime sodium	
cefoperazone sodium + sulbactam sodium	
ceftriaxone sodium	
cefoperazone sodium	
ceftazidime(pentahydrate)	

종류	특징
cefixime	• ceftriaxone : 반감기가 8시간이므로 1일 1~2회 만 투여해도 효과가 있습니다. • cefotaxime : 그람음성균에 항균력이 좋으며 광범위하게 사용하는 항생제입니다. 반감기가 1시간이며 1일 3~4회 투여 가능합니다. • ceftazidime : 타짐이 대표적이며 그람양성, 그람음성, 녹농균에 모두 효과적입니다.
cefpodoxime proxetil	
cefpiramide sodium	
cefmenoxime hydrochloride	
cefodizime sodium	
cefetamet pivoxil hydrochloride	
cefcapene pivoxil hydrochloride	

● 4세대 세팔로스포린

종류	특징
cefepime hydrochloride	1세대와 3세대 특징을 골고루 가지고 있습니다. serratia, pseudomonas, acinetobacter, citrobacter, enterobacter에 반응합니다.
cefpirome sulfate	
cefbuperazone sodium	
cefdinir	
cefditoren pivoxi	

2. 아미노글리코사이드계 항생제

신독성 및 청력 소실과 어지럼증 등의 부작용이 잘 생깁니다. 신장기능이 저하된 환자에게는 주의해서 투여해야 하는 약물이므로 이 항생제가 처방이 났을 때는 신장기능이 정상인지 확인을 해야 합니다.

종류	특징
amikacin sulfate	gentamicin, tobramycin에 내성인 그람음성막대균 치료에 효과가 있습니다.
arbekacin sulfate	MRSA 감염증 치료제로 허가받은 약제입니다.
astromicin sulfate	다른 약제들에 비해 신독성이 덜합니다.
gentamicin sulfate	그람음성균 감염증 치료에 매우 효과가 있습니다.

종류	특징
isepamicin sulfate	gentamicin B의 유도체로서 아미노글리코사이드에 작용하는 여러 효소에 대하여 가장 안정적이며, 다른 아미노글리코사이드에 내성인 균을 위하여 사용을 제한합니다.
kanamycin sulfate	결핵약으로만 사용하고 있습니다.
neomycin sulfate	항균력은 높지만 독성이 강합니다. 수술 전 또는 간성혼수에 장내 세균 감소를 목적으로 경구약으로 사용하거나 상처 연고로 사용합니다.
netilmicin sulfate	항균영역은 gentamicin, tobramycin과 유사하나 세균의 종류에 따라 다소 차이가 있습니다.
streptomycin sulfate	결핵치료의 1차 약물로 사용하고 있습니다.
tobramycin sulfate	gentamicin의 내성인 녹농균에 효과가 좋으며 신독성이 덜합니다.

3. 퀴놀론계 항생제

종류	특징
balofloxacin	비뇨기계 감염증에 주로 쓰이는 항생제이며, 그람 양성과 음성, 녹농균에 항균력이 있습니다.
ciprofloxacin	
enoxacin	
fleroxacin	
levofloxacin	
lomefloxacin hydrochloride	
norfloxacin	
ofloxacin	
pefloxacin methanesulfonate	
tosufloxacin tosylate	
gatifloxacin	
gemifloxacin methanesulfonate	
moxifloxacin hydrochloride	

4. 린코마이신계 항생제

혐기성 세균에 대해 항균력이 좋아 심부농양 등에 많이 사용됩니다.

종류	특징
clindamycin phosphate clindamycin hydrochloride	병원에서 많이 사용하는 항생제입니다. 위장관에서 흡수가 더 잘되고, 항균력도 더 강하지만 부작용이 적습니다.
lincomycin hydrochloride	그람양성과 그람음성균에 항균작용을 나타냅니다. 바이러스, 진균, 그람음성간균, 항상균에는 효과가 없습니다.

5. 페니실린계 항생제

정맥주사로 주입할 때는 30분~1시간 동안 천천히 주입해야 합니다. 대표적인 부작용으로는 알러지반응이 있으며 심하면 아나필락시스에 빠질 수도 있습니다. 그 외에도 설사, 구토, 출혈, 불면증, 소양감 등 여러 가지 부작용을 보이며 오래전부터 사용한 항생제인만큼 저항을 보이는 세균들도 많습니다.

<table>
<tr><th>종류</th><th>특징</th></tr>
<tr><td>amoxicillin sodium</td><td rowspan="3">중이염, 폐렴, 피부감염, 요로감염 등의 치료에 사용합니다.</td></tr>
<tr><td>amoxicillin trihydrate</td></tr>
<tr><td>amoxicillin sodium + clavulanate sodium</td></tr>
<tr><td>ampicillin sodium + sulbactam sodium</td><td rowspan="2">기도감염, 요로감염, 수막염, 심장내막염 등에 효과적입니다.</td></tr>
<tr><td>ampicillin</td></tr>
<tr><td>piperacillin sodium + tazobactam</td><td rowspan="2">광범위한 항생제이며 폐렴, 녹농균을 치료하는데 효과적입니다.</td></tr>
<tr><td>piperacillin sodium</td></tr>
<tr><td>methicillinn</td><td rowspan="2">황색포도상구균의 치료제였으나 저항성이 생기게 되었습니다.</td></tr>
<tr><td>nafcillin, oxacillin</td></tr>
<tr><td>penicillin G</td><td>수많은 세균감염을 치료하기 위해 사용하는 항생제입니다. 폐렴, 패혈증, 매독, 디프테리아, 파상풍 등에 효과적입니다.</td></tr>
</table>

CHAPTER 08

기타 투약

안약과 이용액, 연고는 개봉 후 한 달이 지나면 폐기해야 합니다. 개봉하면서 개봉 날짜와 폐기 날짜를 용기에 적어 주세요.

1. 안약(eye medication)

① 손위생을 합니다.

② 처방을 정확히 확인하고 약물을 체크합니다.

③ 입구에 있는 약물은 오염이 되었다고 간주하므로 조금 짜내서 버려 주세요.

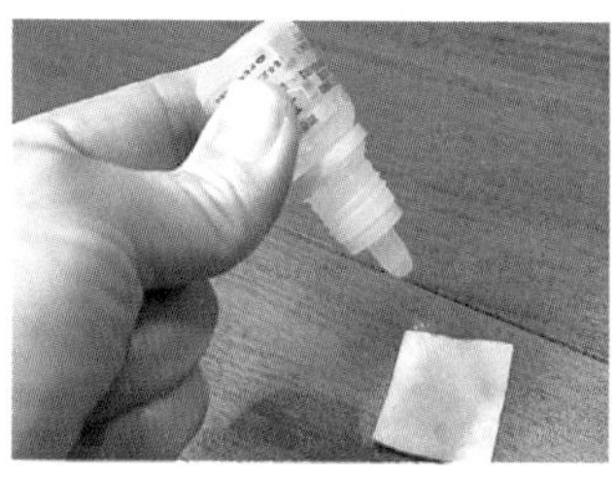

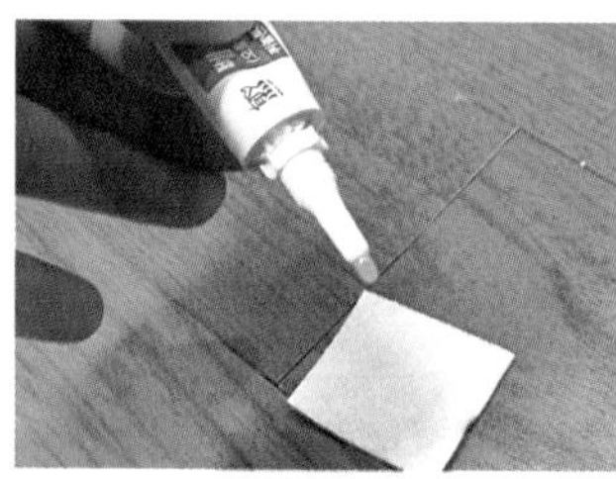

④ 환자를 확인하고 투약 이유와 방법을 설명합니다.

⑤ 우선 환자를 앉히는데 이때 머리를 뒤로 넘기는 것이 힘들다면 안약을 넣어야 하는 눈이 밑(반대쪽 눈에 안약이 들어가지 않게 하기 위해)으로 가도록 살짝 머리를 돌려 주세요.

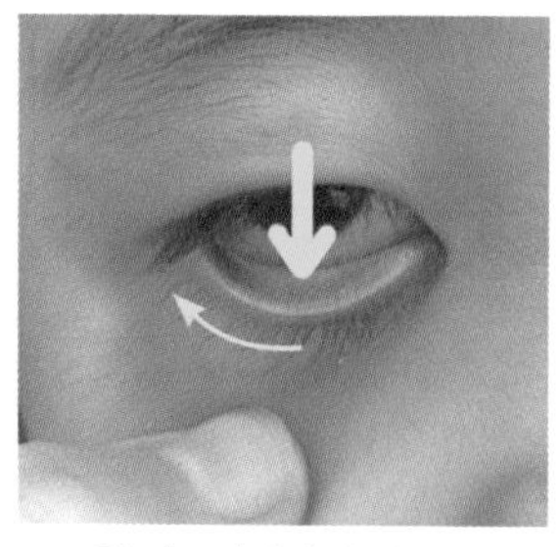

연고는 하안검의 결막낭 중앙에서 외측으로 짭니다.

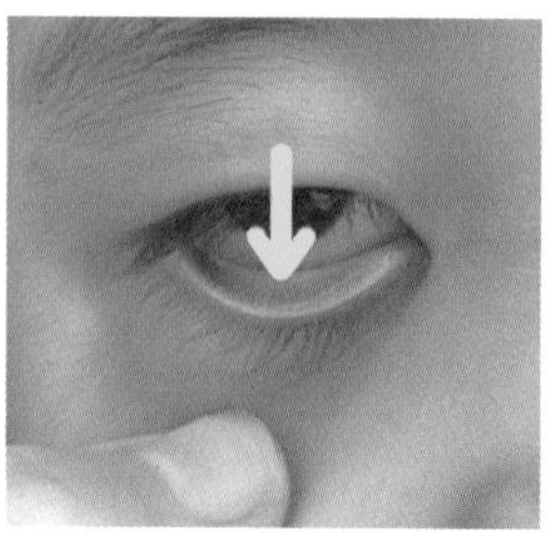

점안액은 하안검의 결막낭 중앙에 떨어뜨립니다.

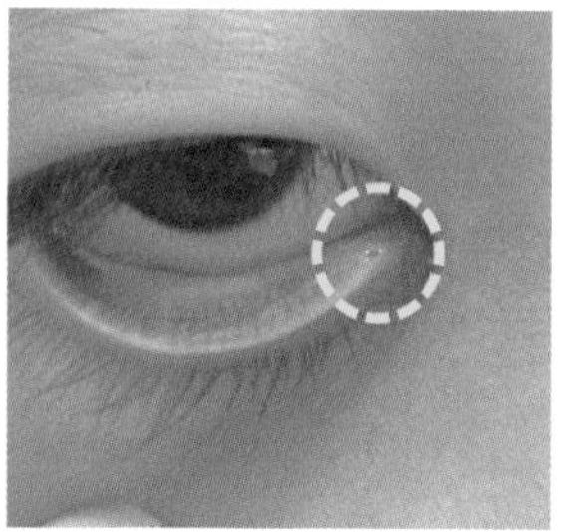

비루관

⑥ 눈에 분비물이 있다면 생리식염수를 묻힌 거즈로 깨끗하게 닦아 주세요.
⑦ 안약이 2개 이상이라면 5분 간격을 두고 넣어 주세요.
⑧ 안약의 끝은 눈에 직접 닿지 않도록 주의합니다.
⑨ 주입 후에 살짝 눈을 감도록 해주고 비루관을 1분 정도 누르도록 합니다. 이것은 약물이 비루관으로 흡수되는 것을 막기 위해서입니다.

2. 이용액(ear instillation)

① 손위생을 합니다.
② 처방을 정확히 확인하고 약물을 체크합니다. 차가운 약물은 귀에 넣으면 어지러움과 오심이 생길 수 있으므로 실온에 보관해야 합니다.
③ 환자를 확인하고 투약 이유와 방법을 설명합니다.
④ 이용액을 넣어야 하는 귀가 위쪽으로 가도록 옆으로 눕는 자세를 취하게 합니다.
⑤ 이용액을 넣기 전에 분비물이 있다면 생리식염수를 묻힌 면봉을 가져와 깨끗하게 닦아 주세요.
⑥ 3세 이하의 소아는 외이도가 펴지도록 후하방, 성인은 후상방으로 귀를 당기고 약을 주입합니다. 이때 약통의 입구가 귀에 닿지 않도록 합니다.

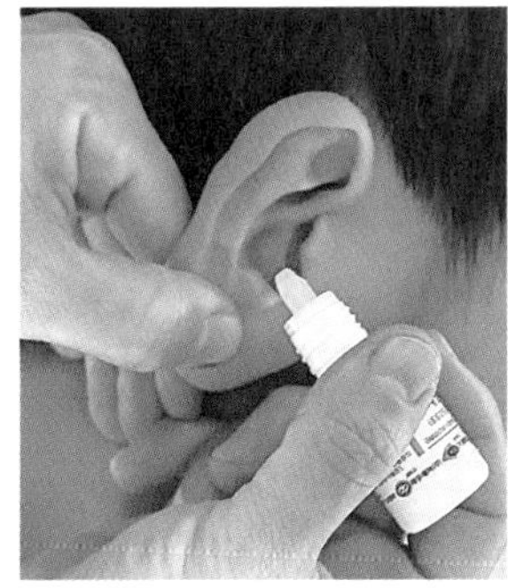
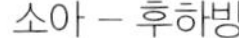
소아 – 후하방

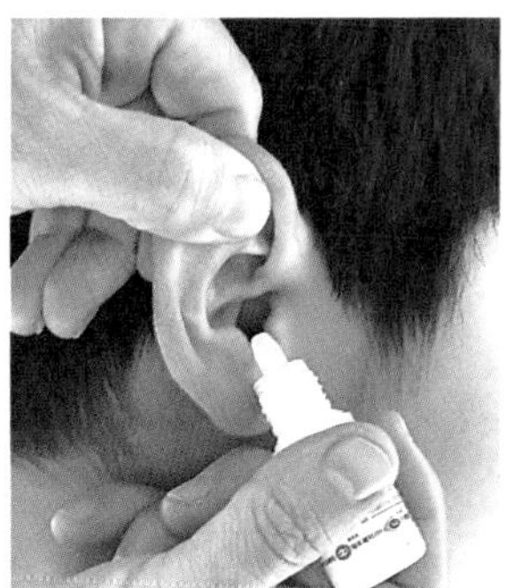
성인 – 후상방

⑦ 이용액을 주입한 후 5분 정도 약을 넣은 귀가 위로 가도록 옆으로 누운 자세로 머물게 합니다. 이용액이 2개 이상이라면 5분 간격을 두고 넣어 주세요.

3. 질정(vaginal medication)

질염에 걸리면 초록색 혹은 하얀색의 악취가 나는 분비물이 흘러나오며 배뇨통이 있을 수 있습니다. 질염을 치료하는 대표적인 약물은 지노베타딘 질정과 카네스텐 질정입니다. 지노베타딘 질정은 포비돈 성분으로 카네스텐 질정보다 사용범위가 넓고 여러 종류의 질염뿐만 아니라 산부인과 수술 전에 처치로 사용하기도 합니다. 카네스텐 질정은 항진균제입니다.

① 손위생을 합니다.

② 처방과 환자를 확인하고 투약 이유와 방법을 설명합니다.

③ 사생활 보호를 위해 커튼을 쳐야 합니다.

④ 질정을 넣기 전에 소변을 보도록 하고 분비물이 나와서 오염되는 것을 막기 위해 패드를 엉덩이 밑에 깔아주세요.

⑤ 앙와위 자세에서 무릎을 구부리고 다리를 벌리게 합니다.

⑥ 손위생 후 장갑을 끼고 질정을 두 번째 손가락이 들어갈 정도로 깊숙이 넣습니다.

⑦ 질정을 넣고 나서 1시간은 누워 있어야 합니다.

⑧ 손위생을 하고 기록으로 남깁니다.

더 알아보기

지노베타딘 질정의 껍질을 벗기면 다음과 같은 모습이며, 힘을 주면 으깨어집니다. 뜨거운 온도에 두면 녹지만, 24~25℃에서는 실온 보관이 가능합니다.

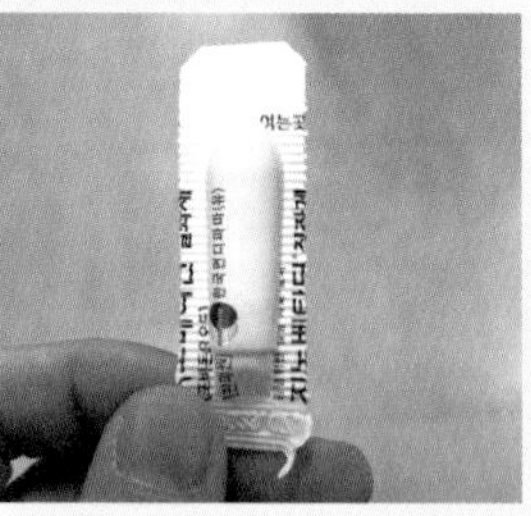

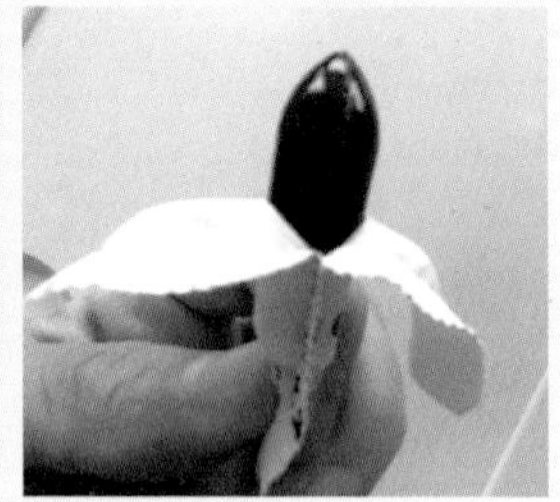

4. 좌약(rectal instillation)

직장에 들어가면 체온에 의해 녹는 반고형의 물질입니다. 직장 점막에서 효과가 나타나는 약물이므로 직장 점막까지 약이 들어가야 합니다. 병원에서 많이 쓰는 대변 관련 좌약은 둘코락스이며, 소아에게는 해열 목적으로 아세트아미노펜 좌약을 삽입하기도 합니다.

① 손위생을 합니다.

② 처방을 정확히 확인하고 약물을 체크합니다.

③ 환자를 확인하고 투약 이유와 방법을 설명합니다.

④ 대변으로 인해 오염되는 것을 막기 위해 엉덩이 밑에 패드를 깝니다.

⑤ 환자 몸의 왼쪽이 밑으로 가도록 옆으로 눕히고 오른쪽 다리를 최대한 구부리게 하여 항문을 노출합니다.

⑥ 좌약에 물 혹은 윤활제를 바르고 난 다음, 환자에게 "아~ 하세요."라고 말하며 힘을 풀게 합니다.

⑦ 좌약을 넣는 두 번째 손가락이 직장 안으로 모두 들어가도록 합니다. 이때 항문 입구에 있는 대변에 좌약을 넣으면 효과가 없습니다. 대변을 지나서 최대한 깊숙하게 밀어 넣어 장벽에 좌약을 붙인다는 느낌으로 넣어 주세요.

⑧ 좌약을 넣고 난 후에 장갑을 벗습니다.

⑨ 효과를 보기 위해서는 환자를 똑바로 눕히고 20~30분 그대로 누워 있도록 합니다.

⑩ 뒷정리를 하고 손위생을 한 뒤 기록으로 남깁니다.

더 알아보기

은박 껍질을 벗기면 마치 비누와 같은 느낌의 좌약이 나옵니다. 냉장보관 혹은 서늘한 곳에서 실온 보관이 가능하며, 열이 가해지면 쉽게 녹습니다.

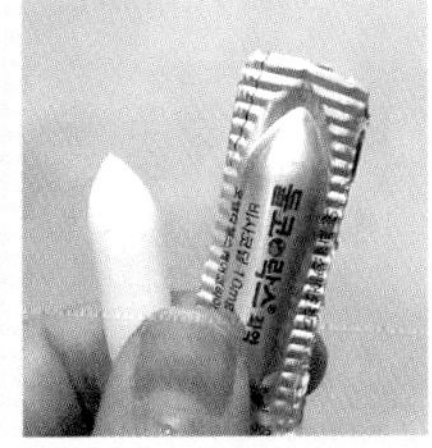

Tip 관장이나 좌약을 넣을 때 몸의 왼쪽을 밑으로 가게 눕는 이유

S상 결장이 위치한 왼쪽으로 누우면 직장과 S상 결장까지 약물효과를 볼 수 있기 때문에 관장이나 좌약을 넣을 때 환자 몸의 왼쪽이 밑으로 가도록 눕힙니다.

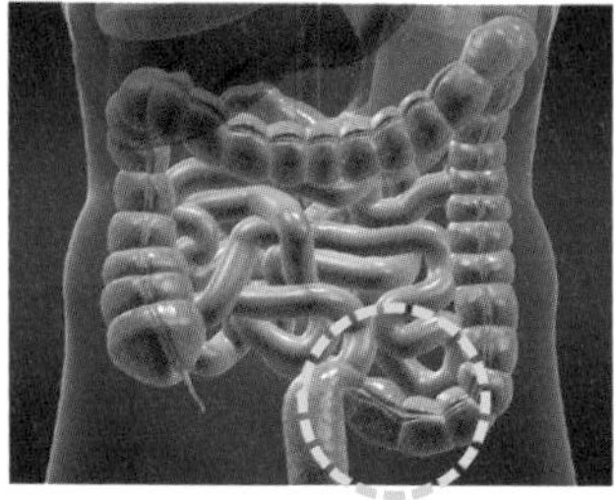

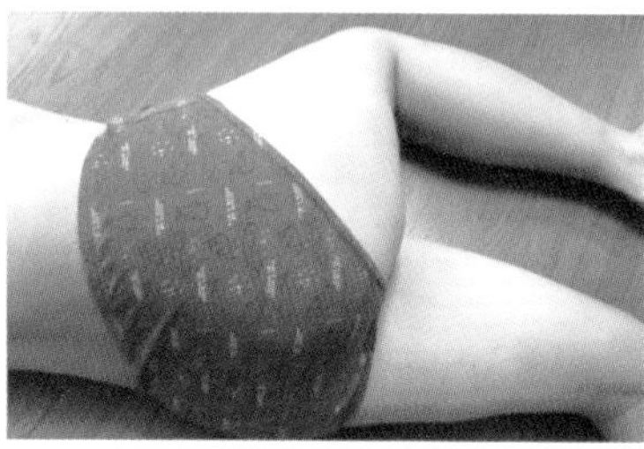

5. 흡입제

병원에서는 폐질환을 가진 환자를 흔하게 볼 수 있습니다. 다양한 흡입제의 종류가 있으므로 간호사는 사용방법을 알고 있어야 합니다.

● 세레타이드 디스커스

1	세레타이드는 기관지를 확장시켜 주는 천식 흡입약물입니다. 사용하기 전에 모습입니다. 보이는 숫자는 사용 가능한 횟수를 나타냅니다.	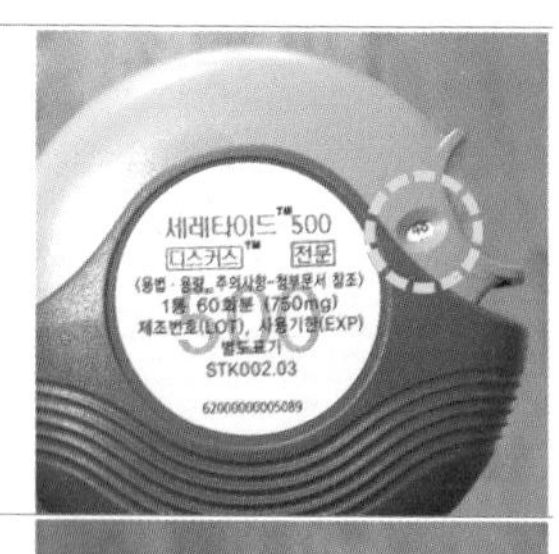
2	짙은 보라색 뚜껑을 시계방향으로 돌리면 흡입구와 약물을 세팅하는 손잡이가 나옵니다. 손잡이를 밑으로 내리면 약물이 장전되고 숫자는 '1'씩 줄어들게 됩니다.	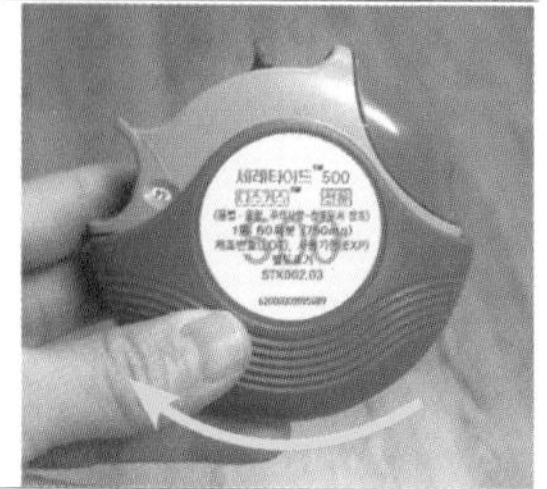

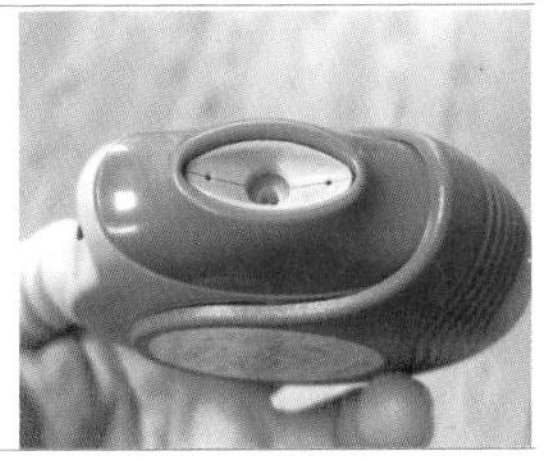

3 숨을 크게 내쉰 상태에서 흡입구에 입을 대고 숨을 크게 들이 마십니다. 이때 약물이 흡수될 수 있도록 5초 이상 숨을 참아 주세요.
흡입구를 깨끗하게 닦고 짙은 보라색 뚜껑을 닫아 보관해주세요.

● 렐바 엘립타

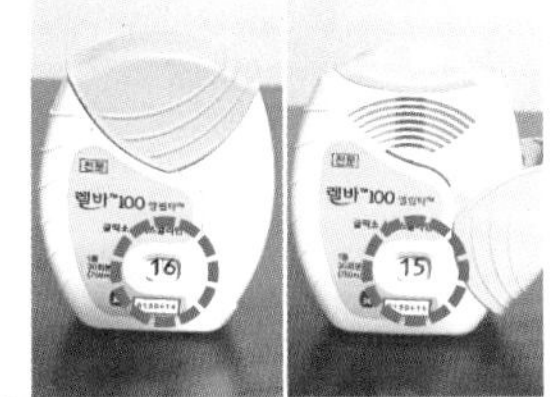

렐바 역시 기관지를 확장시켜주는 천식 흡입약물이며 세레타이드와 사용법이 비슷합니다.
짙은 하늘색 뚜껑을 여는 동시에 약물이 장전되며 숫자가 '1'씩 줄어들게 됩니다.

● 스피리바 흡입용

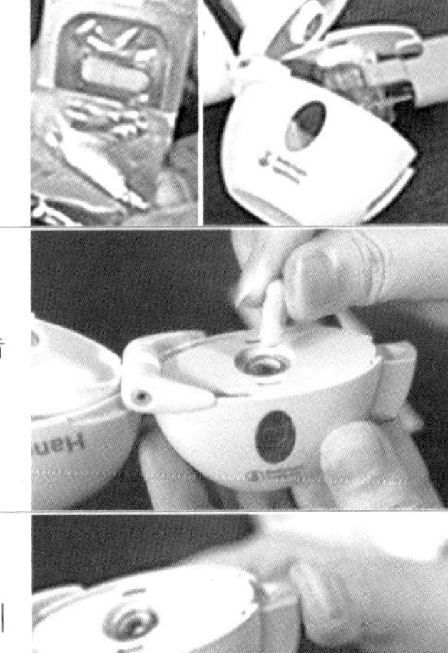

1 스피리바 흡입용은 흡입 캡슐이 별도로 있습니다.

2 흡입구가 있는 하얀 뚜껑을 열면 알약을 넣는 곳이 있습니다. 그곳에 알약을 넣어 주세요.

3 뚜껑을 닫고 옆에 있는 초록색 버튼을 꾹 누르면 알약에 구멍이 뚫리면서 약물이 나오게 됩니다.

4	숨을 크게 내쉰 상태에서 흡입구에 입을 대고 숨을 크게 들이 마십니다. 약물이 흡수될 수 있도록 5초 이상 숨을 참아 주세요. 그리고 이 과정을 한 번 더 반복합니다.	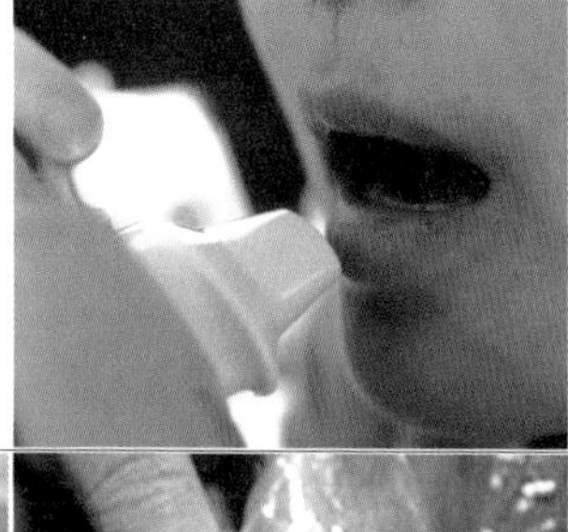
5	뚜껑을 열어 구멍이 난 알약은 버려 주세요. 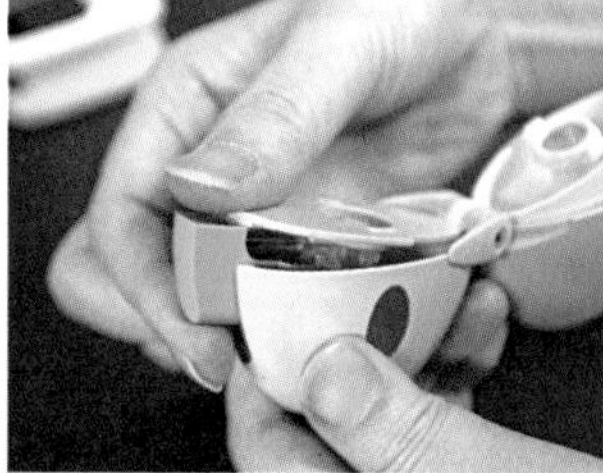	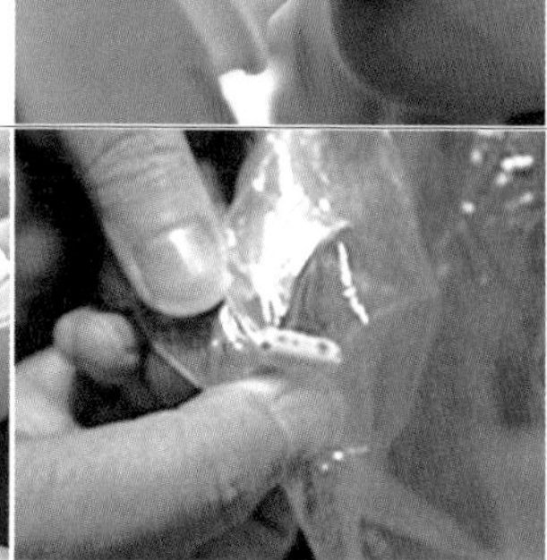

● 벤토린 흡입제

벤토린 흡입제는 갑작스러운 호흡 곤란, 발작적인 기침, 천식 환자가 운동을 하기 전에 많이 뿌리는 속효성 증상 개선 약물입니다. 우선 사용하기 위해 아래 짙은색 뚜껑을 엽니다. 숨을 크게내 쉬고 흡입구에 입을 댑니다. 스프레이를 밑으로 누르면 약물이 나오는데 누름과 동시에 크게 들이마십니다. 약물에 흡수될 수 있도록 5초 이상 숨을 참아 주세요.

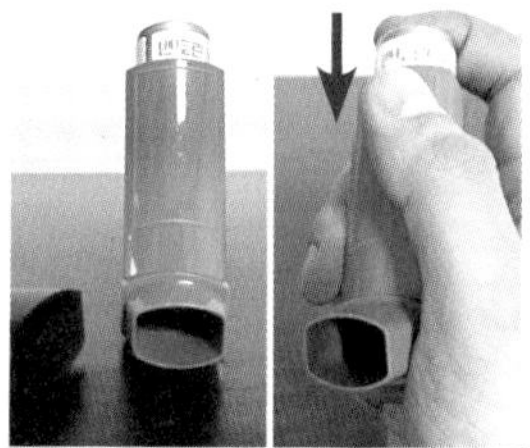

6. 패치

패치는 피부에 부착하는 약품이며 서서히 약물을 흡수하게끔 하는 것이 목적입니다. 임상에서 패치를 부착하고 있는 환자를 흔하게 볼 수 있습니다. 패치는 씻을 때 떨어질 수 있으므로 방수필름을 부착하도록 합니다. 임의로 잘라서 사용하면 안 되고 움직임에 영향을 덜 받는 편평한 가슴 위쪽, 등 위쪽, 팔의 상박에 붙이도록 하세요. 교체할 때는 이전에 부착했던 부위가 아닌 다른 부위에 부착해야 합니다. 피부에 체모가 많다면 흡수력이 떨어지므로 제거를 하거나 피하여 부착하도록 합니다.

패치에는 교체한 날짜와 요일, 시간 그리고 교체해야 할 날짜와 요일, 시간을 기재하여 누락이 되지 않도록 주의합니다. 매주 일요일 교체처럼 특정 요일을 지정하면 기억하기가 훨씬 수월합니다.

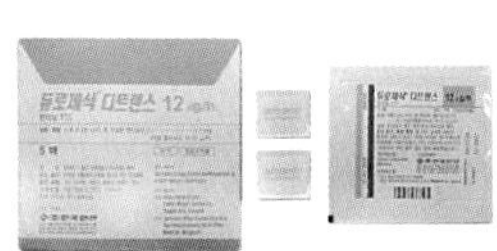

마약성 진통제 패치

임상에서는 다양한 통증을 호소하는 환자를 쉽게 볼 수 있습니다. 특히 암성 통증은 마약성 진통제 패치와 마약 경구 진통제를 병용하는 경우가 대부분입니다.

Durogesic D-trans patch를 흔하게 사용합니다. 성분은 fentanyl이며, 용량은 12µg/h, 25µg/h, 50µg/h, 100µg/h로 구분됩니다. 3일(72시간)마다 교체하며, 움직임에 영향을 덜 받는 가슴 위쪽이나 팔의 상박의 편평한 부위에 붙이도록 합니다. 통증으로 인해 핫팩을 안고 있는 환자를 보게 된다면, 패치의 흡수율이 빨라지므로 중단하도록 교육이 필요합니다.

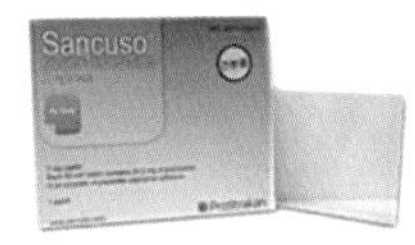

산쿠소 패치

항암제를 복용하는 환자에게서 많이 볼 수 있으며 오심과 구토 등의 부작용이 있습니다. 항암치료를 시작하기 1~2일 전에 팔의 상박에 미리 붙이도록 합니다. 한 번 부착하면 7일까지 효과가 지속되며, 항암제 복용이 종료되고 하루 뒤에 패치를 떼어냅니다. 산쿠소 패치는 부착이 잘 안 된다는 단점이 있으므로 픽싱롤과 같은 고정테이프가 필요합니다.

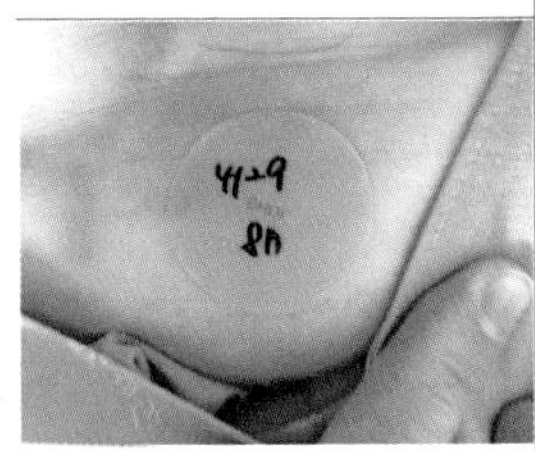

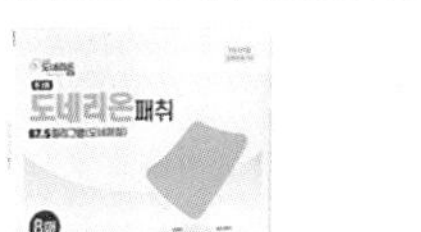

치매 환자들이 많아지면서 이러한 치매 패치를 부착하고 있는 경우를 쉽게 볼 수 있습니다.

- 엑셀론 패치 : 24시간마다 교체를 하는데 치매 환자는 인지 저하로 인해 패치를 떼어 내는 경우가 자주 있으므로 부위를 잘 선택해야 합니다.
- 도네리온 패치 : 3~4일마다 교체합니다.

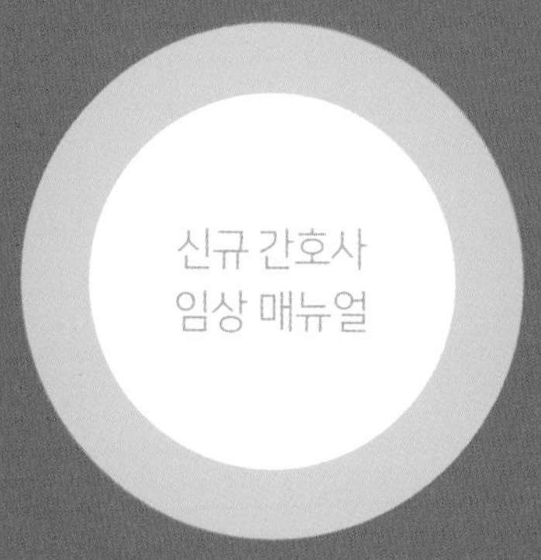

장기적으로 수액을 맞아야 하는데 말초에서 혈관을 찾기 힘든 경우, 고농도의 약물과 수액을 공급해야 하는 경우에 의사가 중심정맥관을 잡습니다. 항암 치료를 하거나 많은 수액 또는 수혈이 필요한 경우, 혈액투석을 위해 중심정맥관을 시술하기도 합니다.

이처럼 다양한 경우의 중심 정맥관을 가지고 있는 환자들은 쉽게 볼 수 있으므로 간호사는 중심정맥관에 대해 숙지하고 있어야 합니다.

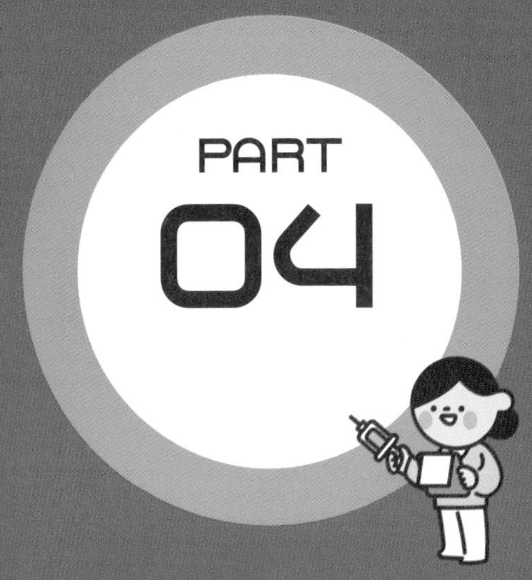

중심정맥관 관리

CHAPTER 01

중심정맥관의 분류

1. 터널형 카테터(tunnelled CVC)

카테터가 피하지방층을 지나서 혈관 안으로 들어가는데, 이 지나는 길이 터널(tunnel) 같아서 터널형 카테터라고 부릅니다. 카테터가 삽입된 지점과 혈관에 들어간 지점이 떨어져 있다 보니 감염의 위험성이 떨어집니다. 그리고 dacron cuff가 있는데 카테터가 피하에 붙어 있게 하여 고정시켜 주며 상행감염의 위험성을 차단하는 역할도 합니다. 대표적으로 hickman catheter와 perm catheter가 있습니다.

---

hickman catheter

피하에 터널을 만들어 들어갔다가 혈관에 삽입되어 상대정맥에 도달합니다. 6개월 이상에서 수년까지 사용 가능하며, 보통 항암제 투여를 위해 선택하여 약물이나 수액 주입 목적으로 쓰입니다.

---

perm catheter(permanent catheter)

투석용 중심정맥관입니다. 팔에 동정맥루를 만든 뒤 이것이 성숙되어 사용이 가능할 때까지 투석하기 위한 목적으로 사용하며 약물과 수액 주입용으로 사용하지 않습니다.

시술 시 피하로 삽입하여 상대정맥을 뚫고 들어가 우심방에 카테터의 끝이 들어가게 됩니다. 4~6mm의 직경이 큰 관이며, 투석할 때 빨간색은 동맥관, 파란색은 정맥관으로 쓰입니다. 사용 기간은 6개월 이내이며, pern catheter가 삽입된 측의 팔은 혈압측정이나 채혈 등은 금기입니다.

---

2. 비터널형 카테터(non tunnelled CVC)

터널을 만들지 않기 때문에 비터널형 카테터라고 합니다. 혈관으로 바로 카테터를 주입하다 보니 감염의 위험성이 터널형 카테터보다 높습니다. 대퇴정맥, 경정맥, 쇄골하정맥에 응급 시 바로 삽입하는 카테터와 PICC가 여기에 속합니다.

C-line

경정맥, 대퇴정맥, 쇄골하정맥에 삽입하며, 별도의 장비 없이 병동에서도 의사가 시술할 수 있습니다. 그렇다 보니 병동에서 삽입하는 것을 보게 되거나 assist를 하는 상황이 오게 됩니다.

C-line은 터널을 만들지 않고 혈관 안에 catheter가 들어가고, 일부는 피부 밖에 나와 있습니다. 2-lumen을 많이 사용하지만 3-lumen도 가능합니다.

3주 전후의 단기간에 사용하는 카테터이며, 장기적으로 카테터를 사용해야 할 때는 PICC를 하는 경우가 많습니다.

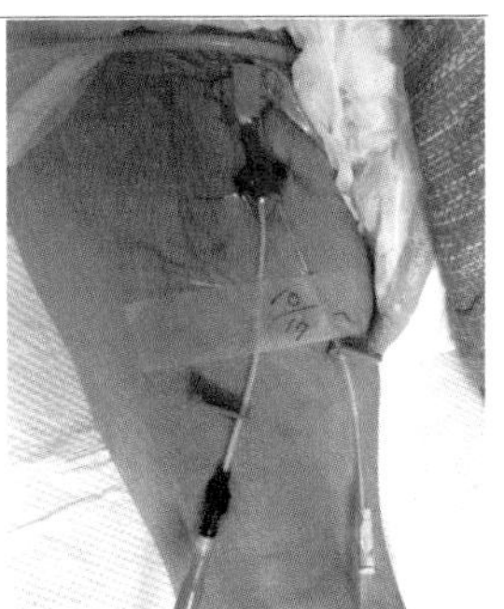

대퇴정맥에 삽입한 C-line

PICC(peripherally inserted central catheter)

요측피정맥, 척측피정맥, 상완정맥을 사용하며 상대정맥을 지나 우심방까지 도달합니다. 말초정맥을 통해 삽입이 되기 때문에 말초 삽입형 중심정맥관이라고 부릅니다. 말초정맥에 혈관이 보이지 않는 경우, 항암제 투여, TPN과 수액을 장기적으로 투여받아야 할 때 PICC를 많이 삽입합니다.

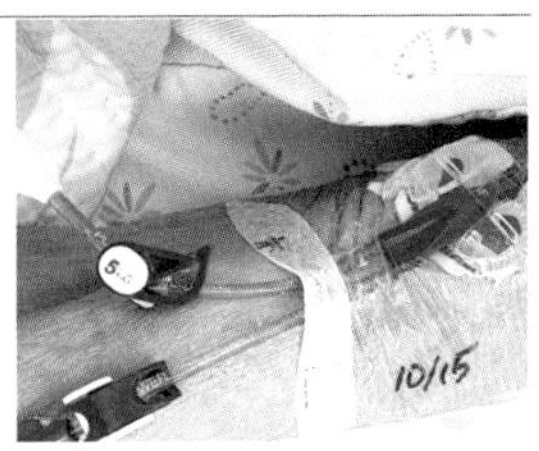

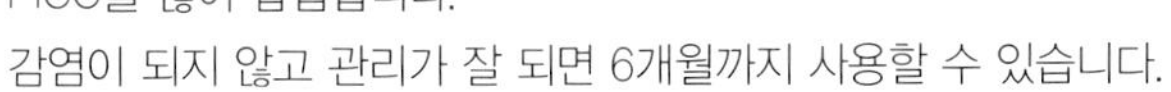

감염이 되지 않고 관리가 잘 되면 6개월까지 사용할 수 있습니다.

3. chemo port(매립형 중심정맥관)

피하에 포트를 삽입하며 카테터의 끝은 상대정맥에 도달해 있습니다. 관리를 잘 하면 수년간 사용 가능합니다.

더 알아보기

비터널형 중심정맥관이 궁금해요.

2-lumen(lumen : catheter 안의 내강)을 잘라보았습니다. 갈색은 distal line(14G), 흰색은 proximal line(18G)이며, distal line이 직경이 더 굵습니다. 다음 사진을 보면 distal line은 동그라미 형태이고, proximal line이 초승달 모양인 것을 알 수 있습니다.

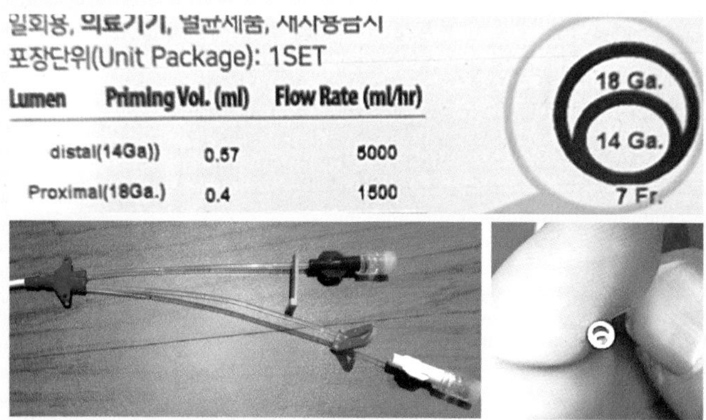

catheter의 끝을 잘라보면 distal인 동그라미 모양만 보입니다. 이 말은 proximal line은 일찌감치 끝이 나고 심장 부근까지 뻗어 있는 것은 distal line이라는 걸 알 수 있습니다. 그래서 main 수액과 응급 약물은 distal line으로 주는 것이 좋습니다. 하지만 실제 임상에서는 크게 구분하지 않고 사용하는 경우가 많습니다.

distal line은 삽입 부위에서 멀리 뻗어 있어서 distal(멀다)이라 부르고 proximal line은 삽입 부위에서 가깝다고 해서 proximal(근접하다)이라 부릅니다.

주입해야 하는 수액과 약물이 많다면 3-lumen 중심정맥관을 삽입해야 합니다.

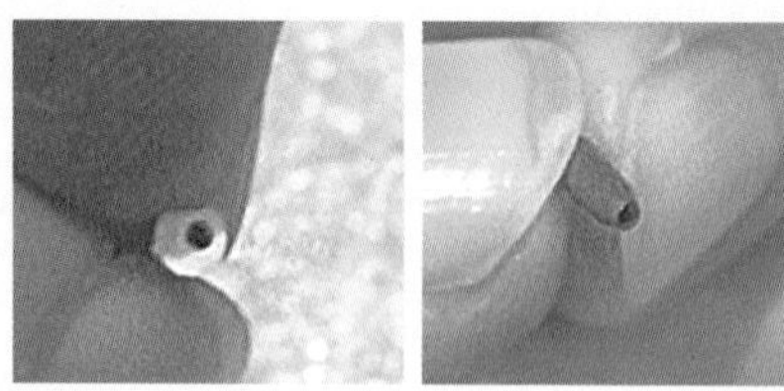

CHAPTER 02

비터널형 중심정맥관 삽입 준비

병동에서 응급으로 비터널형 중심정맥관(C-line)을 삽입하는 일이 있습니다. 그러므로 신규 간호사는 준비하는 물품을 알고 있어야 합니다.

- **준비물** : 중심정맥관, 리도카인, 5mL 주사기(리도카인 재는 주사기), 생리식염수 100mL(C-line 삽입 후 테스트 주입용), 나일론(No 4), 생리식염수 20mL 3개, 포비돈 같은 소독솜, 중심정맥관 삽입 세트, 멸균거즈, 멸균글러브, 주사기 10mL 2개(C-line 삽입 후 regurgitation용), 소공포

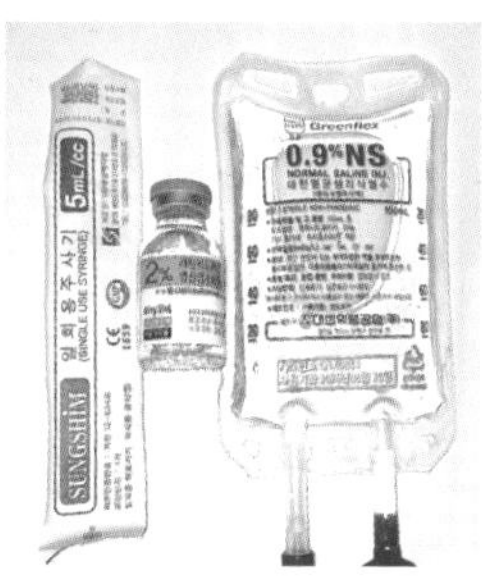

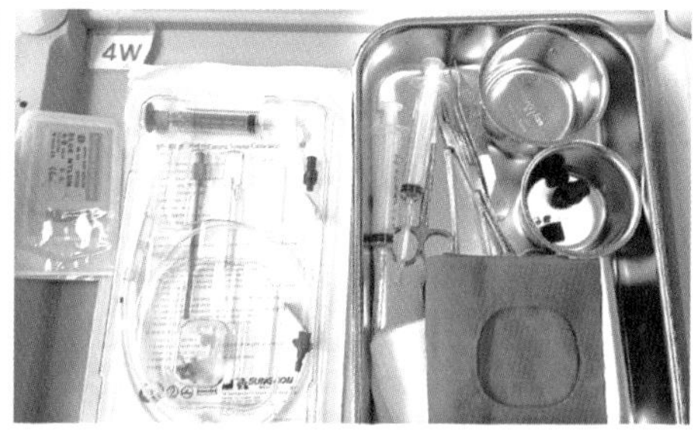

더 알아보기

C-line insert하기 전에 의사가 리도카인을 달라고 이야기할 것입니다. 이때 간호사는 리도카인을 알코올 솜으로 소독하고 의사가 주사를 재기 쉽도록 각도를 잡아 비스듬하게 들어주어야 합니다. 리도카인은 개봉하면 유효기간이 하루입니다.

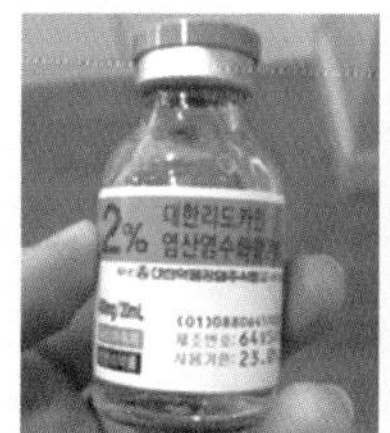

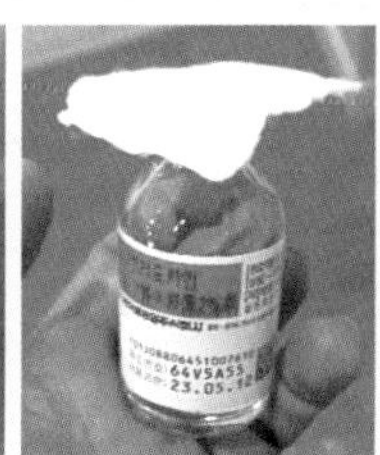

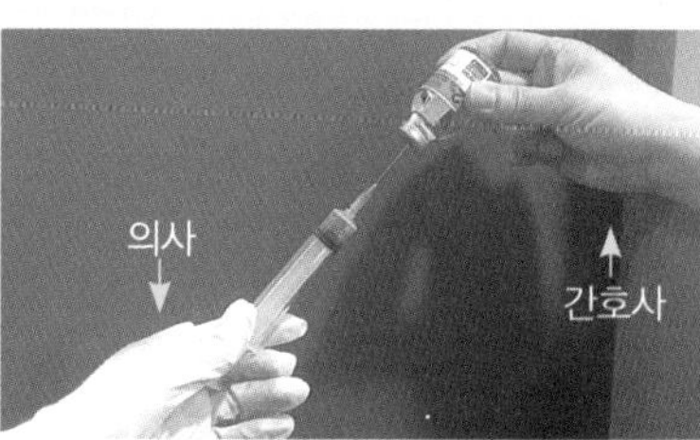

CHAPTER 03 중심정맥관 드레싱과 중심정맥관 제거

1. 중심점맥관 드레싱

chemoport를 사용하지 않을 때는 드레싱을 하지 않아도 됩니다.

- **준비물** : 드레싱 세트, 포비돈 혹은 클로르헥시딘 소독솜, 거즈, 멸균장갑, 투명필름 혹은 거즈와 픽스롤 테이프

1	손소독을 한 뒤, 포비돈 혹은 클로르헥시딘 소독솜과 거즈를 드레싱 세트에 담습니다.	
2	기존의 드레싱 부착물을 뗄 때는 조심해야 합니다. 투명필름 드레싱은 7일에 한 번, 거즈 드레싱은 2일에 한 번 소독합니다. 거즈 드레싱은 중심정맥관을 삽입 후 출혈이나 분비물이 있을 때 적용합니다. 투명필름을 적용했는데 거즈를 안에 적용했다면 삽입 부위가 보이지 않으므로 거즈 드레싱이라고 간주하고 2일에 한 번씩 소독합니다.	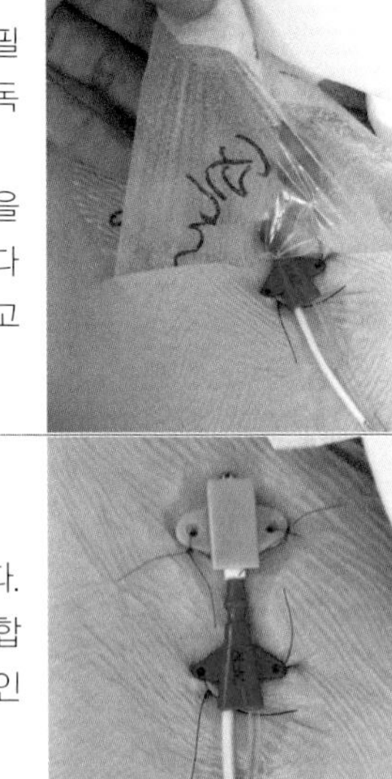
3	부착물을 떼고 난 뒤 손소독을 하고 멸균장갑을 착용합니다. 중심정맥관이 밀려 나왔다면 밀어 넣지 말고 보고를 해야 합니다. 또한 삽입 부위에 발적이나 부종, 분비물이 있는지 확인해야 하며, 염증이 의심되면 flushing은 금기입니다.	

4 소독솜으로 조심히 삽입 부위를 안에서 밖으로 소독합니다.

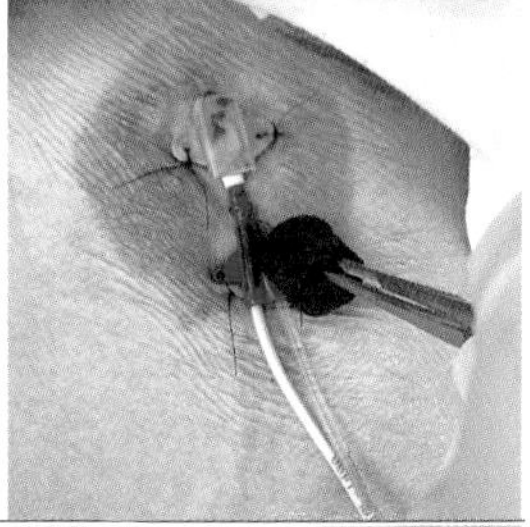

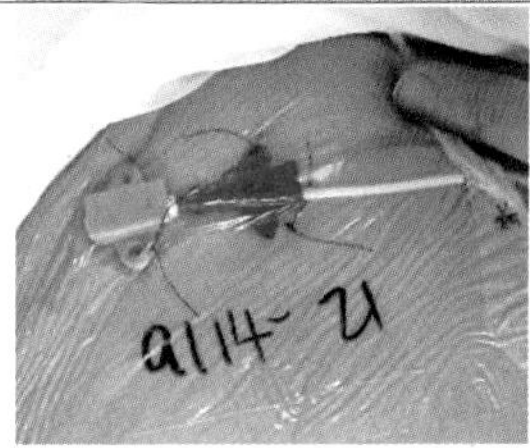

5 포비돈 같은 경우 손으로 부채질하면서 말리지 말고 자연스럽게 말린 후 투명필름 혹은 거즈를 덮습니다. 이때 드레싱한 날짜와 교체 날짜를 적어야 합니다. 드레싱한 뒤 간호기록에도 중심정맥관 삽입 부위를 사정한 내용을 남겨야 한다는 것을 기억하세요.

6 중심정맥관 삽입 부위의 감염예방을 위해 chlorhexidine 겔 패드가 부착된 3M tega-derm CHG를 사용하기도 합니다. 교환주기는 일반 tegaderm과 같은 일주일입니다. PICC가 약간 밀려 나왔다면 드레싱할 때마다 밀려 나온 길이를 tegaderm에 적어서 직전과 비교하여 확인할 수 있어야 합니다. 이때 밀려 나온 catheter는 다시 밀어 넣지 않습니다.

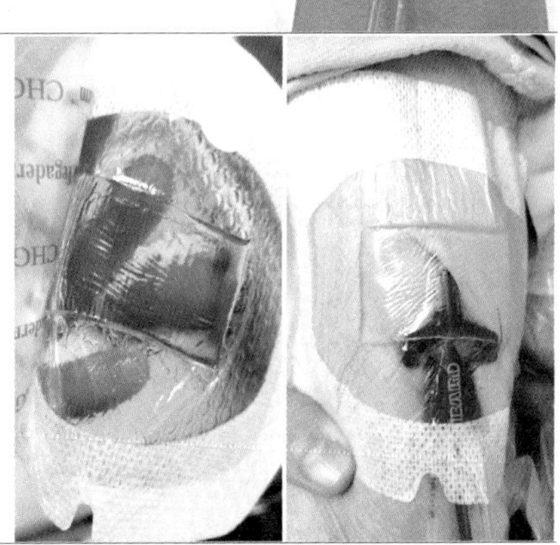

더 알아보기

PICC statlock

PICC를 고정하기 위해 tie를 하는 병원도 있지만 statlock을 사용하는 병원도 있습니다. statlock을 한 경우에는 tie가 필요 없으며, 자칫하면 밀려 나올 수 있으므로 주의가 필요합니다.

① statlock의 양쪽 플라스틱 문을 열어 볼록 나온 부위에 PICC 날개의 구멍을 끼워 고정한 후 열었던 플라스틱 문을 닫으면 고정이 됩니다.

② 피부보호제 패드로 부착할 곳의 피부를 닦고, 마르는 동안 statlock에 PICC를 끼우고 난 후에 피부에 붙이도록 합니다. statlock을 피부에 먼저 붙이고 나서 PICC를 끼우면 환자가 불편할 뿐만 아니라 자칫하면 PICC가 밀려 나온 채 고정될 수 있으므로 피부에 붙이기 전에 먼저 고정을 해야 한다는 것을 기억하세요.

③ 1주일에 한 번 드레싱하면서 함께 교환하도록 합니다.

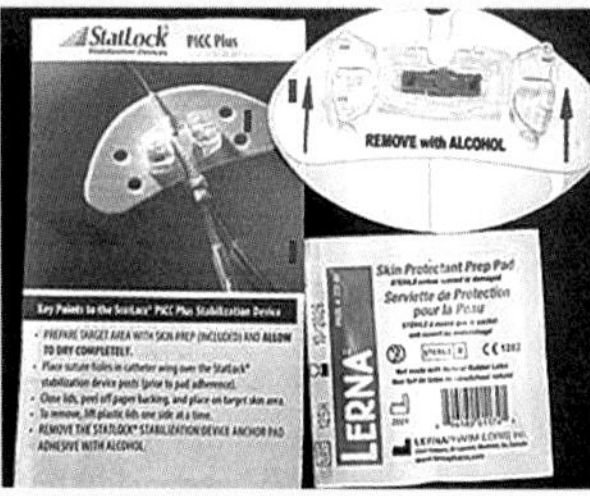

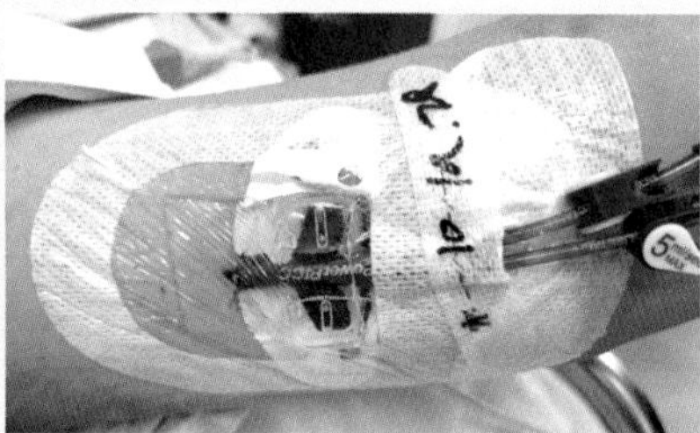

2. 중심정맥관 제거

중심정맥관 제거는 의사가 하지만, 비터널형 카테터는 간호사가 제거하는 일이 있을 수 있습니다. 제거할 때도 멸균의 원칙을 준수한다는 것을 잊지 마세요.

- **준비물** : 포비돈 혹은 클로르헥시딘 소독솜과 멸균 거즈가 들어 있는 드레싱 세트, 소독된 iris scissor 혹은 mass(실밥 제거), 모래주머니, 부착 필름, 멸균장갑

1 가능하다면 제거하는 부위가 심장보다 낮아야 하며, 이런 자세가 힘든 경우에는 앙와위를 취해야 합니다.
손소독을 하고 중심정맥관을 덮고 있는 드레싱 제제를 떼어냅니다.

2 멸균장갑을 착용한 뒤 중심정맥관 삽입 부위를 소독하고 실밥을 뜯어냅니다.

3 중심정맥관을 제거할 때는 공기가 들어가서 색전증을 일으키면 안 되므로 멸균거즈로 꾹 누른 상태에서 환자에게 숨을 참도록 지시합니다. 제거 후 30분 동안은 모래주머니를 이용해 압박하고 24시간 동안 압박드레싱을 유지합니다.

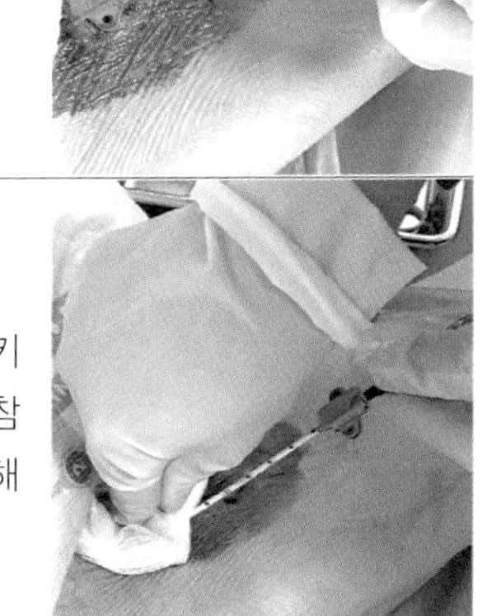

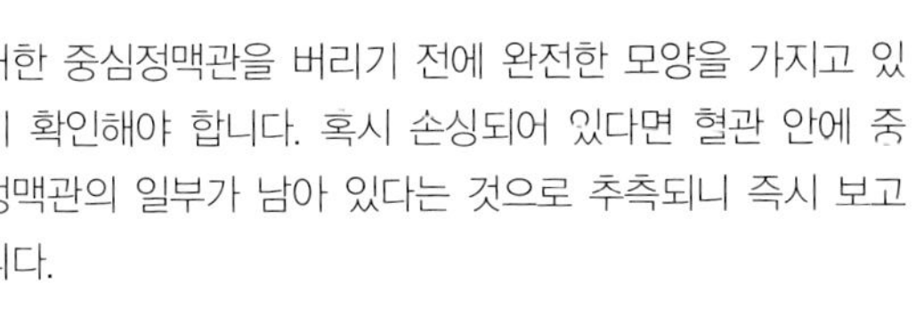

4 제거한 중심정맥관을 버리기 전에 완전한 모양을 가지고 있는지 확인해야 합니다. 혹시 손상되어 있다면 혈관 안에 중심정맥관의 일부가 남아 있다는 것으로 추측되니 즉시 보고합니다.

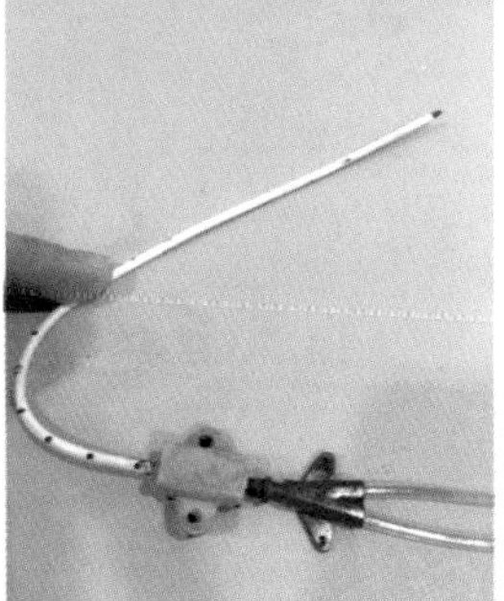

CHAPTER 04

flushing과 locking

1. flushing

의사가 중심정맥관을 삽입한 후에는 간호사가 중심정맥관의 개방성을 유지하기 위해 신경을 써야 하므로 flushing과 locking을 하는 방법을 숙지해야 합니다.

flushing은 약물 주입 전후, 채혈 후, TPN 주입 전후, 사용하지 않는 중심정맥에 시행합니다. 생리식염수 10mL를 flushing하는데 채혈 후나 점성이 있는 약물 주입 후에는 20mL를 flushing합니다(flushing하는 생리식염수의 양은 병원마다 차이가 있습니다). 사용하지 않는 중심정맥관은 매일 생리식염수로 flushing을 하면서 동시에 locking도 해주세요. chemoport는 사용하지 않을 때 flushing은 하지 않아도 되며 월 1회 locking만 하면 됩니다. 이때 정맥 손상 방지를 위해 반드시 10mL 주사기를 사용하는 것이 중요합니다. 10mL 이하의 주사기는 높은 압력을 관에 주게 되어 파열의 위험성이 크므로 꼭 주의하세요.

더 알아보기 

10mL 주사기가 이하 크기의 주사기보다 낮은 압력을 받는 이유

주삿바늘이 끼워지는 부위(주입구)를 보면 이해가 됩니다.

주사기 크기와 상관없이 주입구의 크기는 같기 때문에, 주삿바늘 크기에 상관없이 모든 주사기에 사용이 가능합니다. 같은 압력으로 피스톤을 밀어 넣었다고 가정했을 때 1mL 주사기는 압력이 그대로 100% 주입구로 나가지만, 10mL 주사기는 상대적으로 압력을 덜 받는 것이라고 생각하면 됩니다.

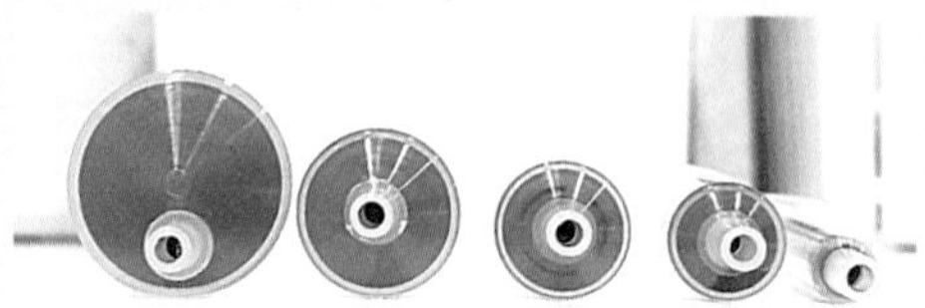

flushing을 할 때는 박동성 관류기법(pulsatile flushing technique)을 적용합니다. 천천히 1mL씩 주입과 멈춤을 반복하면 주입하는 방법이며, 이것을 사용하면 관에서 소용돌이가 치면서 남은 약물이나 침전물을 더 효과적으로 제거하여 막히는 것을 줄일 수 있습니다.

1	손소독 후 injection port는 열지 않고 알코올 솜으로 충분히 소독합니다.	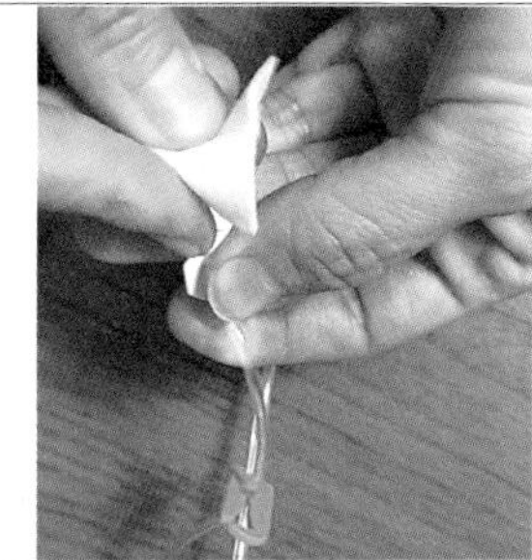
2	생리식염수 10mL를 박동성 관류기법을 이용하여 주입합니다. 생리식염수 locking을 하는 병원이라면 생리식염수를 flushing 하면서 마지막에 locking을 동시에 하면 막힐 확률이 현저히 떨어지겠죠?(locking하는 방법은 135p를 참고하세요) 실제 사용하지 않는 lumen을 생리식염수로 매일 flushing하면서 locking을 하고 있는데 C-line이 막히지 않았던 경험이 많습니다.	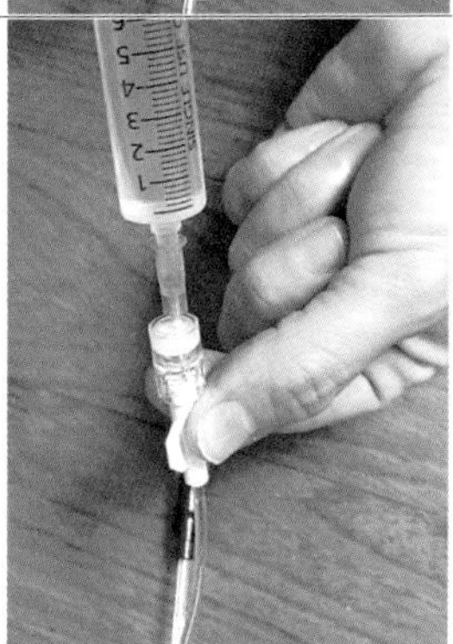
3	생리식염수 주입이 끝나면 알코올 솜으로 port를 충분히 소독합니다.	

더 알아보기

박동성 관류기법이 무엇인가요?

박동성 관류기법이란 박동을 가하듯이 1mL씩 끊어서 넣고 멈추고를 반복하여 주입하는 방법입니다. 10mL 주사기를 이용해야 하며 flushing을 할 때 이 방법을 사용하는 것이 중요합니다.

다음은 검은 먹물을 혈액이라고 가정하고 C-line catheter에 생리식염수 10mL를 두 가지 방법으로 flushing한 것입니다. 이것을 통해 왜 박동성 관류기법으로 flushing을 해야 하는지 알 수 있습니다.

박동성 관류기법을 사용하지 않고 생리식염수 10mL를 쉬지 않고 주입해보니 먹물이 약간 찰랑거리는 정도를 확인할 수 있습니다.

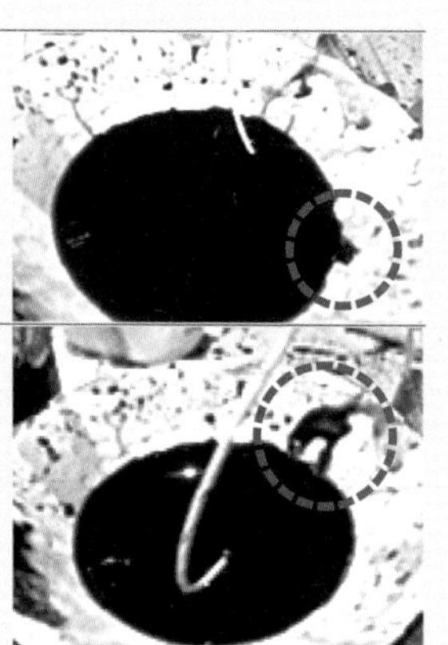

박동성 관류기법으로 생리식염수 10mL를 관에 flushing하였습니다. 1mL씩 주입하고 끊을 때마다 먹물이 더 힘차게 찰랑거리고 소용돌이가 치는 듯한 모양이 보입니다. 즉, catheter 내의 이물질을 더 잘 씻어 낼 수 있다는 말입니다.

2. locking

locking은 가둔다는 의미입니다. 사용하지 않는 중심정맥관은 주 1회 heparin 100unit/mL 혹은 생리식염수로 locking합니다. 생리식염수를 flushing하면서 매일 locking을 하는 병원이라면 따로 locking을 챙길 필요가 없습니다. chemoport는 사용하지 않을 때 월 1회 locking합니다.

1	손위생 후 injection port는 열지 않고 알코올 솜으로 충분히 소독합니다. 생리식염수 10mL를 flushing하면서 관의 개방성을 확인합니다. 25000IU/5mL heparin은 반감기가 90분이며, 5000~1000IU의 heparin은 8시간이 지나면 다시 정맥주사를 해야 합니다. 이 말은 heparin이 8시간 지나면 약효가 없다는 겁니다. 그러므로 heparin을 제거하기 위해 굳이 regurgitation하지 않아도 됩니다.	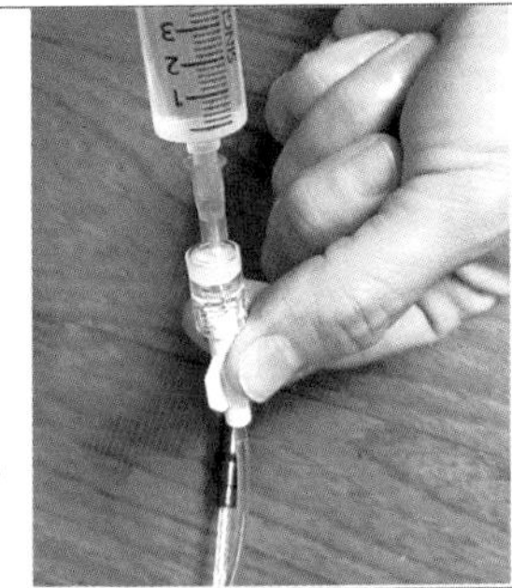
2	생리식염수나 heparin을 주입하면서 동시에 클램핑을 잠그는 양압 기법(positive pressure technique)을 적용합니다. 이렇게 하는 이유는 양압을 유지하여 혈액이 역류해 관에 들어오는 것을 막기 위해서입니다. 주입해야 하는 양보다 0.5mL 더 재면 주입하면서 잠그는 것이 훨씬 수월합니다.	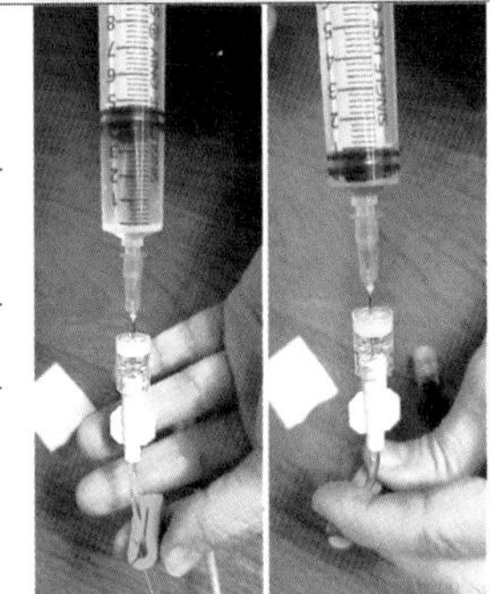
3	클램핑을 하고 injection port를 알코올 솜으로 소독합니다. 1:100 헤파린을 주입할 때 보통 PICC는 3mL, hickman catheter는 5mL, 비터널형 중심정맥관은 3mL를 사용합니다. 주입 용량은 병원마다 다르니 지침을 확인하세요. perm catheter는 투석실에서 드레싱과 locking을 하고 오며 병동에서는 건드리지 않도록 합니다.	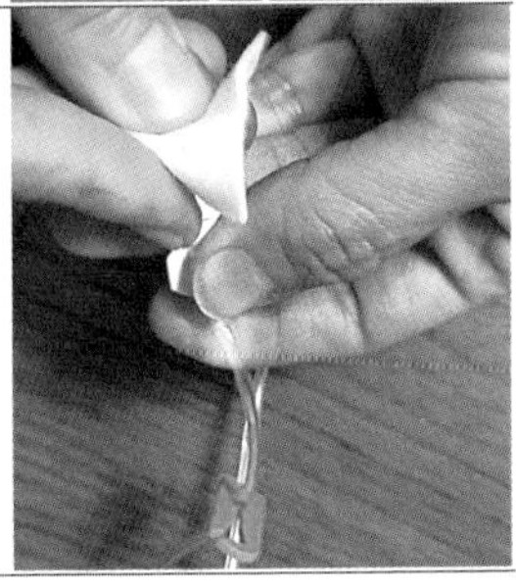

Tip 양압을 유지한 채 잠그는 건 어떻게 하는 건가요?

우리가 보통 약물을 주입할 때 약물을 끝까지 넣고 난 다음에 클램핑을 잠글 겁니다. 하지만 양압을 유지한다는 것은 약물이 주입이 끝나기 전, 주입하면서 동시에 클램핑을 한다는 겁니다.

먹물을 혈액이라고 가정하고 카테터를 먹물 안에 담근 채 두 가지 실험을 해보았습니다. 먹물에 담긴 catheter 안에 생리식염수 3mL를 끝까지 밀어 넣었을 때와, 양압을 유지한 채 잠갔을 때 catheter에 뚫린 구멍을 통해 먹물이 들어오는지를 비교하는 실험입니다.

이 실험을 통해 양압 기법을 적용하면 혈액이 역류하는 것을 막을 수 있다는 것을 알 수 있습니다.

3. locking하면서 injection cap교체

사용하지 않는 C-line의 injection cap에 대한 교체 주기에 대해 정해진 규정은 없지만, 많은 병원이 주 1회 locking할 때, 주 1회 dressing할 때 교체를 합니다. 다음은 헤파린으로 locking하면서 injection cap을 교체하는 방법입니다.

1	손소독을 한 뒤 1:100 헤파린, 10mL 주사기 두 개와 포비돈과 같은 소독솜, 거즈, 생리식염수를 준비합니다. 생리식염수 20mL는 bowl에 담습니다.	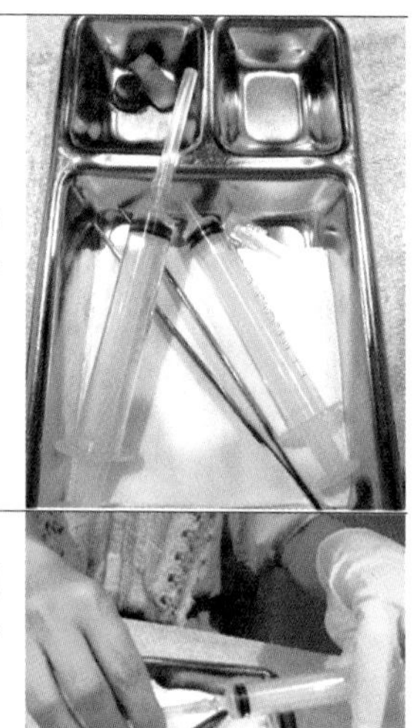
2	한 손에만 멸균장갑을 끼고 주사기 10mL를 잡습니다. 헤파린을 재야 하기 때문에 많이 사용하는 한쪽 손에만 장갑을 껴야 한다는 것을 잊지 마세요.	

3	1:100으로 만들어진 헤파린을 멸균장갑을 끼지 않은 손으로 들고 주사기에 잽니다.	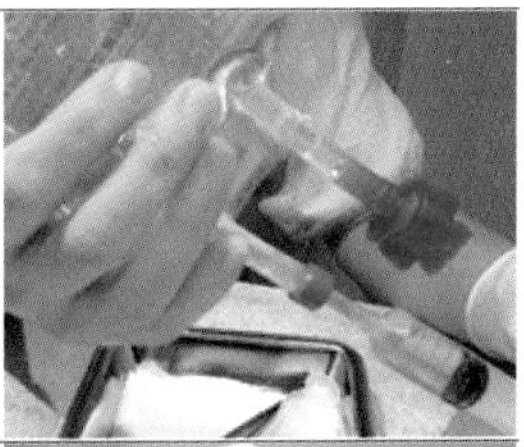
4	이제 나머지 손에도 멸균장갑을 낍니다. 한 손은 C-line을 잡는데 이때부터 C-line을 잡은 손은 오염된 것이니 움직이지 않습니다. 한 손으로만 하기 부담스럽다면 멸균거즈를 이용하여 C-line을 감싸 쥐면 됩니다. 나머지 손은 포비돈으로 injection cap과 그 주변을 소독합니다.	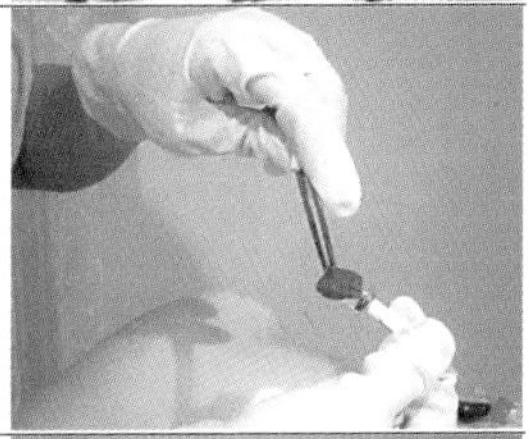
5	소독 후에 injection cap을 빼서 버립니다.	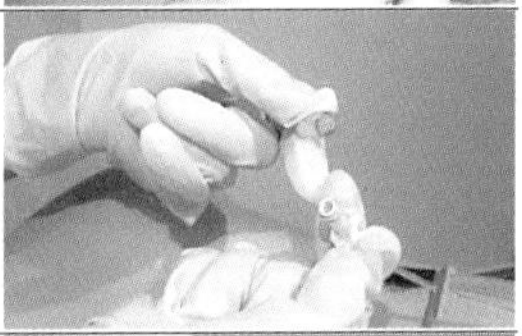
6	cap을 뺀 주입구를 포비돈으로 소독합니다.	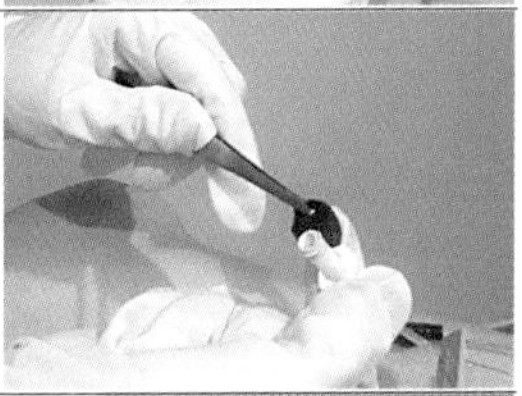
7	생리식염수 10mL를 박동성 관류기법으로 flushing합니다. 그리고 클램핑하는 곳을 소독하고 열어 주세요.	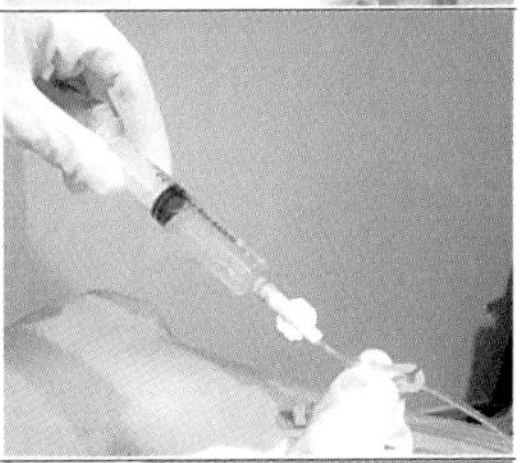
8	flushing이 끝났다면 헤파린 locking을 하기 위해 주사기를 빼야 합니다. 이 과정에서 클램핑을 잠가야 하는데 한 손으로 하기 불편하다면 사진과 같이 손가락으로 꾹 눌러도 됩니다.	

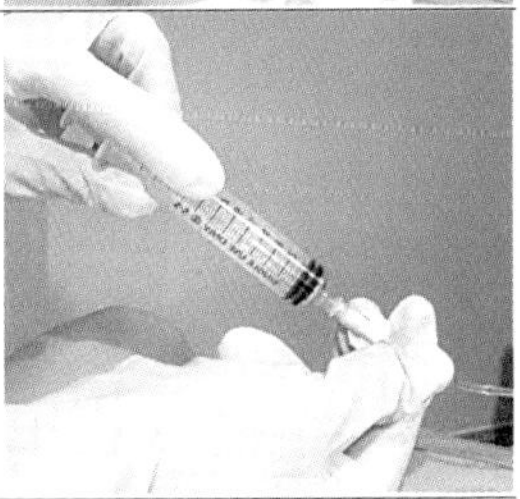

9	heparin을 천천히 주입하면서 양압을 유지한 채 클램핑해 주세요.	
10	헤파린을 주입한 주사기를 빼고 주입구를 다시 포비돈으로 소독합니다.	
11	드레싱 세트에 미리 까서 넣은 injection cap을 가져옵니다.	
12	돌려 끼워서 마무리한 뒤 손소독을 합니다. 교체해야 할 injection cap이 2개라면 왼손은 그대로 움직이지 않은 채로 나머지 한쪽도 진행하며, 드레싱 세트에 주사기와 injection cap을 2회 분량을 준비하면 됩니다.	

Tip **멸균 원칙과 알코올 솜 소독 구분법**

중심정맥관을 통한 감염의 확률은 상당히 높으므로, 간호사는 중심정맥관을 조작할 때 특별히 신경을 써야 합니다.

중심정맥관은 injection cap을 열 때와 열지 않을 때 준수해야 하는 원칙이 다릅니다. cap을 열지 않은 상황이라면 손소독(멸균된 비닐장갑을 착용하면 더욱 좋습니다)과 알코올 솜을 이용한 소독만으로도 처치가 가능하지만, cap을 여는 상황이라면 감염의 위험이 높아지므로 반드시 멸균의 원칙을 지켜서 드레싱 세트, 소독솜, 멸균장갑을 사용해야 한다는 것을 잊지 마세요.

CHAPTER 05

채혈하는 방법과 C-line tip culture

1. blood sampling

중심정맥관을 통해 자주 채혈하게 되면 감염의 위험성이 높아지므로 말초정맥에서 일차적으로 시도해보고, 실패를 하게 되면 중심정맥관을 통해 채혈하는 것으로 합니다. 중심정맥관을 하는 경우는 다양하며 중심정맥관을 가진 환자는 말초에 혈관이 없을 거라는 선입견은 버려 주세요.

TPN이 들어가는 lumen에서는 채혈하지 않습니다. 다중관 중심정맥관은 가장 굵은 lumen에서 채혈하도록 권고하지만, 어느 lumen에서 하느냐보다 얼마나 제대로 sampling을 하느냐가 더 중요합니다.

1	손소독을 먼저 합니다. 수액 주입은 채혈하기 5분 전에 미리 잠그고 생리식염수 10mL를 flushing을 해야 하는데, 수액과 약물의 영향을 받지 않기 위해서입니다. 가급적이면 수액이 들어가지 않는 lumen으로 채혈을 합니다.	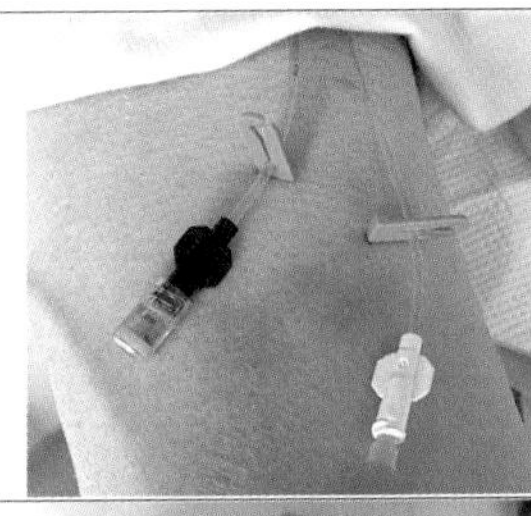
2	injection cap을 통해서 sampling을 할 것이므로 알코올 솜으로 5초 이상 소독합니다.	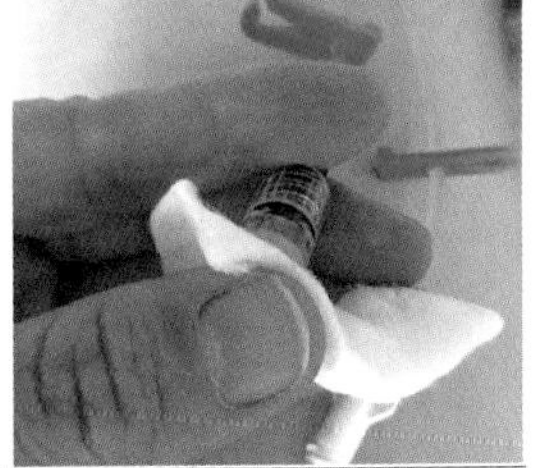

3	처음 나오는 혈액 5mL는 버려 주세요. 흡인한 혈액은 다시 넣지 않습니다. 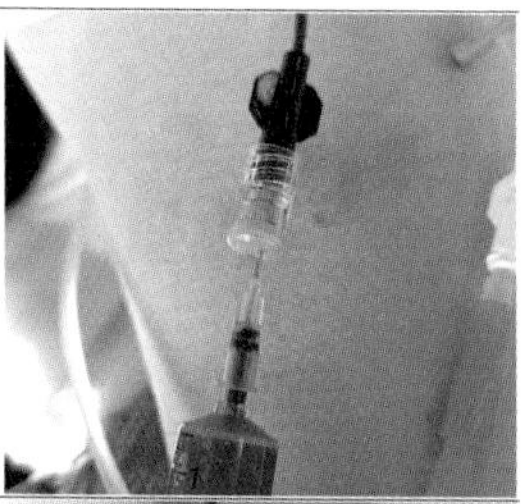
4	클램핑을 잠그고 주사기를 뺀 뒤 캡을 알코올 솜으로 다시 소독해주세요. 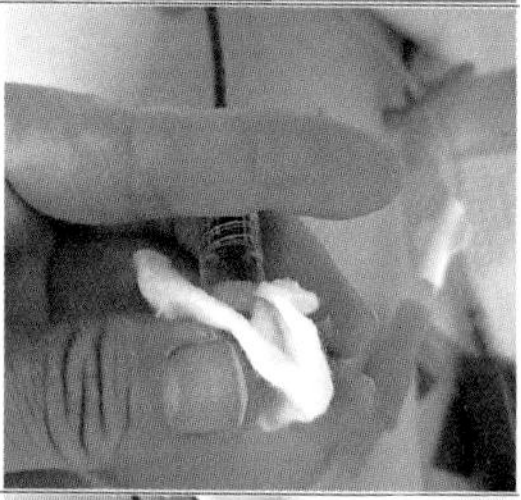
5	채혈할 주사기를 꽂고 클램핑을 푼 뒤 필요한 만큼 채혈을 합니다. 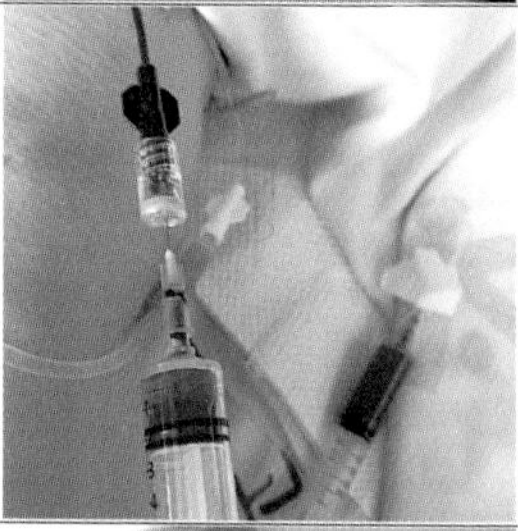
6	클램핑을 하고 채혈한 주사기를 빼주세요. 검체용기에 혈액을 담고 캡을 알코올 솜으로 다시 소독합니다. 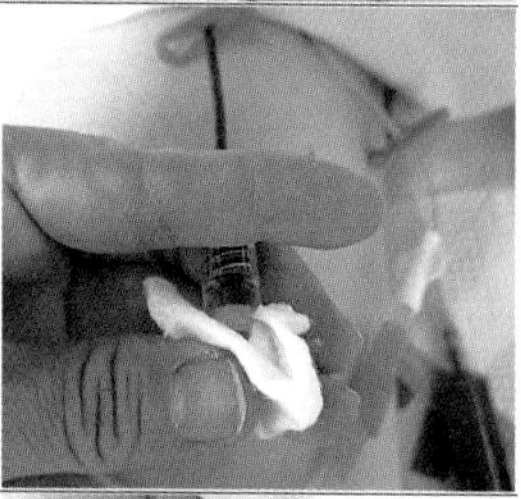
7	생리식염수 20mL를 재어서 캡에 꽂고 클램핑을 열어 주세요. 채혈한 후에는 flushing을 할 때 20mL를 해야 하는데, 채혈로 인해 관에 혈전이 생길 위험성이 높기 때문입니다. 박동성 관류기법으로 flushing을 하면서 동시에 locking해주세요. 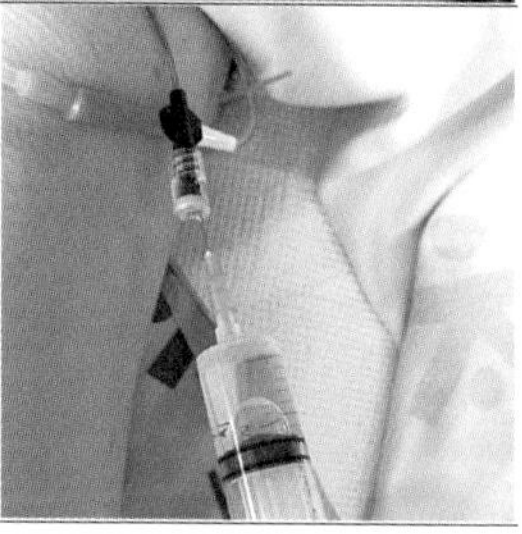

8 마지막으로 알코올 솜으로 캡을 소독합니다.

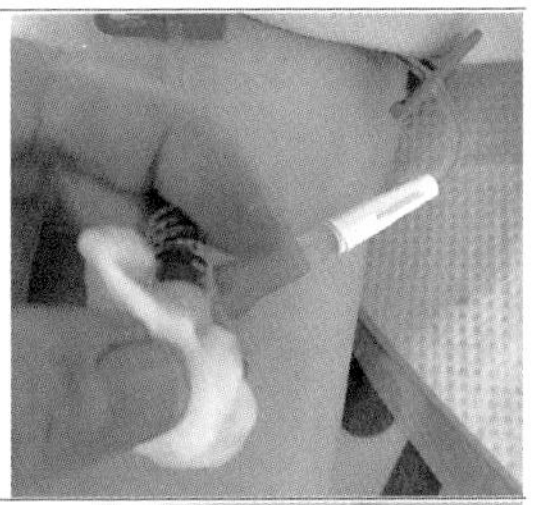

9 다른 lumen에 수액이 들어가고 있었다면 잠갔던 수액을 다시 풀어서 속도를 맞추어 주세요. 실제 이 단계에서 수액을 다시 틀어준다는 것을 잊는 경우가 많으니 주의하세요.

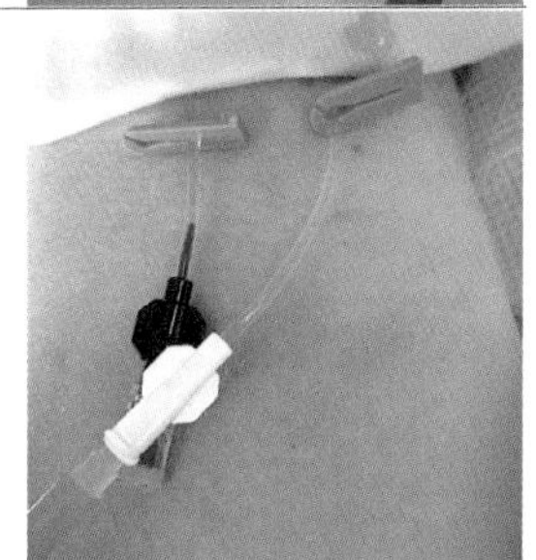

2. C-line tip culture

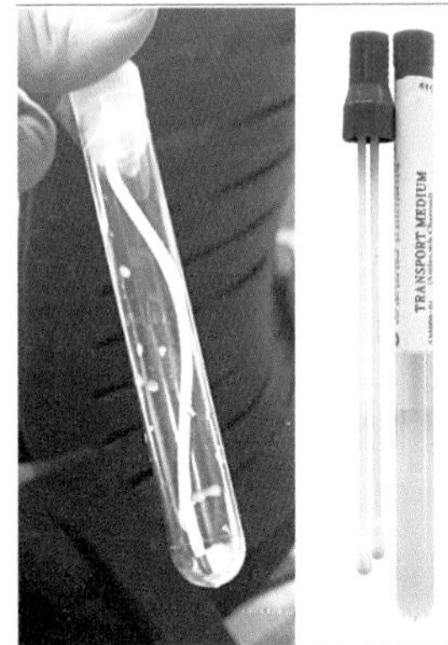

C-line을 가진 환자가 열이 나는 경우는 가끔 보게 되는데 이때는 C-line을 제거하고 다른 부위에 다시 찌르게 됩니다. 제거한 C-line의 끝부분을 멸균가위로 자른 후 urine culture 통과 같은 멸균된 검체통에 넣어서 배양검사를 하게 되며, 수송배지에 넣어서 배양검사를 하는 것도 가능합니다.
오른쪽 사진이 수송배지인데, 검사 나갈 tip을 배지 안에 넣고 면봉이 달린 뚜껑을 그냥 닫으면 됩니다.

CHAPTER 06

헤파린 1:100 만드는 방법

헤파린은 고위험 약물이므로 특별히 주의해야 합니다. 헤파린은 1:100으로 제조된 제품이 있고, 간호사가 1:100으로 만들어야 하는 제품도 있으니 구분을 해야 합니다. 이를 구분하지 못하고 사용하면 투약사고가 일어나는 것이니 주의하세요.

그렇다면 1:100은 무슨 의미일까요?

용액(생리식염수) 1mL + 헤파린 100단위 → 1:100

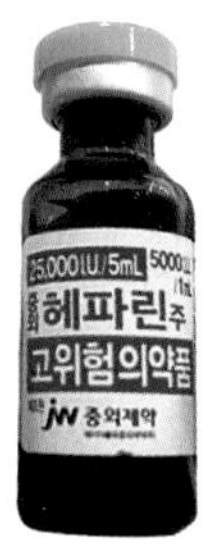

헤파린 단위는 다양하므로 병원에서 쓰는 헤파린 단위를 꼭 확인하세요.

왼쪽 사진의 경우는 5mL에 25000단위, 1mL는 5000단위라고 적혀 있습니다.

1:100이 아니고 1:5000이라는 말이며, 이 헤파린 용액은 간호사가 직접 1:100을 만들어야 한다는 것입니다.

생리식염수 1mL에 헤파린 100단위가 섞이면 1:100이라고 부릅니다.

생리식염수 100mL를 사용한다면 헤파린 10000단위가 들어가야지 1:100이 되는 것입니다.

그렇다면 필요한 것은 헤파린 10000단위입니다.

1mL가 5000단위라고 했으므로 10000단위는 2mL입니다.

생리식염수 98mL에 10000단위인 2mL를 섞으면 1:100이 된다는 겁니다.

그렇다면 생리식염수 10mL를 이용하여 1:100을 만들어야 한다면 어떻게 할까요?

생리식염수 10mL라면 헤파린은 1000단위가 들어가게 되면 1:100이 되므로 헤파린 1000단위가 있으면 됩니다.

1mL가 5000단위라고 했으므로 1000단위는 0.2mL입니다.

생리식염수 9.8mL에 1000단위인 0.2mL를 섞으면 1:100이 완성됩니다.

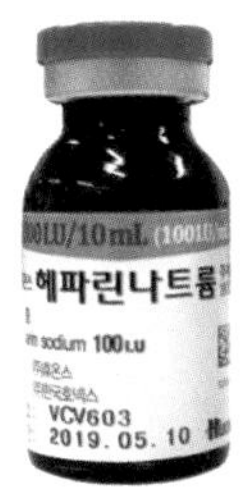

왼쪽 사진은 10mL에 헤파린 1000단위가 mix되어 있습니다.
다시 말해 1mL에 헤파린 100단위가 mix되어 있다는 것입니다.

이렇게 1:100으로 만들어져 나온 제품을 사용하면 바로 뽑아서 사용하면 되니 투약사고뿐만 아니라 1:100 헤파린을 만드는 과정에 있을 수 있는 감염의 위험성도 줄일 수 있습니다.

CHAPTER 07

IV side injection과 IV set 교체하는 방법

1. IV side inject

1	손소독을 한 뒤 알코올 솜으로 injection cap을 5초 이상 소독합니다.	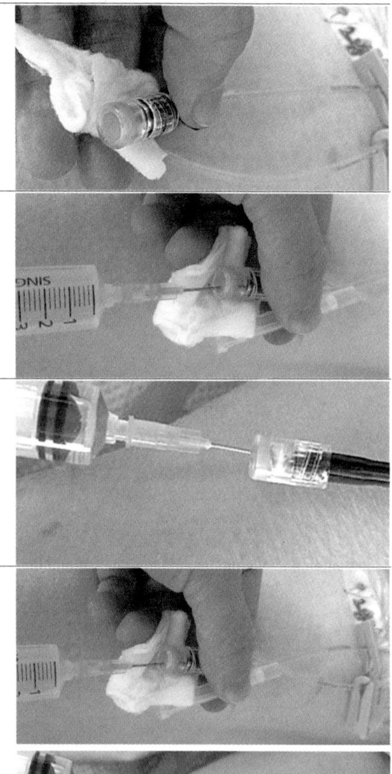
2	약물 주입 전에 먼저 생리식염수 10mL를 박동성 관류기법으로 천천히 주입합니다.	
3	약물을 주입합니다.	
4	약물 주입이 끝나면 다시 생리식염수 10mL를 박동성 관류기법으로 천천히 주입하면서 동시에 클램핑을 합니다. 마지막으로 알코올 솜으로 닦아 줍니다.	

2. IV set 교체하는 방법

수액이 24시간 동안 주입되고 있다면 별도의 flushing은 하지 않아도 무방합니다. 하지만 주입되는 속도가 너무 느리다면 막힐 우려가 있으므로 이때는 flushing이 필요합니다.

1	수액세트를 교체하기 위해서는 멸균의 원칙을 지켜야 합니다(hub가 열고 닫히기 때문). 포타딘 등의 소독솜, 생리식염수와 주사기를 준비합니다.	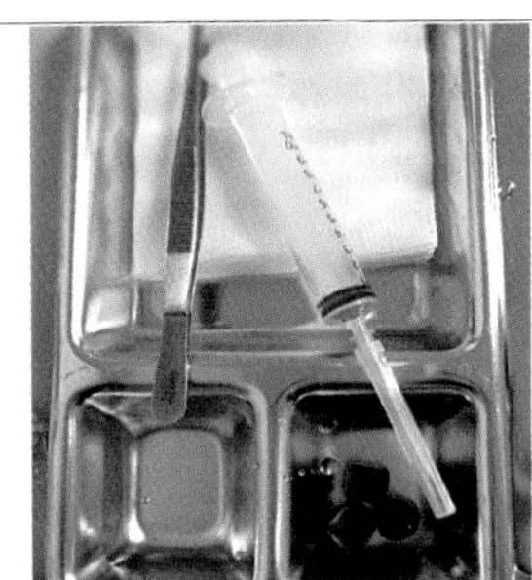
2	클램핑을 잠가 주세요. 왼손에 멸균장갑을 끼고 거즈를 이용해 수액세트와 C-line의 주입구(hub)를 감싸 줍니다. hub를 통해 C-line감염이 많이 일어난다는 것을 주의하세요.	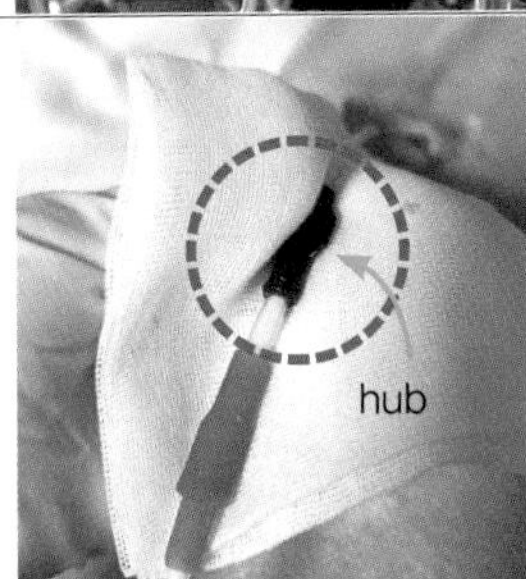
3	소독솜을 이용해 hub를 꼼꼼이 소독합니다. 멸균장갑을 낀 왼손으로 수액세트를 잡아 뺄 것이므로 클램핑과 수액세트까지 넓게 소독하는 것이 포인트입니다.	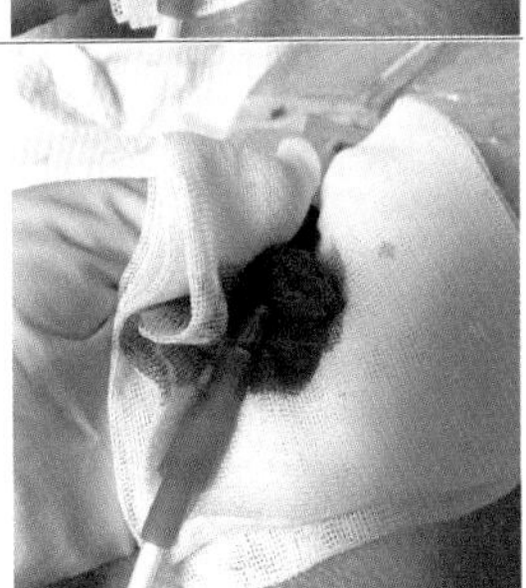

4	수액세트를 빼고 생리식염수 5~10cc로 채워진 10cc 주사기를 끼웁니다. 클램핑을 푼 뒤 박동성 관류기법으로 주입하고 나서 다시 클램핑을 잠급니다. 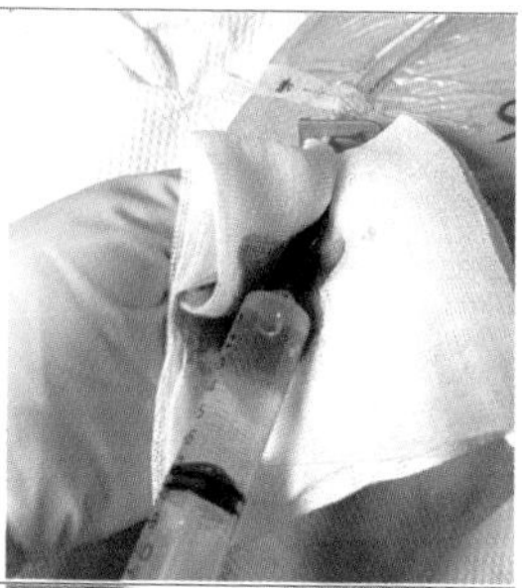
5	새로운 수액세트를 연결하고 클램핑을 푼 뒤 주입 속도를 조절합니다. 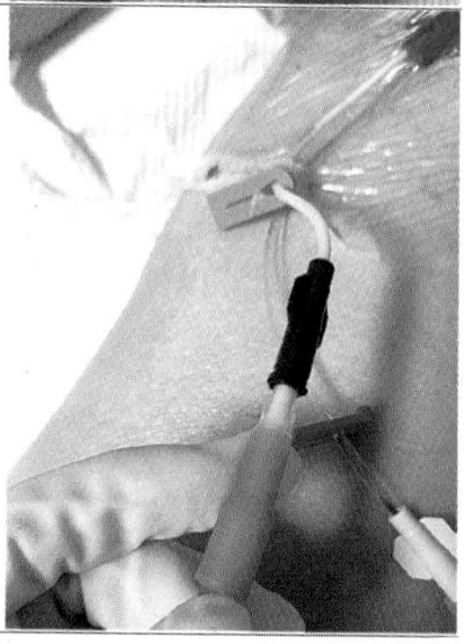

CHAPTER 08

chemoport 관리

항암치료를 받거나 오랫동안 수혈이나 정맥주사를 맞아야 할 때 chemoport를 심는 경우가 많습니다. chemoport는 다른 중심정맥관과는 달리 관리를 잘한다면 수년 동안 사용 가능합니다. 사용하지 않는 동안은 별도의 소독이나 관리를 하지 않아도 되고 관이 노출되지 않아서 불편감이 없다는 장점이 있습니다.

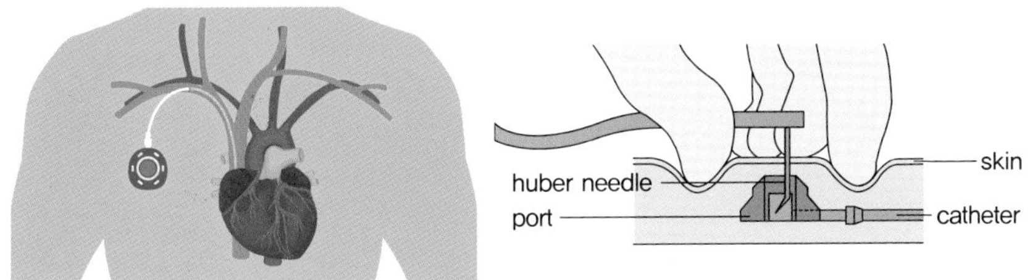

1. chemoport를 통해 수액을 주는 방법

- **준비물** : 드레싱 세트, 포타딘 혹은 클로르헥시딘 소독볼, 거즈, chemoport 전용 니들(후버니들), 10mL 주사기, 멸균투명필름, 멸균장갑, 소공포, 생리식염수

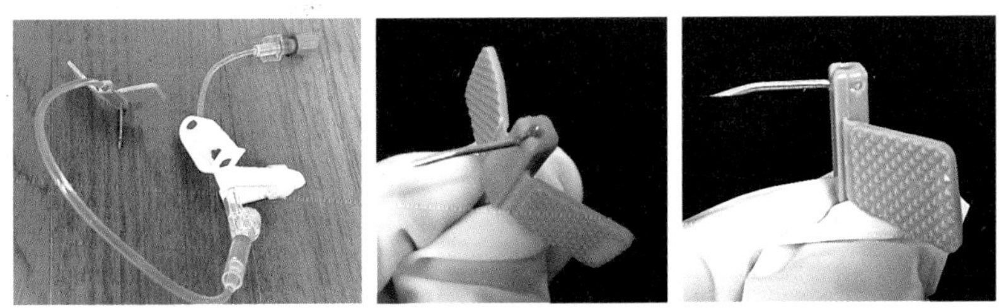

케모포트 전용(19G) 니들이며 성인은 19G를, 소아는 22G를 흔하게 사용합니다.

1	먼저 손소독을 합니다. 생리식염수는 bowl에 부어 두고, 주사기와 케모포트 니들은 오염되지 않게 세트 안에 떨어뜨립니다.	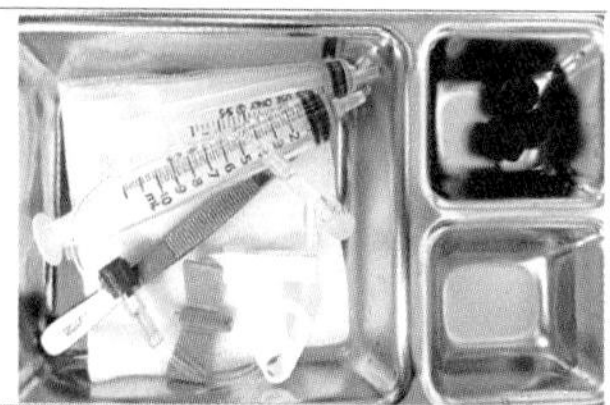
2	멸균장갑을 착용하고 생리식염수를 주사기에 잽니다.	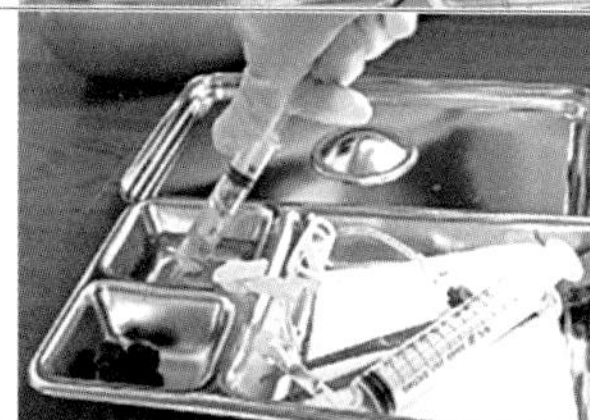
3	클램핑이 열려 있는지 확인합니다.	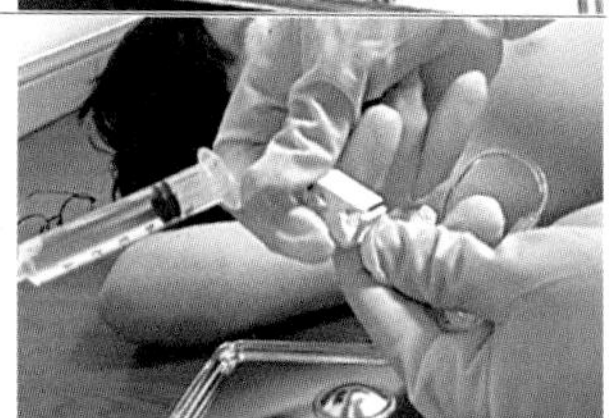
4	파란 뚜껑을 분리합니다.	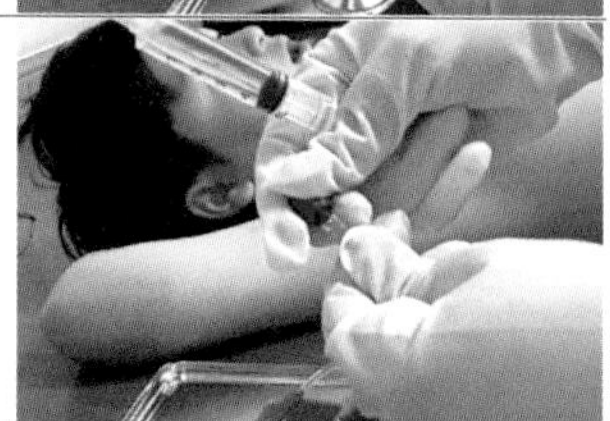
5	생리식염수를 한번 통과시키면서 공기를 뺍니다. 공기를 다 뺐으면 다시 클램핑을 잠가 주세요.	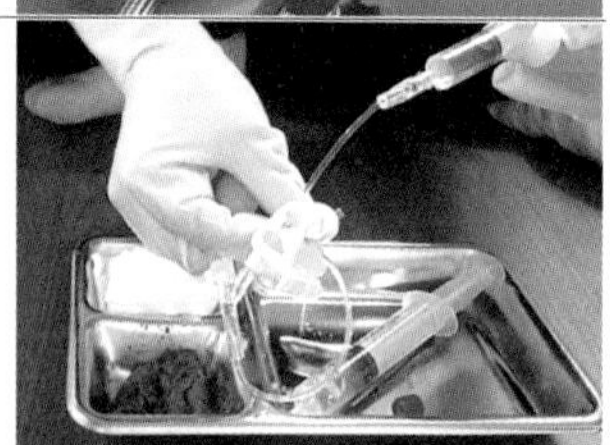
6	케모포트 부위를 소독솜으로 3회 반복하여 소독합니다. 이때 소공을 쓰지 않아도 무방합니다.	

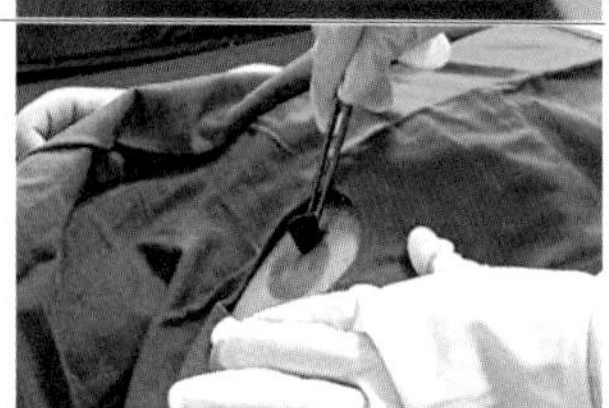

7	케모포트 니들의 평평한 면이 환자에게 닿도록 날개가 위로 향하게 잡습니다. 케모포트의 중앙에 꽂을 위치를 확인하고 한 번에 직각으로 꽂으면 바늘 끝에 쇠가 닿는 느낌이 듭니다.	
8	clamp를 열고 생리식염수가 재어진 10mL 주사기를 뒤로 당겨 혈액이 regurgitation 되는지 확인합니다. 확인되었다면 다시 clamp를 잠그고 소공포를 조심히 벗겨주세요.	
9	멸균투명필름으로 케모포트를 고정시킵니다.	

2. chemoport 관리 시 주의사항

- 수액을 연결해야 한다면 IV line을 연결하면 됩니다. 그리고 clamp를 푸는 것을 잊지 마세요.
- 수액을 지속해야 한다면 케모포트 니들은 주 1회 교체를 해주세요. 케모포트를 사용하지 않을 때는 드레싱을 하지 않아도 됩니다.
- 수액이 종료되어 더 들어가지 않는다면 생리식염수 10mL를 박동성 관류기법으로 flushing하고 1:100 heparin 5mL를 주입하면서 양압을 유지한 채 clamp를 잠가 주세요.
- 케모포트 니들을 빼기 전에 heparin locking을 해야 한다는 것을 명심해야 합니다.

- 케모포트 니들을 뺄 때는 케모포트를 손으로 지지한 채 조심히 뺍니다. 뺀 자리에는 작은 거즈 혹은 밴드를 붙여 주면 됩니다.
- 수액을 맞지 않는 환자는 월 1회 헤파린 locking을 해야 합니다.

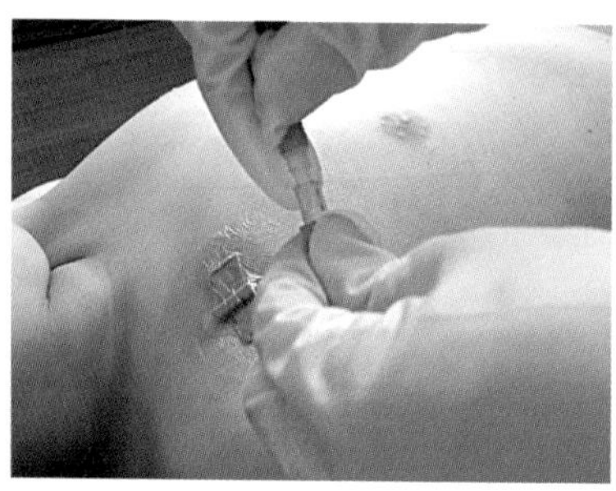
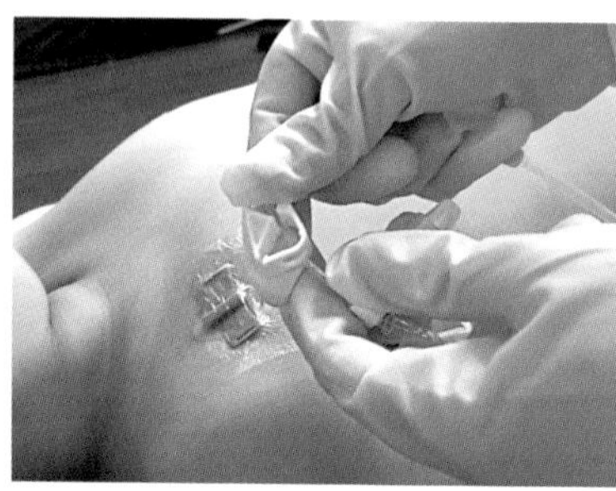

더 알아보기

다음은 오른쪽 쇄골 밑에 케모포트를 삽입한 환자의 사진입니다. 케모포트를 삽입한지 얼마 되지 않았기 때문에 시술한 곳에 드레싱이 필요합니다. 하지만 상처가 다 아물고 나서는 드레싱을 더 이상 하지 않아도 되며, 공기 중에 노출하고 있어도 됩니다.
케모포트가 다른 중심정맥관과 달리 일상생활에 지장이 없다는 것이 큰 장점이기도 합니다. 항암제 투여 목적으로 케모포트를 하는 경우가 대부분이기 때문에 의외로 말초 정맥이 좋은 환자가 많습니다. IV가 처방나면 무작정 케모포트를 사용하지 말고 말초 정맥을 먼저 확인해보세요.

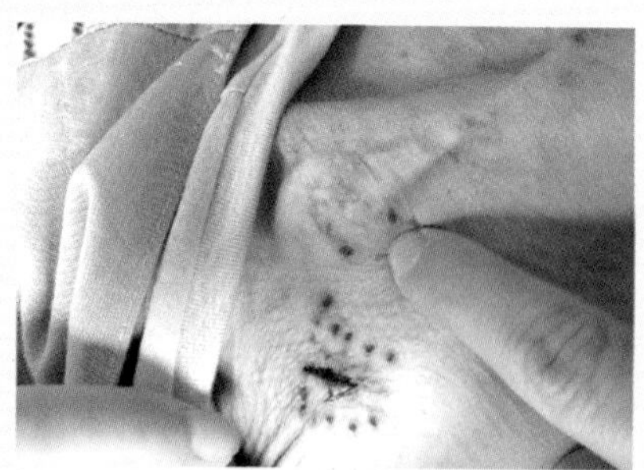

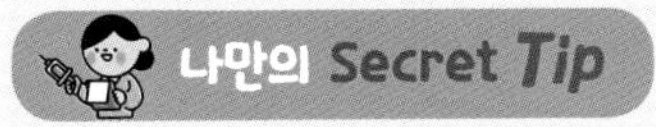
나만의 Secret Tip

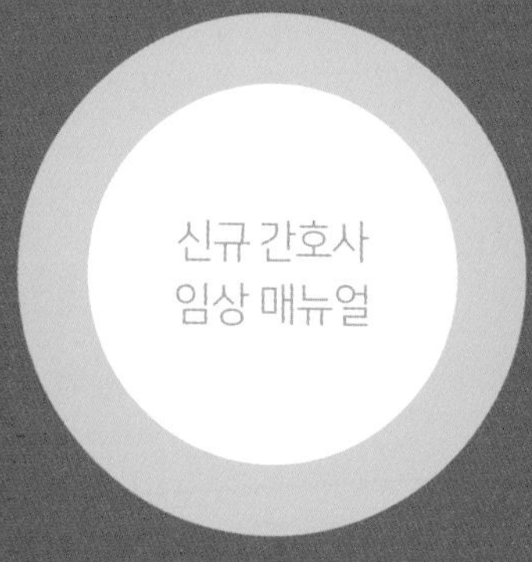

병원에서는 당뇨병 환자를 많이 보게 되므로 신규 간호사는 당뇨병 관리에 대해서 반드시 알고 있어야 합니다. 특히 고혈압과 당뇨병처럼 만성질환 환자들은 본인의 질병에 대해 많은 지식과 경험이 있다 보니 의료진으로서 전문적인 지식과 기술을 가지고 응대해야 한다는 것을 잊지 마세요.
대한당뇨병학회의 기준에 따르면 식전 혈당이 126mg/dL 이상, 식후 혈당이 200mg/dL 이상, 당화혈색소(HbA1c) 수치가 6.5% 이상이면 당뇨병이라고 진단합니다.

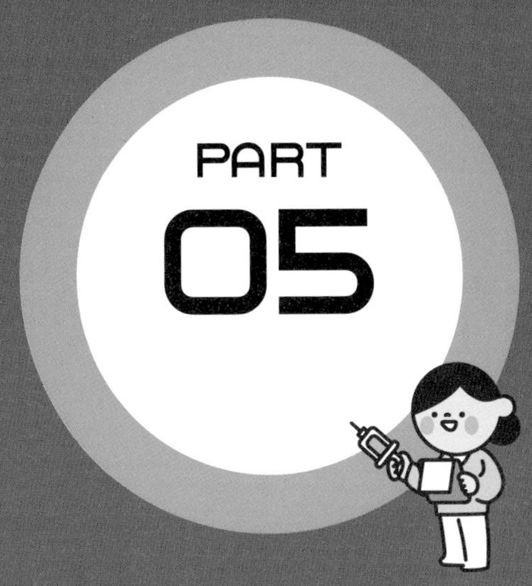

당뇨 환자 간호

CHAPTER 01

식사 인슐린과 기저 인슐린

인슐린 제품은 다양하며 이러한 제품들을 알기 전에 식사 인슐린과 기저 인슐린의 개념을 먼저 알아야 할 필요가 있습니다.

식사 인슐린	기저 인슐린
레귤러 인슐린(휴먼 인슐린) 인슐린 유사체 이름 : 아스파트, 리스프로, 글루리신	인슐린 유사체 이름 : 데글루덱, 글라진
식사 15분 전에 주사해야 하며 식사 후에 포도당을 빠르게 떨어뜨리는 인슐린입니다. 식사를 거른다면 주사하면 안 됩니다. 상품화한 것으로는 휴마로그퀵펜(리스프로), 노보래피드(아스파트), 애피드라 솔로스타(글루리신) 같은 초속효성과, 휴물린알(휴먼 인슐린), 노보린알(휴먼 인슐린) 같은 속효성이 있습니다. 레귤러 인슐린(우리 몸의 인슐린과 동일)은 식사 30분 전에 주사하며 지속시간이 8시간까지 가기 때문에 자칫하면 다음 식사 인슐린을 맞고 나서 중복효과가 나타나 저혈당의 위험성에 빠질 수가 있습니다. 이러한 레귤러 인슐린의 단점을 보완해서 나온 제품이 아스파트, 리스프로, 글루리신 등이며 작용 시간이 4시간까지라서 다음 식사 인슐린에 영향을 주지 않는 장점이 있습니다. 저녁 식사 인슐린을 맞고 나면 취침 전에 한 번 더 혈당검사를 해야 합니다. 이렇게 혈당검사를 자주 해야 하는 불편함을 없애기 위해 나온 제품이 혼합형 인슐린 펜입니다. 혼합형 인슐린은 초속효 혹은 속효성 인슐린에 중간형 인슐린을 섞은 제품입니다.	하루에 일정하게 혈당을 유지하게 하는 인슐린을 기저 인슐린이라고 합니다. 우리 몸은 24시간 동안 뇌와 장기가 활동하므로 포도당이 늘 필요합니다. 그만큼 인슐린도 늘 필요한 겁니다. 식사 후에는 혈당이 올라가게 되는데, 당뇨가 아닌 사람은 그만큼 인슐린이 분비가 되지만 당뇨를 가진 사람은 혈당을 떨어뜨릴 수 있는 인슐린 용량이 더 필요하게 됩니다. 그래서 기저 인슐린을 맞으면서 식전에 식사 인슐린을 맞아야 하는 겁니다. 상품화한 것이 란투스(글라진), 투제오(글라진), 트레시바(데글루덱) 등입니다.

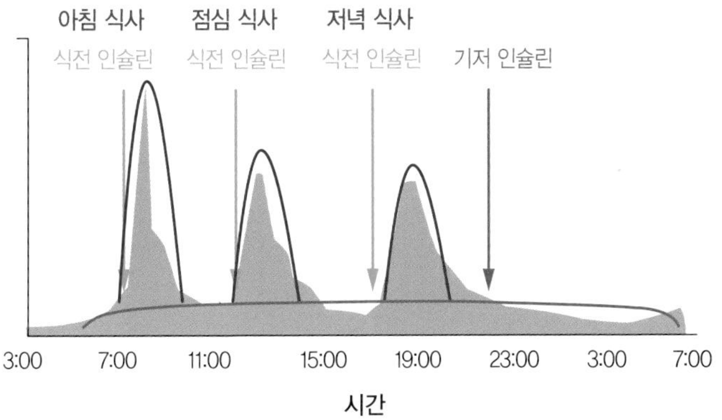

더 알아보기

혼합형 인슐린 펜 숫자의 의미는?

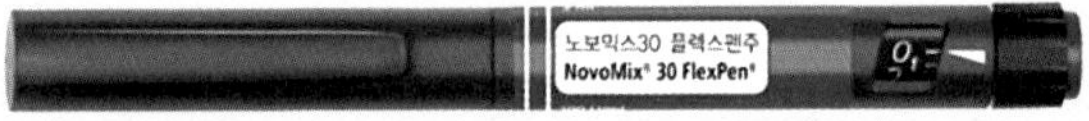

- **휴물린7 : 3** → NPH 인슐린 70%+regular 인슐린 30% 혼합액
- **노보믹스30** → 인슐린아스파트 30%+인슐린아스파트-프로타민결합형 70%
- **휴마로그믹스25** → 인슐린리스프로 25%+인슐린리스프로프로타민현탁액 75%
- **노보믹스50** → 인슐린아스파트 50%+인슐린아스파트-프로타민결합형 50%
- **휴마로그믹스50** → 인슐린리스프로 50%+인슐린리스프로프로타민현탁액 50% 혼합액

※ 프로타민은 초속효 혹은 속효성 인슐린에 결합하여 지속시간을 길게 해주는 효과가 있습니다.

Tip **아침 7시, 점심 12시에 식사하는 당뇨 환자를 예로 들어 인슐린을 이해해 봅시다.**

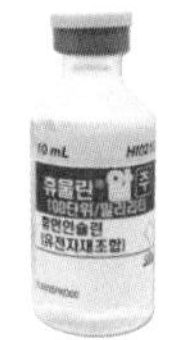

레귤러 인슐린을 맞는 환자(속효성)

- 혈당검사와 인슐린 맞는 시간 : 6시 30분
- 레귤러 인슐린 지속시간 : 8시간
- 오전 6시 30분~오후 2시 30분까지 인슐린 효과가 있습니다. 점심 식전 인슐린의 영향을 받습니다. 점심 식전 인슐린은 11시 30분에 주사하니까 겹치게 되어 저혈당 위험이 있습니다.

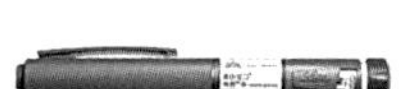

휴물린퀵펜을 맞는 환자(초속효성)

- 혈당검사와 인슐린 맞는 시간 : 6시 45분
- 휴마로그퀵펜 지속시간 : 4시간
- 오전 6시 45분~10시 45분까지 인슐린 효과가 있습니다. 점심 식전 인슐린의 영향을 받지 않습니다. 점심 식전 인슐린은 11시 45분에 주사하기 때문입니다.

최근에는 이러한 차이로 인해 휴물린퀵펜을 레귤러 인슐린보다 더 많이 사용합니다. 식전에 주사를 해야 하며 식사를 먹지 않으면 저혈당에 빠질 수 있다는 것을 반드시 기억하세요(환자의 식사 가능성 확인).

CHAPTER 02

인슐린의 구분

구분	상품명	발현시간	최대 효과시간	지속시간	투약시간
초속효성	휴마로그퀵펜, 노보래피드, 에피드라 솔로스타	5~15분	30분~ 1시간 30분	2~4시간	식전 15분 이내
속효성	휴물린알, 노보린알	30~60분	2~3시간	3~8시간	식전 30분 이내
중간형	휴물린엔, 노보린엔	2~4시간	6~10시간	10~16시간	식전 30분
혼합형 (초속효성+중간형)	휴마로그믹스25, 노보믹스30	5~15분	30분~ 12시간	10~24시간	식전 15분 이내
혼합형 (속효성+중간형)	휴물린70/30	30~60분	2~12시간	10~24시간	식전 15분 이내
지속형 (기저 인슐린)	란투스, 투제오, 트레시바, 레버미어	2~4시간	일정함	24시간	식사시간과 상관없이 일정시간에 투여

CHAPTER 03

인슐린 피하주사 방법

- 배꼽을 중심으로 5cm 반경 안은 혈관이 풍부하므로 주사하지 않습니다. 주사와 주사 사이는 1cm 간격을 두어야 하며, 같은 부위에 반복적으로 주사하였을 때는 지방이 위축되고 피부가 변성하여 인슐린의 흡수가 떨어지고 통증이 심해집니다.
- 인슐린 흡수가 잘 되는 순서 : 복부 > 상완부 > 대퇴부 > 둔부
- 복부는 운동으로 영향을 받지 않으므로 흡수율의 변화가 없어 안정적인 부위입니다. 한 부위를 돌아가면서 모두 주사 후에 다른 부위로 넘어갑니다. 환자의 상두대 옆에 붙여 두어 주사를 한 후에 주사 부위에 동그라미를 하고 주사 날짜와 시간과 단위를 기재합니다.

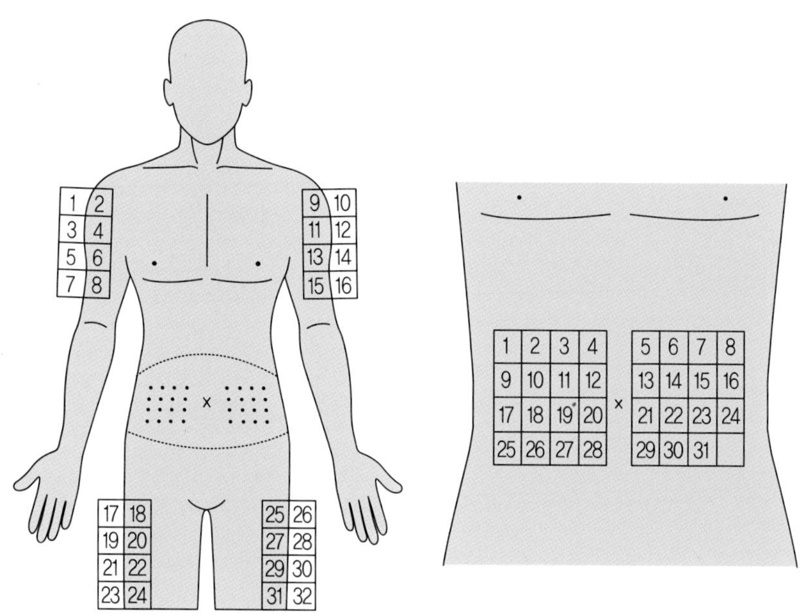

CHAPTER 04

인슐린 펜 조작방법

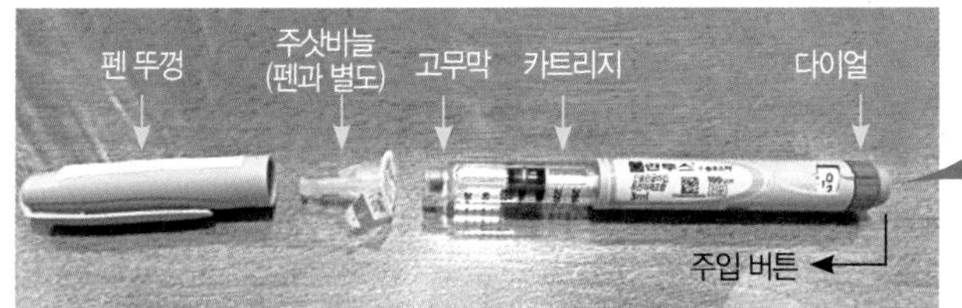

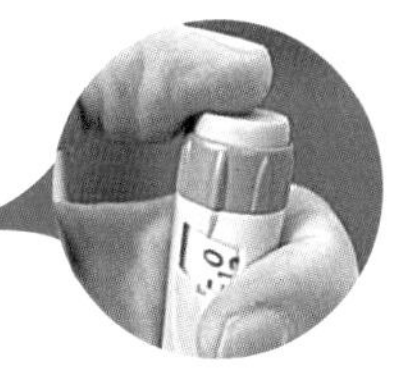

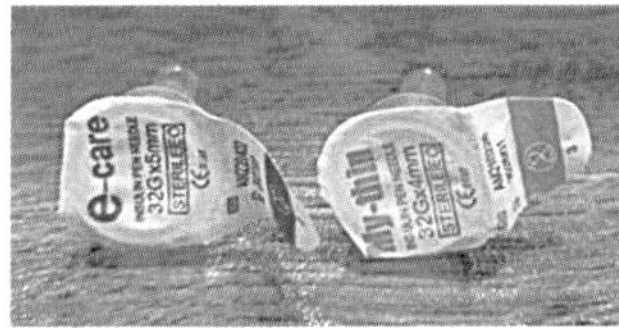

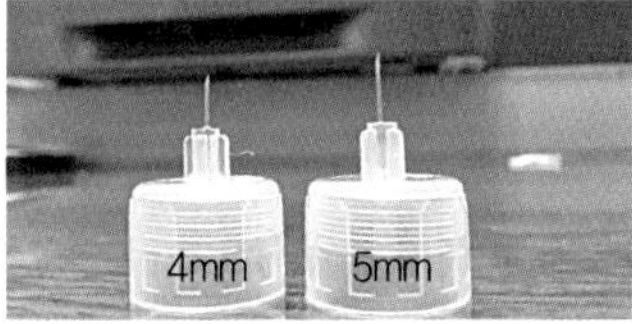

주삿바늘은 보통 4~5mm를 사용하며, 마른 환자는 4mm를 사용해주세요.

1	손소독을 합니다. 카트리지의 여유분이 얼마 남지 않았을 때 미리 선배 간호사에게 얘기해주세요. 가끔 이튿날 사용할 인슐린이 없어서 당황스러울 때가 있습니다. 오른쪽 사진을 120단위가 남았습니다.
2	주삿바늘을 꽂는 고무에 알코올 솜으로 충분히 소독해주세요.

3	주삿바늘의 종이를 떼서 버리고 돌리면서 끼워 주세요. 안의 뚜껑이 또 나오므로 바깥 뚜껑을 열고 버려 주세요.	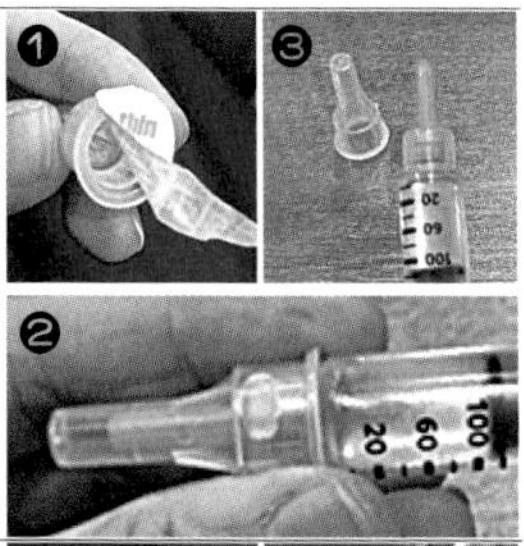
4	주삿바늘 안의 공기를 빼기 위해 다이얼을 돌려 1-2단위로 맞추고 주입 버튼을 눌러 재었던 인슐린을 버려 주세요.	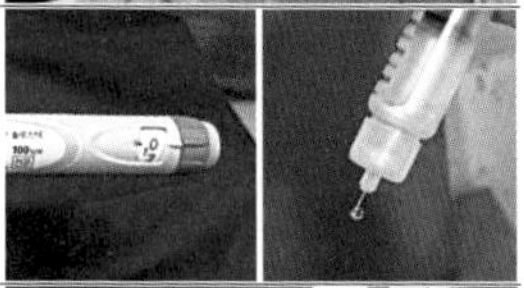
5	환자와 주사할 부위를 체크한 뒤 주사할 부위를 알코올 솜으로 소독해주세요. 주사할 용량만큼 다이얼을 정확히 돌려 맞춥니다. 인슐린 펜은 주삿바늘이 짧아서 90°로 주사합니다.	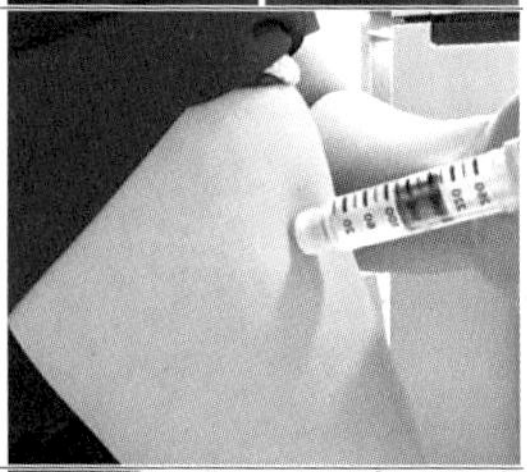
6	주사를 한 후에 5~10초를 누른 상태로 기다렸다가 바늘을 빼야 합니다. 정확한 용량이 들어가야 하니 기다려 주세요. 바늘을 뺀 뒤 문지르지 말고 눌러 주고 손상성 폐기물 박스에 버려 주세요.	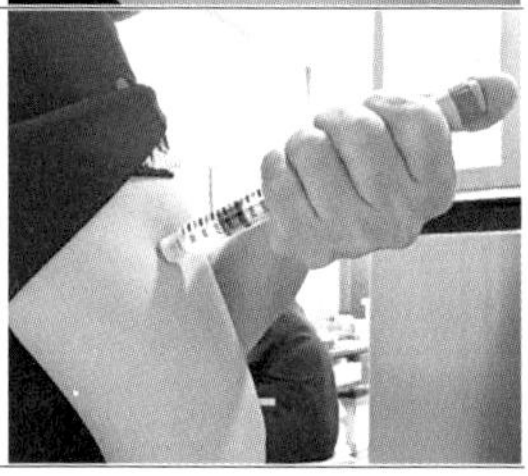

CHAPTER 05

인슐린 정확히 재는 방법

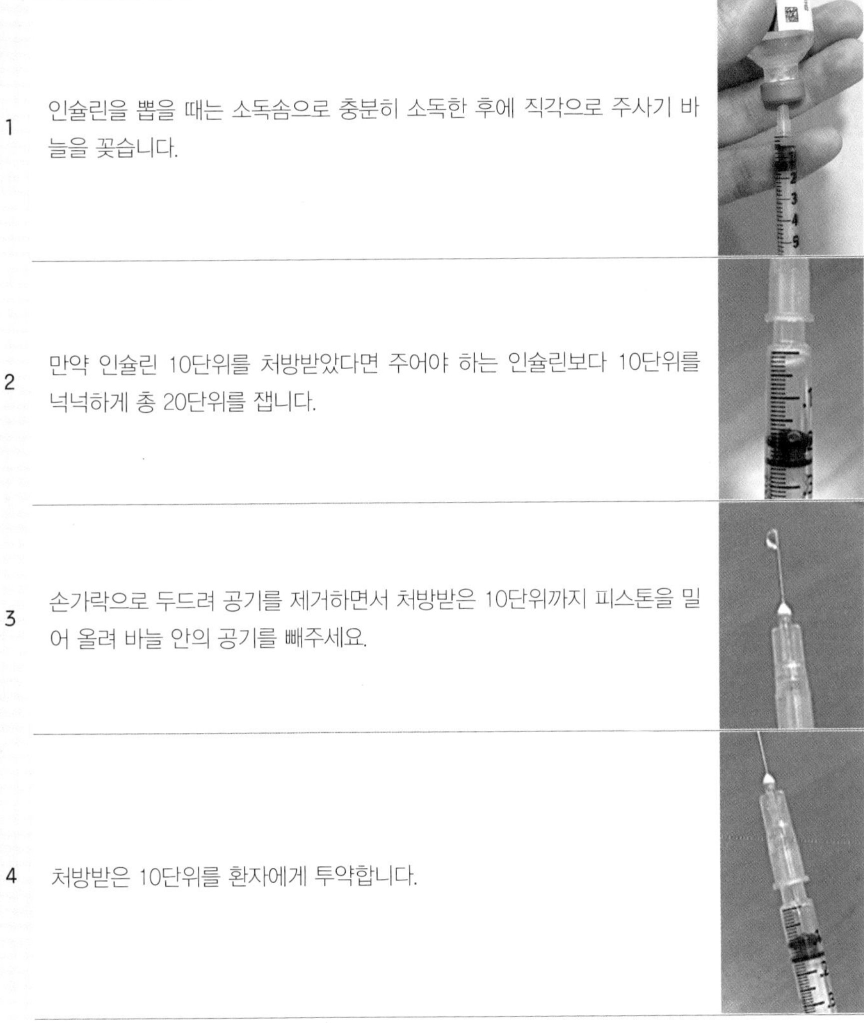

1	인슐린을 뽑을 때는 소독솜으로 충분히 소독한 후에 직각으로 주사기 바늘을 꽂습니다.	
2	만약 인슐린 10단위를 처방받았다면 주어야 하는 인슐린보다 10단위를 넉넉하게 총 20단위를 잽니다.	
3	손가락으로 두드려 공기를 제거하면서 처방받은 10단위까지 피스톤을 밀어 올려 바늘 안의 공기를 빼주세요.	
4	처방받은 10단위를 환자에게 투약합니다.	

5 주사 후에 피스톤을 뒤로 당기면 바늘에 숨어 있던 8단위가 확인됩니다. 이 말은 인슐린을 넉넉히 더 재어 공기를 빼는 작업을 하지 않고 처방이 난 양만큼만 재어 주사하면 정확한 용량이 투약되지 않는다는 것입니다. 인슐린은 눈금이 작은 만큼 세심하게 준비를 해야 한다는 것을 잊지 마세요.

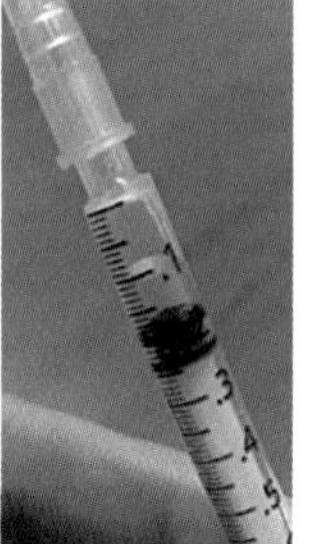

CHAPTER 06

인슐린 투약사고

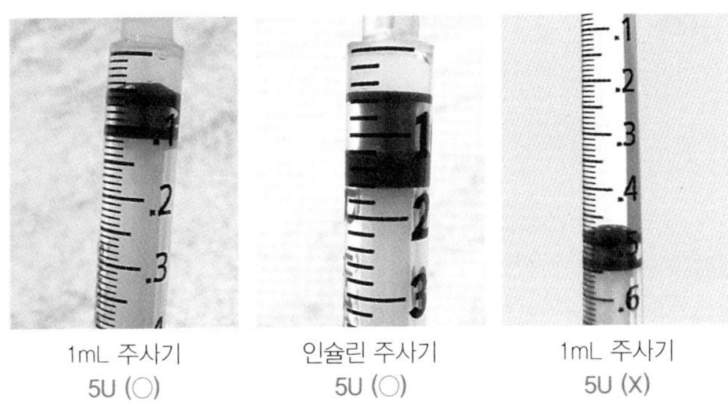

1mL 주사기 5U (○) | 인슐린 주사기 5U (○) | 1mL 주사기 5U (X)

세 번째 사진처럼 1mL 주사기를 사용할 때 5를 Unit이라고 착각해서 50U를 재는 투약사고가 일어날 위험이 있습니다. 잘 보면 5가 아니라 앞에 '.' 이 있는 게 보이므로 0.5mL라는 겁니다. 1mL 주사기보다 인슐린 주사기를 사용하면 투약사고를 방지할 수 있습니다.

Tip **1mL 주사기와 인슐린 주사기의 차이점**

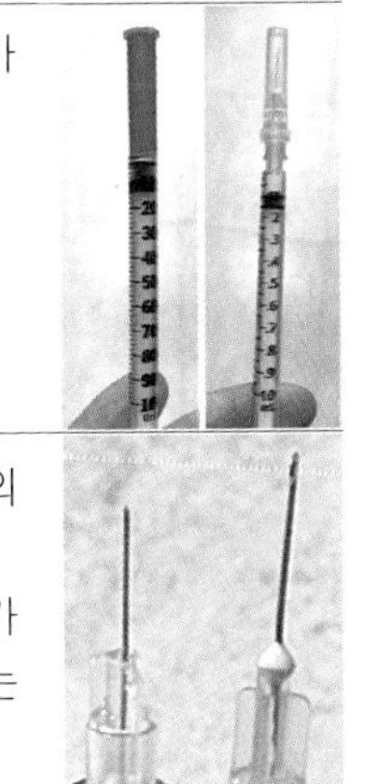

인슐린을 잴 때 두 가지 모두 사용 가능하지만 주사기의 기본 단위가 다릅니다.
왼쪽은 인슐린 전용 주사기이며 기본 단위가 U입니다.
총 100U이며 한 눈금은 2U입니다.
오른쪽은 1mL 주사기입니다. 기본 단위는 mL입니다.
총 1mL이며 한 눈금은 1U입니다. 0.1mL=10U, 1mL=100U

왼쪽은 인슐린 전용 주사기의 바늘 길이이고 오른쪽은 1mL 주사기의 바늘 길이입니다.
비교했을 때 인슐린 주사기가 훨씬 짧고 두께도 얇기 때문에 환자가 느끼는 통증은 인슐린 전용 주사기를 사용했을 경우 훨씬 덜 하다는 것을 알 수 있습니다.

CHAPTER 07 인슐린 종류별 보관방법과 유효기간

개봉하기 전의 모든 인슐린은 2~8℃의 냉장보관이며 약품의 유효기간을 준수하면 됩니다.

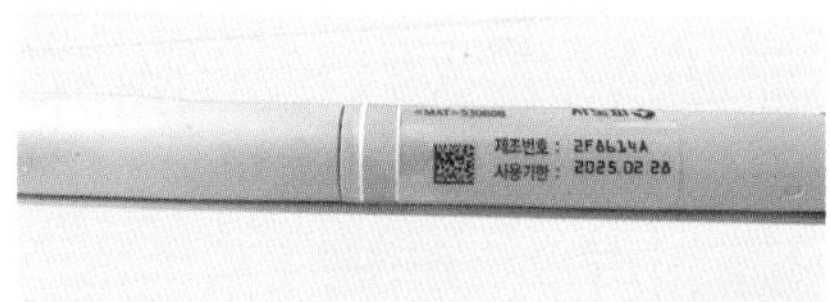

인슐린은 개봉한 후에 개봉일과 폐기일을 적은 스티커를 개봉한 간호사가 붙여야 합니다. 또한 인슐린은 종류별로 보관 기간이 다르다 보니 확인해야 합니다.

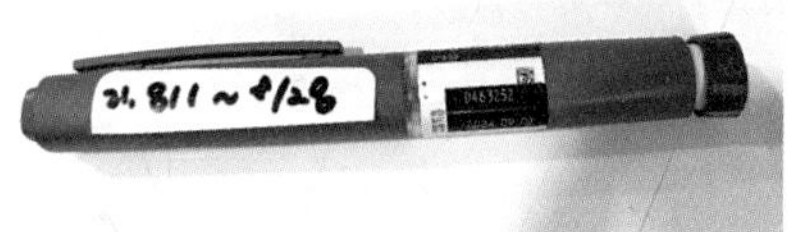

초속효성		노보래피드 플렉스펜 (개봉 후 2~8℃ 냉장보관 가능) 휴마로그퀵 휴마로그	4주, 30℃ 이하 실온보관
		애피드라주 바이알 (차광) 애피드라주 솔로스타	4주, 25℃ 이하 실온보관

속효성	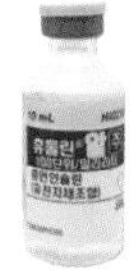	휴물린알	4주, 30℃ 이하 실온보관
중간형	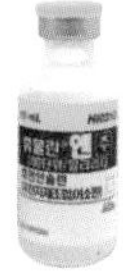	휴물린엔	4주, 30℃ 이하 실온보관
	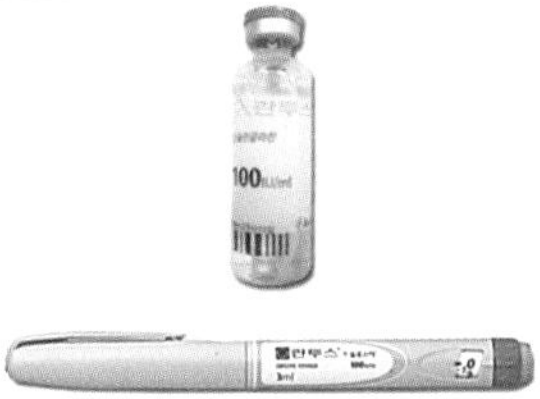	란투스주 바이알 (차광) 란투스주 솔로스타	4주, 30℃ 이하 실온보관
지속형	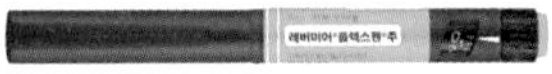	레버미어 플렉스펜 (개봉 후 2~8℃ 냉장보관 가능)	4주, 30℃ 이하 실온보관
	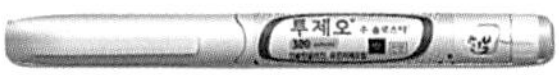	투제오주 솔로스타 (차광)	6주, 30℃ 이하 실온보관
	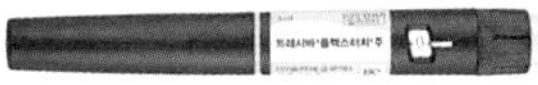	트레시바 플렉스 터치 (개봉 후 2~8℃ 냉장보관 가능)	8주, 30℃ 이하 실온보관
혼합형	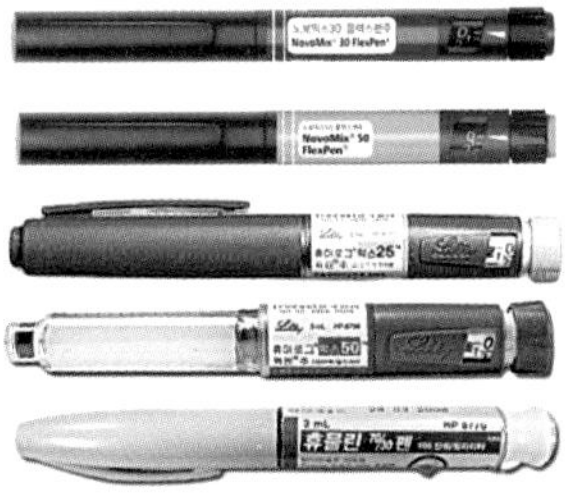	노보믹스30 노보믹스50 휴마로그믹스25 휴마로그믹스50 휴물린70:30	4주, 30℃ 이하 실온보관

공통적으로 개봉 후에는 4주 동안 25℃ 이하의 온도에서 실온보관을 할 수 있습니다. 예외로 투제오펜은 6주까지 실온보관이 가능하고 트레시바펜은 8주까지 보관 가능합니다.

CHAPTER 08

혈당검사(blood sugar test, BST)하는 방법

식사 1시간 전 혈당을 FBS(fasting blood sugar test)라고 부르며 식사 2시간 후 혈당을 PP2 혹은 2PP(post prandial 2hours sugar test)라고 부릅니다.

초속효성이나 속효성 인슐린을 주사하는 경우는 식사 전 15~30분 사이에 혈당을 측정합니다. 고혈당일 경우에는 무엇을 마지막으로 먹었는지를 확인하며, 저혈당일 때에는 증상이 어떠했는지를 확인하고 혈당 수치와 함께 보고하고 기록으로 남겨야 합니다.

식사 시간	식전 혈당 시간 (FBS)	식후 혈당 시간 (2PP)	자기 전 혈당 시간
오전 8시	오전 7시	오전 10시	오후 9~10시 (환자의 수면 시간에 따라 변동됩니다)
오후 1시	오후 12시	오후 2시	
오후 6시	오후 5시	오후 7시	

1. 혈당검사하는 방법(혈당측정기 G400 국민첵 기준)

1	혈당검사용 란셋입니다. 혈당검사 펜 앞부분을 돌려 열어서 란셋을 끼우면 됩니다.	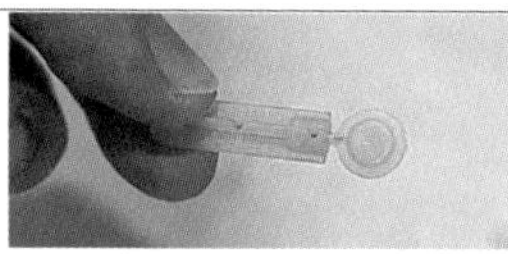 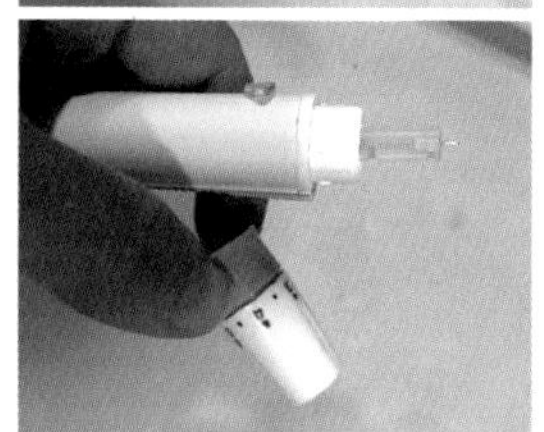

2 혈당검사 펜입니다. 숫자는 찌르는 세기를 말하며 숫자가 커질수록 환자가 느끼는 통증은 더해집니다. 그렇다고 숫자 1~2로 찌르면 피가 안 나올 수 있으므로 3 이상으로 찌르는 것을 권유합니다.
펜 뒷부분의 다이얼을 돌려 세기를 조절하고 나서 다이얼을 뒤로 당깁니다. 펜 몸체에 있는 누르는 버튼이 붉은색으로 바뀌게 되는데 이 버튼을 누르면 란셋이 나가면서 피부를 찌르게 됩니다.

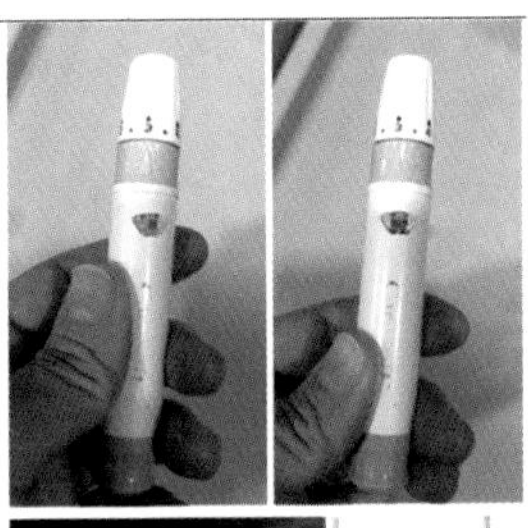

3 혈당검사 스틱입니다. 병원에 따라 스틱의 모양은 다를 수 있습니다.

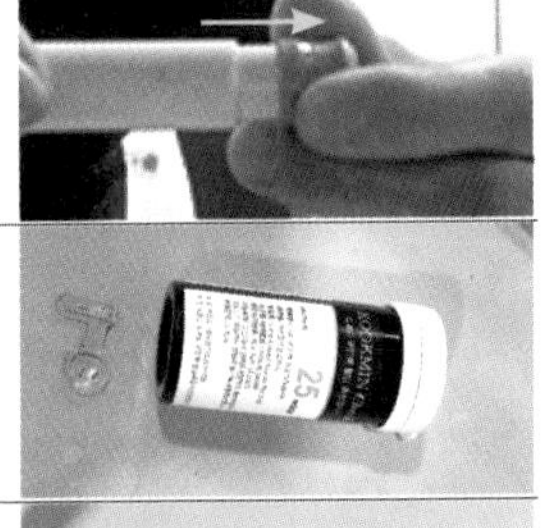

4 알코올 솜으로 혈당검사하는 부위를 충분히 소독하고 난 후 혈액을 최대한 모은 뒤 알코올 솜이 마르고 나서 바늘로 찔러야 합니다. 알코올이 마르기 전에 검사하게 되면 피와 알코올이 섞여서 검사에 영향을 미치게 됩니다. 또한 혈액이 잘 나오지 않는다고 해서 힘을 주어 혈액을 짜내면 조직액에 의해 혈당이 낮게 측정되므로 주의가 필요합니다.
손가락의 중앙은 굳은살이 있어서 찔렀을 때 더 아프고 혈액이 잘 나오지 않을 수 있으므로, 중앙보다 통증이 덜하고 실패할 확률도 덜한 손가락 외측 부위를 검사하는 것이 좋습니다.
당뇨 환자는 당뇨발 궤양 발생의 위험이 있으므로 발가락에서 혈당검사뿐만 아니라 채혈, IV도 피하도록 합니다.

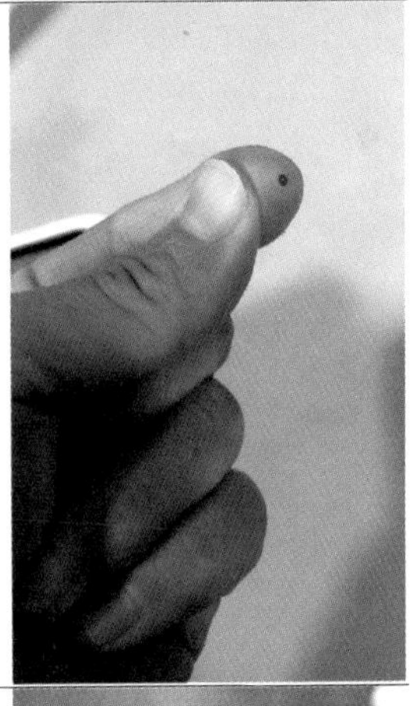

5 혈당 측정기에 스틱을 꽂으면 자동으로 전원이 켜집니다. 스틱에 피를 충분히 적셔 주어야 하며 적게 묻히면 혈당이 낮게 나옵니다.
결과를 읽습니다.

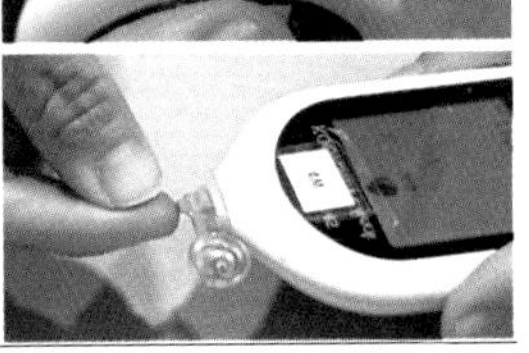

CHAPTER 09

저혈당(hypoglycemia)

혈당이 80mg/dL 이하로 떨어지면 저혈당에 빠졌다고 표현합니다. 어지러움, 두근거림, 떨리는 증상 등이 있으며 오심 증상과 기운이 없어지며 예민해지는 환자도 있습니다. 혈당이 더 떨어지면 의식이 흐려지게 됩니다.

자기 전 혈당을 측정하였을 때 100mg/dL 이하이면 새벽에 저혈당에 빠질 위험이 있으니 주스 반 컵을 마시고 자도록 설명합니다. 저혈당이 자주 발생한다면 경구혈당강하제나 인슐린의 조절이 필요하니 주치의와 이야기해야 합니다.

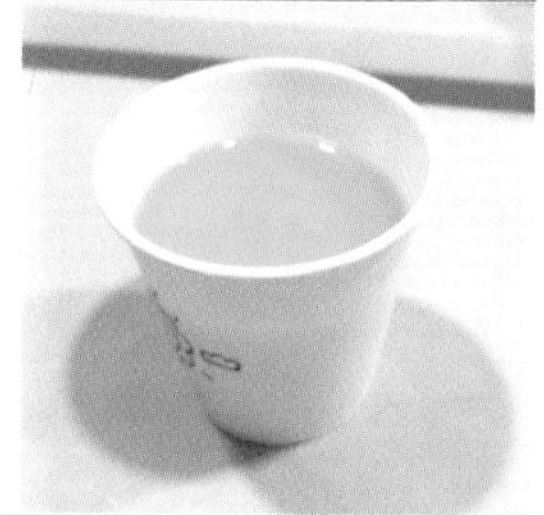

의식이 있는 경우

- 입으로 간식을 먹도록 합니다.
- 사탕 3개, 설탕 한 숟가락을 물에 태워서 마시기, 오렌지 주스 반 컵이 적당합니다.
- 30분이 지나면 혈당을 다시 측정합니다.

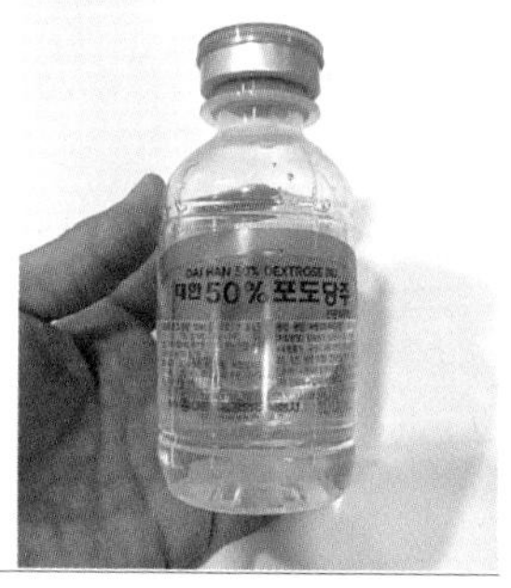

의식이 없는 경우

- 구강섭취는 금기입니다.
- 22G 이상의 IV line을 신속하게 잡아야 합니다. 주치의 오더에 의해 50% 포도당 수액을 빠른 속도로 투여합니다. 50% 포도당은 굉장히 끈적한 성분이다 보니 얇은 바늘에는 들어가는 속도가 더디지만, 정맥주사이기 때문에 효과가 즉시 나타납니다. 약물 주입이 모두 끝나면 혈당을 다시 측정합니다.

CHAPTER 10

경구혈당강하제

종류	기전과 부작용
• gliclazide : 디아미크롱서방정(30mg/T), 디아미크롱정(80mg/T) • glibenclamide : 유글루콘정(5mg/T) • glipizide : 다이그린정(5mg/T) • glimepiride : 아마릴정(2mg/T), 아마릴정(4mg/T), 글레딘정(2mg/T), 디아리드정(2mg) 디아리드정(4mg)	설폰요소제(sulfonylureas) 췌장의 기능이 남아 있는 환자에게 처방이 가능합니다. 췌장의 기능을 강화하여 인슐린을 더 만들도록 자극하는 약물이며 세포의 인슐린 수용체에 작용해 혈당의 수치를 낮추기도 합니다. 저혈당, 체중증가, 소화불량 등의 부작용이 있을 수 있으며 식전에 복용하고 복용 후에는 식사를 거르지 않아야 합니다.
• repaglinide : 노보넘정(1mg/T), 노보넘정(2mg/T) • nateglinide : 파스틱정(90mg/T), 파스틱정(120mg/T)	메글리티나이드계(meglitinides) 설폰요소제와 비슷하지만 신속하게 흡수되어 효과가 빠르기 때문에 복용하고 한 시간 안에 최고혈중농도에 이르게 됩니다. 작용시간이 짧아 저혈당의 부작용이 적고 공복 혈당과 함께 특히 식후 혈당을 내리는데 효과가 있습니다. 식전에 복용하며 식사를 하지 않은 경우에는 복용하면 안 됩니다.
• metformin : 다이아벡스정(1,000mg), 다이아벡스정(500mg), 다이아벡스정(250mg), 다이아벡스엑스알서방정(1,000mg), 다이아벡스엑스알서방정(500mg), 트라젠타듀오정*(2.5/1,000mg) 트라젠타듀오정(2.5/850mg) 트라젠타듀오정(2.5/500mg) *트라젠타듀오정은 두 가지 당뇨약의 복합제여서 환자가 복용하기 편리합니다(linagliptin 용량/metfomin 용량). • 글루코파지엑스알 서방정(500mg/T) • 글루파정(850mg/T)	비구아나이드계(biguanides) 당분이 소장에서 흡수되는 것을 방해하고, 간에서 포도당이 생산되는 것을 막는 약물입니다. 세포의 인슐린 수용체가 인슐린에 잘 반응하도록 인슐린 저항성을 개선해주며 인슐린 분비를 촉진하는 약물이 아니어서 저혈당에 빠질 위험은 낮습니다. 혈중 크레아티닌 농도가 1.5mg/dL 이상일 경우는 복용하면 안 됩니다. 또한 조영제를 이용한 검사를 하는 경우 48시간 전에 젖산증의 우려로 메트포르민을 중단해야 합니다.

종류	기전과 부작용
• voglibos : 베이슨정(0.2mg/T), 베이슨정(0.3mg/T)	α-glucosidase는 소장에 존재하는 효소입니다. 다당류를 단당류로 분해하여 흡수 가능하게 하는데 이러한 작용을 억제하여 식후 혈당이 급격이 상승되는 것을 막을 수 있습니다. 식후 혈당에 관여하므로 식전에 투약해야 하며 위장장애 증상이 있을 수 있습니다.
• pioglitazone : 액토스정(15mg/T), 대웅피오글리타존정 (15mg/T)	인슐린은 혈액 속의 포도당을 세포 속으로 넣어서 사용할 수 있게 하는 역할을 합니다. 인슐린의 저항성이 높다는 말은 포도당이 세포 속으로 들어가는 것이 힘든 상황을 말하며, 인슐린 감수성이 높다는 말은 인슐린에 민감하게 반응해 포도당이 세포 속으로 들어가는 것이 수월한 경우를 말합니다. 인슐린의 감수성을 높이면 혈중 포도당이 떨어지게 되며 부종, 체중증가 등이 있을 수 있습니다.
• sitagliptin : 자누비아정(100mg/T) • vildagliptine : 가브스정(50mg) • linagliptine : 트라젠타정(5mg)	DPP(dipeptidyl peptidase)-4 억제제 GLP-1(인크레틴)은 인슐린 분비를 촉진시키고 글루카곤 분비를 억제하여 혈당을 낮추는 호르몬이며 DPP-4에 의해서 분해됩니다. 바꾸어 말하자면 DPP-4의 기능을 억제하면 GLP-1이 분해되지 않으므로 혈당을 낮출 수 있게 된다는 것입니다. 부작용이 거의 없는 약물이지만 인슐린 분비능력이 어느 정도 있어야 사용 가능합니다.
• 포시가(10mg) • 슈글렛(50mg) • 자디앙(10mg, 25mg)	당뇨병 환자의 신장에서 포도당 재흡수가 늘어나는 것을 막는 약물입니다. 인슐린 분비에 관여하지 않기 때문에 저혈당 문제가 없습니다. 메트포르민이나 설폰요소제만큼이나 혈당강하 효과가 높으면서도 체중조절과 혈압 감소에 효과가 있습니다.

CHAPTER 11

RI sliding

RI sliding은 혈당을 측정하고 일정 수치 이상이면 정해진 RI 용량을 투약하라는 prn 오더와 같습니다. 의사에 따라 RI sliding scale은 약간씩 다르므로 주치의의 오더를 확인해야 합니다. RI는 속효성 인슐린으로서 30~60분 안에 효과가 나타납니다. RI sliding을 하고 30분~1시간 후에 혈당검사를 하지만, 굳이 추가로 검사를 하지 않고 정규 타임에 혈당검사를 하자는 의사도 있습니다. 란투스, 투제오와 같은 지속형 인슐린펜을 식전에 주사하는 환자의 식전 혈당이 높게 측정되었다면, RI sliding을 하는 경우가 많습니다. 하지만 식사가 힘든 컨디션이라면 RI sliding을 하면 안 되겠죠?
취침 전에는 RI sliding을 절반 용량만 주거나, 새벽에 저혈당이 오는 것을 막기 위해 주지 않는 곳도 있습니다. 이렇게 RI sliding을 하는 횟수가 많아지면 정규 오더(경구혈당강하제, 인슐린펜)의 용량이 올라가게 됩니다. 신규 간호사는 RI sliding이 무엇인지 파악하는 것이 중요합니다. 병원, 의사, 환자에 따라 RI sliding은 약간씩 다르게 적용되니 유연하게 생각해주세요.

제가 일하는 병원의 RI sliding scale입니다.

BST 200~250mg/dL : RI 4 IU
BST 251~300mg/dL : RI 6 IU
BST 301~350mg/dL : RI 8 IU
BST 351mg/dL < : RI 10 IU

신규 간호사
임상 매뉴얼

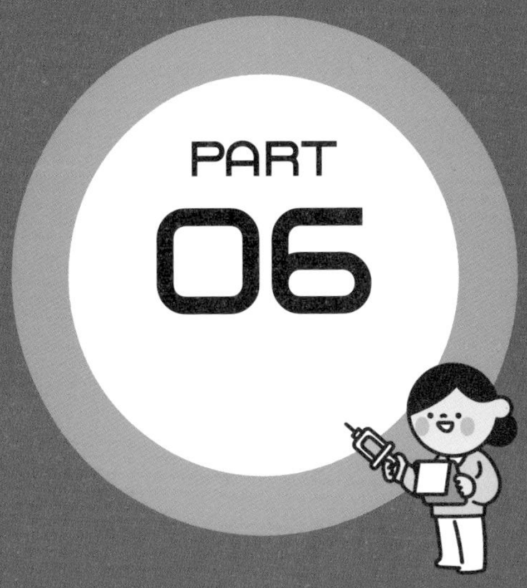

PART 06

infusion pump와 syringe pump

CHAPTER 01

infusion pump(DAIHWA DI-2200)

infusion pump는 약물을 소량씩 정확하게 투여하기 위해 도입된 기계입니다. 알람이 울리지 않더라도 주기적으로 IV set를 확인해야 합니다.

약물이 묻었을 경우 바로 닦아야 하며 알코올 솜으로 닦으면 알코올 성분으로 인해 기계에 오류가 날 수 있으니 주의하세요.

방전이 되지 않도록 충전코드는 콘센트에 꽂아 두는 것이 편하지만 병원에 따라 충전이 된 후라면 코드를 빼는 곳도 있습니다. 충전 코드는 분실이 잘 되므로 코드를 하고 검사를 갔다면 제대로 꽂혀 있는지 꼭 확인해야 합니다. 코드를 빼고 이동한다면 충전이 충분히 된 기계로 교체하거나 미리 충전해야 한다는 걸 잊지 마세요.

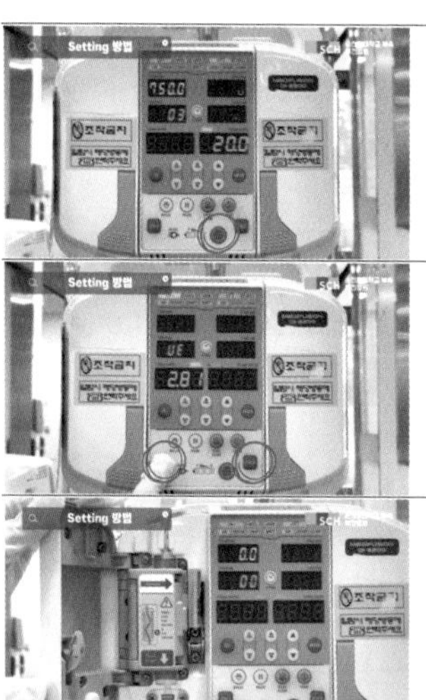

ON/OFF 버튼을 눌러 전원을 켭니다.

각각의 채널을 활성화시키고 싶을 때는 CH 1 버튼을 3초간 눌러 주세요. 두 개의 채널을 모두 활성화하면 수액을 두 개 세팅할 수 있습니다.

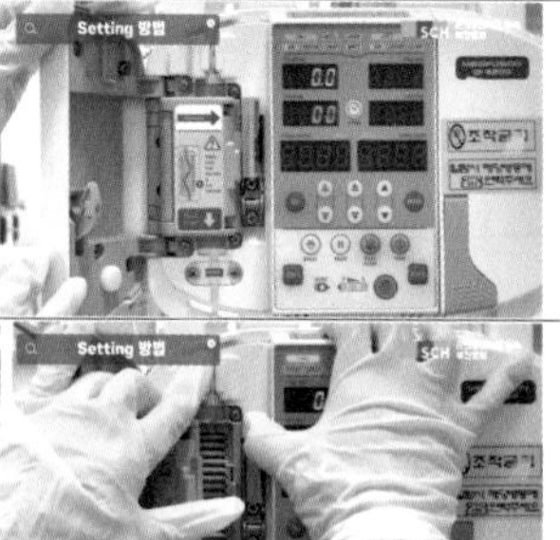

밖의 도어 레버를 열어 도어를 열어 주세요.

도어 라커를 열어 안쪽의 도어를 열어 주세요.

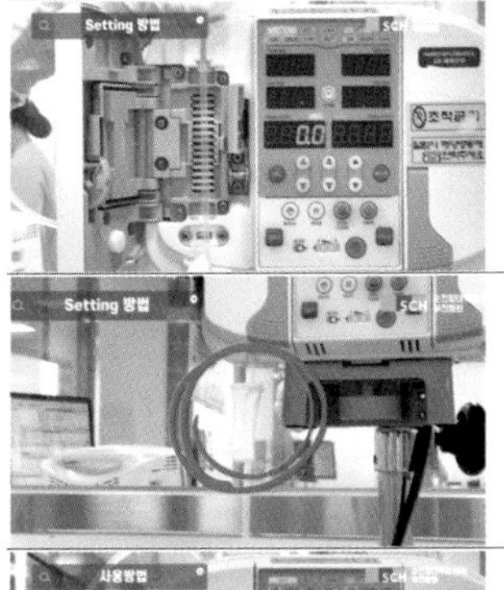

IV set를 휘거나 튀어나오지 않게 잘 끼워야 하며 너무 강하게 잡아당기지 않도록 합니다.

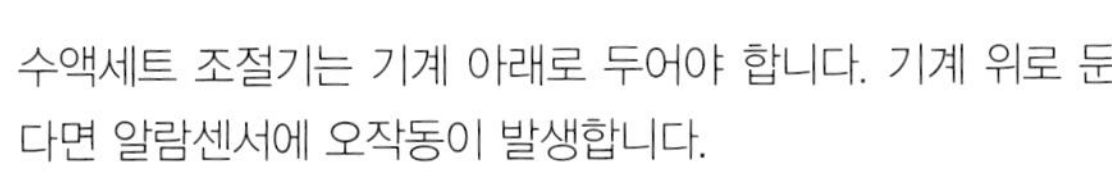

수액세트 조절기는 기계 아래로 두어야 합니다. 기계 위로 둔다면 알람센서에 오작동이 발생합니다.

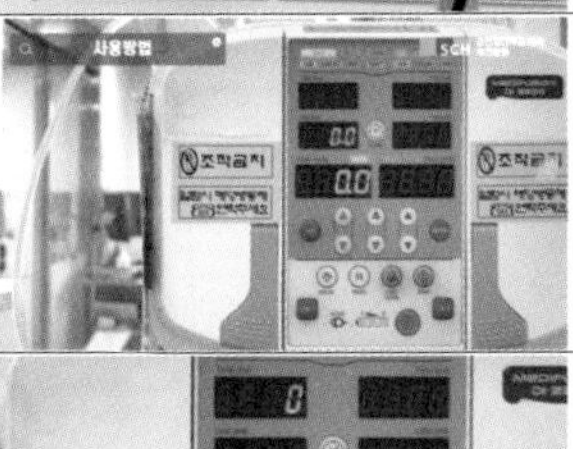

IV set가 안전하게 끼워졌다면 도어를 닫아 주세요.

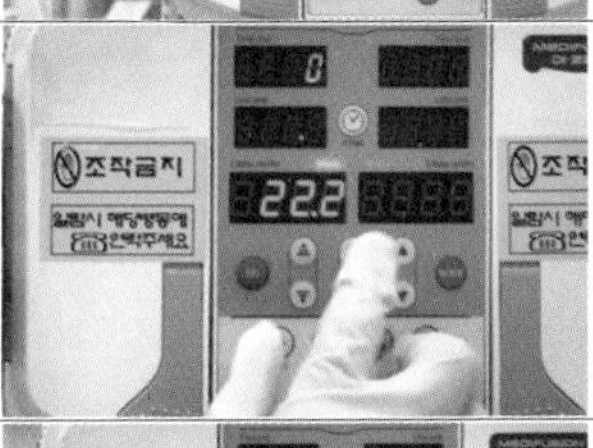

select 버튼을 누르면 flow rate(시간당 주입 속도) 창을 조작할 수 있습니다.
select 버튼 옆에 있는 화살표 위아래 버튼을 눌러 속도를 조절할 수 있으며, 옆으로 이동하며 micro 단위까지 설정 가능합니다.

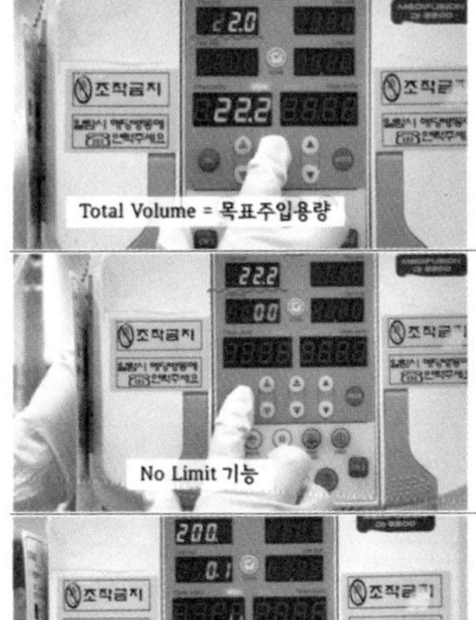

select 버튼을 눌러서 total volume으로 이동합니다.
total volume은 목표주입용량을 말하며 화살표를 위, 아래, 옆으로 이동하면서 설정하면 됩니다.

total volume을 설정하고 싶지 않다면 total volume 칸에서 start clear 버튼을 3초간 눌러 '0'이 뜨도록 하고, 아래로 가는 버튼을 한번 누르고 '- - - -'표시가 나오면 주입량의 한계 없이 사용이 가능합니다.

setting이 모두 되었다면 start 버튼을 눌러 주입을 시작합니다.

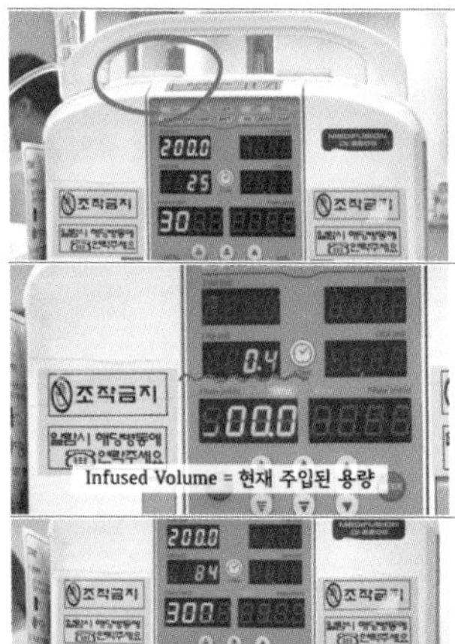

정상적으로 작동된다면 초록색 불이 깜빡깜빡 들어옵니다.

infused volume은 현재까지 주입된 용량을 말하는 겁니다.

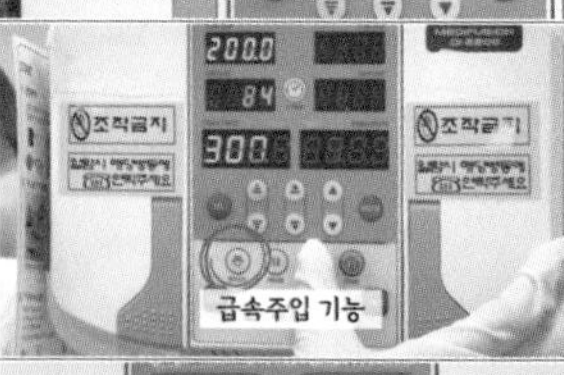

stop 버튼을 누르고 bolus 버튼을 누르고 있는 동안 급속주입이 가능합니다. 주입 중 pause 버튼을 누르고 start 버튼을 누르면 다시 주입이 시작됩니다.

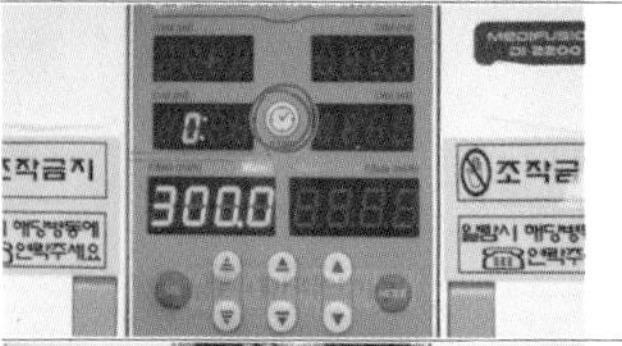

남은 시간이 궁금하면 시계 버튼을 두 번 누르면 시간을 확인 가능합니다.

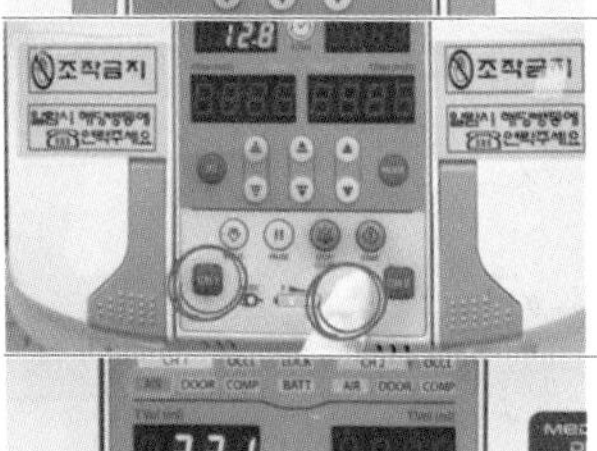

주입이 모두 끝났다면 채널 버튼 혹은 ON/OFF 버튼을 3초간 누르면 됩니다.

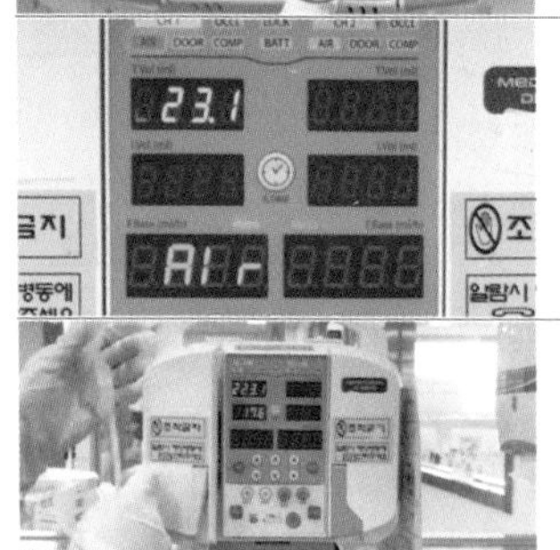

알람이 울리면 알람창에 있는 알람의 내용을 확인합니다.

알람 1. air in line

IV set 안에 공기가 있는지 확인하고 air sensor에 이물질이 있을 경우에도 울립니다.

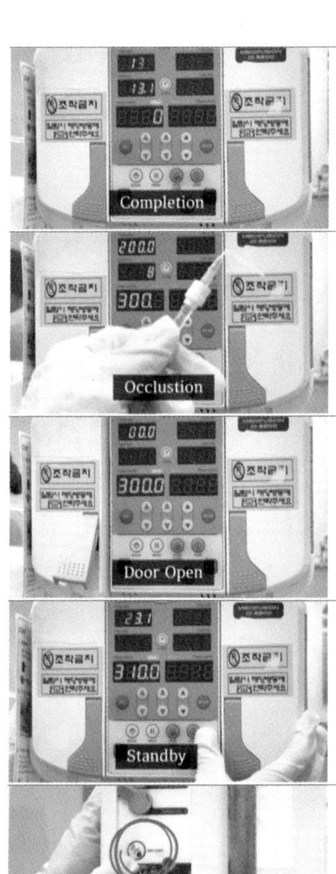

알람 2. completion

total volume 양만큼 모두 주입이 완료되었다는 것입니다. 전원을 끄거나 추가로 수액 주입이 필요하다면 다시 설정하면 됩니다.

알람 3. occlustion

IV가 막혔을 때, 수액세트 조절기가 잠겨 있을 때, IV set가 꼬였을 때, 3-way가 잠겨 있을 때 울립니다. infusion pump에 수액세트의 한 부분이 오랫동안 눌려도 마찬가지로 알람이 울립니다.

알람 4. door open

도어가 열려 있을 때 울리는 알람입니다.

알람 5. standby

start 버튼을 누르지 않고 방치되었을 때 울리는 알람입니다.

알람 6. key lock

눌러지지 않는 버튼이 있다면 기계의 뒤에 있는 key lock 버튼을 눌러 줍니다.

알람 7. low battery

충전케이블을 연결합니다.

CHAPTER 02

syringe pump(TERUMO TE-SS700)

알람이 울리지 않더라도 주기적으로 약물이 주입되고 있는지 확인해야 합니다. infusion pump 관리지침과 비슷합니다.

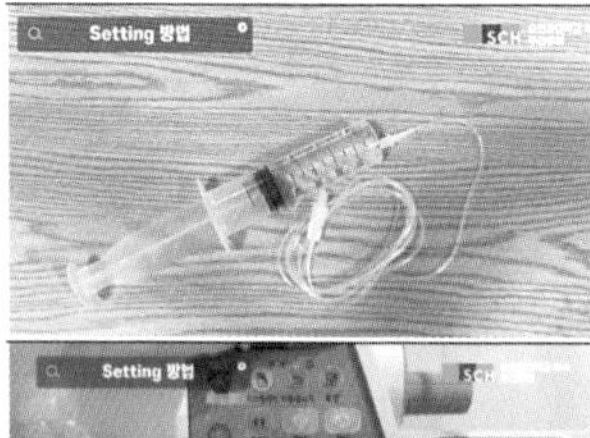	약물을 extension line에 채워 준비합니다.
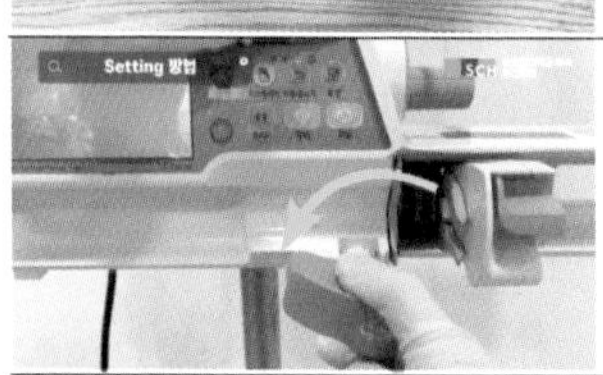	클램프를 당기고 시계 반대방향으로 돌려줍니다.
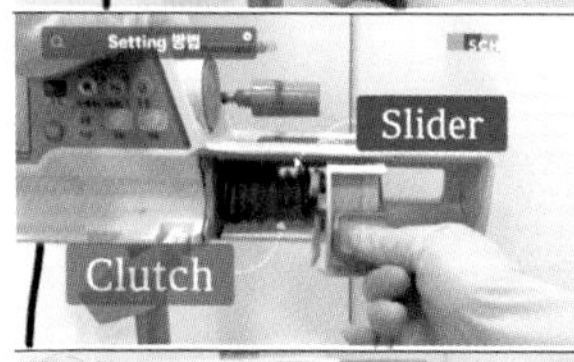	클러치를 잡고 슬라이더를 끝까지 빼주세요.
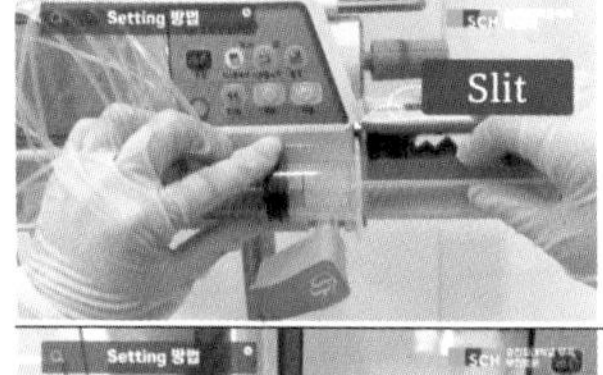	주사기 flange를 flange holder의 slit에 잘 맞추어 끼웁니다. 아래의 클램프를 시계방향으로 돌려 거치시킵니다.
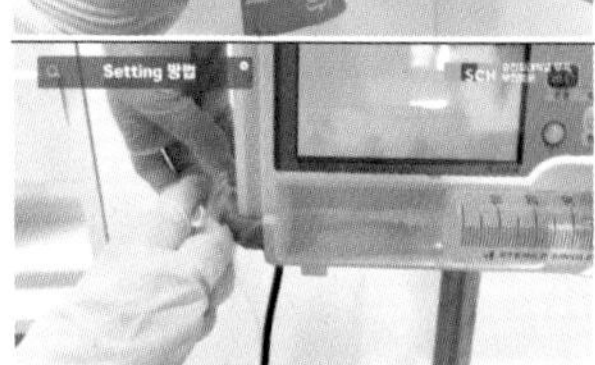	연결튜브를 튜브홈에 위치시키고 튜브홀더에 걸어 주세요.

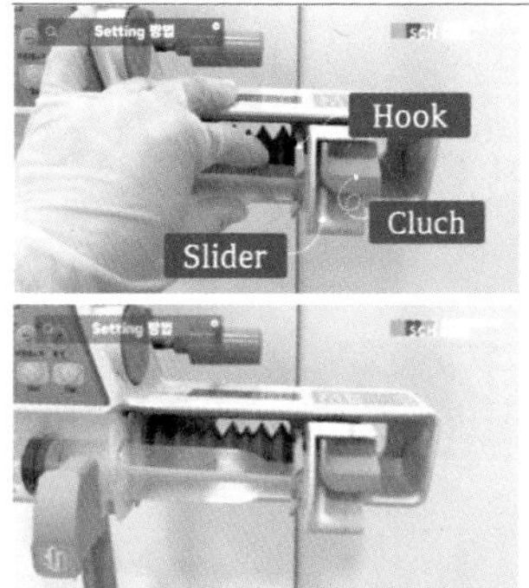

클러치를 잡으며 동시에 slider와 hook 사이에 피스톤의 끝 부분이 잘 고정될 수 있도록 잘 맞추어 끼웁니다.

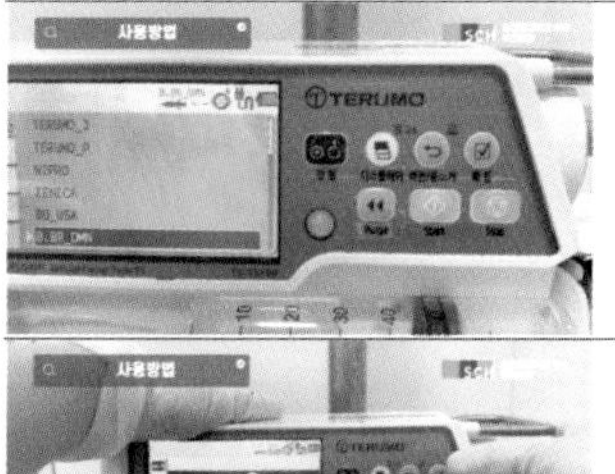

전원을 켜면 주사기 모델을 고르라는 화면이 뜹니다. 우측의 다이얼을 돌려 일반적으로 terumo_J를 선택하고 확인 버튼을 누릅니다.

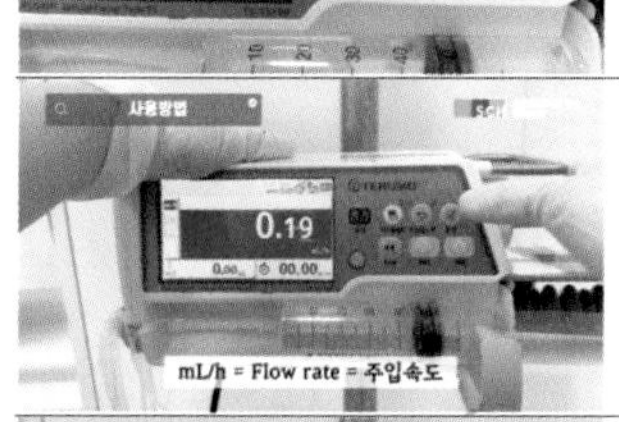

다이얼을 돌려 flow rate, 즉 시간당 주입 속도를 조절합니다.

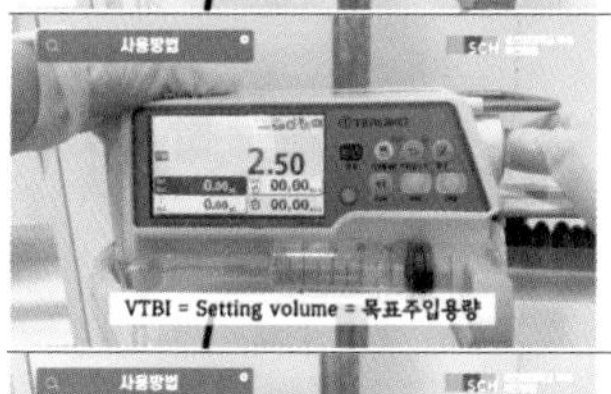

디스플레이 버튼을 눌러서 VTBI(setting volume)을 다이얼을 돌려 설정합니다. 정지 버튼을 누른 상태에서 동시에 다이얼을 돌리면 빠른 속도로 맞출 수 있습니다.

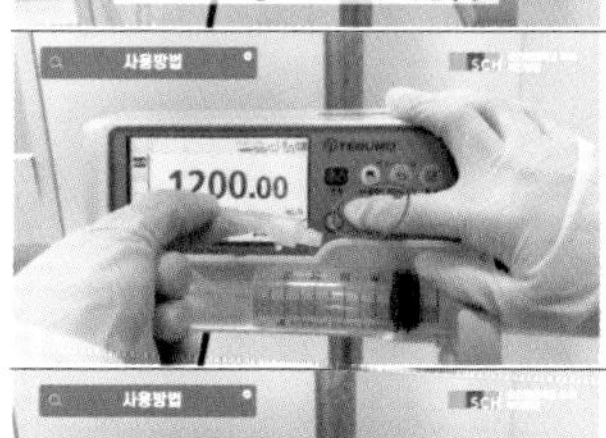

튜브에 공기가 있거나 약물이 채워져 있지 않으면 purge 버튼을 누르며 채워 주세요.

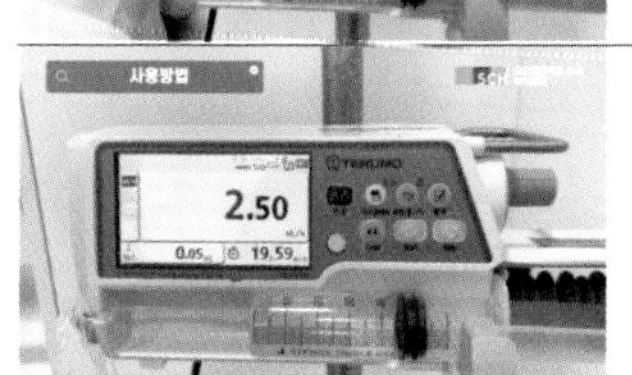

시작 버튼을 눌러서 주입을 시작합니다. 정상적으로 작동하면 초록색 불이 깜빡입니다.

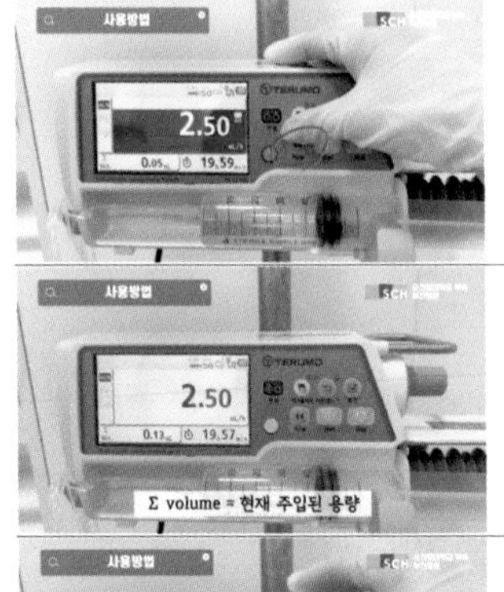

급속 주입을 원하면 정지 버튼을 누른 뒤 purge 버튼을 누르면 됩니다.

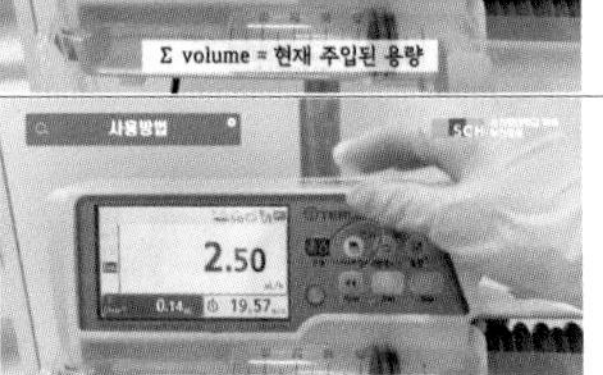

현재 주입된 용량이 확인 가능합니다.

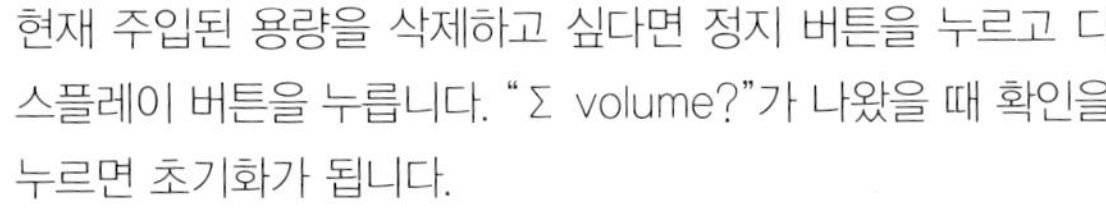

현재 주입된 용량을 삭제하고 싶다면 정지 버튼을 누르고 디스플레이 버튼을 누릅니다. "Σ volume?"가 나왔을 때 확인을 누르면 초기화가 됩니다.

기계의 사용이 끝났다면 전원 버튼을 누르고 종료하면 됩니다.

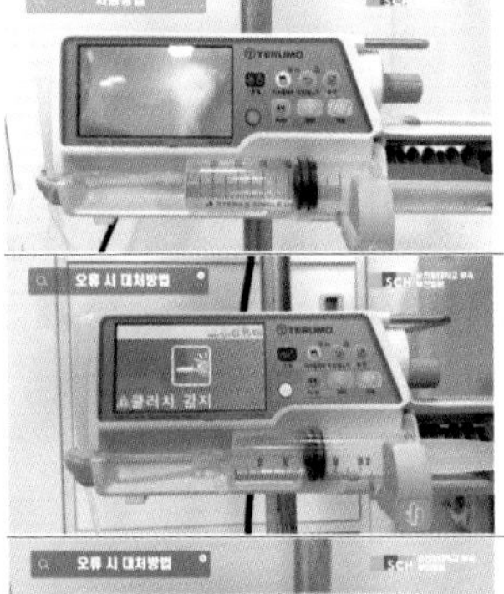

알람이 울리게 되면 이전/음소거 버튼을 눌러 알람소리를 끄고 알람의 내용을 확인합니다.

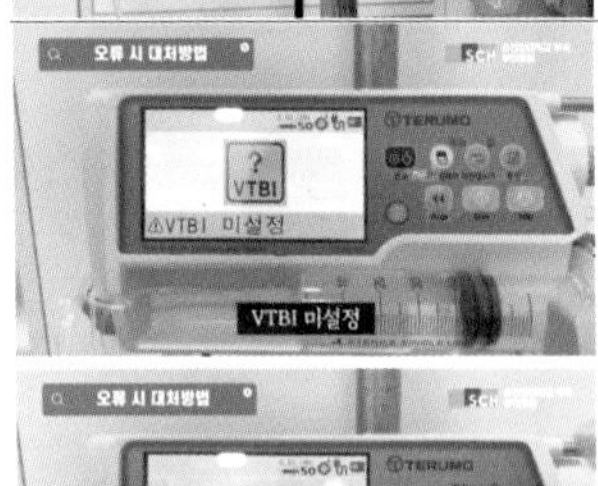

알람 1. VTBI(setting volume) 미설정

목표주입량을 설정하지 않고 시작 버튼을 눌렀거나 "Σ volume(현재까지 주입된 용량)"이 VTBI보다 큰 경우에 울리는 알람입니다. 디스플레이를 누르고 목표주입량을 설정해주세요.

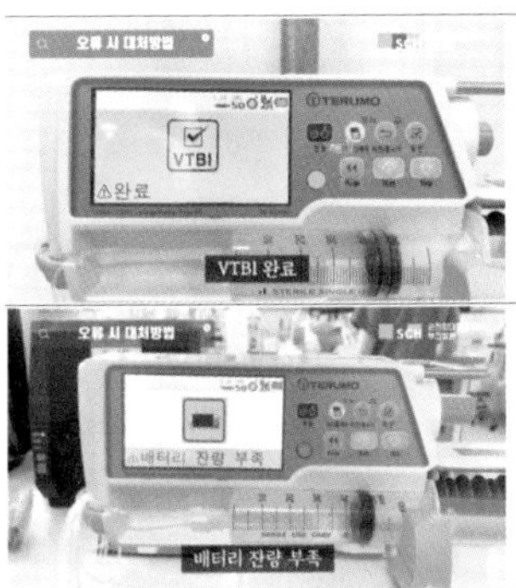

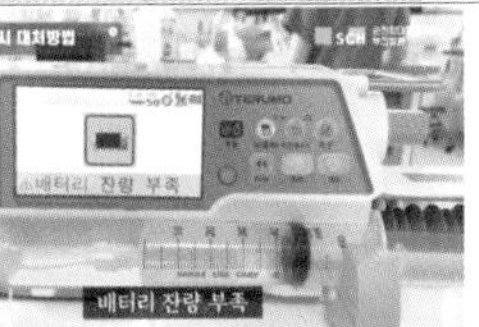

알람 2. VTBI 완료

총 주입량이 모두 주입되었을 때 울리는 알람입니다. 정지 버튼을 눌러 정지하거나 추가로 주입을 원할 때는 전원을 껐다가 켜서 다시 설정합니다.

알람 3. 배터리 잔량 부족

전원 케이블을 연결합니다.

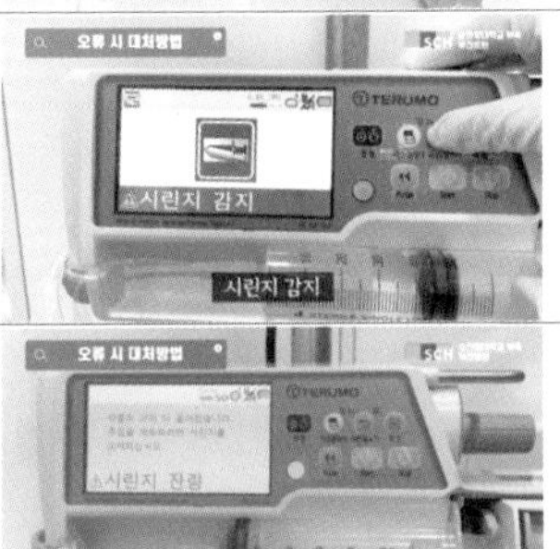

알람 4. 시린지 감지

주입 중 주사기가 기계에서 빠지면 알람이 울립니다. 주사기가 제대로 끼워져 있는지 확인합니다.

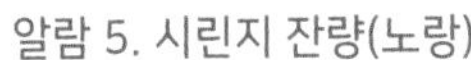

알람 5. 시린지 잔량(노랑)

주사기에 약물이 부족할 때 울리는 알람입니다. 다음 연결할 약물을 주사기에 준비하여 연결합니다.

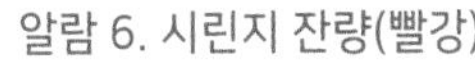

알람 6. 시린지 잔량(빨강)

주사기에 약물이 완전히 비었을 때 울립니다. 이때 역시 다음 연결할 약물을 주사기에 준비하여 연결합니다.

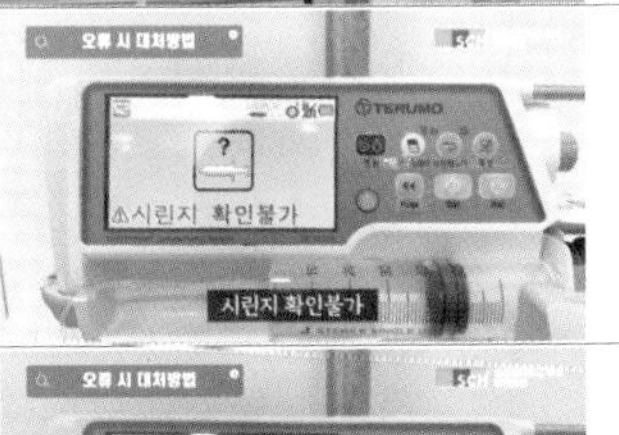

알람 7. 시린지 확인 불가

사용 중인 주사기가 주사기 브랜드 세팅과 맞지 않을 때, clamp가 열려 있을 때 혹은 주사기 flange가 slit에 들어가 있지 않을 때 울립니다.

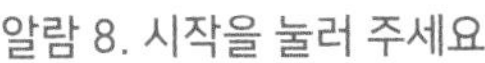

알람 8. 시작을 눌러 주세요.

시작 버튼을 누르지 않고 방치되어 있을 때 울립니다.

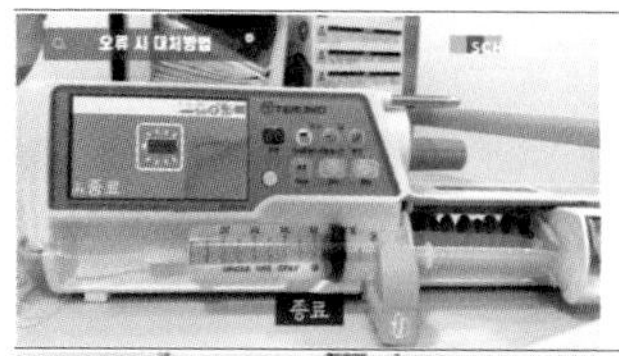

알람 9. 종료

배터리가 없어 방전되기 직전에 울립니다. 서둘러 전원 케이블을 연결해 주세요.

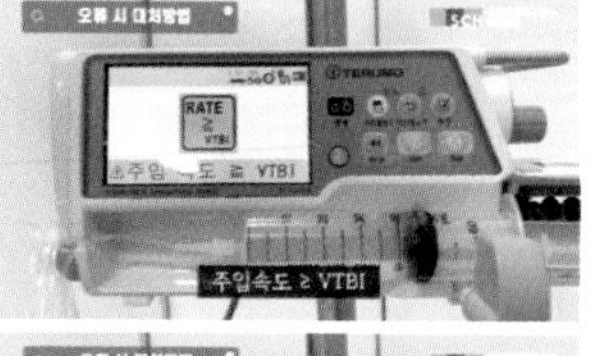

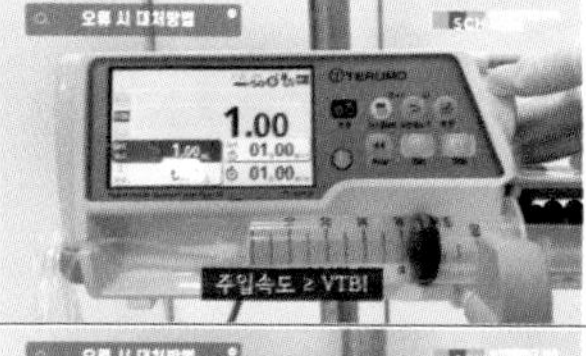

알람 10. flow rate가 VTBI보다 크거나 같다는 알람

시간당 주입량이 총 주입량보다 크거나 같을 수 없습니다. 디스플레이 버튼을 누르고 설정값을 확인한 뒤 올바른 값을 다시 세팅합니다.

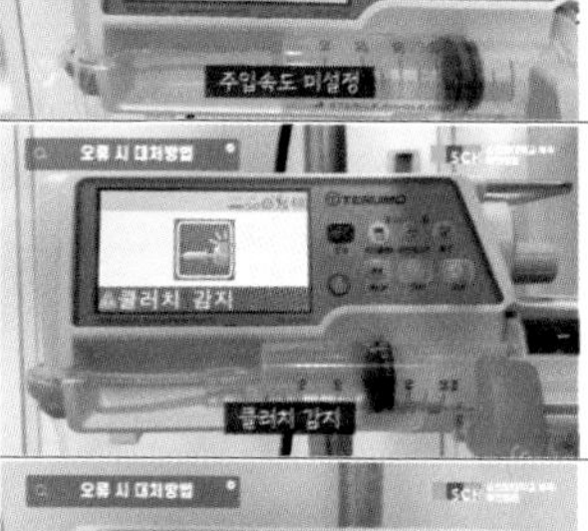

알람 11. 주입 속도 미설정 알람

flow rate를 설정하지 않고 시작을 눌렀을 때 울립니다.

알람 12. 클러치 감지

클러치 위치가 잘못되었을 때 알람이 울립니다. 주사기를 다시 재위치시킵니다.

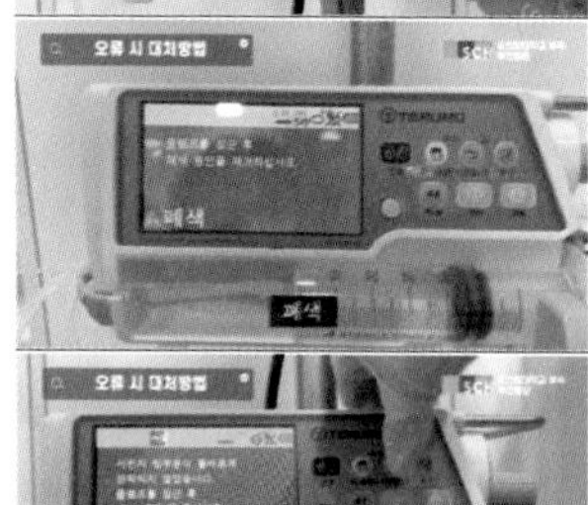

알람 13. 폐색 알람

튜브가 꼬이거나 협착이 되거나 3-way가 닫혀 있거나 IV route가 막혔을 때 울리는 알람입니다.

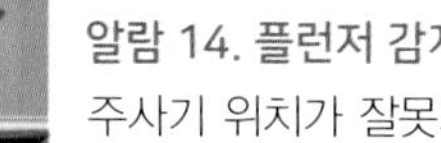

알람 14. 플런저 감지

주사기 위치가 잘못되었을 때 울립니다. 주사기를 재위치시키면 됩니다.

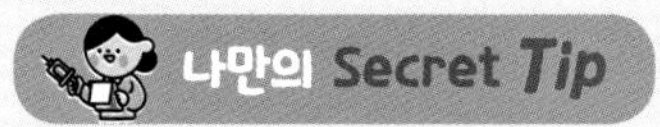
나만의 Secret Tip

신규 간호사
임상 매뉴얼

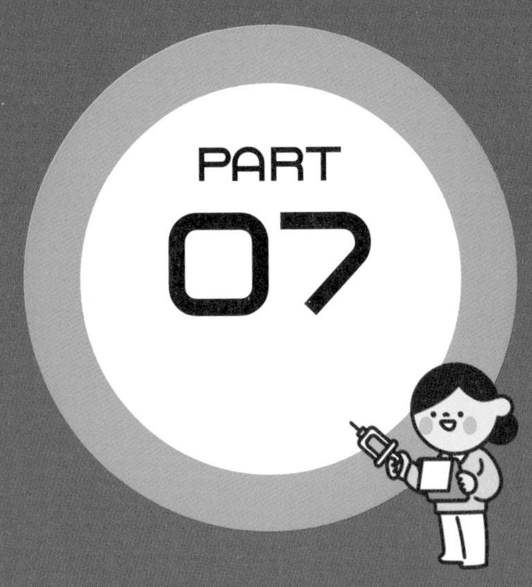

검사 관련 간호

CHAPTER 01

임상병리 관련 검사

제1절 채혈(blood sampling)

triglyceride, 콜레스테롤과 같은 지질 검사, 간 기능 검사, 혈당, 요산 검사 등은 8시간 이상의 금식이 필요합니다.

1 채혈방법

1	손소독을 한 뒤 채혈할 굵은 혈관을 찾습니다. 가는 혈관에서 채혈하게 되면 실패할 확률이 높습니다. 굵은 혈관을 찾은 후에 토니켓을 묶고 알코올 솜으로 소독합니다. 검사 결과에 영향을 미치므로 토니켓은 1분 이상 묶지 않습니다. ※ 주의점 : 수액이 들어가는 팔에는 채혈하지 않습니다.	
2	주사기 사면이 위로 가도록 잡고 혈관을 15~30° 각도로 찌릅니다. 혈관이 피부 표면에서 볼록 나온 경우는 15°, 깊게 있다고 판단되는 경우는 30°로 찔러 주세요. 병원에서는 팔꿈치 부위에 있는 굵은 혈관에서 채혈을 많이 합니다.	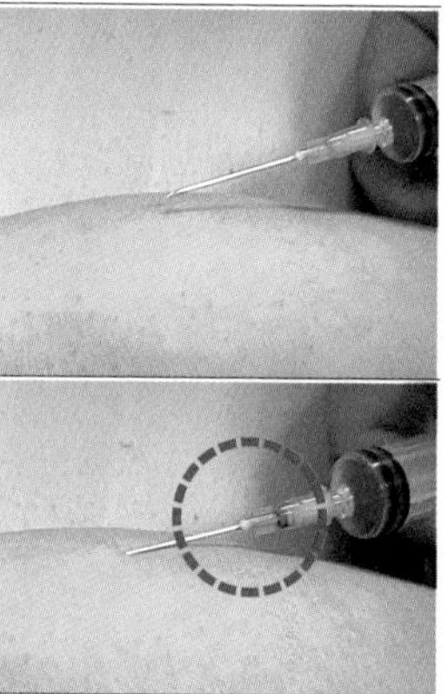
3	혈관에 들어가게 되면 주사기 바늘에 피가 맺히는 것이 보입니다.	

4	피스톤을 뒤로 당겨서 채혈합니다. 이때 무리하게 힘을 주어 당기게 되면 hemolysis가 될 확률이 높으며, 혈액이 잘 나오지 않아서 천천히 채혈하게 되면 clot이 됩니다.	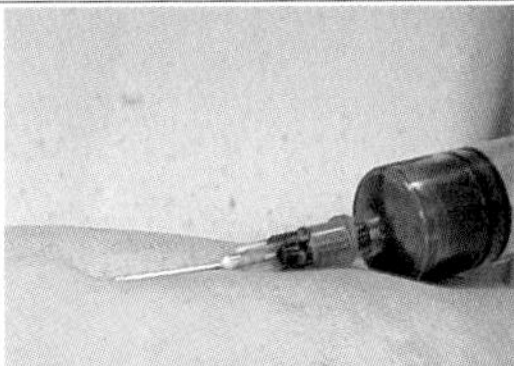
5	검체용기에 혈액을 넣을 때에는 피스톤을 힘주어 밀지 않아도 압력의 차이로 인해 부드럽게 들어갑니다.	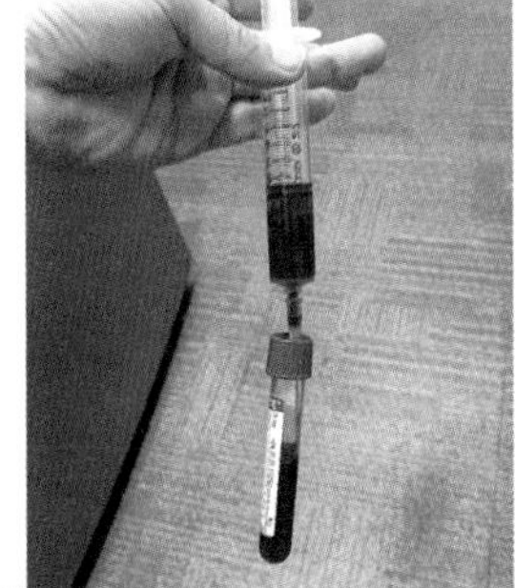
6	검체용기에 혈액을 눈금까지 담고 나서 부드럽게 흔들어 주세요.	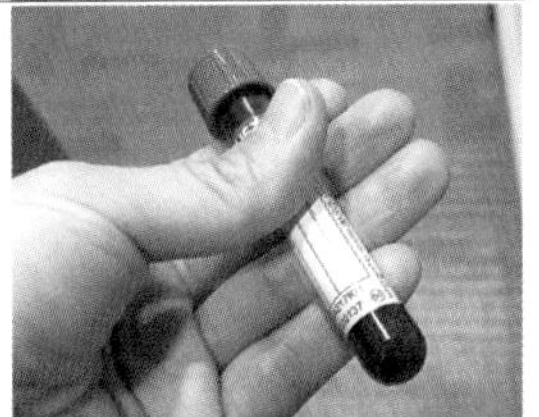

2 다시 채혈해야 하는 두 가지 상황

1. 굳어버린 경우

다음과 같은 경우 clot이 되었다고 말합니다.

- 검체통의 혈액을 충분히 흔들어 주지 않은 경우(항응고제가 포함된 검체통에 혈액을 받을 때는 충분히 흔들어 주어야 하는데 이것이 잘 되지 않으면 혈액이 굳어버림)

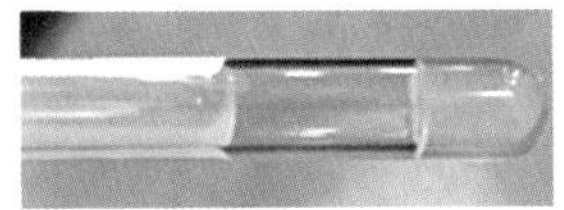

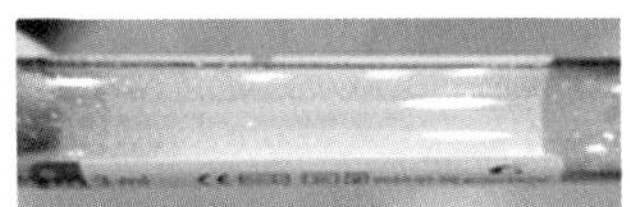

- 채혈한 후 검체용기에 담을 때 시간이 지체되었을 경우
- 지나치게 천천히 채혈한 경우

2. 용혈이 된 경우

hemolysis가 되었다고 하며, 혈구가 파괴된 경우입니다. 이때 혈구 세포가 파괴되면서 세포 내의 칼륨이 혈장으로 빠져나와 고칼륨혈증이 나타납니다.

- 검체용기에 빠른 속도로 피스톤을 밀어 주입했을 경우
- 검체용기에 혈액을 받고 심하게 흔들었을 경우
- 가는 혈관에서 힘을 주면서 채혈을 한 경우
- 토니켓을 너무 오랫동안 묶어두었을 경우
- 가는 바늘을 사용하여 채혈하였을 경우

제2절 검체 채취방법

	EDTA 용기의 눈금까지 혈액을 붓고 검체통 안에 있는 항응고제가 섞일 수 있게 흔들어 주세요. CBC&diff, 혈액형 검사, HbA1C, PB morphology, 말라리아, NH_3 검사도 가능합니다.
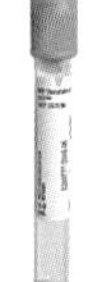	SST(Serum separating tube) 일반화학 검사, 면역혈청 검사를 하는 용기입니다. 혈액을 담은 후 부드럽게 흔들어 주세요.
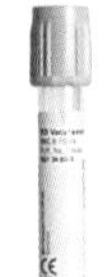	Sodium Citrate Tube PT, APTT, Fibrinogen, D-dimer와 같이 혈액 응고와 관련된 검사를 주로 하는 용기입니다. 용기의 눈금까지 혈액을 받아야 하며, 항응고제가 들어 있어서 혈액을 담은 후 섞어 주어야 합니다.

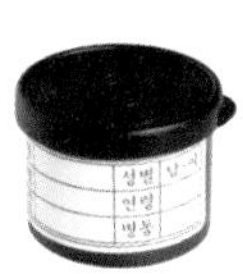

대변 검사통

대변검사, 잠혈검사, clostridium difficile, stool culture 등의 검사를 하기 위한 검체통이며 대변을 뜨는 스푼이 뚜껑에 붙어 있습니다. stool culture는 통에 받기 힘든 경우에는 미생물 수송 배지의 스틱을 항문에 넣어 충분히 돌려 변을 묻혀서 의뢰도 가능합니다.

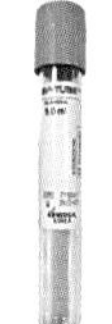

소변 검사통

urine culture, routine urinalysis, urine creatinine 등의 소변검사를 하기 위한 검체통입니다. urine culture를 할 때는 요도구를 깨끗하게 닦고 나서 중간소변을 받으면 됩니다.

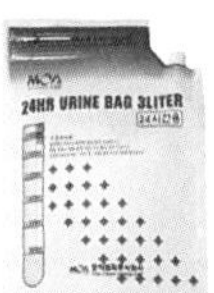

24시간 소변 채집통

오전 7시에 24시간 소변검사를 시작한다면 첫 소변은 버리고(검사를 시작하기 전에 신장에서 걸러진 소변이기 때문에) 그 이후 소변부터 다음날 오전 7시에 마지막 소변까지 용기에 받고, 잘 혼합한 후 24시간 총량을 적습니다. 채집하는 동안 냉장보관을 하며 보존제가 필요하면 잊지 말고 넣어 주세요.

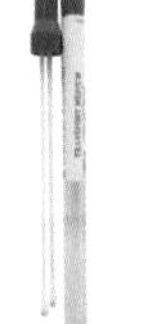

미생물 수송 배지

감염된 곳을 뚜껑에 부착된 면봉으로 충분히 문지른 뒤 오염이 되지 않도록 주의하며 용기 안에 깊숙이 넣어 끼웁니다. 감염이 의심되는 곳이라면 부위와 상관없이 검사 가능합니다.

검체를 받고 나서 채취부위를 검체용기에 적어 주세요.

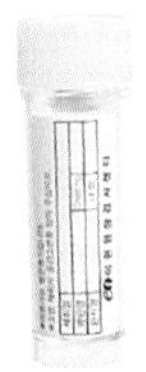

미생물 배양 검사, 각종 체액 검사

아침에 일어나자마자 첫 객담을 받아야 합니다. 구강 안의 세균으로 인한 오염을 막기 위해 양치를 하고 검체를 받도록 하는데 이때 침이 들어가지 않도록 주의합니다.

객담 AFB stain 검사는 아침 첫 객담을 사흘 연속으로 받습니다. CSF 검사가 나갈 때는 검사실에 보내기 전까지 실온에 보관해야 합니다.

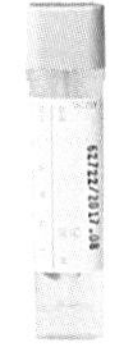

occult blood 전용 용기

대변에 피가 숨어 있는지 잠혈 반응을 확인하는 검사입니다. 뚜껑에 부착된 막대에 대변을 골고루 묻혀서 냉장 상태로 보관하며, 일반 대변 검사통에 받아도 무방합니다.

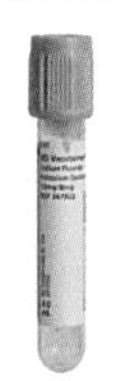	**NaF tube** glucose, GTT(Glucose Tolerance Test) 등을 검사하기 위한 용기입니다. 채혈 후 응고되지 않도록 충분히 혼합합니다.
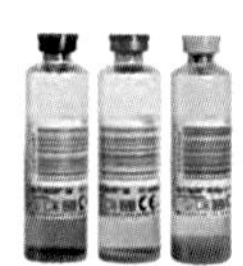	**blood culture 용기** 혐기–자주색, 호기–파랑색, 소아–노랑색(색깔은 병원마다 다릅니다)입니다. 항생제를 사용하기 전에 채혈하도록 하며 혈액량은 성인 각 8~10mL, 소아는 5mL를 담아 주세요.
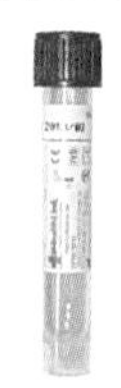	**바이러스 운송 배지** 면봉을 이용해 환부를 충분히 문지른 후 배지에 잠기게 넣습니다.

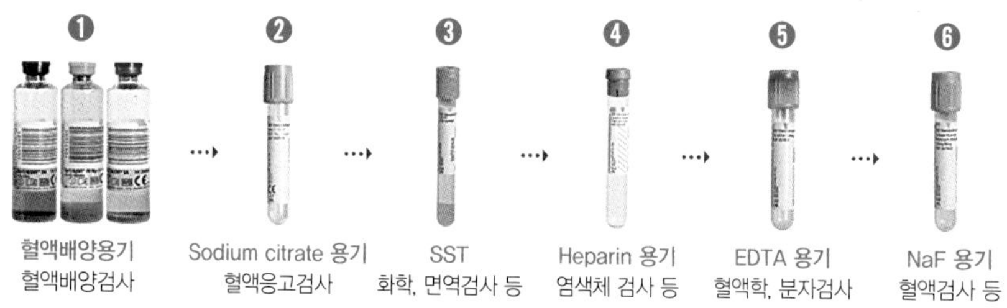

[혈액 채취 순서]

제3절 말초혈관 혈액배양검사

환자의 혈액이 감염되었다고 의심이 될 때 혈액 안의 세균이나 진균 등을 배양하여 결과값을 내는 검사입니다. 정맥혈과 동맥혈 모두 검사 가능하며, 발열이 날 것이라고 의심이 되는 직전이나 항생제를 쓰기 전에 blood culture를 먼저 해야 합니다. anaerobic(혐기성)은 환원된 환경을 선호하는 미생물의 증식 여부를, aerobic(호기성)은 산소를 선호하는 미생물 증식 여부를 확인합니다.

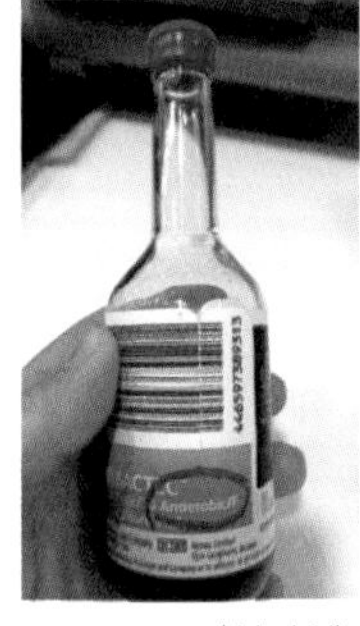

anaerobic(혐기성)

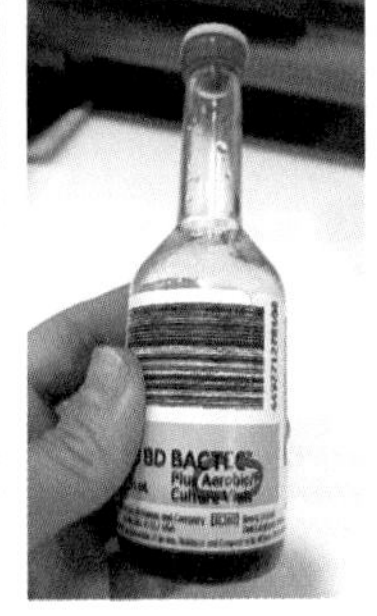

aerobic(호기성)

1	드레싱 세트, 헥시디놀 볼 혹은 포비돈 볼, 혈액배양검사 용기, 멸균장갑, 20mL 주사기 등을 준비합니다.	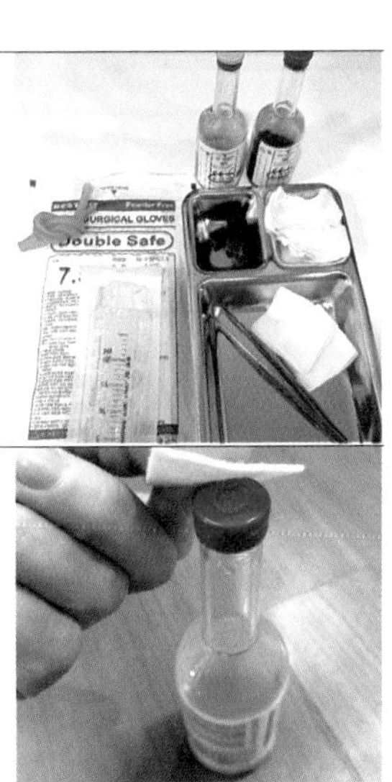
2	혈액배양검사 용기의 뚜껑을 열고 알코올 솜으로 10초 이상 충분히 소독합니다. 알코올 솜이 아닌 다른 소독제를 사용한다면 혈액을 주입하는 동안 음압에 의해 용기에 흡인될 수 있으며, 남아 있는 소독 효과로 인해 세균의 성장이 방해될 우려가 있습니다.	

3	가급적 팔에서 혈액배양검사를 합니다. 채혈할 부위를 선정하였으면 토니켓을 묶은 뒤 알코올 솜으로 안에서 밖으로 닦습니다.	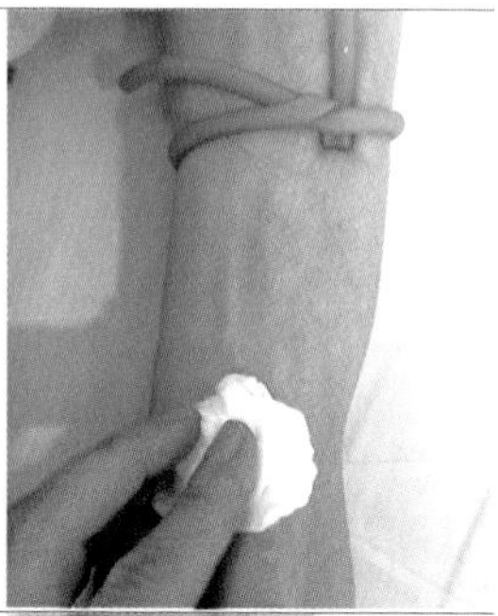
4	드레싱 세트를 열고 멸균장갑을 착용합니다. 알코올 솜으로 닦은 자리에 포비돈 볼로 안에서 밖으로 원을 그리듯이 소독하고, 자연적으로 마를 때까지 기다립니다.	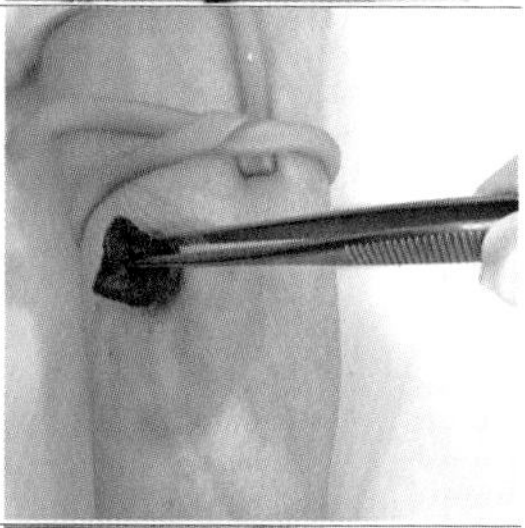
5	20mL 주사기로 채혈을 합니다. 성인 기준 혐기와 호기에 각각 10mL씩 담는데 너무 많아도 위양성이 나오니까 10mL를 초과하지 않도록 합니다.	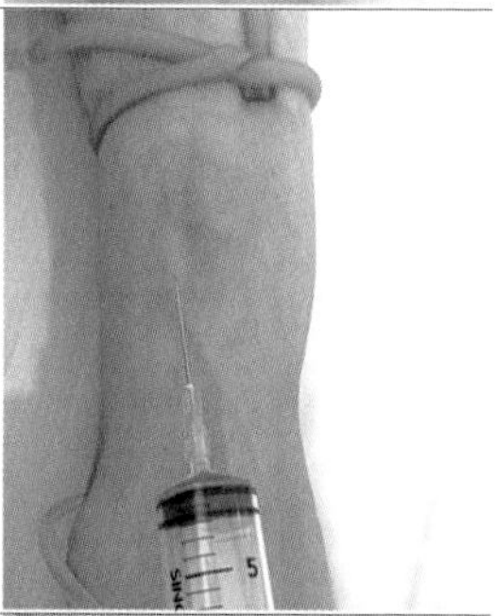
6	혐기를 먼저 담고 그다음 호기에 담습니다. 이유는 혐기를 나중에 담게 되면 주사기에 남아 있던 산소가 들어가서 결과에 영향을 미칠 우려가 있기 때문입니다. 또한 검체용기에 혈액을 담을 때는 주사기를 직각으로 꽂아 두어 자연스럽게 들어가도록 하세요. 강제로 피스톤으로 혈액을 밀어 넣어 담지 않습니다.	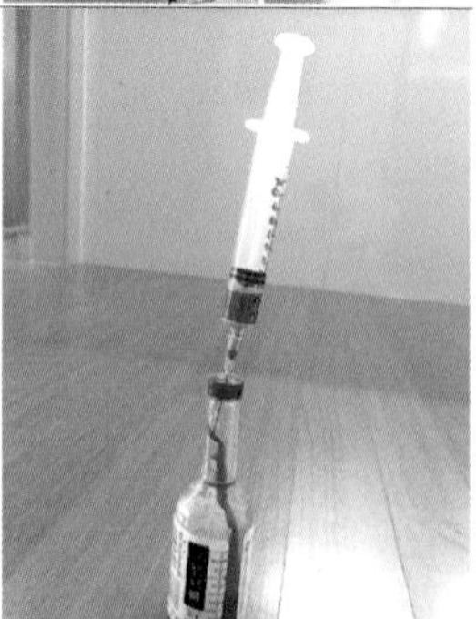

7 채혈하고 난 후 알코올 솜을 이용해 지혈하고 혈액배양검사 호기와 혐기를 고무줄로 묶어서 채혈한 부위와 채혈한 시간을 적습니다. 보통 두 set를 검사하는데 set와 set 사이 간격은 30분이며 반대 팔에 같은 방법으로 검사를 합니다. 시간이 없는 경우에는 다른 두 부위를 동시에 채혈하기도 합니다.

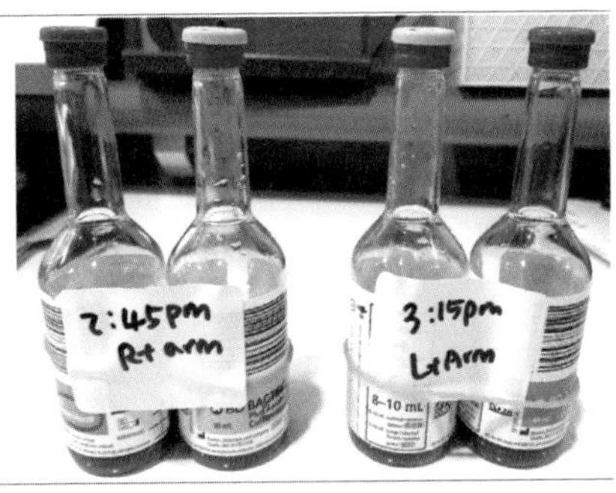

제4절 중심정맥관 혈액배양검사

중심정맥관이 있는 경우는 감염이 의심되므로 중심정맥관에서도 검사를 추가로 합니다. 중심정맥관을 통한 채혈을 포함하여 3세트 나가는 곳도 있고, 중심 정맥관을 포함하여 2세트 나가는 곳도 있습니다.

중심정맥관으로 혈액배양검사를 할 때는 injection cap를 빼고 채혈해주세요.

- **준비물** : 포비돈과 멸균거즈가 들어간 드레싱 세트, injection cap, 수액이 있다면 멸균주삿바늘, 20mL 주사기 2개(채혈용, flushing용), 10mL 주사기 1개(flushing용), 생리식염수 20mL용 2개

1 수액이 들어가고 있다면 클램핑을 하고(채혈 전 5분) 드레싱 세트 안에 injection cap, 20mL 주사기 2개, 10mL 주사기 1개를 까서 넣어 주세요. 수액이 있다면 분리하여 멸균주삿바늘에 끼워서 옆에 두세요. 멸균생리식연수 2개는 뚜껑을 개봉해주세요.

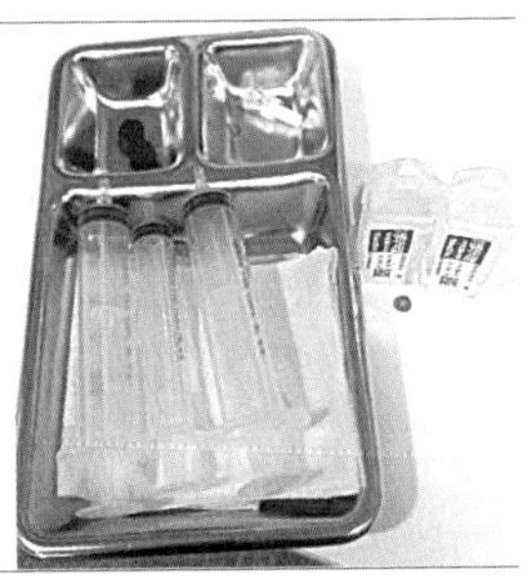

2 20mL 주사기는 주삿바늘과 분리되어 나오므로 주삿바늘을 끼우는 작업을 해야 합니다.

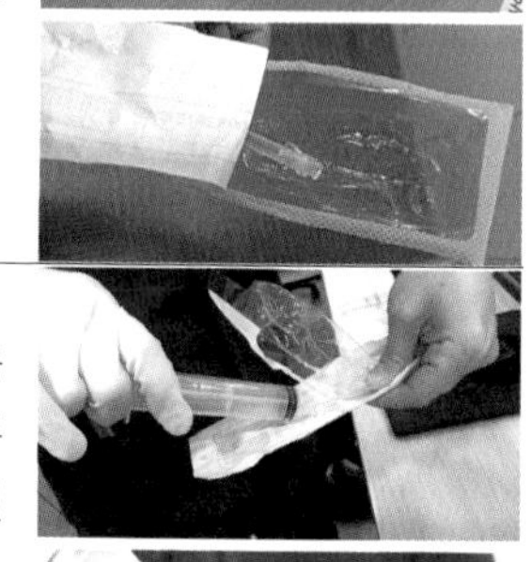

3 멸균장갑을 오른손에만 착용하세요(왼손은 멸균장갑을 착용하지 않습니다). 멸균장갑을 착용한 오른손으로는 20mL 주사기를 들고, 왼손은 멸균바늘이 들어 있는 봉지를 잡고 있어야 합니다.

20mL 주사기 바늘을 끼우고 생리식염수를 들어 주세요. 20mL 주사기와 10mL 주사기 각각에 생리식염수를 재고 나서 드레싱 세트 안에 둡니다.

드레싱 세트 안에 bowl이 있다면 bowl 안에 생리식염수를 부어서 쓰는 방법도 있으므로 상황에 맞추어서 하면 됩니다.

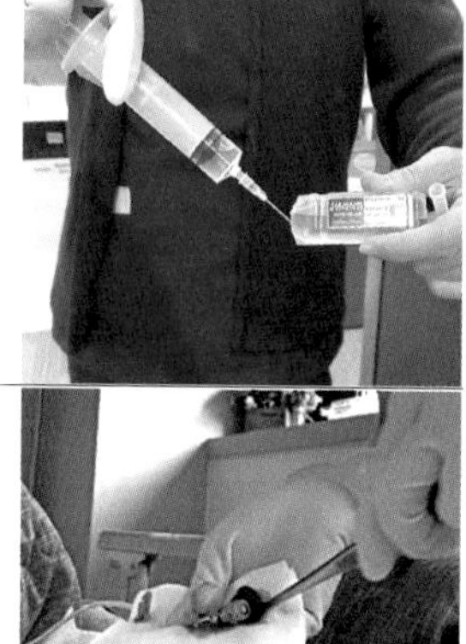

4 이제 왼손도 멸균장갑을 착용합니다. 멸균거즈로 중심정맥관 lumen을 감싸고 injection cap이 있다면 cap과 hub를 소독하고 돌려 빼 버려 주세요.

일반혈액검사를 할 때는 cap을 빼지 않고 채혈을 하지만, 혈액배양검사를 할 때는 위양성 가능성이 있기 때문에 cap을 빼고 채혈합니다.

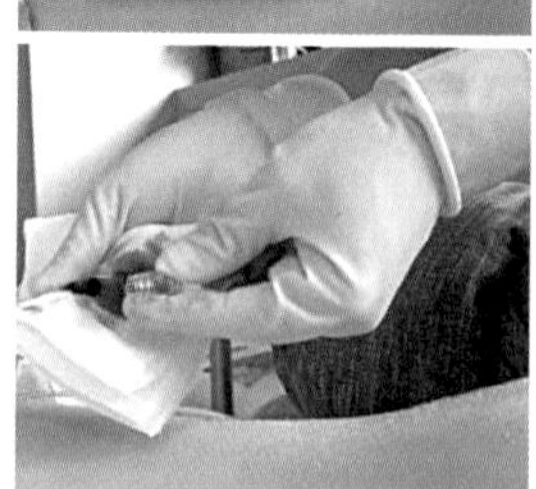

5	hub를 다시 포비돈으로 소독해주세요.	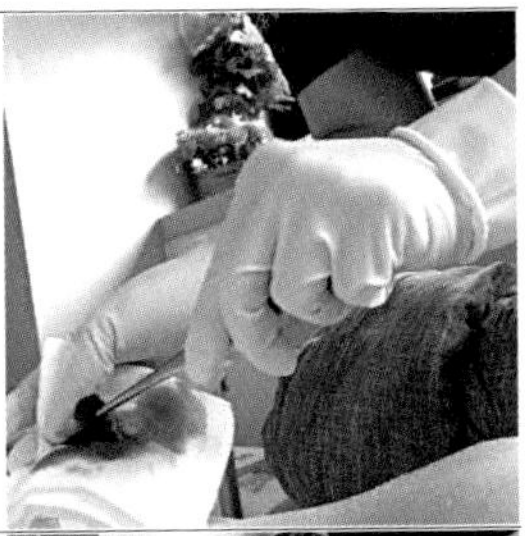
6	검체용 혈액을 20mL 뽑아 혐기에서 호기의 순서로 담습니다. 중심정맥관을 통한 혈액배양검사 시에는 처음 채혈한 혈액을 버리지 않습니다.	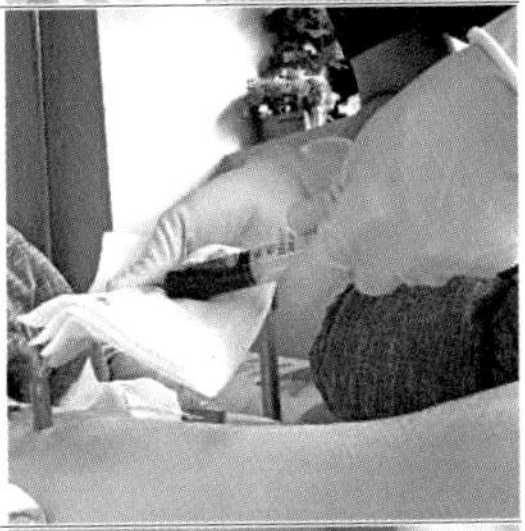
7	채혈 후에 20mL 생리식염수를 박동성 관류기법으로 flushing 하면서 locking을 합니다.	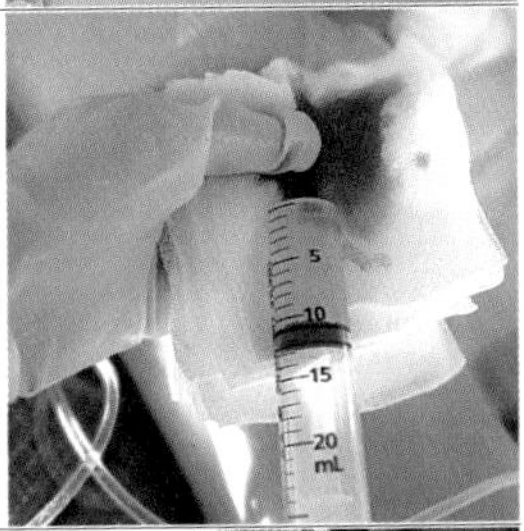
8	수액이 있다면 연결한 뒤 클램핑을 엽니다. 수액이 없다면 새로운 injection cap을 돌려 끼워 마무리하고 손소독을 합니다.	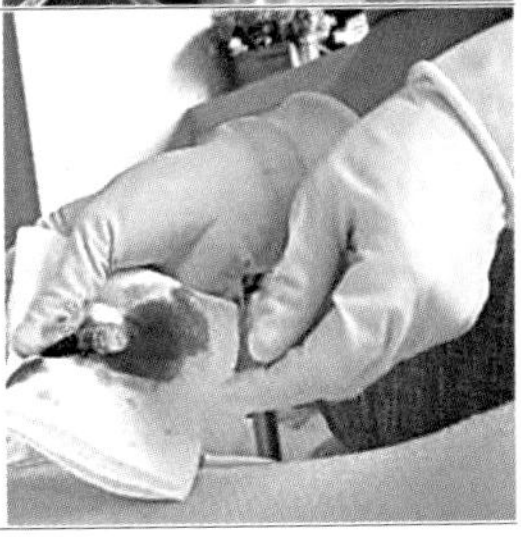

제5절 혈액배양검사 결과 보는 방법

객담, 소변 등 항생제 감수성 검사 결과 보는 방법은 비슷합니다. 항생제는 배양검사를 하고 난 후에 시작합니다. 결과를 확인하기까지 며칠이 걸리므로 의사가 경험에 의존하여 미리 항생제를 사용합니다. 결과를 확인한 후 사용하고 있는 항생제가 "S"에 들어가면 다행이지만, "R"이나 "I"에 들어가게 되면 효과가 없거나 떨어진다는 것이니 "S"에 포함된 항생제로 교체를 합니다.

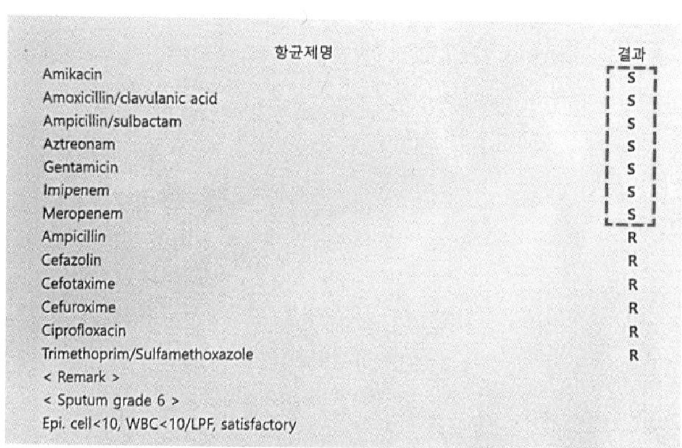

항균제명	결과
Amikacin	S
Amoxicillin/clavulanic acid	S
Ampicillin/sulbactam	S
Aztreonam	S
Gentamicin	S
Imipenem	S
Meropenem	S
Ampicillin	R
Cefazolin	R
Cefotaxime	R
Cefuroxime	R
Ciprofloxacin	R
Trimethoprim/Sulfamethoxazole	R

< Remark >
< Sputum grade 6 >
Epi. cell<10, WBC<10/LPF, satisfactory

S : susceptible(반응이 있는 항생제)
I : intermediate(중간 정도의 반응이 있는 항생제)
R : resistant(반응이 없는 항생제)
*위의 예시에는 I는 없습니다.

예를 들어 cefotaxime을 사용 중이었다면 반응이 없는 항생제이니 "S"에 포함된 항생제 중의 하나로 교체합니다. 'No growth'라고 적혀 있다면 배양을 했지만 균이 자라지 않았다는 말입니다.

제6절 ABGA(arterial blood gas analysis, 동맥혈가스검사)

신체의 산, 염기 균형과 산소공급 상태를 파악하기 위한 검사입니다. ABGA는 의사가 채혈을 하지만, 간호사는 채혈한 주사기를 처리하는 방법과 ABGA 결과를 해석하는 방법을 알아야 합니다. 채혈을 하는 부위는 요골동맥이며 대퇴동맥에서 채혈하기도 합니다. 채혈을 하고 난 후 5분 넘도록 손으로 직접 지혈해야 합니다.

ABGA 전용 주사기 제품이 있으며 헤파린 처리가 되어 있습니다. 채혈 후 바늘에 찔리지 않도록 주황색 cap을 씌운 채로 바늘을 제거하고, 동봉된 투명 cap을 끼워 임상병리실로 바로 접수해야 합니다. 제품이 없는 병원이라면 주사기에 헤파린을 코팅하여 ABGA를 하고 난 후 고무마개에 바로 바늘을 꽂아서 주삿바늘을 꺾은 후 검사실에 보내면 됩니다.

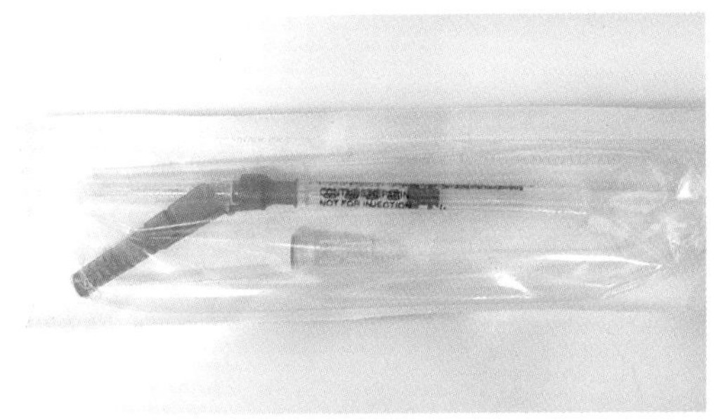

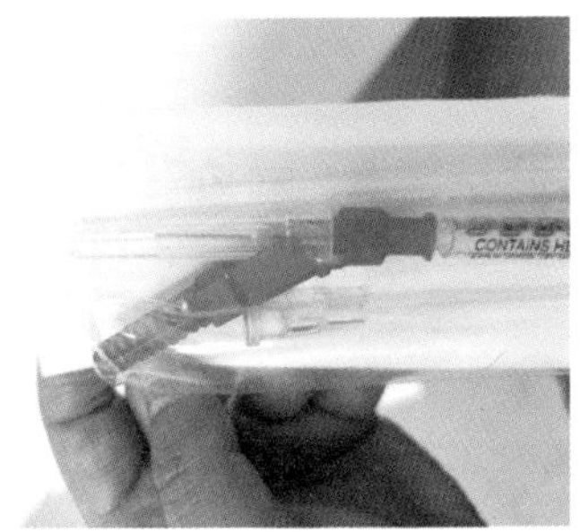

● ABGA 결과 해석

간호사는 기본적으로 이 네 가지 정상수치를 기억해야 합니다.

- pH : 7.35~7.45(7.35 미만이면 산증, 7.45 이상이면 알칼리증)
- PaO_2 : 80~100mmHg(동맥 내 산소농도를 알 수 있는 수치이며, 80 이하이면 저산소혈증)
- $PaCO_2$(폐) : 35~45mmHg(35 미만이면 호흡성 알칼리증, 45 이상이면 호흡성 산증)
- HCO_3^-(신장) : 22~26mmol/L(22 비만이면 대시성 산증, 26 초과이면 대사성 알칼리증)

제7절 소변 검체물

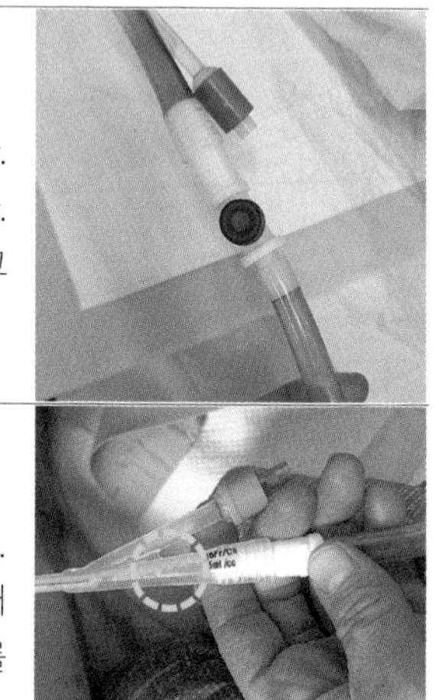

port가 있는 유치도뇨관이 있는 환자

검체를 받기 30분 전에 소변을 모으기 위해 클램핑을 닫아 줍니다. 포트를 알코올 솜으로 닦은 뒤 주사기를 꽂아 소변을 채취합니다. 소변배양검사를 해야 하면 포트를 포비돈과 같은 소독솜으로 닦고 채취하면 됩니다.

port가 없는 유치도뇨관이 있는 환자

검체를 받기 30분 전에 소변을 모으기 위해 클램핑을 닫아 줍니다. Fr가 적힌 부위 바로 윗부분을 알코올 솜으로 닦고 주사기로 찔러 소변을 채취하면 됩니다. 소변배양검사를 해야 하면 동일한 부위를 포비돈과 같은 소독솜으로 닦고 채취하면 됩니다.

유치도뇨관과 urine bag을 분리하여 검체를 받으면 감염의 위험성이 높으니 하지 마세요. urine bag에 고여 있는 소변을 받아 오는 것 또한 절대 해서는 안 됩니다.

화장실 이용이 가능한 환자에게 소변배양검사를 받아야 하는 경우

nelaton을 하는 것이 정확한 방법이지만 소독솜을 묻힌 거즈로 요도 입구를 닦고 중간뇨를 받아 검사를 하는 병원도 있습니다. 일반소변검사도 중간뇨를 받도록 합니다.

의식이 없는 와상 환자인데 유치도뇨관이 없는 경우

여자환자의 경우는 일반소변검사와 소변배양검사 모두 nelaton을 해야 합니다. 남자환자에게는 깨끗한 소변검체통을 성기에 맞추어 비닐로 고정을 하는 방법을 사용해도 됩니다.

CHAPTER 02

기타 검사 관련 간호

검사 가기 전에 간호사가 반드시 해야 하는 검사 전 간호가 있습니다. 검사 전 간호에서 실수하게 되면 환자가 검사 일정을 잡아 두었다가 못하고 다시 돌아오게 되는 불상사가 생기게 됩니다. 많이 하는 검사를 정리했으니 반드시 숙지하도록 합니다.

※ 근무하는 병동과 병원마다 자주 하는 검사가 달라 추가로 정리해야 합니다.

1. CT(computed tomography)

- 소요시간은 20분 내입니다.
- 필요로 하는 부위의 인체를 연속적으로 횡단면으로 촬영을 하는 방법입니다. 염증, 궤양, 혈종, 천공, 암 등을 발견할 수 있습니다.
- 복부 CT나 조영제를 사용할 경우 동의서를 받아야 하며 최소한 4시간 이상의 금식이 필요합니다. IV line(3-way)을 잡아서 검사를 가야 하는데 18~20G의 굵은 바늘이 필요합니다.
- 메트포민 약물을 복용 중이라면 검사하기 48시간 전부터 복용을 하지 말아야 합니다. 검사가 끝나고 24~48시간 후에 복용합니다. 조영제가 신장기능을 일시적으로 떨어뜨리는데 메트포민은 소변으로 배출이 되는 약이기 때문입니다. 메트포민을 빼는 시간은 병원마다 차이가 있으니 병원의 지침을 확인하세요.
- 조영제를 이용하여 CT를 촬영하였다면 검사 이후에 충분한 수분섭취가 필요합니다.

2. MRI(magnetic resonance imaging)

- CT에 비해 여러 방향에서 촬영이 가능하며 더 정밀한 사진을 필요로 할 때 MRI를 촬영합니다.
- 소요시간은 1시간 이상입니다. 금식은 필요치 않으나 복부나 골반을 촬영할 때는 최소 4시간의 금식이 필요합니다. 조영제를 사용하는 MRI 촬영 시에는 18~20G의 IV line(3-way)을 확보합니다.

- pacemaker, 틀니, 뇌동맥류 클립, 인슐린펌프, 인공관절, 보청기, 액세서리, 케모포트, 산소마스크의 코부위 금속 지지대 등 금속성 물질이 있는지 반드시 확인합니다. MRI는 강한 자기장을 발생하면서 금속성 물질을 끌어당기므로 제거가 되지 않는 금속성 물질이 몸에 삽입된 환자는 MRI촬영이 불가능합니다.

3. ultrasonography(초음파 검사)

- 높은 주파수의 음파를 보내고 반사되는 음파를 영상화하는 검사방법입니다. 장기의 모양과 혈관까지 볼 수 있습니다.
- 상복부를 검사할 때는 8시간 이상 금식을 해야 합니다. 식사나 물을 섭취할 때 공기를 같이 먹게 되므로 초음파의 정확도가 떨어집니다. 반대로 하복부를 검사할 때는 방광에 소변이 차 있어야 하므로 물을 충분히 먹고 소변을 참도록 합니다.

4. colonoscopy(대장내시경)

- 대장의 안을 직접 관찰하여 암, 폴립 등을 확인하고 폴립 제거 시술까지 가능한 검사방법입니다.
- 검사 3일 전부터는 수박, 참외 등 씨가 있는 과일과 검은깨, 검정콩 등 검은색의 음식은 먹지 않습니다. 검사 전날 아침부터는 흰죽을 먹으며 저녁까지 먹고 나서 물을 포함하여 금식합니다. 검사 전날에 대변을 배출시키는 약물을 먹어야 하는데 마지막 약물을 마실 때 거품제거제도 같이 섞어서 복용합니다.
- 대장내시경을 하는 동안 폴립 제거 시술의 가능성이 있기 때문에 항응고제를 복용 중이라면 중단 여부를 주치의에게 확인해야 합니다.

5. ERCP(endoscopic retrograde cholangiopancreatography, 내시경적 역행성 담췌관조영술)

- 식도를 통해 내시경관을 십이지장까지 삽입하여 담관 및 췌관에 조영제를 주입합니다. 십이지장, 췌관, 담관, 담낭까지 모두 확인할 수 있으며, 협착이 있다면 배액관을 삽입해서 담즙이나 췌장액이 십이지장으로 배출이 될 수 있게 시술 가능합니다.

- 동의서가 필요하며 자정부터 금식합니다. 검사실에 가기 전에 3-way가 있는 IV line을 확보하고(조영제 주입용이 아니기 때문에 22G도 상관없습니다), 아이오딘(요오드)에 대한 알레르기가 있는지 확인합니다. 감염 등의 합병증이 높은 검사이다 보니 검사 후에 금식해야 하며 출혈 여부와 발열이 있는지 수시로 확인이 필요합니다.

6. EGD(esophago gastro duodenoscopy, 위내시경)

- 위, 식도, 십이지장의 염증과 궤양, 종양 여부를 눈으로 직접 확인이 가능하며, 조직검사와 용종 제거도 가능합니다.
- 최소 8시간 전부터 금식을 해야 하며, 매니큐어와 립스틱을 지우고 틀니도 빼야 합니다.
- 수면내시경과 비수면 내시경이 있는데 비수면 내시경이라면 검사 전에 항콜린성 약물을 주사합니다. 이 약물은 위장운동을 떨어뜨리고 타액과 위액의 분비를 줄여 줍니다. 부작용으로 심계항진, 안면 홍조가 있을 수 있습니다. 용종 제거와 생검 검사를 할 수 있으므로 항응고제를 복용하는지 확인하고 주치의 오더에 의해 며칠 전부터 복용하지 않으며 검사 후에도 언제부터 복용 가능한지 확인해야 합니다.
- 검사 후에는 음식섭취가 가능하며 이후에 복통이나 출혈 등이 있는지 확인이 필요합니다.

7. FOB(fibro obtic bronchoscopy, 기관지 내시경)

- 기관지 내 분비물을 채취하여 검사하고 이물질을 제거하거나 객혈의 원인 및 부위를 찾기 위해서 하는 검사입니다. 기관지 점막과 폐 조직 생검 검사가 가능합니다.
- 자정부터 금식합니다. 검사 후에도 주치의가 오더 있을 때까지 금식과 침상 안정이 필요하며 생검 검사를 할 수 있으므로 항응고제를 복용한다면 중단 여부를 주치의에게 확인합니다.

8. PET(positron emission computed tomography, 양전자 방출 단층촬영)

암세포는 포도당 대사가 활발하게 이루어지는 세포입니다. 이러한 점을 이용하여 양전자를 방출하는 포도당과 같은 물질을 주사하면서 3차원 영상으로 확인하여 암을 진단하는 방법입니다. 8시간 이상 금식이 필요하며, 주치의에게 확인하여 혈당과 관련된 스테로이드, 당뇨약, 포도당 주사를 중단해야 합니다.

9. DSA(digital subtraction angiography, 디지털 감산 혈관조영술)

- 대퇴동맥을 통해 침습하여 촬영하는 혈관에 도달해 직접 조영제를 주입하여 혈관의 상태를 정확하게 확인할 수 있는 검사방법입니다.
- 동시에 중재적 시술을 통한 치료도 병행하며 뇌동맥류 색전술, PTCA(경피적 경혈관 관상동맥 확장술) 등이 대표적인 예입니다.
- 검사 전에 12시간 이상 금식을 해야 합니다. 양쪽 서혜부를 면도하고, 18G 이상의 IV line(3-way)을 확보합니다. 또한 검사 동의서를 받아야 하며 장신구는 제거합니다. 검사 후에는 대퇴동맥을 천자했기 때문에 출혈 여부를 확인하여 모래주머니를 천자 부위에 적용해야 합니다. 조영제 배설을 위해 수분섭취를 권장하며 다리는 구부리지 말고 편 상태에서 하루 동안 ABR하도록 합니다.

CHAPTER 03

혈액검사 결과의 이해

간호사는 혈액검사의 결과, 환자의 증상, 의사의 처방을 연계하여 이해할 줄 알아야 하며, 이런 부분이 제대로 공부가 된다면 인계할 때 훨씬 수월해질 것입니다. 혈액검사방법은 매우 다양하며 그중 기본적으로 환자들에게 많이 시행되는 혈액검사는 다음과 같습니다. 아래는 혈액검사의 극히 일부분이므로, 간호사는 자신이 근무하는 병동에서 많이 나가는 혈액검사에 대해 list를 만들어 검사의 의미와 정상수치를 공부해야 합니다. 병원, 검사하는 기관, 자료마다 검사 결과의 정상수치 범위는 약간씩 다르므로 감안하여 보길 바랍니다. 항목에 같은 색으로 표시된 검사는 대부분 함께 처방이 납니다.

항목	정상수치	설명
CBC (Complete Blood Cell)	• M : 420~630만/μL • F : 400~540만/μL	RBC(Red Blood Cell) 혈액 속에 포함되어 있는 적혈구의 숫자입니다. • 증가 : 저산소증, 탈수, 신장질환 • 감소 : 빈혈, 백혈병, 영양실조
	• M : 14~16g/dL • F : 12~15g/dL	Hb(Hemoglobin) 적혈구에 있는 헤모글로빈은 산소를 운반하는 역할을 합니다. • 증가 : 선천성 심장질환, 화상, 탈수, COPD • 감소 : 빈혈, 백혈병, 임신, 간경화, 림프종, 신부전, 출혈
	• M : 42~52% • F : 35~47%	HCT(Hematocrit) 전체 혈액 중에 적혈구가 차지하는 용적률을 나타내는 검사입니다. • 증가 : 심한 탈수, 화상, 출혈, 염증반응 • 감소 : 빈혈, 항암치료, 간경변, 영양실조, 백혈병
	150,000~45,000/μL	Platelet 혈액을 응고시키고 지혈에 관여합니다. • 증가 : 철분결핍성 빈혈, 류머티스 관절염, 혈액 종양 • 감소 : 출혈, 빈혈, 백혈병, 감염

<table>
<tr><th>항목</th><th>정상수치</th><th>설명</th></tr>
<tr><td rowspan="3">CBC
(Complete
Blood Cell)</td><td>• M : 9mm/hr 이하
• F : 20mm/hr 이하</td><td>ESR(Erythrocyte Sedimentation Rate)
적혈구 침강속도로 적혈구가 얼마만큼의 속도로 가라앉는지 보는 수치입니다.
• 증가 : 감염, 염증, 조직 괴사, 빈혈, 만성신부전
• 감소 : 빈혈, 울혈성 심부전</td></tr>
<tr><td>4,000~10,000/μL</td><td>WBC(White Blood Cell)
면역체계를 구성하는 중요한 세포로 면역에 관여합니다.
• 증가 : 감염, 스트레스, 백혈병
• 감소 : 항암제 투여, 영양결핍, 자가면역질환</td></tr>
<tr><td colspan="2">Diff count(Differential count)
각각의 백혈구가 전체 백혈구에서 차지하는 비율입니다.
① Seg Neutrophil(중성 호중구)
• 정상 : 40~80%
• 증가 : 급성감염, 급성염증, 조직괴사, 스트레스, 종양
• 감소 : 항암치료 → 절대호중구수치(ANC) 저하
② Eosinophil(호산구)
• 정상 : 0~5%
• 증가 : 기생충 감염, 습진
• 감소 : 부신호르몬 생산 증가
③ Basophil(호염기구)
• 정상 : 0~2%
• 증가 : 골수증식성 질환, 알러지
• 감소 : 갑상선기능항진증, 스트레스 반응
④ Monocyte(단핵구)
• 정상 : 0~8%
• 증가 : 만성염증성 장애, 바이러스성 감염
• 감소 : 약물요법(predisone)
⑤ Lympocyte(림프구)
• 정상 : 15~34%
• 증가 : 박테리아 감염
• 감소 : 백혈병, 폐혈증, 면역결핍질환, 항암 방사선 요법</td></tr>
<tr><td>CRP
(C Reactive
Protein)</td><td>0.5~1.0mg/dL</td><td>간에서 생성되는 정상 혈장 단백성분이며, 급성기 감염과 염증질환을 진단하기 위해 시행하는 검사입니다. ESR보다 예민하게 반응합니다.</td></tr>
</table>

항목	정상수치	설명
HbA1C	4.2~6%	적혈구의 헤모글로빈(혈색소)이 혈액 속의 포도당과 어느 정도 결합되었는지 확인하는 검사로 지난 3개월 동안 평균적인 혈당수치를 알 수 있습니다. • 증가 : 당뇨, 감염, 암, 갑상선기능항진증 • 감소 : 용혈성 빈혈, 과다출혈
AST(GOT)	0~40IU/L	심장과 간, 근육, 신장의 세포에 존재하는 효소인데 간세포에 많이 분포합니다. 세포가 파괴되면 효소가 빠져나와 수치가 올라가게 됩니다. • 증가 : 간질환, 심근경색, 골격근질환 • 감소 : 급성신질환, 만성간질환
ALT(GPT)	0~35IU/L	주로 간에 존재하는 효소이다 보니 AST검사보다 간질환을 확인하는데 더 중요시하게 보는 검사입니다. • 증가 : 간염, 췌장염
γ-GTP	• M : 63IU/L 이하 • F : 35IU/L 이하	간에 있는 효소로서 해독기능에 관여하는데 알코올과 약물에 의해 간세포가 손상되었을 때 상승합니다. 알코올에 특히 예민하게 반응하는 수치입니다. • 증가 : 알코올 간염, 지방간, 간경변
ALP	20~130IU/L	담관에 존재하는 효소이며 뼈에도 많이 분포하고 있습니다. • 증가 : 간암, 간질환, 골질환 • 감소 : 갑상선기능 저하, 악성빈혈
total bilirubin	0.2~1.2mg/dL	간접빌리루빈과 직접빌리루빈을 합한 수치입니다. • 증가 : 급성간염, 전이성 간암, 스테로이드/이뇨제 복용 • 감소 : 만성간염, 심부전, 췌장염, 빈혈
indirect bilirubin (간접빌리루빈, 비결합빌리루빈)	0~0.7mg/dL	적혈구가 파괴되면 빌리루빈을 만들어내는데 빌리루빈이 알부민과 결합되어 간으로 이동하는 형태입니다. • 증가 : 용혈성 질환, 간질환
direct bilirubin (직접빌리루빈, 결합빌리루빈)	0~0.4mg/dL	간으로 이동한 간접빌리루빈이 효소의 작용으로 직접빌리루빈으로 바뀌어 담관을 통해 담즙으로 배설됩니다. 소장에서 결합빌리루빈은 유로빌리루빈으로 바뀌어 소변과 대변으로 배설됩니다. • 증가 : 담관 폐쇄, 간질환
albumin	3.5~5.2g/dL	간에서만 생성되는 단백질입니다. • 증가 : 탈수, 영양과다 • 감소 : 영양실조, 중증간질환

항목	정상수치	설명
total protein test	6~8.3g/dL	혈액 내 총 알부민과 글로불린(면역)의 수치를 더한 것입니다. • 증가 : 간경변, 만성간염, 골수질환 • 감소 : 영양실조, 화상, 사구체신염, 염증, 출혈, 간질환
LDH	140~280IU/L	심장, 간, 근육, 신장에 많이 분포하는 효소이며 간질환이나 심근경색 진단에 이용됩니다. • 증가 : 심근경색, 간질환, 폐질환, 악성빈혈 • 감소 : 항암제와 면역억제제 투여 시
BUN (Blood Urea Nitrogen)	5.0~23mg/dL	단백질은 질소를 포함하고 있다. 단백질이 간에서 분해되면서 질소는 독성이 강한 암모니아로 바뀌는데, 암모니아를 덜 자극적인 요소의 형태로 만들어 신장을 통해 배설됩니다. 신장에 문제가 있다면 혈액 내 수치가 높아지게 됩니다. • 증가 : 신부전, 요독증, 탈수 • 감소 : 간경변
creatine	0.6~1.2mg/dL	간과 신장에서 합성되며 근육 내에 저장되어 있다가 근육 수축 시 에너지원으로 사용됩니다. 근육이 손상받으면 혈액 내로 유출되어 수치가 증가하게 됩니다. 신장을 통해 배출되므로 신장의 기능을 확인할 때 이용됩니다. • 증가 : 신장질환, 말단비대증, 과도한 운동 • 감소 : 근육량 저하, 쇠약
uric acid	2.5~7.7mg/dL	질소의 한 형태인 요산으로 관절이나 연골에 침착됩니다. • 증가 : 통풍, 당뇨, 스트레스 • 감소 : 임신, 중금속 중독
glucose	70~110mg/dL	혈액 내 포도당 농도로서 식사에 영향을 받습니다. • 증가 : 당뇨, 췌장질환, 임신, 스트레스, 비만, 쿠싱증후군 • 감소 : 간질환, 뇌하수체 기능 저하, 기아 상태
total cholesterol	200mg/dL 미만	HDL과 LDL, triglyceride을 합한 수치입니다. • 증가 : 비만, 고지혈증, 고혈압, 당뇨, 심혈관질환 • 감소 : 갑상선기능항진증, 영양실조, 흡수불량
triglyceride	150mg/dL 미만	중성지방입니다. 음식으로 섭취한 지방과 포도당이 우리 몸에 저장되는 형태입니다. • 증가 : 비만, 고지혈증, 고혈압, 당뇨, 심혈관질환 • 감소 : 갑상선기능항진증, 영양실조, 흡수불량

항목	정상수치	설명
HDL (High Density Lipoprotein)	40mg/dL 이상	좋은 콜레스테롤이라고 불립니다. 혈관 벽에 붙어 있는 콜레스테롤을 감소시키는 역할을 합니다. • 증가 : 운동, 체중감소 • 감소 : 비만, 흡연, 당뇨, 탄수화물 과다 섭취, 뇌동맥 경화
LDL (Low Density Lipoprotein)	100mg/dL 미만	나쁜 콜레스테롤이라고 불립니다. 간에서 만들어진 콜레스테롤을 곳곳에 운반하는 역할을 하는데 혈관에 붙어서 문제를 일으킵니다. • 증가 : 동맥경화, 고콜레스테롤 혈증
amylase	30~110U/L	췌장과 타액선에서 분비되어 탄수화물을 분해합니다. • 증가 : 급성췌장염, 난소염, 췌장암, 충수돌기염 • 감소 : 만성췌장염, 간경화
lipase	20~300U/L	췌장에서 분비되어 지방을 분해하는 역할을 합니다. amylase 검사와 함께하는 경우가 많습니다. • 증가 : 급성췌장염, 췌장암, 간질환, 담낭담도질환
Na	135~148mEq/L	세포외액의 중요한 양이온으로 삼투압을 결정합니다. 신장에 의해 배설되고 흡수하면서 산염기 균형이 이루어집니다. 나트륨-칼륨 채널을 통해 신경자극전달 역할을 합니다. • 증가 : 나트륨 과잉 섭취, 화상, 발한, 쿠싱증후군 • 감소 : 구토, 설사, 만성신부전, 말초부종, 점액수종
K	3.5~5.3mEq/L	세포내액의 중요한 양이온으로 심장의 활동에 중요한 역할을 합니다. • 증가 : 만성신부전, 화상, 칼륨 과잉 섭취 • 감소 : 구토, 설사, 과도한 흡인, 알칼리증
Cl	95~110mEq/L	세포외액의 음이온으로 삼투압과 이온의 균형, 삼투압의 균형을 유지하는 역할을 하며, 나트륨과 함께 증가하거나 감소하는 경향을 보입니다. • 증가 : 나트륨 과잉 섭취, 화상, 발한, 쿠싱증후군 • 감소 : 당뇨, 설사, 구토, 화상, 쿠싱증후군
Ca	4.0~5.0mg/dL	뼈와 치아를 구성하며 혈액응고, 근육의 수축에도 관여합니다. 부갑상선호르몬은 혈액 내 칼슘의 농도를 높입니다. • 증가 : 부갑상선기능항진증, 신부전, 다발성 골수종 • 감소 : 부삽상선기능저하증, 설사, 감염, 비타민 D 결핍
CPK	• M : 53~244U/L • F : 43~165U/L	심장근육에 분포하는 효소로서 골격근과 뇌에도 존재합니다. • 증가 : 심혈관계 질환, 근골격계 질환, 쿠싱증후군, 심한 운동 • 감소 : 갑상선기능항진증, 류머티스 관절염

항목	정상수치	설명
CK-MB	6ng/mL 이하	심장근육이 파괴되면 나오는 효소로서 특이도가 높습니다. 심근경색 시작 후 3~6시간에 오르기 시작해서 12~24시간 이후 최고, 12~48시간 후 정상으로 돌아옵니다.
troponin-I	0.03ng/mL 이하	심장근육에 유일하게 존재하는 단백질입니다. 증가 시 심근경색과 협심증을 의심할 수 있습니다.
myoglobin	• M : 28~72ng/mL • F : 25~58ng/mL	심장과 골격근육 조직에 많이 있는 단백질입니다. 심근경색 이후 가장 먼저 상승하여 1일 이내 수치가 떨어집니다. • 증가 : 근육질환, 운동, 신부전, 초기 심근경색, 갑상선질환
PT (Prothrombin Time)	11~13sec	혈액이 응고할 때까지의 시간입니다. • 증가 : 당뇨병, 급성췌장염, 급성이하선염 • 감소 : 만성췌장염, 간경화
INR (International Normalized Ratio)	0.8~1.1	PT검사는 시약에 따라 수치가 달라질 수 있으므로 시약의 종류에 관계없이 결과를 표준화할 필요가 있어서 만든 것입니다. 항응고제를 복용하는 환자라면 치료범위는 2.0~3.0입니다.
APTT (Activated Partial Thromboplastin Time)	11~13sec	내인성 응고인자의 이상여부를 판단하는 검사로서 어떤 응고인자가 부족하냐에 따라 발생하는 질병은 다양합니다. • 증가 : 자반증, 혈소판 감소
D-dimer	0.5mg/L 이하	혈전이 생기고 난 후 용해될 때 발생하는 단백질입니다. 수치가 상승하면 어딘가에 혈전이 생겼다는 것입니다. • 증가 : 폐색전증, 심부정맥 혈전증, 파종성혈관 내 응고
HBsAg (Hepatitis B surface Antigen)	Neg	간염을 진단하는 선별검사로서 B형 간염 표면 항원입니다.
HBsAb (Hepatitis B surface Antibody)	positive 10 이상	B형 간염 표면 항체입니다. 과거에 B형 간염에 감염되었거나 예방접종을 통해 항체가 만들어진 것입니다.
HCV Ab	Neg	C형 간염에 감염되었는지 알 수 있는 검사입니다.

항목	정상수치	설명
HAV-IgM Ab (Hepatitis A Virus – IgM Antibody)	Neg	급성 A형 간염의 일차적인 진단지표입니다. positive이면 최소 6개월 내에 감염이 있었다는 것을 의미합니다. IgM은 감염이 되었을 때 가장 먼저 만들어지는 항체입니다.
HAV-IgG Ab	Neg	예전에 A형 간염에 감염되었거나 예방접종을 통해 항체가 생긴 경우입니다. IgM 항체가 생기고 나서 IgG 항체가 서서히 생깁니다.
TSH (Tyroid Stimulating Hormone)	0.4~5.1μU/mL	뇌하수체에서 분비하는 갑상선자극호르몬입니다. • 증가 : 갑상선기능저하증, 아이오딘(요오드) 결핍 • 감소 : 갑상선기능항진증
T_3	98.0~180ng/dL	갑상선호르몬의 20%를 차지합니다. • 증가 : 갑상선기능항진증 • 감소 : 갑상선기능저하증
Free T_4	0.8~1.9ng/dL	갑상선호르몬의 80%를 차지합니다. 단백질과 결합하지 않은 자유로운 형태입니다. • 증가 : 갑상선기능항진증 • 감소 : 갑상선기능저하증
PSA (Prostate Specific Antigen)	0.4mg/mL 이하	전립선 세포가 파괴되면 분비되는 단백질입니다. • 증가 : 전립선 비대증, 전립선암
CEA (Carcinoem-bryonic Antigen)	0~5ng/mL	위장관암에서 가장 흔히 사용하는 종양표지자입니다. 유방암과 폐암에도 증가할 수 있습니다.
CA19-9 (Carbohydrate Antigen)	0~37U/mL	당단백질에서 분리된 항원입니다. 췌장암과 담낭단관암, 위암, 대장암에서 상승하는 종양표지자입니다.
AFP (á-Fetoprotein)	10ng/mL 이하	간이 손상되면 증가하는 난백질로서 긴암의 종양표지자입니다. • 증가 : 간암, 임신, 고환암, 난소암
약물검사	valporic acid, digoxin, carbamazepine, lithium, theophyline, warfarin 등의 약물은 주기적으로 혈중 약물 농도 검사를 하여 조절해야 합니다.	

신규 간호사
임상 매뉴얼

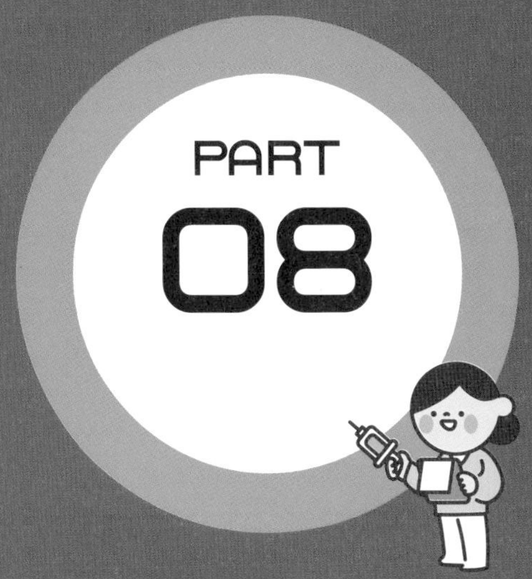

배설 관련 간호

CHAPTER 01

foley catheter(유치도뇨관)

자연적으로 배뇨하기 힘들거나 실금으로 피부가 손상되었을 때, 소변량을 정확하게 측정하기 위한 이유로 foley catheter를 삽입합니다. catheter는 3-way와 2-way가 있으며, 표면에 Fr가 표기되어 있습니다. 병원에서는 16~18Fr(16Fr보다 18Fr가 더 굵음)를 성인에게 많이 이용합니다.

풍선은 증류수를 주입하여 부풀리며 주입 가능한 증류수의 양은 Fr 밑에 표기되어 있습니다. 사진에 보이는 3-way 16Fr는 30mL, 2-way 16Fr는 5mL가 주입 가능한 양이며, 필요할 때는 주입량보다 증류수를 더 넣기도 합니다. 2-way 유치도뇨관의 소변이 새어 증류수를 15mL까지 주입해 보았으나 문제는 없었습니다.

3-way	방광세척용 라인(파랑), urine bag 연결 라인, 풍선주입 라인(빨강)이 있습니다. 방광세척을 자주 해야 하는 환자라면 3-way foley catheter를 끼워야 합니다.	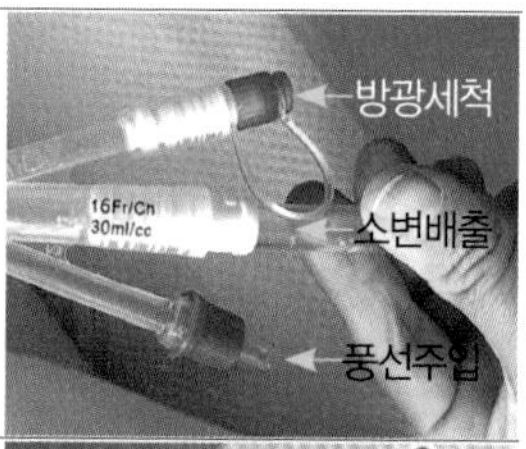
2-way	일반적으로 많이 하는 foley catheter입니다. 풍선주입 라인(주황), urine bag 연결 라인이 있습니다	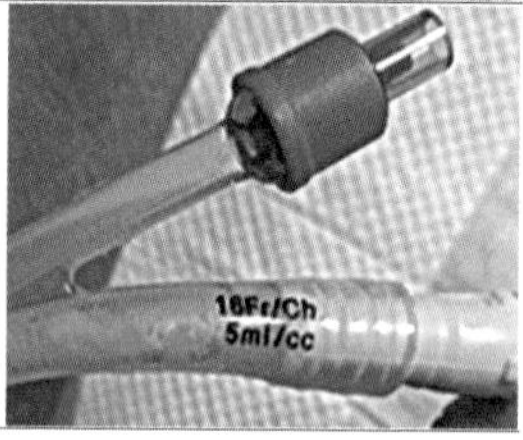

1. foley catheter 삽입 순서

소독제를 쓰지 않고 생리식염수를 적신 볼로 닦아내어도 요로감염을 일으키지 않았다는 연구가 있긴 하지만, 안전을 위해 대부분 병원에서는 포비돈 혹은 클로르헥시딘 소독제를 사용하고 있습니다.

● **준비물** : foley catheter, 윤활제, 멸균증류수(생리식염수는 크리스탈을 형성하여 풍선을 제거할 때 장애가 발생하므로 안 됨), 10mL 주사기 2개, 멸균거즈, 멸균장갑, 고정 장치 혹은 반창고, urine bag, foley set, 포비돈 볼

1	손위생을 하고 필요한 물품들을 준비합니다. foley set(소독포가 함께 멸균포장된 형태)를 펼쳐서 포비돈과 생리식염수 솜, 거즈를 담습니다. 10mL 주사기도 조심히 펼쳐서 넣어 주세요. foley set가 아닌 단순 드레싱 세트에 준비를 한다면 손이 서툰 신규 간호사는 좁은 set를 사용하며 멸균의 원칙을 지키기가 힘들어집니다. foley set가 없다면 멸균된 소독포를 하나 준비해주세요.	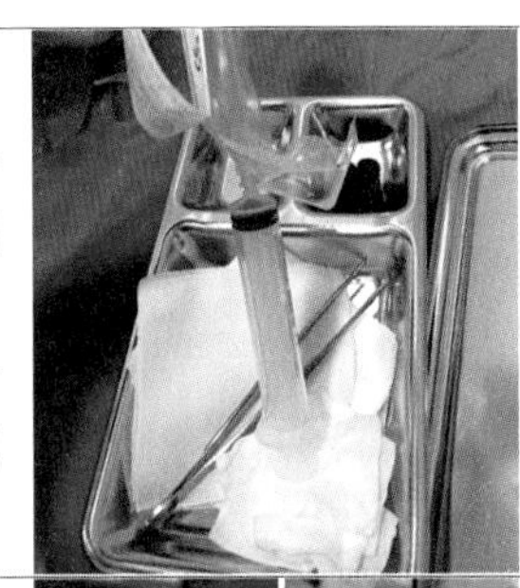
2	foley catheter는 겉봉지와 속봉지로 이중포장이 되어 있습니다. 겉봉지를 오픈하여 조심히 속봉지가 싸인 foley catheter를 세트 안에 떨어뜨리거나 forcep jar로 직접 꺼내어 세트 안에 넣어 주세요. 이때 속봉지에 손이 닿지 않게 주의하세요.	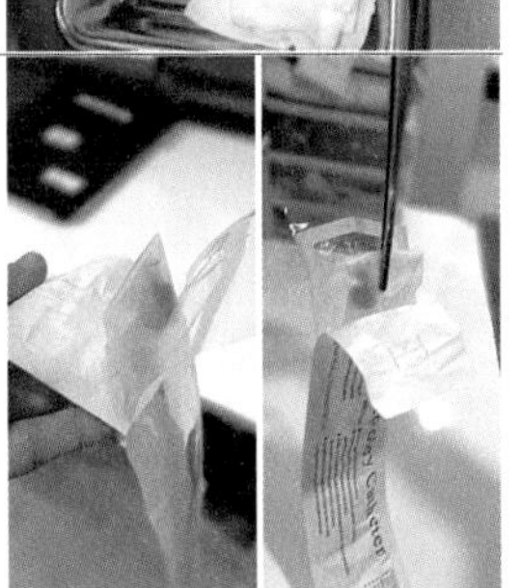
3	urine bag을 오염이 되지 않게 조심히 세트 안에 떨어뜨려주세요. 세트를 다시 덮고 오염이 되지 않게 조심히 끌고 환자에게 갑니다. 환자를 확인 후에 스크린을 쳐주세요.	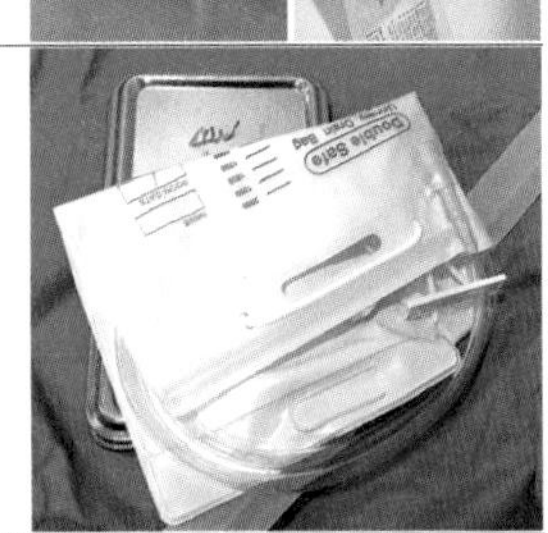
4	기존에 foley catheter를 가지고 있다면 위생장갑을 착용하고 10mL 주사기로 balloon을 빼고 조심스럽게 catheter를 제거합니다. 위생장갑을 벗으면서 제거한 catheter를 위생장갑 안으로 말아 넣습니다. foley catheter를 말아 넣은 위생장갑은 잠시 침상 틀 사이에 끼워 두셔도 됩니다.	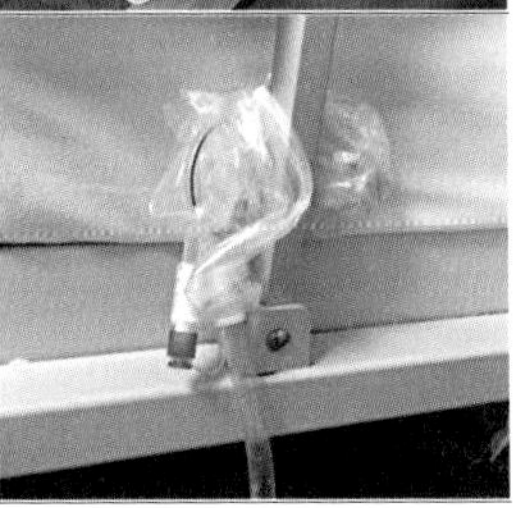

5	멸균증류수를 열어 세트 한쪽에 부어 주세요.
6	누운 자세에서 하의를 벗기고 무릎을 세운 자세를 취한 뒤 다리를 벌리도록 합니다. 벌린 다리 사이에 세트를 펼치고 다리를 움직이지 않도록 설명합니다. 젤리를 적당량 세트 안으로 떨어뜨리는데 처음 나오는 소량은 버려 주세요.
7	손위생을 한 후에 멸균장갑을 착용합니다. 주사기로 증류수를 10mL 가량 넣고 풍선을 부풀려 불량이 아닌지 확인을 합니다. 이상이 없으면 풍선을 다시 빼고 윤활제를 발라 주세요.
8	foley catheter와 urine bag을 연결해주세요. 이때 clamp는 잠그지 말고 열어 두세요.

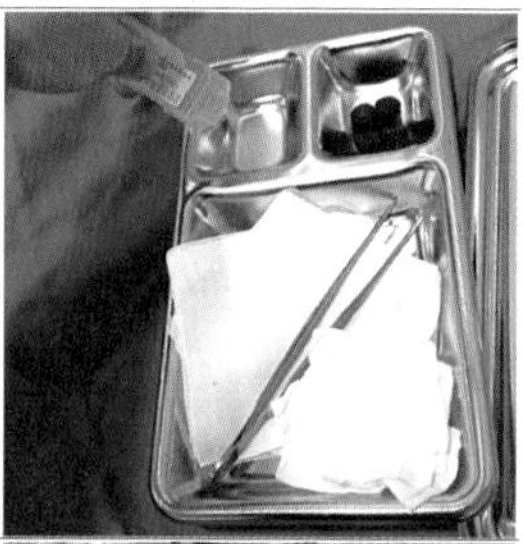

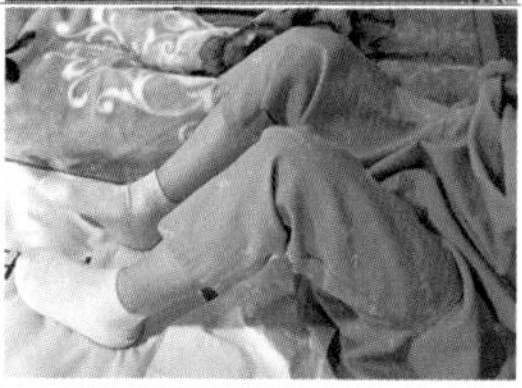

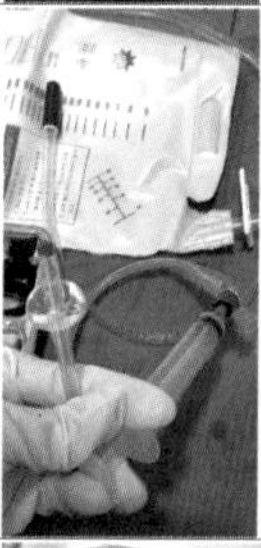

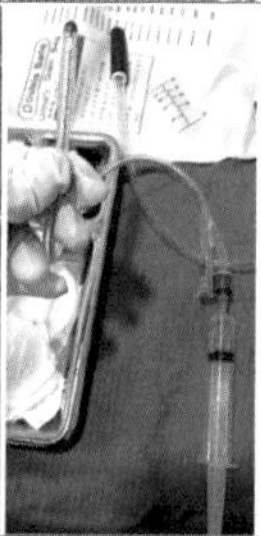

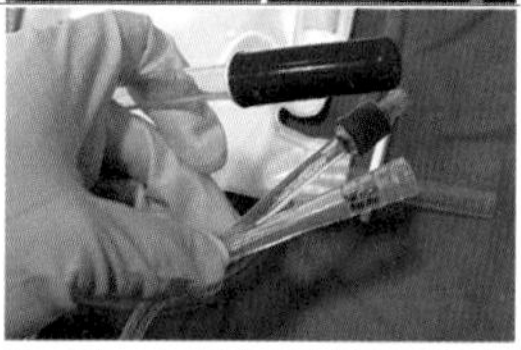

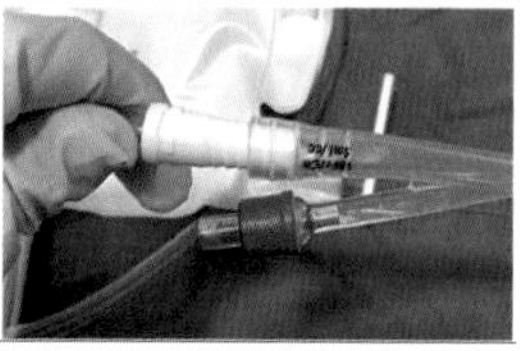

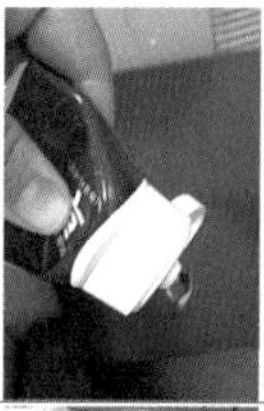

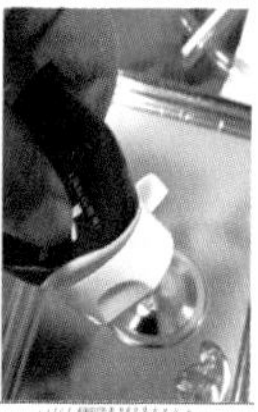

9 urine bag 소변 배출구는 clamp를 잠가 주세요.

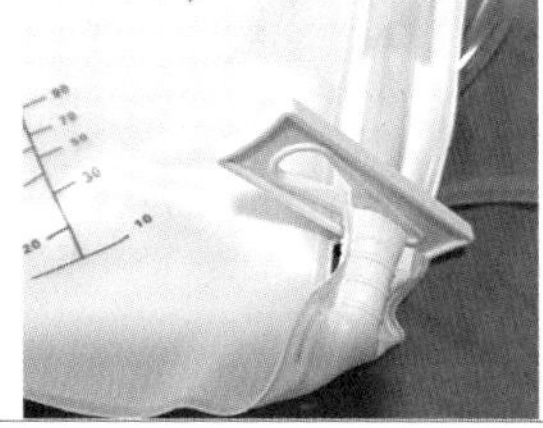

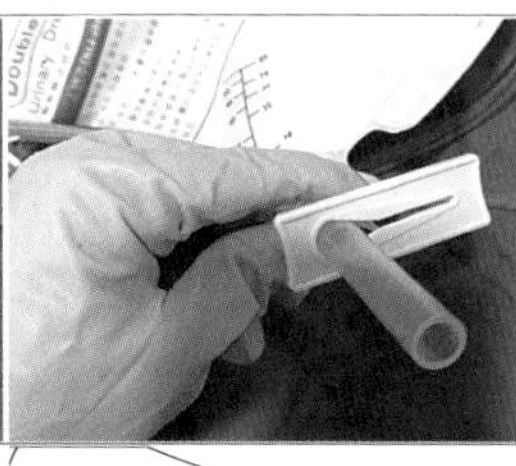

10 여자 환자는 왼손으로 소음순을 벌리고 요도구를 노출시킵니다. 이때부터 음순 위에 올린 왼손은 오염이 된 것이므로 움직이지 않습니다. 생리식염수 솜으로 위에서 아래로, 대음순에서 소음순으로 먼저 분비물을 닦아낸 후 베타딘 솜으로 다시 소독합니다. 한번 닦은 소독솜은 재사용하지 않고 버립니다.
남자 환자는 음경을 90° 각도로 올리고 포경수술을 하지 않았다면 포피를 벗겨 내린 후 요도구를 중심으로 안에서 밖으로 둥글게 소독을 3회 합니다. 마찬가지로 소독솜은 한번 사용하고 버립니다.

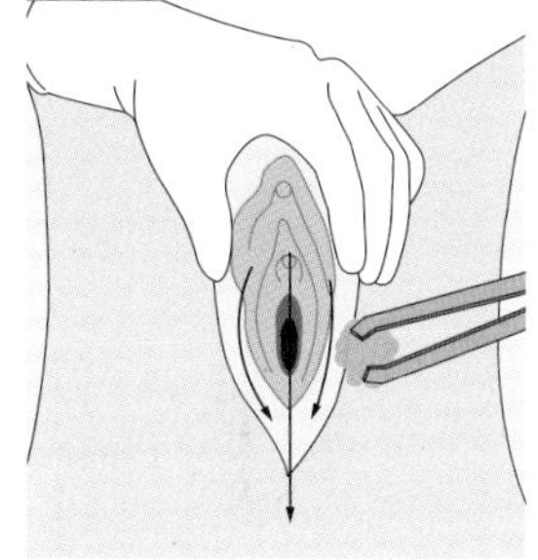

11 오른손으로 윤활제를 바른 catheter를 가지고 옵니다. 소변이 나와서 시트가 오염되는 것을 막기 위해 catheter 끝은 드레싱 세트 안에 넣어 둡니다. "아! 하세요."라고 말하며 긴장을 풀도록 합니다. 여성은 5~8cm, 남성은 18~20cm 정도 요도구에 부드럽게 삽입합니다. 남성 같은 경우 전립선 비대가 심하다면 삽입 시 저항이 느껴지면 힘으로 밀어 넣지 않도록 합니다.
소변이 나온다면 멸균증류수를 밀어 넣습니다. 방광에 소변량이 적어서 소변 확인이 안 될 수도 있는데 이때는 아랫배를 꾹 눌러 보세요.

12 멸균증류수를 밀어 넣고 살짝 당겨 보는데 이때 빠지지 않고 걸리는 느낌이 있는지 확인한 뒤 살짝 더 밀어 넣습니다. 풍선으로 인해 방광에서 요도로 나오는 출구가 막히지 않기 위해서입니다.

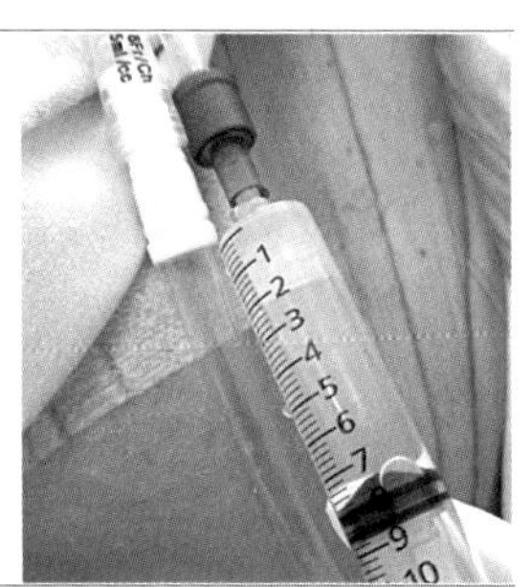

13 소변이 나오는지 다시 확인하고 소변 색깔과 양상을 눈으로 확인하고 기록합니다. 약간의 출혈은 있을 수 있으나 지속적으로 출혈이 있다면 조치가 필요합니다.

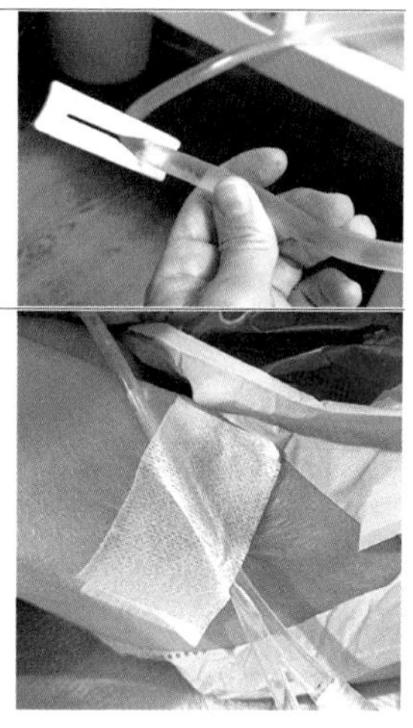

14 장갑을 벗고 catheter를 고정하는데 여자는 대퇴부위에 남자는 아랫배에 고정합니다. foley catheter를 고정하는 장치는 여러 가지 모양이 있으며, 우측의 사진은 픽스롤을 이용하여 고정한 경우입니다. 고정 장치를 하는 이유는 foley catheter가 빠지는 것과 방광에 자극이 가는 것을 막기 위해서입니다. 고정할 때는 환자가 움직일 때 당겨지거나 방광에 자극을 주지 않을 정도의 여유를 두어야 합니다.

고정장치를 처음 사용할 때는 헷갈릴 수 있습니다. 카테터를 중앙의 벨크로에 부착하고 서로 교차시켜 고정해주세요. 이러한 고정밴드는 다양한 튜브를 고정시키는 데 활용할 수 있습니다.

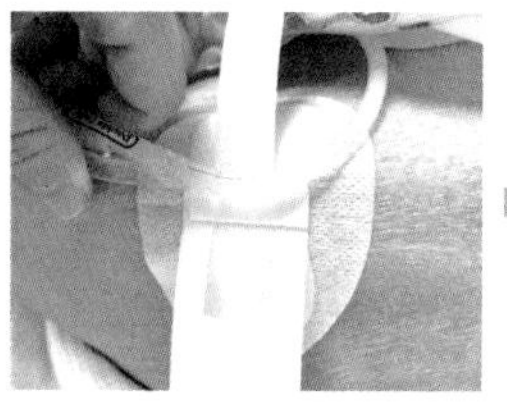

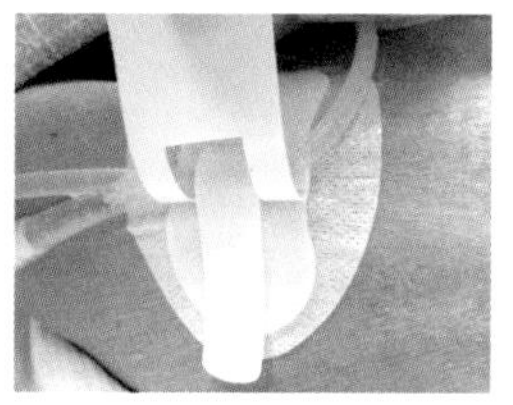

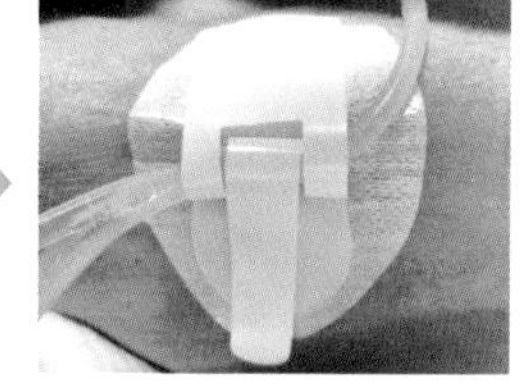

15 urine bag에 삽입 날짜와 교체 날짜를 기재합니다(실리콘을 기준으로 월 1회 교체). 주머니는 항상 아래에 고정되어 있어야 하며 이동 시를 제외하고는 클램프를 잠그지 않습니다. 매 근무하는 간호사는 클램프가 잠기지 않았는지 확인해야 합니다.

멸균장갑을 벗고 정리 후 손위생을 합니다.

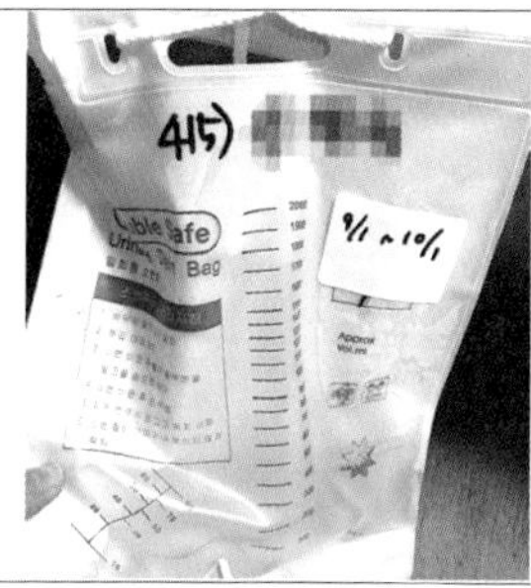

더 알아보기

많은 병원에서 1개월을 주기로 foley catheter와 urine bag을 교체하고 있습니다. 『병원간호사회』에 따르면 urine bag과 foley catheter는 제조사의 권장기간인 12주 또는 대상자의 필요도에 따라 달라지는 것이지, 정해진 기간에 교환하는 것은 권장하지 않는다고 합니다(Gould 등, 2009; Ward, 등, 1997).

2. foley catheter 제거

1	손위생을 한 뒤 위생장갑을 착용하고, 바늘을 제거한 10mL 주사기를 준비합니다.	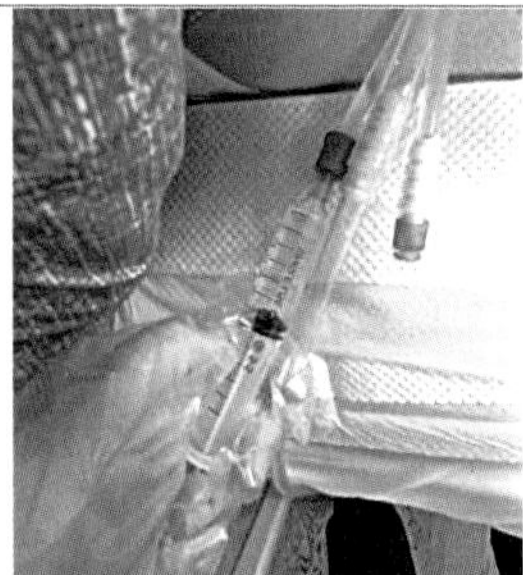
2	환자를 확인 후 배횡와위를 취하도록 합니다.	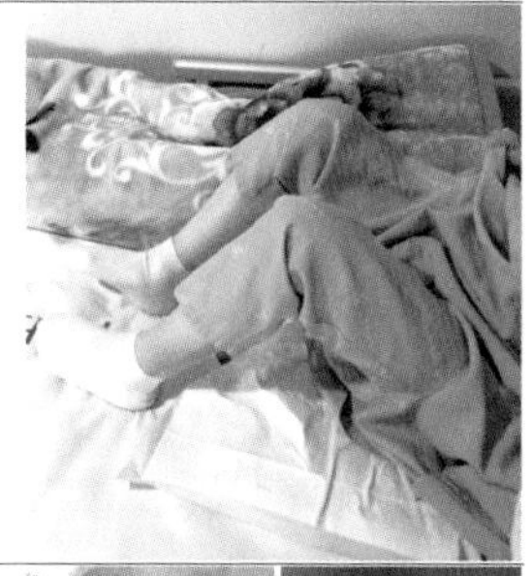
3	클램핑을 하고 10mL 주사기로 증류수를 모두 제거합니다. 조심스럽게 foley catheter를 제거하고, 위생장갑을 벗으면서 foley catheter를 말아 넣습니다. 그리고 거즈로 회음부를 닦아 주세요.	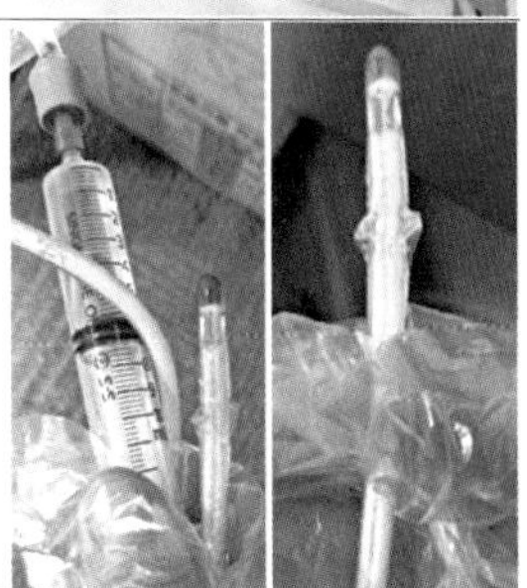

4	urine bag과 foley catheter를 정리하고 비운 소변량을 기록으로 남깁니다.	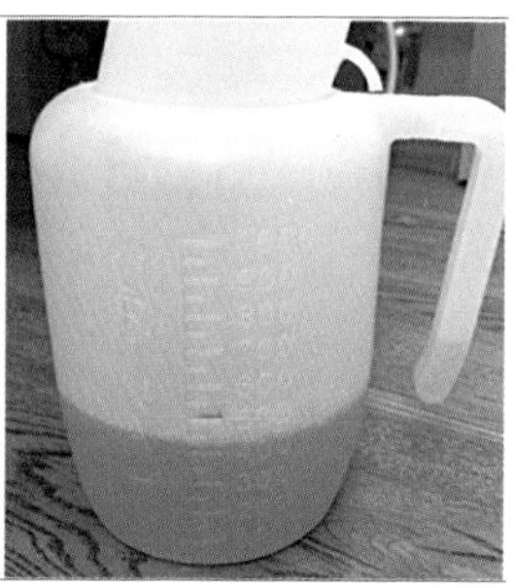

더 알아보기

foley training

foley catheter를 제거하기 전에 방광훈련을 하는 단계입니다. 의식이 있고 요의를 느끼며 표현이 가능한 대상자만 가능합니다.

방광은 300~400cc의 소변이 차면 요의를 느끼게 됩니다. 방광이 과하게 팽만하는 것을 막기 위해 4시간 이상 잠그는 훈련을 하지 않습니다. 4시간을 잠가 두었는데도 소변을 보고 싶다는 느낌이 없다면 클램프를 풀어서 방광에 고여 있는 소변량을 확인해야 합니다. 풀어서 확인한 소변량이 300cc 이하라면 물을 충분히 먹도록 해야 하며, 반대로 방광에 고인 소변량이 400cc 이상이라면 잠그는 시간을 4시간이 아니라 더 단축해야 합니다. 단, foley training은 야간에 환자가 잘 때는 하지 않습니다.

이렇게 훈련을 하면서 요의를 느낀다면 유치도뇨관을 제거하며 요의를 느끼지 않는다면 주치의와 이야기를 하여 방향을 정하면 됩니다. 유치도뇨관을 제거하였다면 물을 충분히 먹도록 하고 4시간 동안 자연배뇨(self voiding)를 하는지 꼭 확인하고 간호기록으로 남겨야 합니다.

최근에는 training을 하지 않고 도뇨관을 바로 제거하는 병원도 있습니다. 제 경험에는 요의를 표현하지 못하는 무의식이나 치매 환자들은 training 없이 도뇨관을 제거하는데, 자가배뇨를 하는 경우가 많았습니다.

『병원간호사회』에 따르면 도뇨관을 제거하기 전에 클램핑을 하였을 때 오히려 요로감염 발생확률이 높아지고 방광의 기능이 정상으로 돌아오는데 시간이 걸렸으므로(Alonso-Sosa 등, 1996) 도뇨관을 제거하기 전에 클램핑하는 것을 권장하지는 않는다고 합니다.

Tip **foley catheter 삽입 후 주의사항**

여자의 경우 요도구와 질이 헷갈리는 경우가 많습니다. 우리가 알고 있는 해부학적 구조와 다르게 생긴 경우도 있으며, 요도구 옆 스킨샘과 좁아진 질 입구를 요도와 혼동하기도 합니다. 때문에 요도구가 아니라 질에 삽입하였다는 것을 알아채지 못하고 한참 지나고 발견되는 경우도 종종 있습니다. 그러므로 1시간 후에 소변이 잘 나오는지 꼭 확인해야 하며, 이때 urine bag tube에 소변이 한 방울도 보이지 않는다면 질에 삽입이 되었을 가망성이 높습니다.

foley catheter를 한 환자는 회음부를 소독솜이 아닌 물과 비누로만 매일 씻으면 됩니다.

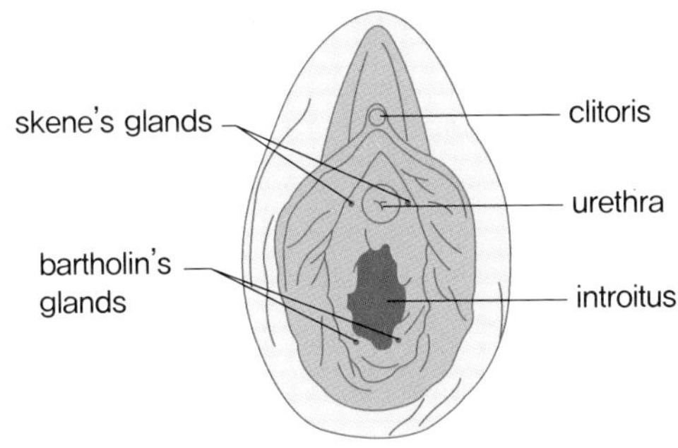

3. urine bag에서 소변 비우는 방법

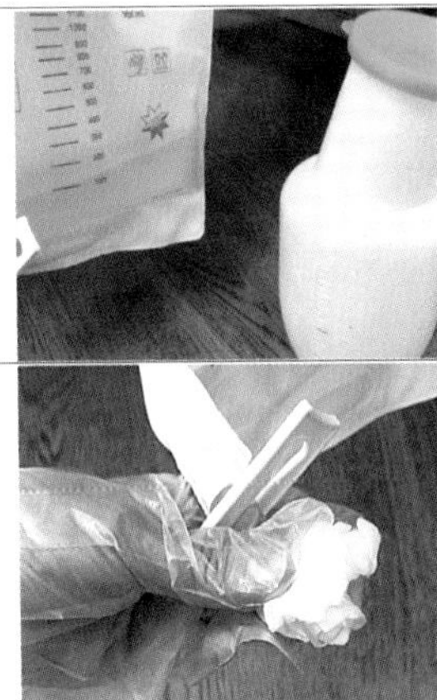

1 소변을 비우기 위해서는 소변통이 필요합니다. 알코올 솜을 넉넉하게 준비하고, 일반 위생장갑을 착용합니다.

2 챙겨간 알코올 솜의 1/2로 소변 배출구를 소독합니다.

3	클램프를 열고 소변 배출구를 통해 소변기에 소변을 버립니다. 이때 소변 배출구가 소변기에 닿지 않도록 주의합니다.	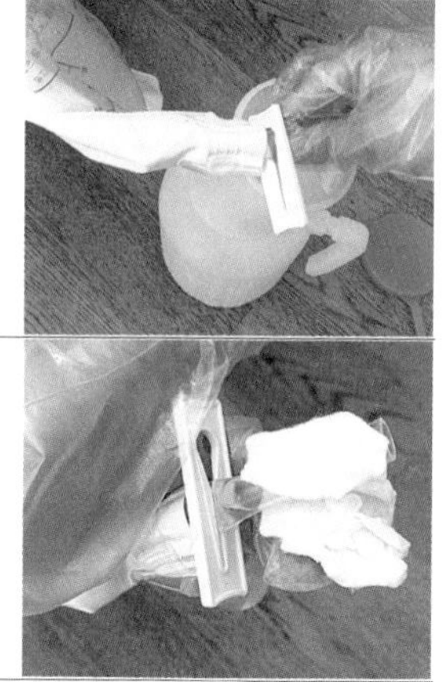
4	소변을 다 비웠다면 클램프를 잠그고 다시 알코올 솜으로 소독한 뒤 배출구 끼우는 곳에 넣어 둡니다. 만약 클램프를 잠그지 않으면 소변이 바닥으로 모두 흘러내리게 되며, 배출구를 끼워두지 않으면 바닥에 닿아 오염이 됩니다.	

4. foley catheter를 가진 환자에게 흔히 나타나는 문제

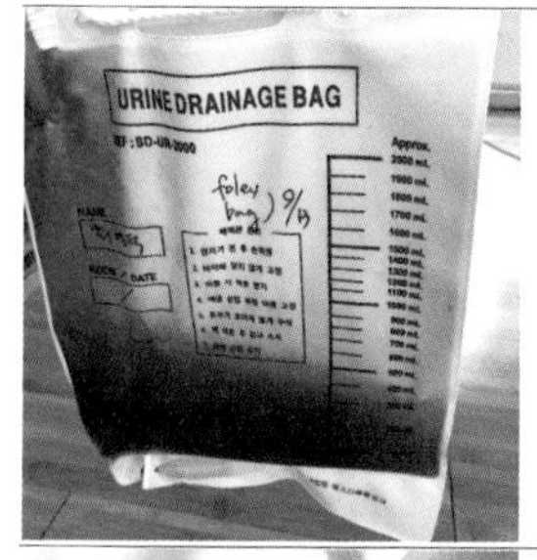

purple urine bag syndrome(PUBS)

음식물의 단백질이 장내 세균에 의해 인돌이라는 물질로 변하고, 인돌이 소변 내 특정 세균과 결합하여 파란색 혹은 보라색으로 변하게 됩니다. 변비, 와상, 고령, 여성, 잦은 요로감염 등이 유발원인이라고 추정을 하고 있습니다. 이러한 소변색의 변화가 환자에게 직접적인 문제를 일으키지는 않습니다.

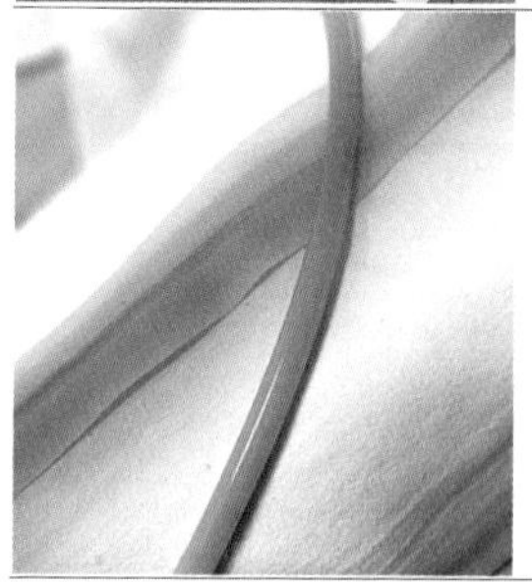

소변 냄새가 심하고 아주 지저분한 경우

foley catheter를 하게 되면 요로감염의 위험성이 커지게 됩니다. 감염의 위험성이 있지만 foley catheter를 하는 것이 유리하다고 판단되면 유지를 하게 됩니다. 병원에서는 소변이 지저분하게 나오는 경우를 자주 볼 수 있으며 발열, 혈뇨, 농뇨 등이 나타난다면 보고가 필요합니다.

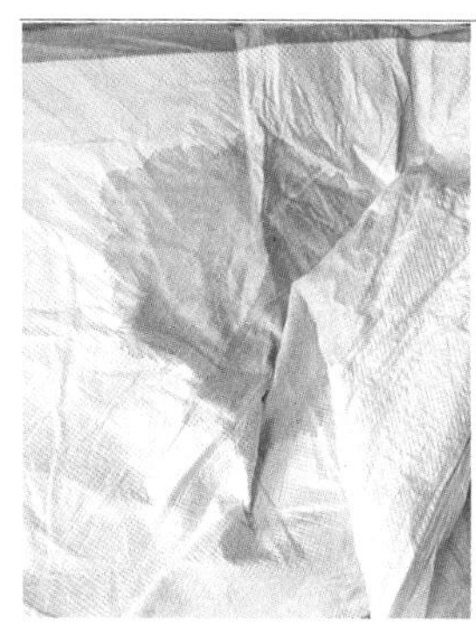

소변이 새는 경우(bypassing)

소변이 새는 문제는 아주 흔하게 볼 수 있으며, 다음의 상황을 확인해야 합니다.

첫째, foley catheter가 너무 굵은 것은 아닌지 확인합니다. 굵으면 더 자극을 주고 소변이 새게 됩니다. 찌꺼기가 없이 맑은 소변이라면 얇은 catheter로 교체합니다(18Fr라면 16Fr로 교체).

둘째, 풍선에 증류수가 들어간 양을 다시 확인하고 증류수를 좀 더 밀어 넣습니다.

셋째, 염증이 생긴 경우에도 새는 경우가 많으니 소변 양상의 변화와 냄새, 발열 상태를 확인할 필요가 있습니다. foley catheter가 지저분하여 막혔다고 판단되면 교체를 해야 합니다.

넷째, catheter가 지나치게 방광에 깊이 들어가면 catheter가 방광벽에 닿거나 구겨져 막히므로 소변이 새게 됩니다. 이때 catheter를 밖으로 살짝 빼 보는 것도 방법입니다.

다섯째, 찌꺼기(가피)로 인해 도뇨관이 막혀서 새는 경우입니다. 찌꺼기로 자주 막혀서 샌다면 굵은 catheter로 교체해야 합니다.

Tip **foley catheter 굵기에 대해 착각하는 한 가지!**

foley catheter의 굵기는 Fr로 표기를 하며 숫자가 커질수록 도뇨관이 더 굵어집니다. 소변에 찌꺼기가 없다면 요도의 손상을 최소화하기 위해 가급적이면 얇은 크기의 catheter를 선택해야 합니다. 굵은 도뇨관은 요도에 손상을 더 많이 주게 되며 통증, 막힘, 소변이 새는 경우가 더 흔하게 발생합니다.

거꾸로 생각하는 간호사들이 의외로 많고 위와 같은 문제가 발생한 경우에 더 굵은 도뇨관으로 교체하는 실수를 하는 경우가 흔합니다.

CHAPTER 02

cystostomy(방광조루술=치골상부도뇨)

요도에 문제가 생겨 배뇨가 힘들다거나 장기간의 유치도뇨관으로 합병증이 발생한 경우, 장기간의 도뇨를 해야 하는 경우로 인해 치골상부도뇨를 하게 됩니다.

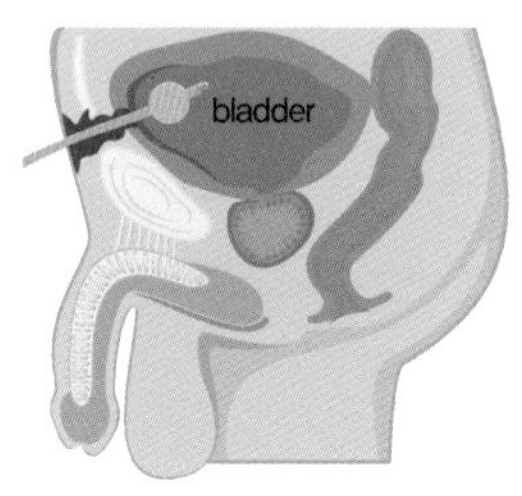

- 복벽을 통해 방광으로 통하는 구멍을 만들고 이 구멍을 통해 foley catheter를 삽입하며, 3개월마다 주기적으로 교체해야 합니다. 구멍이 완벽히 만들어져 문제가 없을 때까지 소독솜으로 매일 멸균소독을 해야 합니다. 단, 루가 형성되고 깨끗하게 유지되면 멸균소독은 불필요합니다.
- 문제가 보이지 않는다면 물과 순한 비누로 닦아내고 멸균거즈를 끼워 관리해도 됩니다.
- 만약 cystostomy catheter가 빠졌다면 가급적 빨리 catheter를 끼워야 합니다. 시간이 지연되면 요루의 위치가 바뀌고 좁아지기 때문입니다.
- 치골상부도뇨는 유치도뇨에 비해 삽입하는 과정에서 출혈이 있을 수 있으며 방광이 손상될 위험이 있습니다.
- 치골상부도뇨를 한 환자라도 요도를 통해 소변이 나올 수 있다는 것을 간호사는 알고 있어야 합니다.

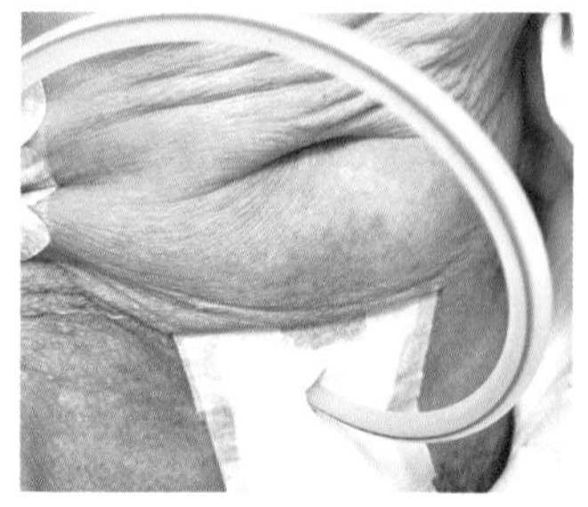

PCN(percutaneous nephrostomy tube, 경피적 신루 설치술)

소변이 배출되는 길이 어떤 이유로 인해 장애가 생긴 경우, 신우에 catheter를 꽂아 생성된 소변이 밖으로 배출이 되게 하는 시술입니다. 3개월마다 catheter를 교체해야 합니다.

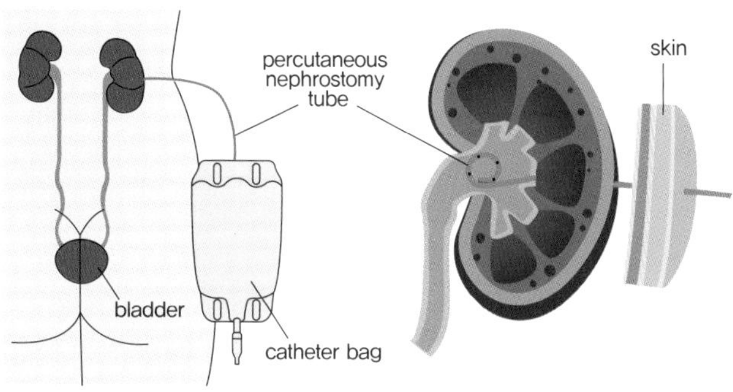

- bag은 bile bag을 호환해서 사용합니다. 항상 아래쪽에 위치하며 늘어져 빠지지 않도록 고정해주어야 하며 특별한 경우가 아니라면 irrigation을 하지 않습니다.
- PCN 삽입 부위의 거즈 드레싱은 1~2일마다 포타딘을 이용하여 소독합니다. 카테터가 신장에 들어가 있으므로 멸균의 원칙을 지켜야 하며 소독할 때 발적이나 부종, oozing, 출혈이 있는지, catheter가 밀려 나오지는 않았는지, 실밥이 풀리지 않았는지, 소변이 새지는 않는지 확인해야 합니다.

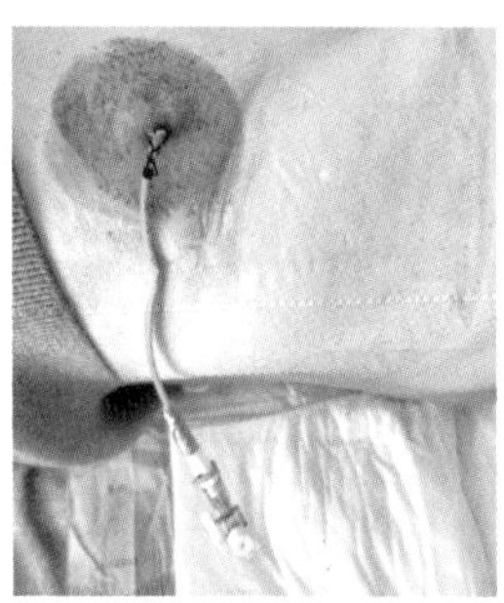
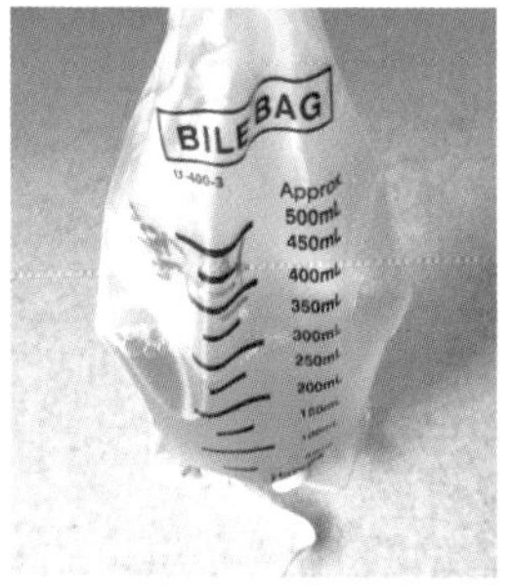

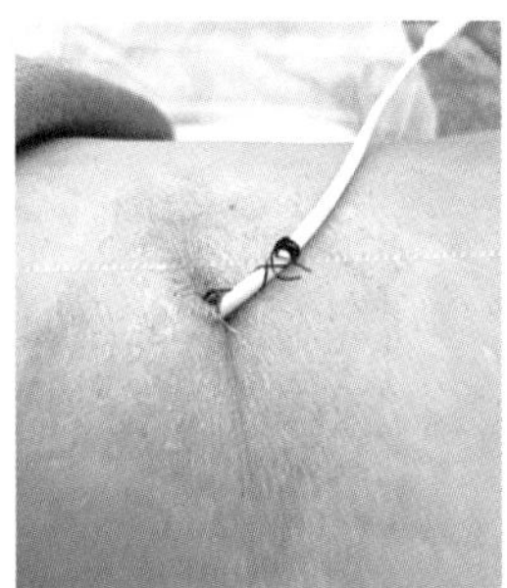

CHAPTER 04 방광세척(bladder irrigation)

혈뇨가 있거나 소변에 고름으로 보이는 찌꺼기를 제거하기 위해 혹은 약물 주입을 위해 방광세척을 합니다. 이외의 경우라면 감염의 위험성이 있으므로 인해 방광세척을 자주 하지 않는 것이 좋습니다. 세척방법으로는 주사기를 이용하여 시행하는 간헐적 방광세척과 수액을 이용하는 폐쇄적 방광세척이 있는데, 간헐적 방광세척은 요로감염의 우려가 크므로 폐쇄적 방광세척을 시행해야 합니다.

2-way한 상태에서 간헐적 방광세척을 한두 차례 하고 계속 방광세척이 필요하다고 판단되면 3-way로 교체한 뒤 폐쇄적 방광세척을 하도록 합니다.

1. 간헐적 방광세척(2-way foley catheter에서도 가능한 방법)

foley catheter와 urine bag 연결을 일시적으로 개방하는 것이므로 멸균의 원칙을 지켜주세요.

- **준비물** : 생리식염수, 50mL 세정용 주사기, 멸균장갑, 멸균된 곡반, 소변통, 멸균거즈, 젤리

1	손소독을 한 뒤 세정용 주사기와 거즈를 소독포에 담아서 환자에게 갑니다.	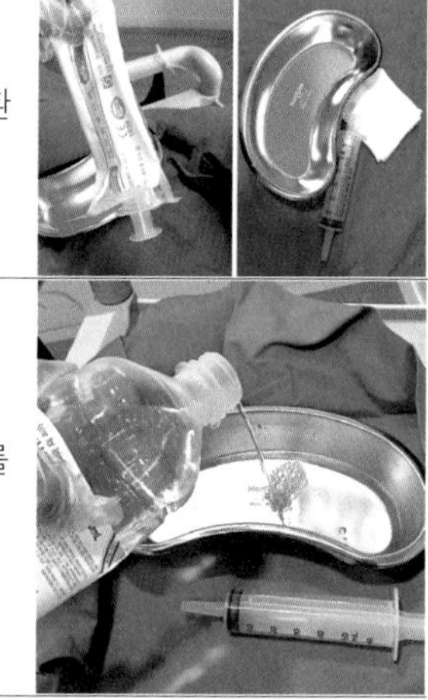
2	환자를 확인 후 스크린을 칩니다. 멸균곡반에 생리식염수를 충분히 부어 주세요.	

3	foley catheter를 켈리로 집은 다음 urine bag에서 분리합니다. 이때 urine bag 연결부위는 오염이 되지 않도록 멸균포 위에 잠시 올려 두고 멸균거즈로 덮어 둡니다.	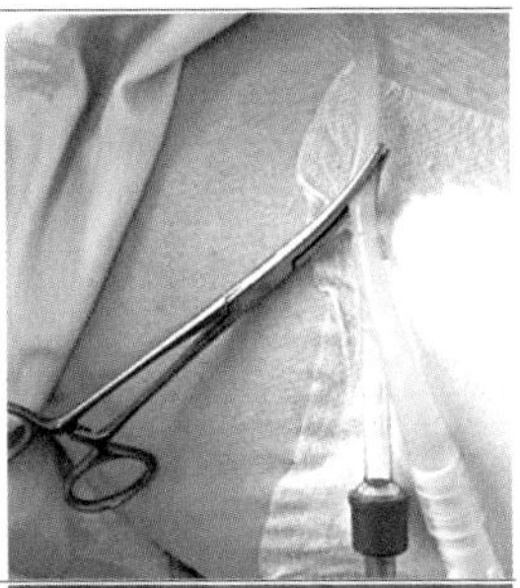
4	멸균장갑을 착용한 뒤 멸균포 위에 놓여진 urine bag 연결부위를 오염되지 않도록 멸균거즈로 감싸 주세요.	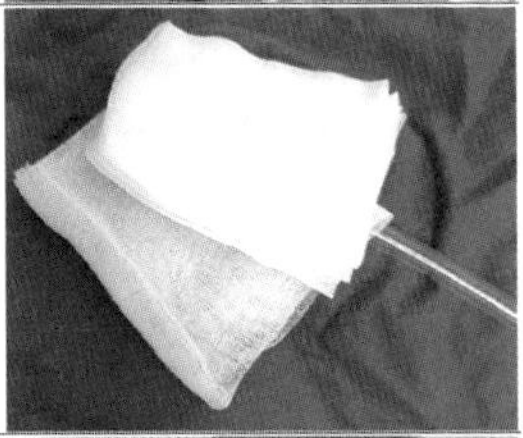
5	50mL 세정용 주사기로 생리식염수를 재서 foley catheter에 끼운 뒤 켈리를 풉니다. 천천히 생리식염수를 밀어 넣고 잠시 기다린 후 천천히 빼냅니다. 넣은 양만큼 나오지 않는 경우도 있는데 이럴 때 피스톤을 무리하게 잡아당기지 않습니다. 추후에 소변을 버릴 때에는 주입했던 양만큼 빼서 카운트해야 합니다.	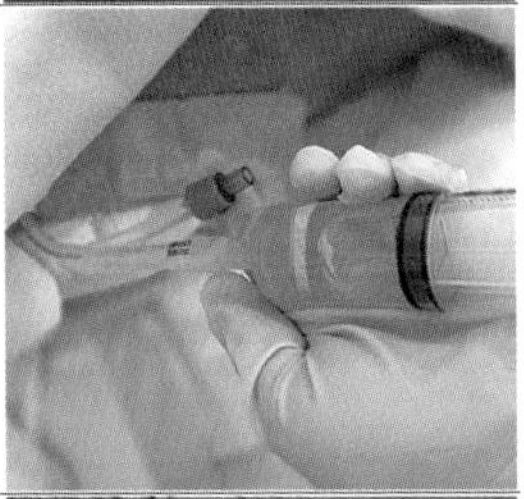
6	빼낸 생리식염수는 소변통에 버립니다. 이때 주사기가 소변통에 닿지 않도록 주의합니다.	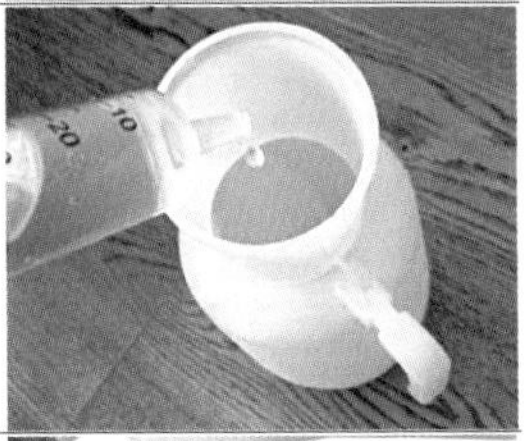
7	소변 양상에 따라서 세척의 횟수는 달라집니다. 깨끗해지면 foley catheter와 urine bag 연결하고 클램프가 열렸는지 다시 확인합니다. 멸균상갑을 벗고 마무리한 뒤 손위생을 합니다. 그리고 소변 양상, 생리식염수 주입량과 배출량, 방광세척 전후의 소변 양상의 변화에 대해서 기록합니다.	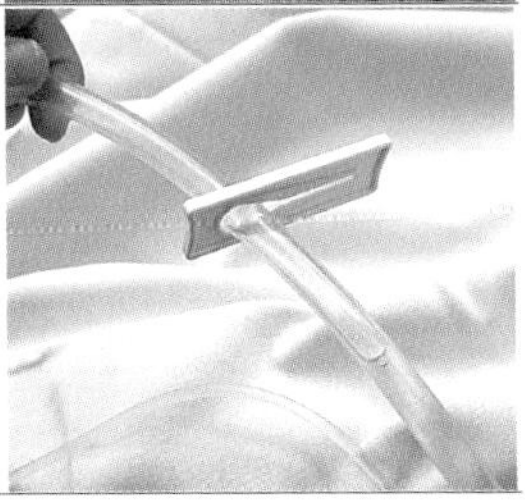

2. 폐쇄적(지속적) 방광세척(3-way에서만 가능한 방법)

● 준비물 : 생리식염수 수액, 수액세트, 알코올 솜

1	먼저 손위생을 합니다. 주입량과 배출량을 정확히 보기 위해 urine bag에 있는 소변은 버리고 다시 손소독을 합니다. 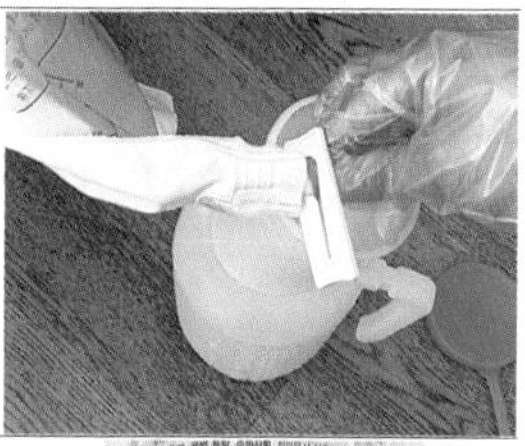
2	생리식염수 입구를 알코올 솜으로 충분히 소독한 후 수액세트를 끼웁니다. 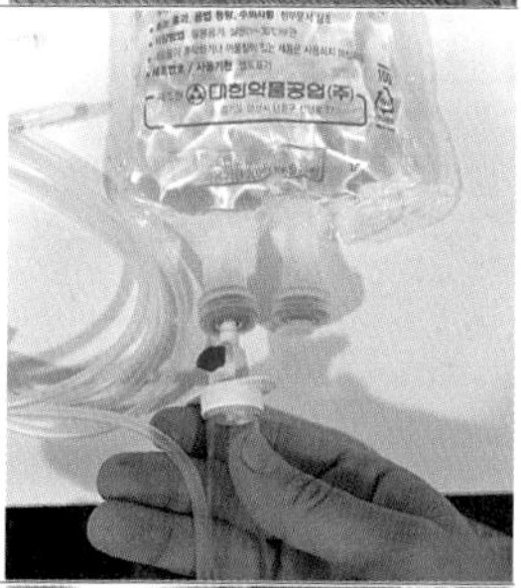
3	3-way foley catheter의 세척용 주입구를 알코올 솜으로 충분히 소독합니다. 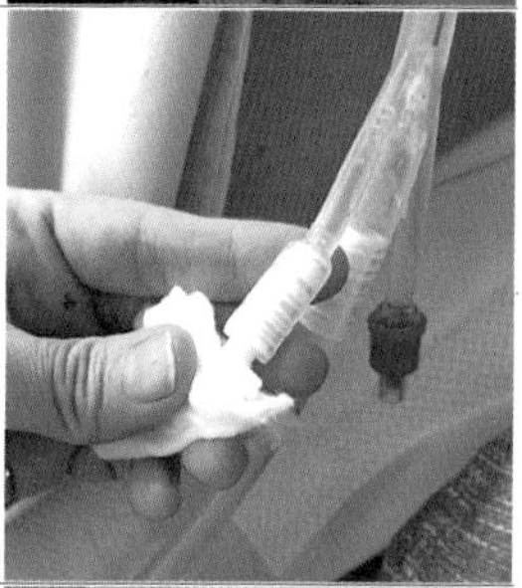
4	세척용 주입구에 수액세트를 연결합니다. 이때 ballooning 주입구에 수액세트를 잘못 넣지 않도록 주의합니다. 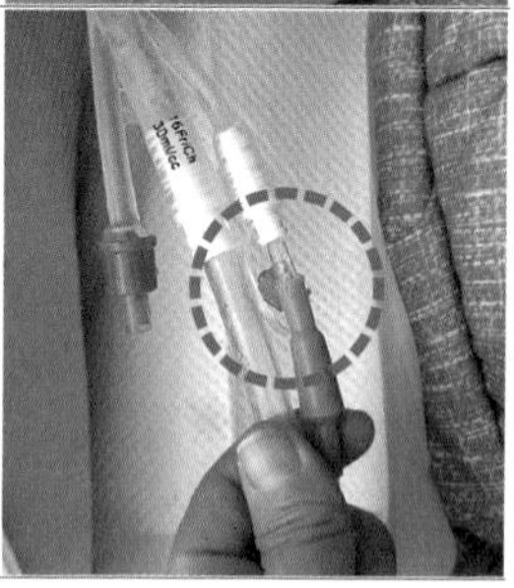

5	처방받은 생리식염수 세척량과 주입 속도를 확인합니다. 방광에 한번 주입량은 보통 200~300mL이며, 생리식염수가 주입되는 동안은 urine bag으로 흘러나가지 않도록 클램핑을 잠가 주세요. 이때 환자가 통증을 호소하면 주입량을 줄여야 합니다.	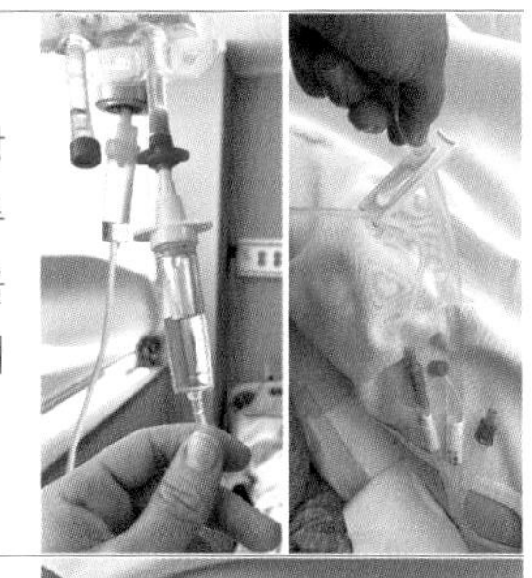
6	주입된 양만큼 배출이 되어야 하며 한번 주입량을 초과하지 않도록 주의해야 합니다. 그리고 주입이 끝나고 나면 urine bag으로 흘러나오도록 클램핑을 풀어 줍니다.	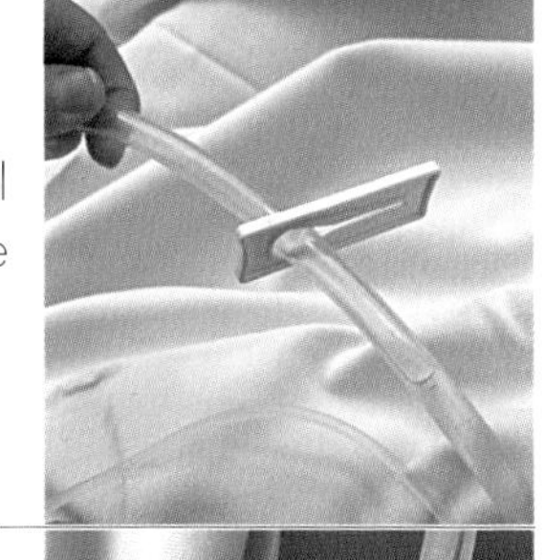
7	한번 주입량만큼 배출량이 확인된다면 다시 주입하고 배출시키는 과정을 반복하여 방광이 깨끗해지는지 확인합니다. 처방받은 만큼 작업이 끝이 났으면 세척주입구에서 수액세트를 분리하고 알코올 솜으로 주입구를 닦아준 뒤 방광세척 전후의 소변 양상의 변화를 기록합니다. 손소독 후 총 주입량과 총 배출량도 기록합니다.	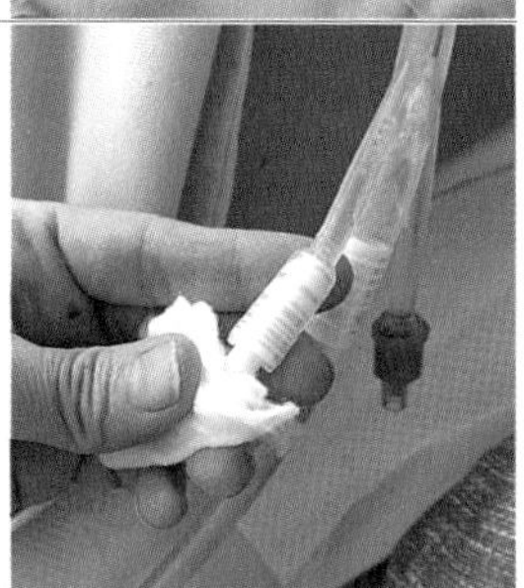

CHAPTER 05

단순도뇨(nelaton catheterization)

자연배뇨가 불가능한 경우, 소변배양검사를 하기 위해서, 배뇨 후 잔뇨의 양을 측정하기 위해서, 방광이나 요도 혹은 외음부에 상처가 있어 소변으로 인해 감염될 우려가 있을 때 단순도뇨를 합니다. 자연배뇨가 불가능하면 하복부 팽만감이 보이며 하복부를 눌렀을 때 환자가 불편감을 호소합니다. 자연배뇨가 불가능하여 단순도뇨를 하는 횟수가 많아지게 되면 foley catheter를 할 수 있는 확률이 높아집니다.

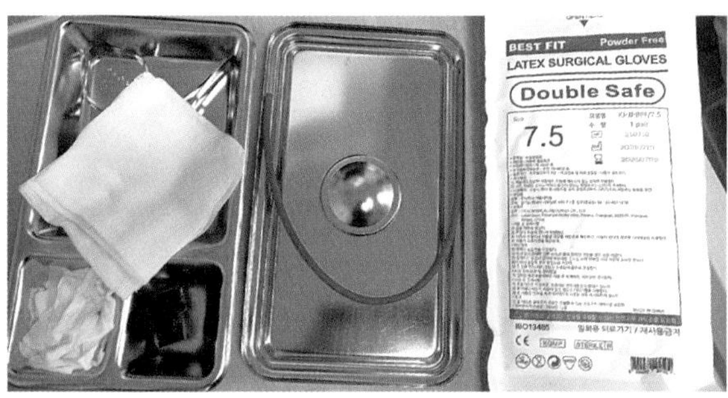

- **준비물** : dressing set, nelaton catheter 5–7Fr, 멸균윤활제, 멸균장갑
- **측정방법**
  ① 손위생을 하고 물품을 준비합니다.
  ② 환자를 확인하고 스크린을 칩니다.
  ③ 하의를 벗기고 누운 상태에서 무릎을 세우고 다리를 벌리도록 한 뒤 다리 사이에 set를 펼칩니다.
  ④ 손위생을 하고 드레싱 세트를 열고 멸균장갑을 착용합니다.
  ⑤ nelaton catheter의 끝에 윤활제를 바릅니다.

⑥ 여자 환자는 왼손으로 소음순을 벌리고 요도구를 노출시킵니다. 이때부터 왼손은 오염이 된 것이므로 그 자리에서 움직이지 않습니다. 생리식염수 솜으로 위에서 아래로, 대음순에서 소음순으로 먼저 분비물을 닦아낸 후 베타딘 솜으로 다시 소독합니다. 한 번 닦은 소독솜은 재사용하지 않고 버립니다.

남자 환자는 음경을 90° 각도로 올리고 포경수술을 하지 않았다면 포피를 벗겨 내린 후 요도구를 중심으로 안에서 밖으로 둥글게 소독을 3회 합니다. 마찬가지로 소독솜은 한번 사용하고 버립니다.

⑦ 여성은 5~8cm, 남성은 18~20cm 요도구를 통해 삽입을 하는데 소변이 배출되는지 확인합니다. 이때 catheter의 끝은 드레싱 세트 안에 둡니다.

⑧ 소변 검사가 필요하다면 처음 나오는 소변은 버리고 검체용기에 적당량을 받아야 합니다.

⑨ 방광에서 소변을 비우기 위한 목적이라면 catheter를 소변통을 향해 들고 있습니다. 소변이 모두 배출되면 catheter를 조심히 제거하고 소변양상과 소변량을 기록으로 남깁니다.

⑩ 멸균장갑을 벗고 뒷정리합니다.

⑪ 손위생을 합니다.

CHAPTER 06

관장(enema)

1. 글리세린 관장

글리세린의 삼투압 원리를 이용하여 직장 내로 수분을 이동시켜 변의 배출을 유도하는 것입니다.

1	손위생을 하고 물품을 준비합니다. • 준비물 : 글리세린액(80~100mL, 증류수 1:글리세린 원액 1), 곡반, 일회용 장갑, 변기, rectal tube와 윤활제 예 글리세린액 100mL 오더나면 글리세린 원액 50mL+증류수 50mL	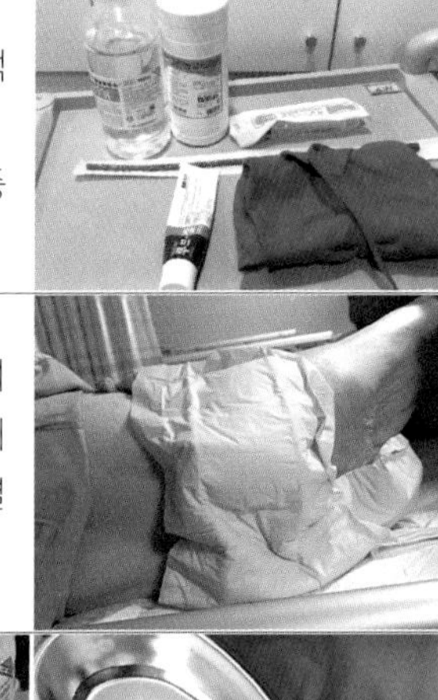
2	커튼을 치고 오염되지 않도록 엉덩이 밑에 매트를 깔아 줍니다. 바지를 벗기고 환자 몸의 왼쪽이 밑으로 가도록 심스 체위를 취하게 하는데 이것은 왼쪽에 S상 결장이 있으므로 S장 결장을 눕혀 글리세린의 효과를 보기 위함입니다.	
3	증류수와 글리세린을 1:1로 곡반에 부어서 섞어 주세요. 종이컵으로 양을 측정해서 부으면 됩니다(관장은 멸균의 원칙을 지키지 않아도 됩니다).	
4	rectal tube를 이용한다면 깊숙한 곳까지 글리세린이 들어가므로 더욱 효과를 볼 수 있습니다. rectal tube 끝에 윤활제를 충분히 바릅니다.	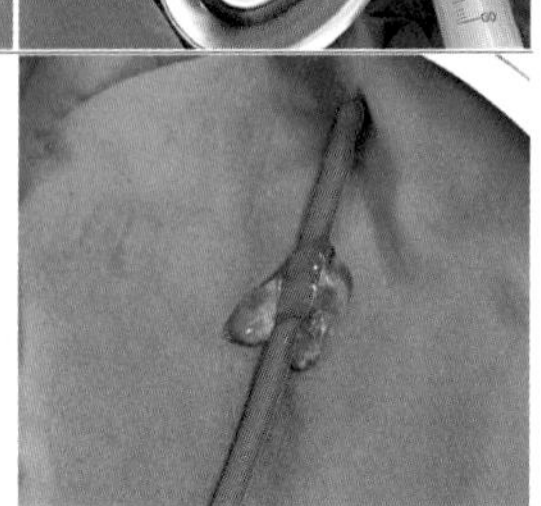

5	긴장하지 않도록 '아~' 소리를 내도록 하고 rectal tube를 삽입합니다. 마지막에 공기를 조금 밀어 넣어 튜브에 남은 글리세린 용액이 모두 들어가도록 합니다. 그렇지 않으면 빼는 과정에서 글리세린이 새어 나오고 환자에게 정확한 용량이 들어가지 않게 됩니다.	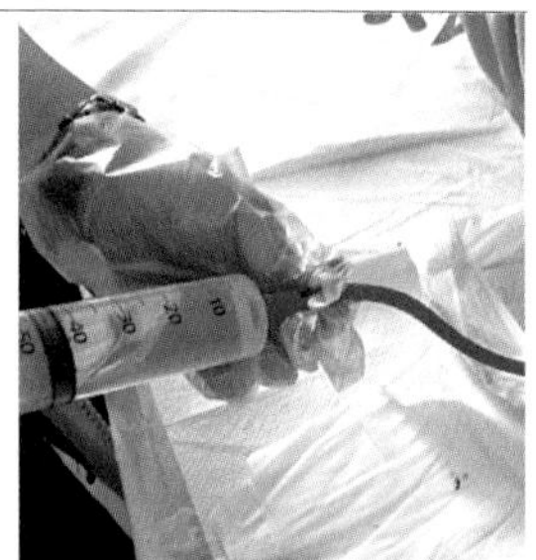
6	휴지로 항문을 막으면서 조심스럽게 rectal tube를 뺍니다. 이때 장갑을 벗으면서 동시에 같이 말아서 바로 버립니다. 15분 동안 휴지로 항문을 막고 있도록 합니다.	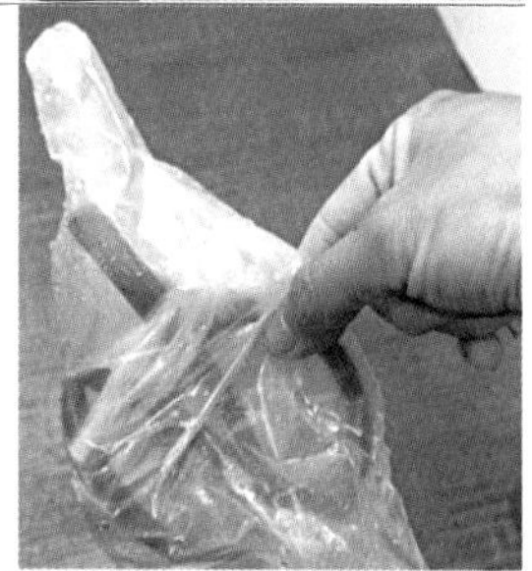

2. 정체관장

대표적으로 lactulose 관장과 kalimate 관장이 있습니다. 정체관장이므로 충분히 참았다가 배변해야 약물효과가 있으므로 약물을 주입하고 나서 30분 이상 휴지로 항문을 눌러 참도록 합니다. 변비를 해결하기 위해서 하는 관장이 아니라는 것을 기억하세요.

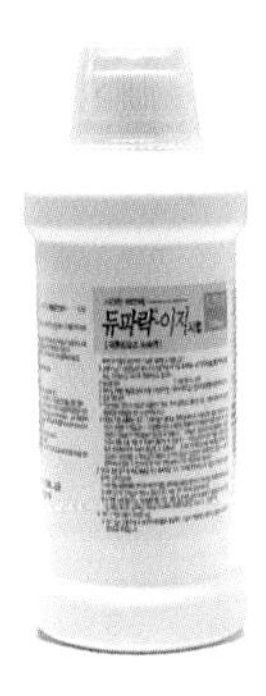

lactulose 관장

- 듀락칸(듀파락) 시럽을 사용합니다. lactulose는 경구약으로도 복용이 가능하며 간성혼수 환자가 의식이 저하되었을 때 암모니아 배출을 위해 lactulose 관장을 합니다. 관장을 하는 용도의 lactulose는 통으로 된 제품을 사용하며 경구약으로 사용하는 lactulose와 성분은 같습니다.
- 간에 문제가 생기면 혈중 암모니아 수치가 올라가고, 암모니아가 뇌에 영향을 주게 되어 뇌증에 빠지게 됩니다. 듀락칸의 용액은 오더에 따라 다르며 증류수 혹은 미온수와 섞어서 사용합니다.
- 단백질이 대사되면서 암모니아를 발생시키므로 lactulose 치료를 하는 환자는 단백질을 제한해야 한다는 것을 기억하세요.

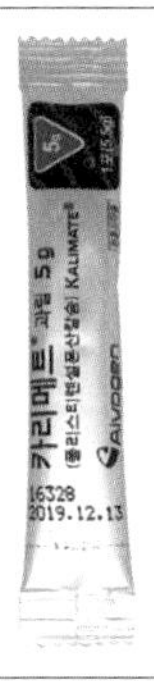

kalimate 관장

- 고칼륨혈증인 경우에 칼륨을 제거하기 위해 하는 관장입니다. 포도당을 섞어서 관장하기도 하는데 이유는 인슐린이 포도당과 함께 칼륨을 세포 내로 이동시켜서 칼륨 수치를 낮추는 것을 도와주기 때문입니다. kalimate의 양은 처방에 따르며, kalimate를 섞는 용액도 병원마다 다르기 때문에 오더를 확인하기 바랍니다. kalimate는 물과 섞으면 굳는 성질이 있으므로 삽입 전에 바로 섞어 주세요.
- 직장 안에 들어간 kalimate는 칼륨을 흡수하여 배출하는 역할을 합니다.

더 알아보기

간성혼수 혹은 간경화 환자에게 듀락칸 관장을 하는 이유

질소는 우리 몸에서 분해되면 암모니아로 바뀝니다. 암모니아는 독한 성분이기 때문에 몸에서 배출이 되려면 간에서 요소의 형태로 바뀌어야 소변으로 나갈 수 있는데, 간이 망가진다면 이 과정이 일어나지 않고 암모니아는 결국 몸 안에 쌓이게 되어 간성혼수가 오게 됩니다. 그래서 간성혼수 혹은 간경화 환자의 암모니아 배출을 위해 듀락칸 관장을 합니다.
암모니아가 높은 경우에 항생제를 함께 복용하는 경우도 있습니다. 암모니아를 만들어 내는 세균이 우리 몸에 살고 있는데 이 세균들을 죽이기 위해 항생제를 함께 처방하는 것입니다.

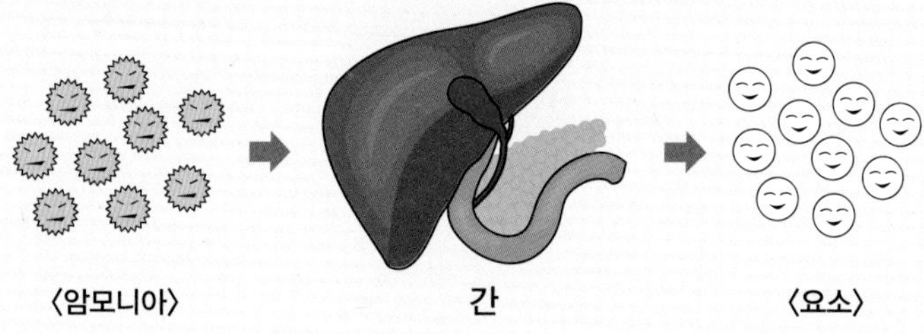

CHAPTER 07

대변 양상과 변비약

- loose stool : 요거트처럼 걸쭉한 느낌의 대변을 말합니다.
- diarrhea : 약간의 덩어리가 들어가 있는 설사를 말합니다.
- watery diarrhea : 덩어리가 전혀 없는 완전 물 형태의 설사를 말합니다.

지사제의 종류

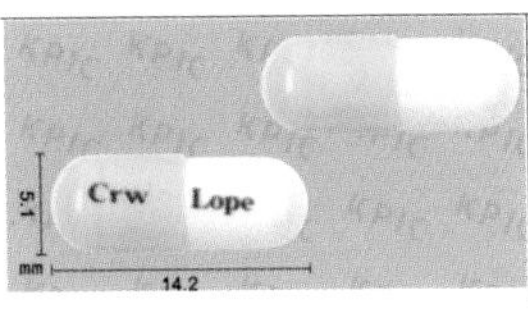	장운동 억제제 • 장운동을 억제하면 음식물이 장 내에 머무르는 시간이 길어지고 장관 내 수분을 재흡수하면서 설사가 줄어들게 되며 이로 인해 변비가 생길 확률이 있습니다. 열이 나는 감염성 설사라면 사용하지 않습니다. • 로페라마이드 성분으로 대표적인 약물은 로파인, 로프민이 있습니다.
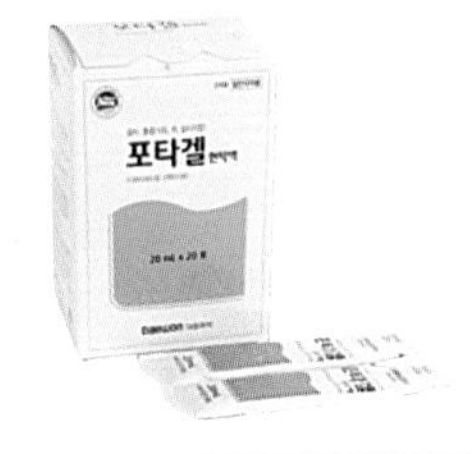	흡착제 • 유해물질, 독소, 미생물을 흡착하여 배설시키는 역할을 합니다. 영양소도 함께 배설시킬 수 있으므로 식사와 식사 사이에 복용하도록 합니다. • 디옥타헤드랄 스멕타이드 성분으로 대표적인 약물은 스멕타와 포타겔이 있습니다.

※ 설사가 멈춘다면 불필요한 투약을 하지 않도록 의사에게 보고하여 중단하도록 합니다.

- melena : 상부 위장관 출혈이 의심되는 상황이며 검은색 혹은 약간의 초록색이 비치는 대변입니다. 위장액과 섞여 소화되는 과정에서 검은색으로 바뀌게 됩니다. melena는 피가 섞인 비린내가 풍기는 특징이 있으며 철분제 복용으로 배출되는 검은 대변은 melena가 아니니 혼돈하지 마세요. 대변 검체를 받아 잠혈 검사(occult blood)를 시행하여 혈액이 섞인 여부를 확인 가능합니다.

● hematochezia : 하부 위장관 출혈이 의심되는 상황입니다. 눈으로도 충분히 확인 가능한 혈액이 섞인 대변이며 끈적하게 뭉쳐진 핏덩어리가 섞여 나오기도 합니다.

● mucous stool : 끈적한 콧물 형태의 점액변이며 대장의 염증이 대부분 원인입니다.

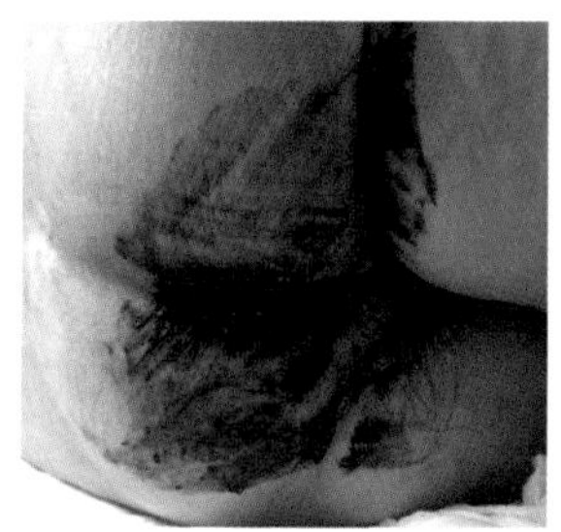
melena

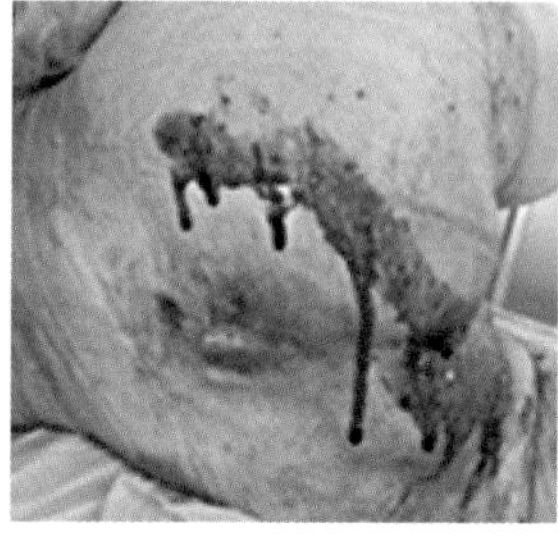
hematochezia

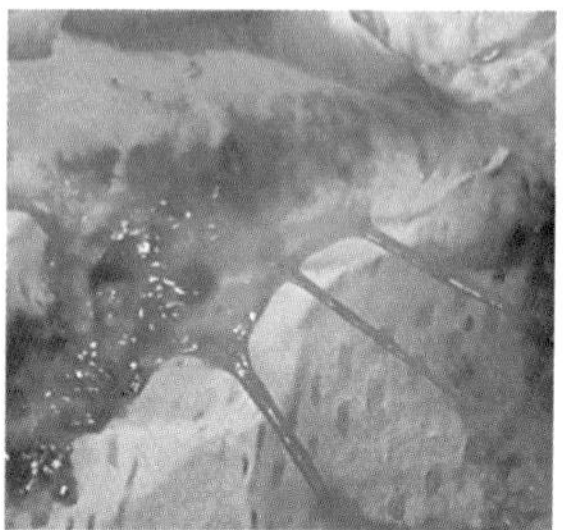
mucous stool

● constipation : 변비를 말합니다. 증상으로는 단단한 대변, 배변 시 힘을 과하게 주어야 하는 경우, 오랫동안 배변을 보지 못하는 경우 등이 있습니다. 변비 완화제를 복용하는 환자의 대변은 약간 묽어질 수는 있으나 설사를 하게 되면 투약 지속여부를 주치의와 이야기해야 합니다.

배변 완화제의 종류

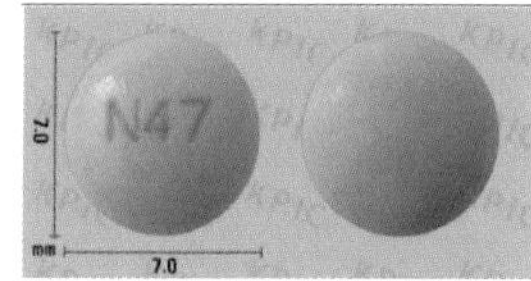

대변 연화제

- 딱딱해진 대변 안에 수분을 침투시켜 부드럽게 만들어서 배출을 쉽게 해주는 약물입니다.
- 대표적인 약물은 미네랄 오일, 도큐세이트(둘코락스에스)가 있습니다.

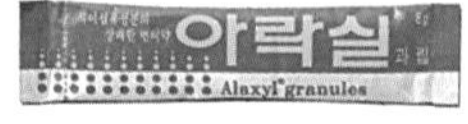

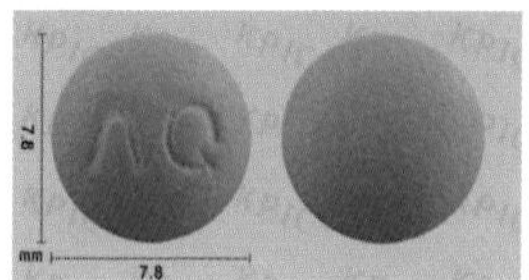

자극성 하제

- 수분과 전해질이 장으로 흡수되는 것을 막고 장 평활근을 자극하여 장운동을 시키는 약물이며, 단기간 사용을 권고하고 있습니다.
- 대표적인 약물은 아락실정, 둘코락스 좌약, 둘코락스에스가 있습니다.

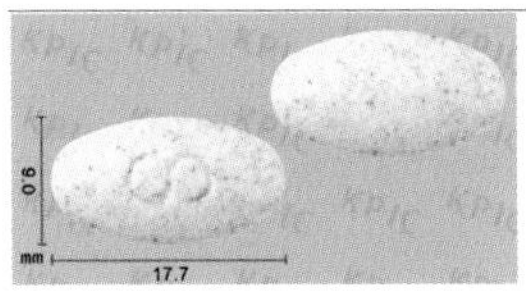

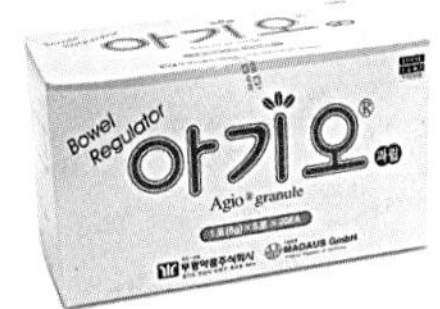

부피형성 완화제

- 변이 단단한 경우 수분을 흡수해 변의 양을 많게 해주어 부드럽게 만들어 줍니다. 식이섬유의 흡수가 부족하거나 음식을 조금 먹는 환자에게 적절합니다. 약물 복용 시 수분(250cc 이상)을 충분히 마시고 식전에 섭취하는 것이 좋습니다. 대변의 양이 많아지면서 불편감이 생길 수 있지만, 부작용이 거의 없어 일차적으로 선택을 많이 하는 약물입니다.
- 대표적인 약물로는 아기오 과립, 실콘 등이 있습니다.

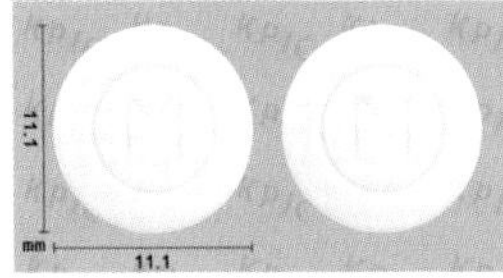

삼투압성 변비 치료제

- 장에서 흡수되는 수분을 억제하여 대변을 부드럽게 하는 약물입니다. 신장 기능이 떨어진 환자는 마그네슘이 축적이 될 우려가 있으므로 사용을 자제하도록 합니다.
- 대표적인 약물로는 마그밀정이 있습니다. 수분을 끌어당겨 대변을 묽게 만드는 원리이므로 묽은 변을 본다고 해서 복용을 중단할 필요가 없습니다. 하지만 과도한 횟수와 설사가 있다면 감량 혹은 중단할 필요가 있으므로 관찰이 필요합니다.

CHAPTER 08 CDT(clostridium difficile toxin)검사와 관리

설사 환자에게 많이 시행하는 검사 중 하나가 CDT검사입니다. 진단을 하기 위해서 대변검사를 통해 독소를 검출하는 방법을 많이 사용합니다.

항생제나 항암제를 투약하고 난 후 정상 세균총이 파괴되고 C-difficile이 증식하면서 독소를 발생시킵니다. 대표적인 증상은 설사이며 발열과 복통 등을 동반하기도 합니다. 면역이 취약한 환자, 심각한 질병에 걸린 환자들이 이 균에 감염이 되면 상태가 악화가 될 위험이 크므로 병실에 설사 환자가 발생한다면 철저한 관리가 필요합니다.

clostridium difficile 감염 환자 관리

기본적으로 항균제, 항생제를 사용하던 환자는 약을 끊습니다. 경구약 메트로니다졸 500mg을 2주간 복용하는 것이 권장 치료법이며, 경구약 반코마이신을 사용하기도 합니다. 경구약으로 복용이 힘들다면 메트로니다졸을 정맥주사로 치료하기도 합니다.

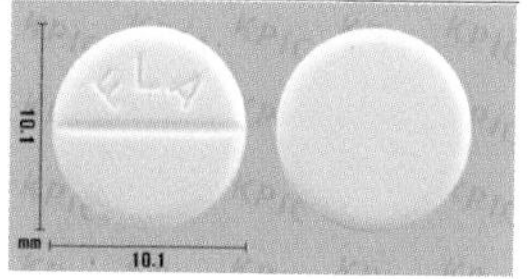

C-difficile은 대변으로 나옵니다. 화장실, 병실 문 손잡이, 침상 틀, 병실 바닥을 희석된 락스(차아염소산염)로 소독을 해야 합니다. 다인실에서 한 명이 설사를 시작해서 다른 환자들도 줄줄이 설사를 하게 되는 경우 C-difficile의 감염을 의심해 볼 수 있습니다.

락스를 희석하는 방법은 307p를 참고하세요.

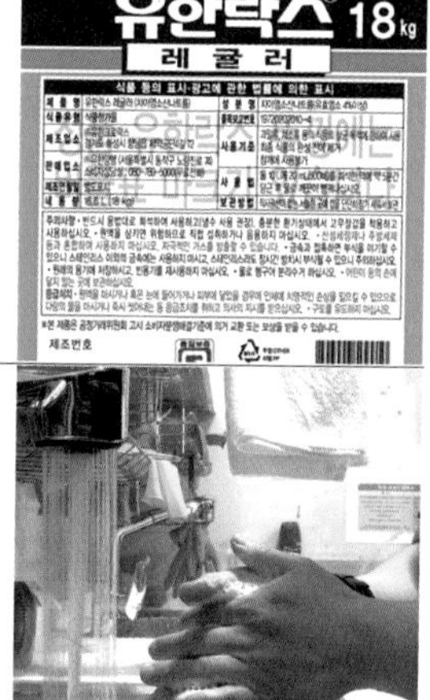

C-difficile은 알코올에 내성이 있어 손소독젤은 효과가 없으므로 비누와 물을 이용하여 손을 씻어야 합니다. 가운과 장갑도 착용하여 교차감염이 발생하지 않도록 주의하세요.

CHAPTER 09

장루관리

장루 주머니는 장루판이 붙어 있는 원피스(일체형)형과 장루 주머니와 장루판이 분리된 투피스형이 있으며, 본 책에서는 원피스형 장루 주머니로 설명하겠습니다. 장루 주머니 교체는 멸균의 원칙을 지킬 필요가 없지만 손소독은 꼭 해주시고 장갑을 착용해주세요. 장루 주머니는 5~7일마다 교체하며, 대변이 새거나 장루 주머니가 파손되었으면 즉시 교체합니다. 그리고 장루 주변의 피부에 문제가 있다면 피부 관찰을 위해 교체주기를 짧게 바꾸어야 합니다.

1. 장루 주머니 교체 준비물

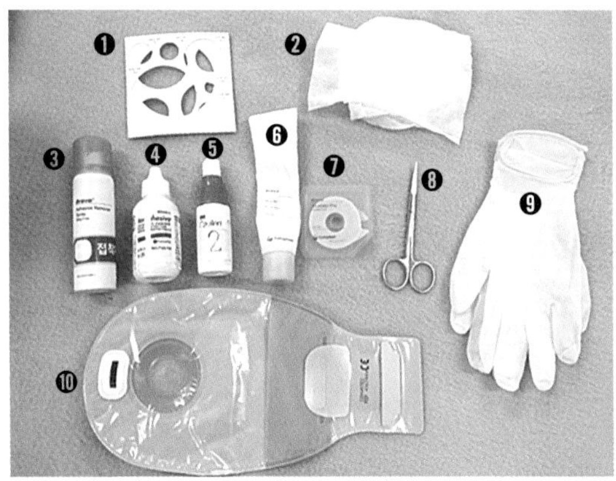

① 장루 구멍 사이즈 샘플	② 물티슈
③ 접착물 제거 스프레이	④ 피부보호 파우더
⑤ 피부보호 스프레이	⑥ 틈새를 막는 연고(접착제)
⑦ 몰더블 링	⑧ 곡선 가위
⑨ 일반 장갑	⑩ 장루 주머니

Tip **장루 주머니의 가스필터**

가스필터는 장루 주머니 안에 가스가 차는 것을 막기 위한 것이며, 장루 주머니에 가스가 많이 차게 되면 장루 주머니가 터지거나 떨어지게 됩니다. 가스필터가 있는 장루 주머니도 있으며 없는 장루 주머니도 있습니다. 가스필터가 없다면 대변 배출구를 통해 가스를 빼주어야 합니다.

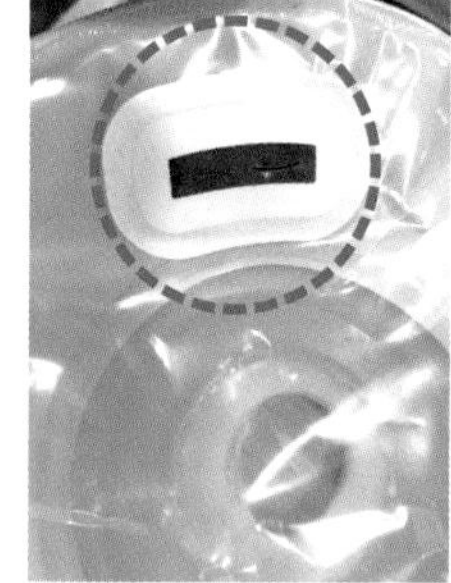

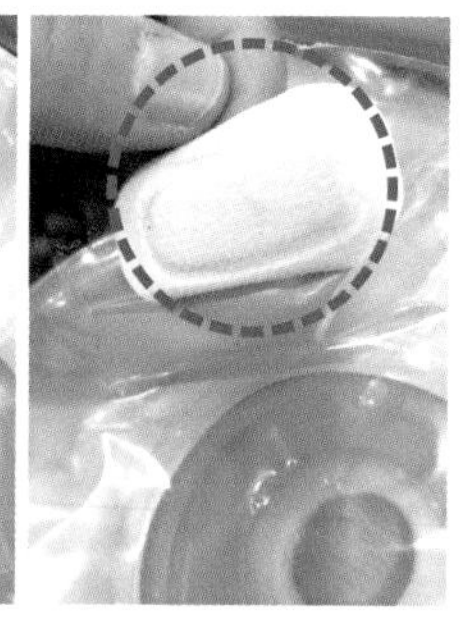

2. 장루 주머니 교체 과정

1	장루 주머니 교체시간은 배변활동이 저하되는 식전이나 식후 2시간이 적절합니다. 기존에 붙어 있는 장루판을 제거할 때는 피부가 당겨지지 않도록 한쪽 손으로 피부를 누르면서 조심히 떼어 냅니다. 이 과정에서 장에서 대변이 나올 확률이 높으므로 조심해야 합니다. 장루판의 부착력이 강하다면 접착 제거 스프레이를 뿌려가면서 떼어 내도록 합니다.	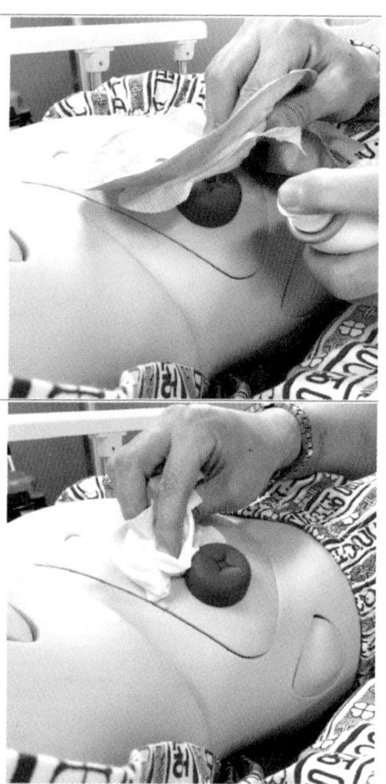
2	장루판을 모두 떼어 냈다면 장루 주위 피부와 장의 상태를 확인합니다. 장루 주변을 물티슈나 물로 적신 수건으로 닦아냅니다. 장루판을 떼어 낸 자리에 접착제 성분이 남아서 끈적거린다면 따뜻한 물을 이용하여 닦아내거나 접착 제거 스프레이를 사용합니다. ※ 장루 주머니를 떼어 낸 후에는 샤워가 가능합니다.	

3 장루 주변에 crusting 기법을 적용합니다. crusting 기법은 피부보호 파우더와 피부보호 스프레이를 번갈아가면서 3회 이상 뿌려 피부를 코팅하여 보호하는 방법입니다. 장루 주변의 피부가 자극받았다면 crusting 기법을 적용하는데 피부에 이상이 없더라도 자극받는 것을 예방하기 위해 routine으로 적용하기도 합니다.

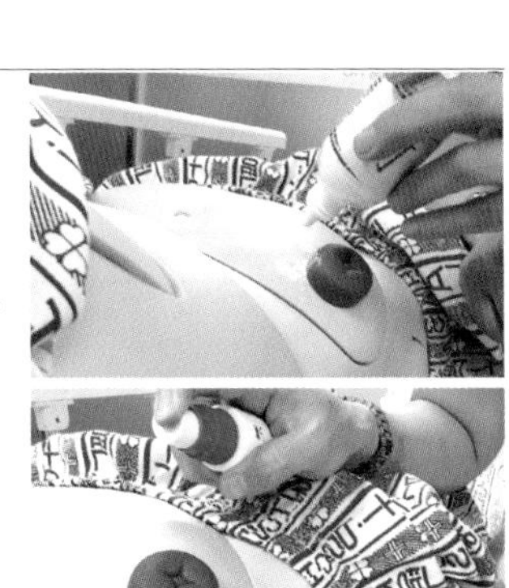

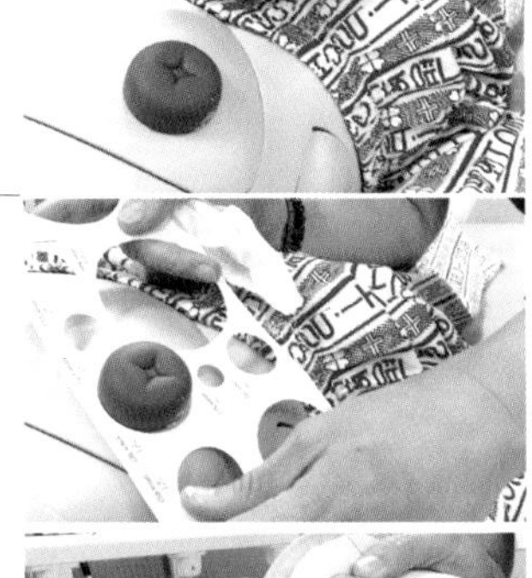

4 crusting 기법으로 코팅한 상태가 마르는 동안 곡선 가위를 이용하여 장루 사이즈보다 2~3mm 크게 장루판의 구멍을 잘라야 합니다. 장루와 장루판 사이즈가 딱 맞는다면 배변운동으로 인해 장이 수시로 움직여 장루판에 자극을 주어 상처가 생길 수 있습니다. 단, 회장루의 경우에는 변이 묽고 소화액이 나오므로 피부가 손상될 위험이 높아서 장루 크기에 맞게 잘라주세요.
자르지 않고 손으로 크기를 넓힐 수 있는 몰더블 장루판도 있습니다.

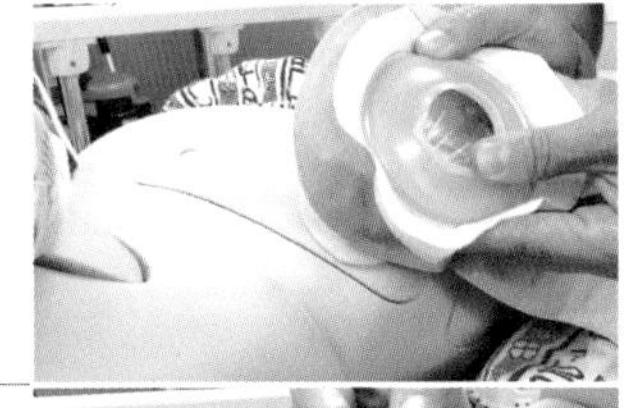

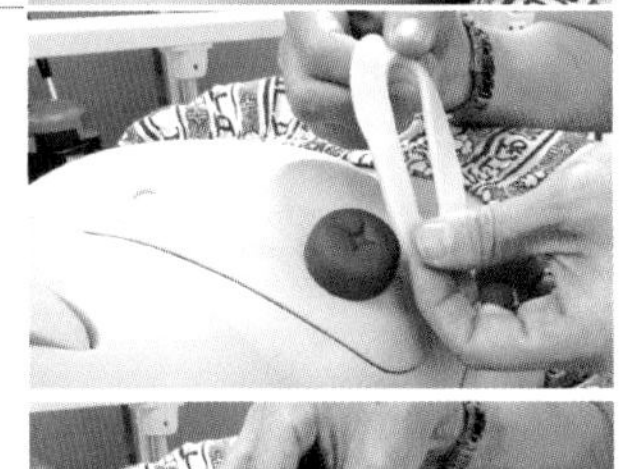

5 몰더블링은 선택적으로 사용합니다. 몰더블링의 장점은 물렁물렁하기 때문에 자유자재로 모양을 만들어서 부착할 수 있어 장루 주위에 틈을 막아 흘러나오는 내용물로 인해 피부가 자극을 받는 것을 막을 수 있습니다. 또한 재질이 부드러워서 장이 받는 자극도 덜합니다.
※ 몰더블링은 장루의 사이즈에 맞게 모양을 만들어 부착하도록 합니다.

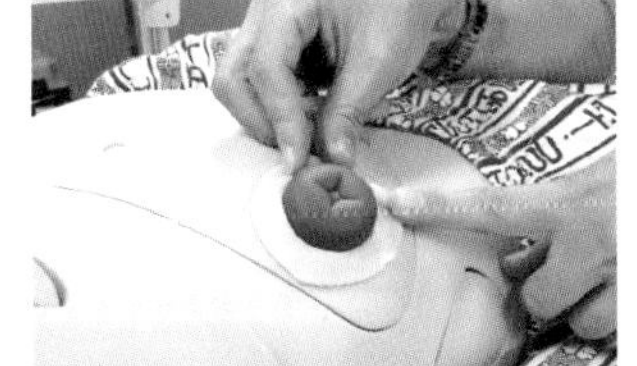

6	몰더블링 위에 장루판을 바로 붙여도 되지만, 떨어질 수 있으므로 접착제를 발라서 붙이는 경우가 많습니다. 몰더블링 위에 장루판을 붙일 때에는 장루판 구멍에 틈새 연고(paste)를 너무 두껍지 않게 바릅니다. 몰더블링이 없다면 틈새 연고(paste)를 장루판에 바르고 바로 피부에 부착합니다. 틈새 연고는 피부에 장루판이 붙어 있도록 하고 틈을 막아 장루에서 나오는 분비물로 피부가 오염되는 것을 막아주는 역할을 합니다. 하지만 장루판을 떼고 나면 이 틈새 연고로 인해 끈적거림이 남아 있게 됩니다.	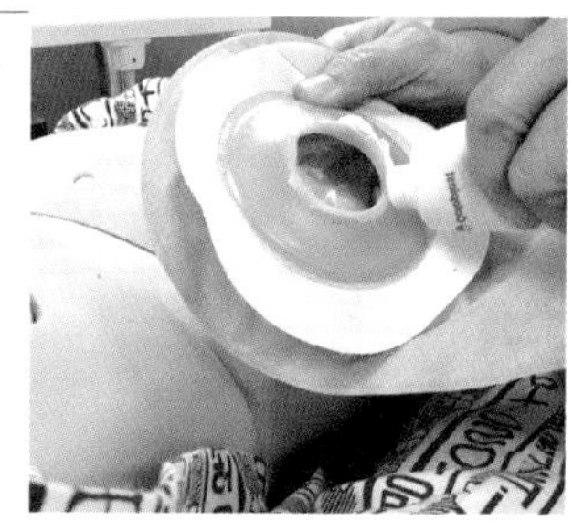
7	장루판을 붙이는 동안은 환자에게 배에 힘을 주도록 하며, 장루판 부착 후에는 손가락이나 면봉을 이용하여 꾹꾹 눌러주어 떨어지지 않게 합니다. 투피스 장루제품이라면 주머니를 장루판에 부착하고 클립을 잠그는 것을 잊지 말아야 합니다. 장루판을 붙이고 나서 30초 동안 부착을 돕기 위해 지그시 눌러 주세요.	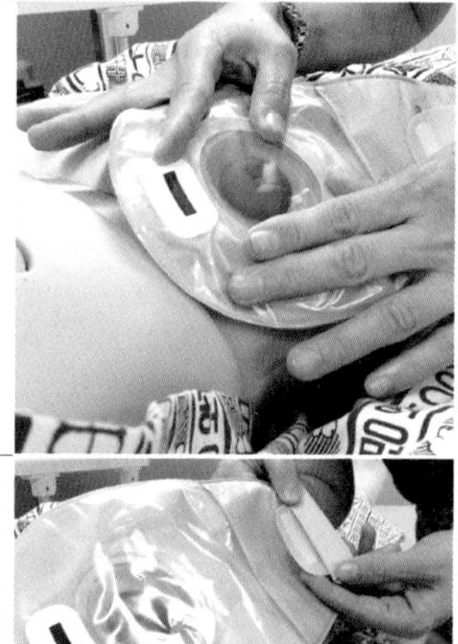
8	장루판 부착 후 장루 주머니 안에 공기를 약간 넣어 주세요. 그리고 하단의 배출구를 돌돌 말아 벨크로 테이프를 붙여 고정하고 난 후 밑으로 처지지 않도록 위치를 바로 잡아줍니다.	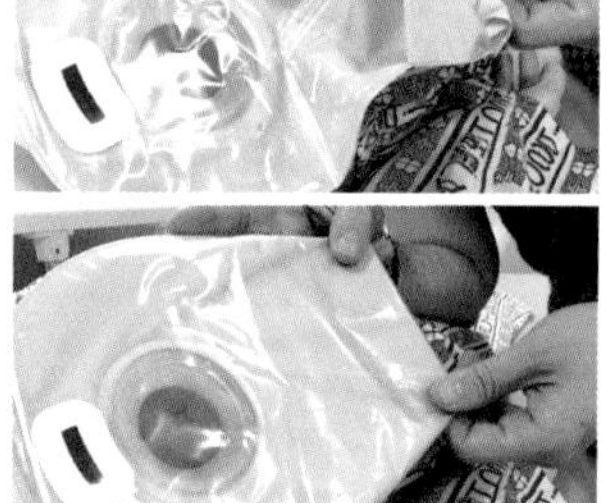

3. 장루 환자가 피해야 하는 음식

가스를 유발하는 음식	탄산음료, 맥주, 유제품, 버섯, 시금치, 옥수수, 브로콜리, 양파, 오이, 콩류	음식은 꼭꼭 씹어서 먹도록 하며 빨대를 사용하지 않습니다. 가스 제거용 필터가 있는 장루 주머니를 사용하도록 합니다.
변비를 유발하는 음식	빵, 감자, 국수, 바나나, 감, 땅콩	수분을 충분히 섭취하도록 합니다.
묽은 변을 유발하는 음식	생과일과 생야채, 시금치, 콩류, 양념이 강한 음식, 자두, 튀김, 찬 우유	부드러운 음식을 섭취하고 수분과 전해질을 보충합니다.
냄새를 유발하는 음식	달걀, 마늘, 생선, 맥주, 아스파라거스, 고구마, 파, 양파, 양배추, 콩류	파슬리, 요거트, 우유, 크렌베리 주스는 냄새를 줄여 줍니다.
장폐색 음식	팝콘, 옥수수, 과일이나 야채의 씨와 껍질, 감, 섬유질이 많은 야채	장을 폐색시킬 수 있는 음식은 피하도록 합니다.

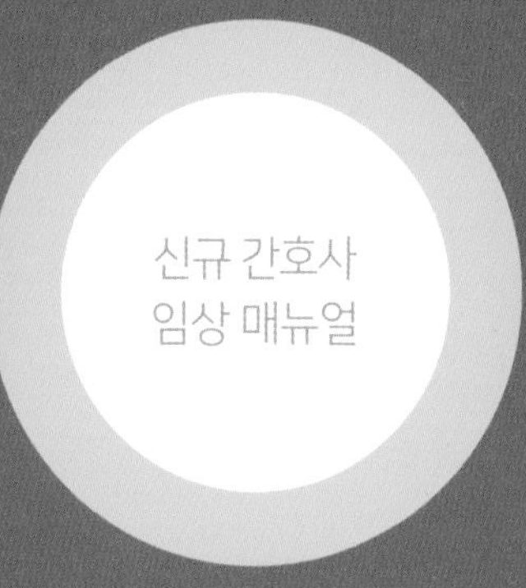
신규 간호사
임상 매뉴얼

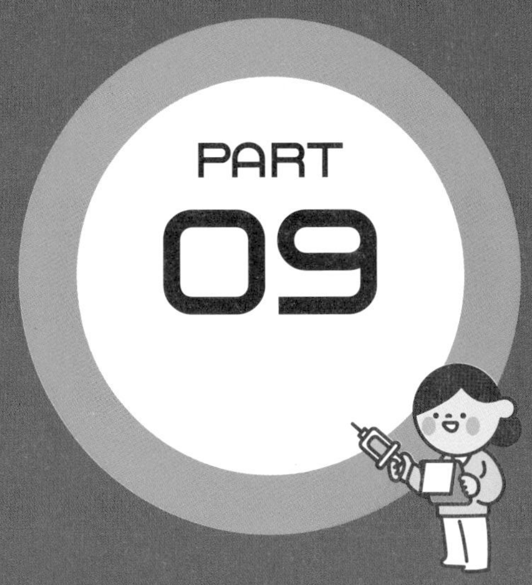

PART 09

소화 관련 간호

CHAPTER 01 Levin tube(L-tube, 비위관)

입으로 음식물을 먹기 힘들 경우 영양을 공급하기 위해 코를 통해 위로 삽입하는 튜브입니다. 1개월마다 교체해야 하며, 같은 비강에 장기간 꽂게 되면 L-tube가 닿는 부위에 욕창이 생기게 되며 비강이 넓어지게 되므로 교체 시마다 비강을 바꾸어야 합니다. L-tube 삽입은 의사가 하며, 식도암이나 식도폐색 등이 있는 경우는 L-tube 삽입이 금기입니다.
다음 사진은 직접 삽입한 사진이 아니며, 삽입 시에 자세를 보여드리기 위해 촬영한 사진입니다.

1. L-tube 삽입방법

● **준비물** : L-tube 16Fr(혹은 18Fr), 윤활제, 청진기, 세정용 주사기

1	NEX(Nose-Ear lobe-Xiphisternum) 측정법으로 L-tube 삽입 길이를 측정해 봅니다. ※ NEX 측정법 : 한쪽 관 끝을 코 위치에 두고 귀를 지나 검상돌기에 이르는 길이를 측정	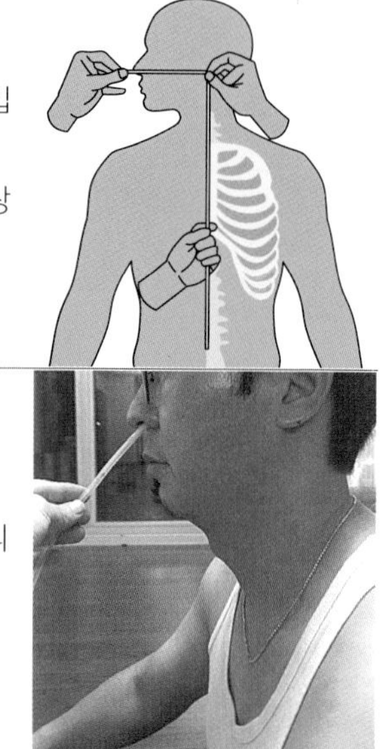
2	L-tube 삽입을 위해서 환자를 똑바로(90° 가까이) 앉게 합니다. 비강을 통해 삽입을 하며, 이때 머리는 숙이지 않습니다.	

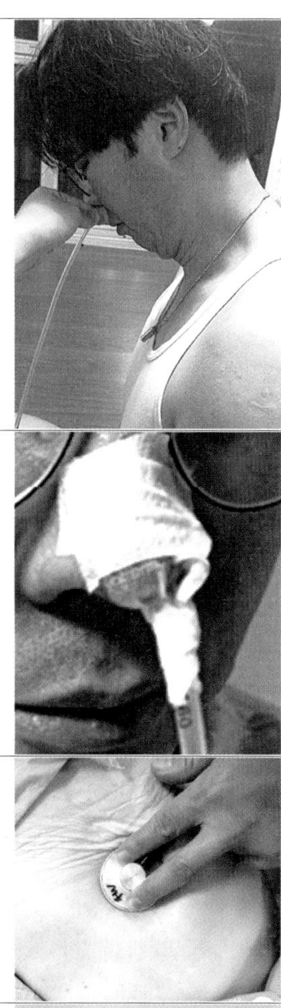

3	L-tube를 밀어 넣다 보면 닿는 느낌이 나는데 그때 삼키는 기능이 있는 환자는 소량의 물을 먹여, 삼키는 동시에 L-tube를 밀어 넣습니다. 이때 고개를 앞으로 숙여야 합니다(기도는 닫고 식도로 가는 길을 열기 위함). 삼키기 힘든 환자에게는 물을 먹이는 것은 금기입니다. 협조가 가능한 환자는 물을 먹이지 않고, 머리를 앞으로 숙인 상태에서 "꿀꺽" 삼키도록 이야기하고 삼키는 동작을 할 때 밀어 넣어야 합니다. L-tube를 넣을 때 헛구역질은 있을 수 있는 반응이며 환자에게 호흡곤란, 청색증이 나타나면 기도로 들어갔다는 것이니 즉시 제거하고 쉬었다가 다시 시도해야 합니다.
4	L-tube를 콧등에 고정합니다. 고정테이프는 더러워지면 즉시 교체해주며, 이때 콧등과 비강 입구에 상처가 나지는 않았는지 확인합니다. 콧등이 미끈거린다면 알코올 솜으로 닦으면 붙이기가 수월해집니다. 고정할 때는 삽입이 되었던 숫자를 기억했다가 그 자리에 고정하는 것이 중요합니다. 면 반창고를 이용하여 단추를 끼워주고 어깨 부근에 옷핀으로 한 번 더 고정합니다. 이러한 방법들은 환자가 L-tube로 인한 불안과 불편감을 덜어 주며 tube가 빠질 위험성을 낮추어 줍니다.
5	L-tube 삽입 후 병원에서 많이 사용하는 확인방법은 주사기에 공기 20mL를 빠른 속도로 위에 넣으면서 청진기로 소리를 들어 보는 것입니다. 위가 위치한 검상돌기 밑을 꾹 눌렀을 때 공기 들어가는 소리가 들리면 잘 들어간 것입니다. 앉은 자세에서는 잘 들리지 않을 수 있으므로 눕힌 자세에서 들어 보세요.
6	공기 소리가 확인되면 주사기에 물 20mL를 중력의 힘으로 넣어 봅니다(피스톤을 사용하지 않습니다). 이때 저항이 없이 부드럽게 들어가면 위에 튜브가 위치한 겁니다. L-tube 삽입은 의사가 하더라도 L-tube의 위치를 확인하는 방법은 간호사가 반드시 알고 있어야 합니다.

7 흉부 엑스레이를 촬영하여 튜브의 위치를 확인합니다. L-tube에 있는 검은 혹은 파란 선이 엑스레이에서 보이게 되며, 오른쪽 복부에 보이는 하얀 점이 L-tube의 끝부분입니다.

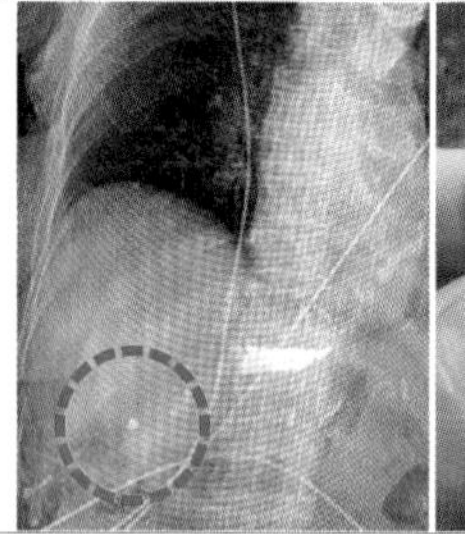
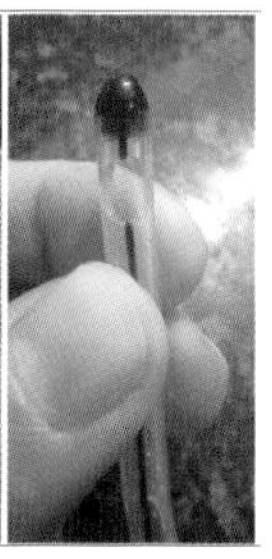

Tip **L-tube 고정하는 방법**

① L-tube 테이프를 교체 시 기존에 붙어 있던 테이프를 제거할 때 흔히 iris scissor를 사용합니다. scissor로 인해 환자의 코가 상처를 입거나 L-tube가 찢어지는 경우가 생긴하면 곤란하겠죠? scissor의 끝이 환자의 코 쪽을 향하지 않도록 주의해주세요.

② 픽스롤을 콧등에 붙이고 길게 자른 픽스롤로 꼬면서 고정합니다. 그리고 픽스롤을 한 번 더 위에 붙입니다. 픽스롤이 아닌 종이테이프를 사용하기도 하며, L-tube 전용 고정테이프를 사용하는 병원도 있습니다.

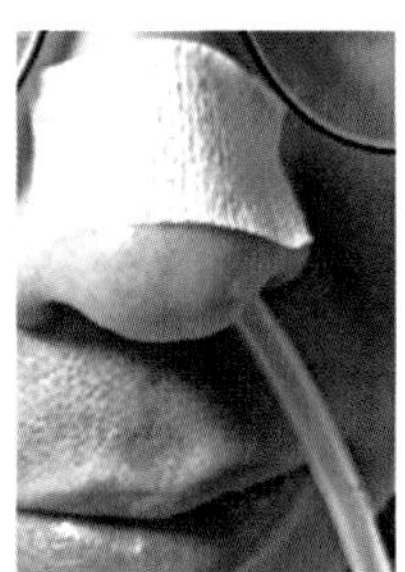
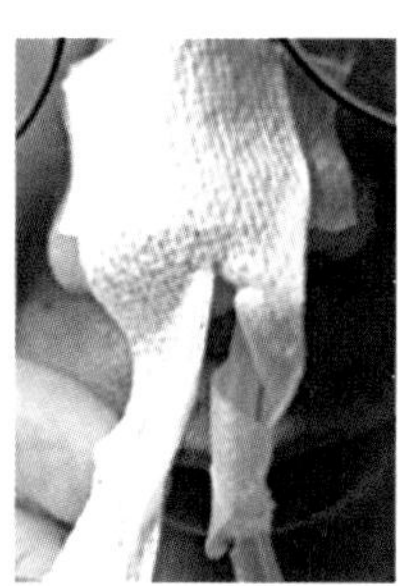
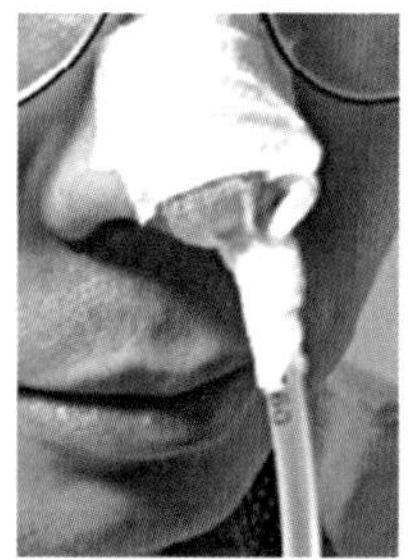
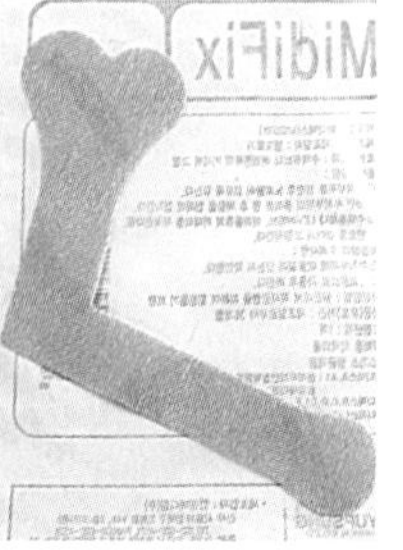

③ 면 반창고를 넓고 길게 잘라서 L-tube에 감싸 붙인 뒤 단추 구멍을 만들어 주세요.

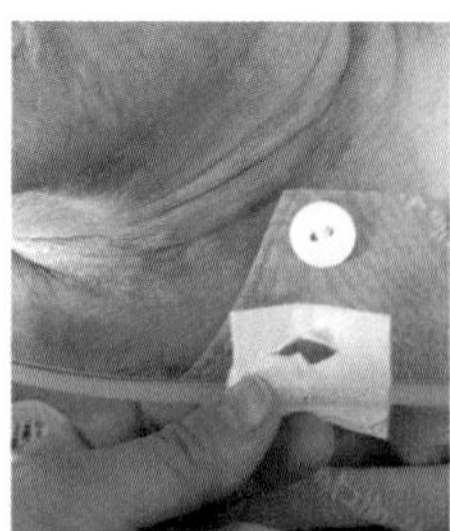
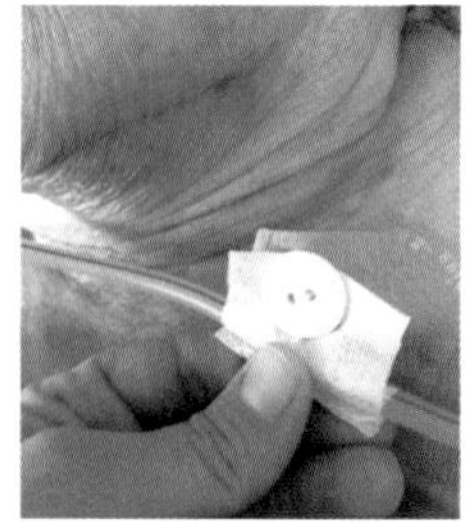

2. L-tube feeding을 위한 관리

- L-tube는 16Fr와 18Fr를 많이 사용합니다(16Fr보다 18Fr가 더 굵어요). L-tube의 끝에 구멍이 있으며 그 구멍을 통해 위로 경장영양액이 들어갑니다.

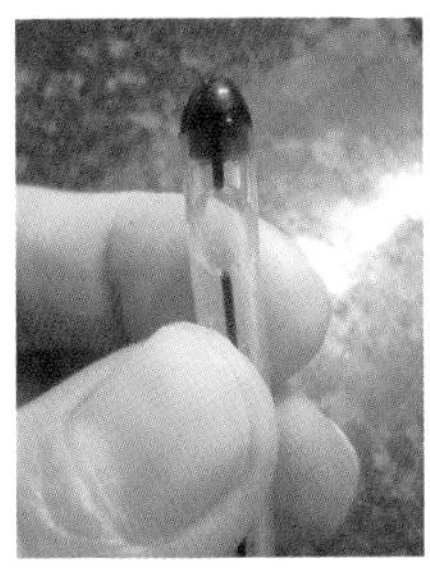
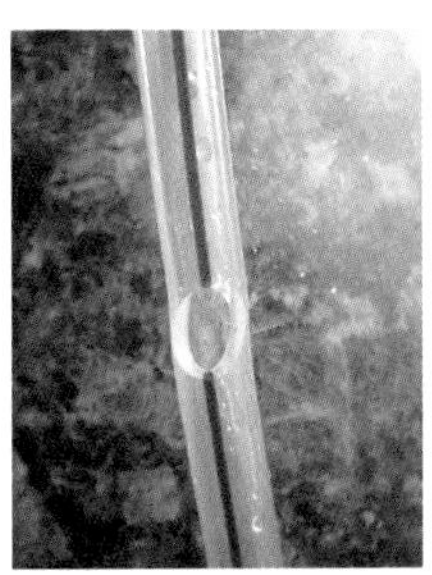

- feeding bag과 세정용 주사기는 일회용으로 사용하는 것이 가장 위생적이지만, 주 1회 교체를 해주는 곳이 많습니다. 교체 시 feeding bag에 환자 이름, 교체 날짜~이후 교체 날짜를 적고 feeding 후에는 깨끗하게 씻어서 자연건조합니다.

  feeding하는 환자에게서 설사가 흔하게 발생하는데 빠른 속도로 feeding하였거나, 약물, 교차오염, 고장성 영양액, 미생물 오염 등이 원인입니다. 그러므로 feeding을 할 때는 손위생을 하고 사용하는 용기들을 위생적으로 관리하는 데 더욱 신경을 써야 합니다.

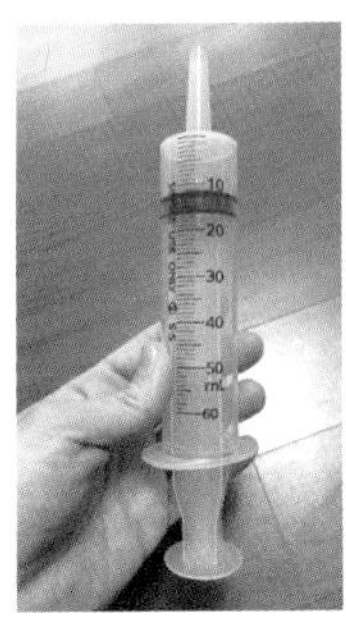
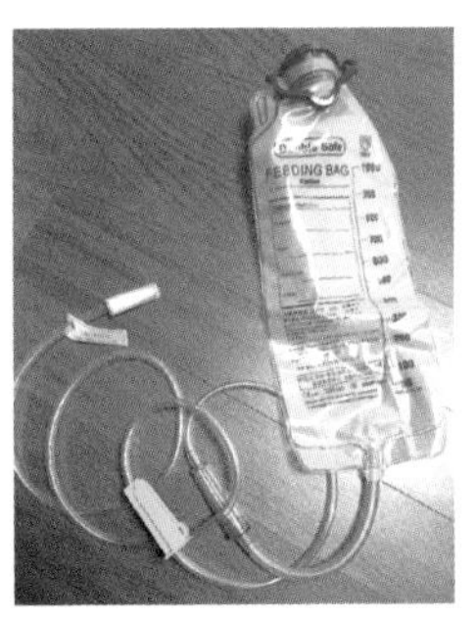

- 경장영양액을 주기 전에 유통기한을 확인해야 하며, 환자의 질병에 따라 투여되는 경장영양액의 종류가 다르므로 처방 확인 또한 필요합니다. 추운 곳이 아니라면 실온에 두었던 경장영양액을 개봉하여 주어도 무방합니다. 개봉한 경장영양액은 냉장보관하고, 개봉한 곳이 오염되지 않게 덮어야 합니다. 개봉 후 사용하고 남은 것은 버리는 것이 원칙이며, 24시간 이내에 사용하지 않으면 폐기합니다.

3. L-tube feeding 방법

간헐적 feeding은 feeding bag을 이용하여 간헐적으로 30~60분 동안 하루 3~4회 feeding 하는 방법입니다. L-tube feeding을 할 때는 공기가 들어가지 않도록 주의해야 하며, 그러기 위해서는 L-tube 뚜껑을 열기 전에 L-tube를 손으로 꺾어 주는 습관을 들여 주세요.

- **준비물** : 50mL 세정용 주사기, feeding bag, 경장영양액

1	처방된 경장영양액의 양, 유효기간, 온도(실온보관 상태의 온도가 적절합니다) 등을 확인합니다. 환자의 이름을 확인한 뒤 손위생을 합니다. feeding을 하기 전에 L-tube가 위에 위치하는지 확인합니다. 50mL 세정용 주사기에 공기 20mL를 빠른 속도로 주입하면서 청진기를 검상돌기 밑에 꾹 눌러 소리를 들어봅니다(앉은 자세로 있다면 소리가 잘 들리지 않으므로 앙와위에서 위치를 확인하고 앉히도록 합니다). "꾸룩" 거리는 소리가 들리면 위에 튜브가 위치하고 있다는 겁니다.	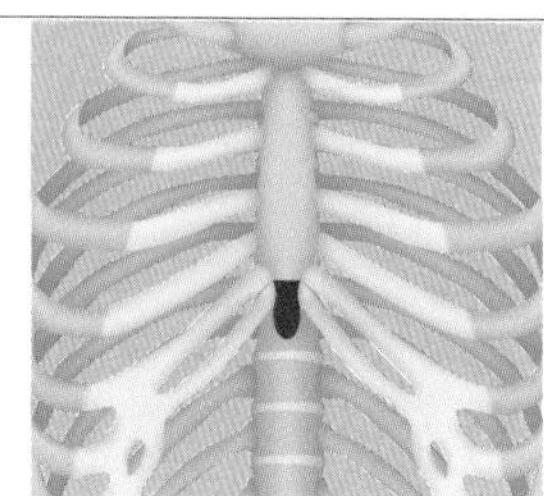
2	반좌위로 앉힙니다. 피딩백은 환자의 복부를 중심으로 40~50cm에 위치하도록 걸어야 하며, 이보다 높으면 빠른 속도로 주입되어 설사를 유발하며, 너무 낮으면 천천히 들어가게 됩니다.	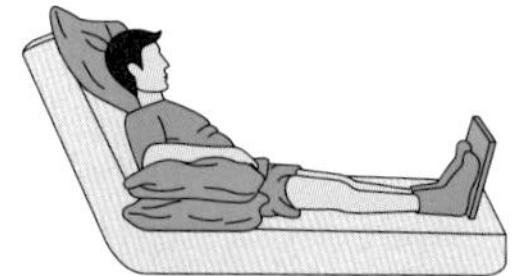
3	위생장갑을 착용한 뒤 feeding bag에 feeding line을 연결합니다. 수액세트와 비슷하게 생긴 line입니다. 조절기를 잠그고 나서 feeding bag에 영양액을 부어 넣습니다. 이때 영양액에 물을 부어 희석하게 되면 설사를 유발할 수 있으니 원액 그대로 사용합니다.	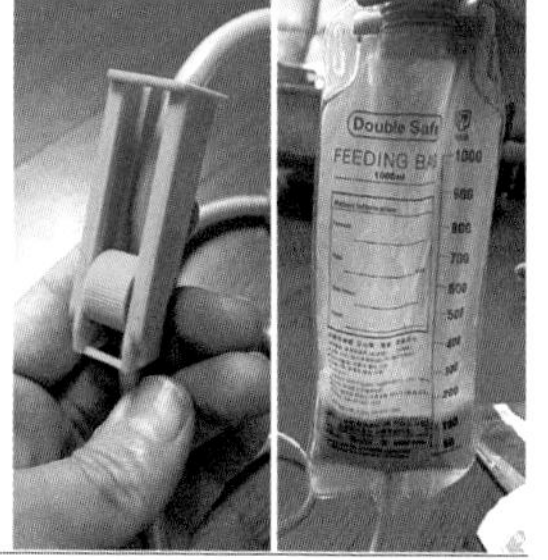

4	chamber를 눌러서 반 정도 차게 하고 공기를 빼기 위해 조절기를 열어 통과시킵니다. 수액세트에 공기를 빼기 위해 수액을 통과시키는 과정이랑 비슷합니다. RTH(ready to hang)라면 뚜껑을 열고 feeding line을 연결하여 같은 방법으로 공기를 뺍니다.	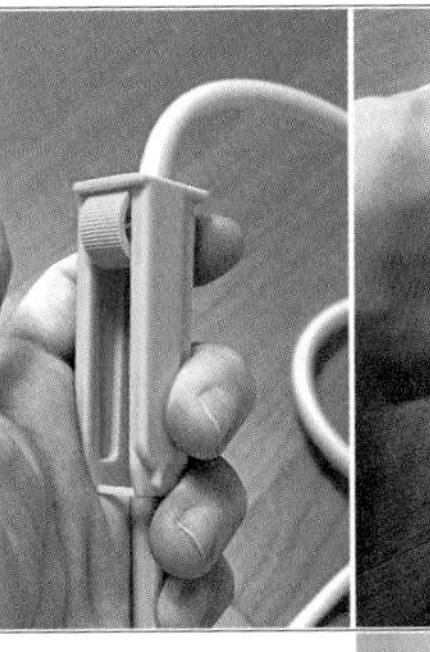 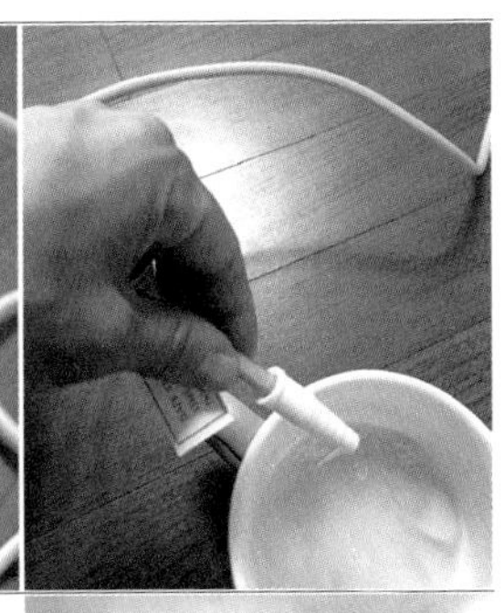
5	세정용 주사기로 위의 잔량을 확인합니다(L-tube를 꺾어서 열고 닫을 때 공기가 들어가지 않게 합니다). 이때 색깔도 함께 확인해야 하는데 커피 같은 색의 내용물이 나온다면 출혈을 의심할 수 있으므로 내용물이 있는 주사기를 그대로 가지고 가서 확인시켜 주며 보고를 합니다. 색에는 이상이 없는데 200mL 이상의 잔류가 확인되면 다시 환자에게 밀어 넣어 주고 보고합니다. 200mL 이하라면 밀어 넣어 주고 feeding을 진행합니다. 잔량 측정 여부와 feeding 가능한 잔량의 양은 병원마다 다르므로 소속된 병원의 기준을 확인하기 바랍니다.	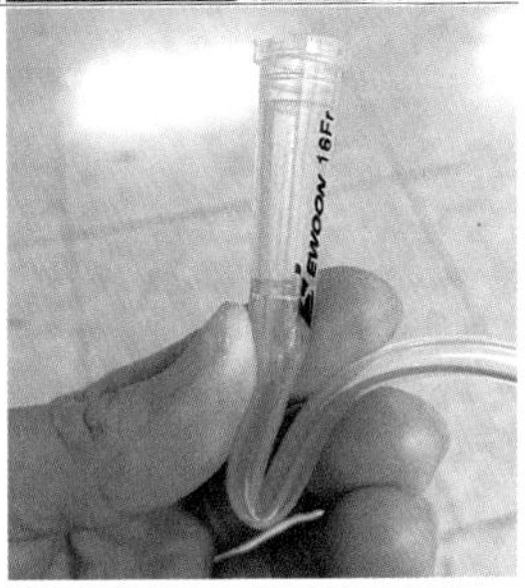 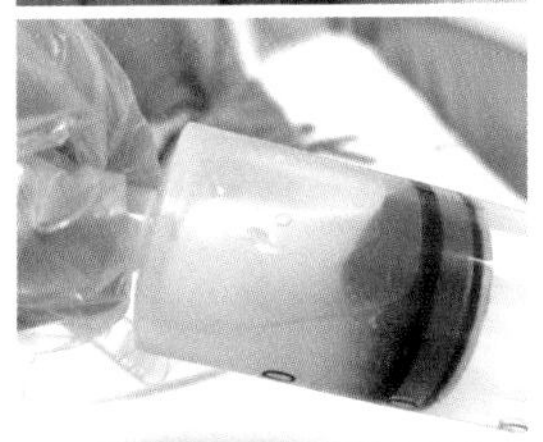
6	L-tube를 꺾은 상태에서 20~30mL의 미지근한 물을 피스톤을 뺀 세정용 주사기에 부어 중력의 힘으로 들어가도록 합니다. 물이 다 들어가면 다시 L-tube를 꺾은 상태에서 주사기를 분리합니다.	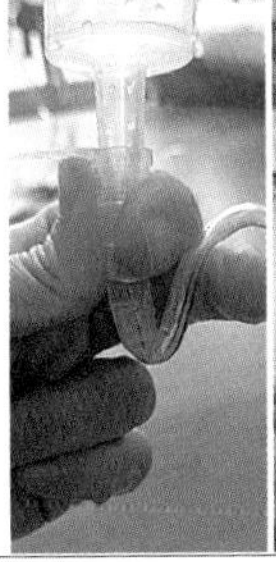 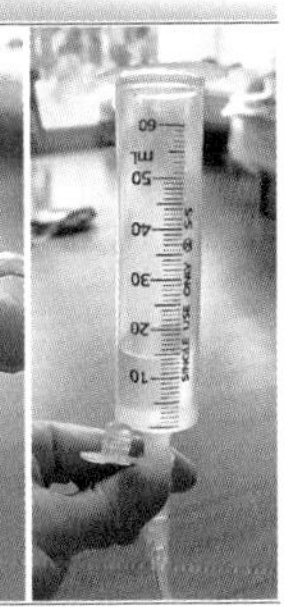

7 L-tube를 꺾은 상태에서 feeding bag에 연결하여 200~300mL를 30~60분 사이에 들어가도록 속도를 맞춥니다(300mL/hr → 100gtt/min → 대략 2초에 한 방울). 그리고 feeding이 이루어지는 동안 환자의 상태를 수시로 확인합니다.

8 영양액 주입이 끝나면 L-tube를 꺾은 상태를 유지하면서 feeding bag을 분리한 뒤 주사기를 꽂아 주세요. 그리고 미지근한 물 20~30mL를 피스톤을 이용하지 않고 중력의 힘으로 들어가도록 합니다.

약물은 15~20mL의 미지근한 물을 미리 녹인 뒤에 주입 후 다시 미지근한 물 20~30mL를 넣습니다(약물을 경장영양액에 섞어서 주는 것은 튜브가 막힐 확률이 높으니 하지 않습니다).

feeding이 끝나고 30분 동안은 앉아 있도록 합니다.

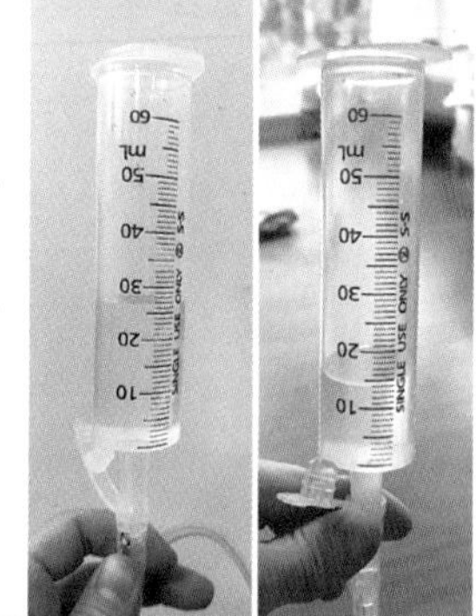

Tip feeding 전에 잔량을 꼭 측정해야 하는 건가요?

2019년 병원간호사회에 따르면 여러 연구에서 위 잔류량 증가가 폐렴, 기도 흡인, 구토와 의미 있는 상관관계를 가지지 않으며 위 잔량이 위의 소화상태나 기도 흡인의 위험성, 폐렴 발생 가능성을 예측하기에는 부족하다는 결론이 나왔음을 소개하였습니다. 그러면서 경장영양 환자의 위 잔류량을 정규적으로 측정하지 않는 것을 권고안으로 확정하였으니 관련 내용을 참고하세요. 다만 이런 경우에는 환자의 면밀한 관찰이 더욱 필요하다는 것을 함께 기억하세요.

더 알아보기

bolus 주입

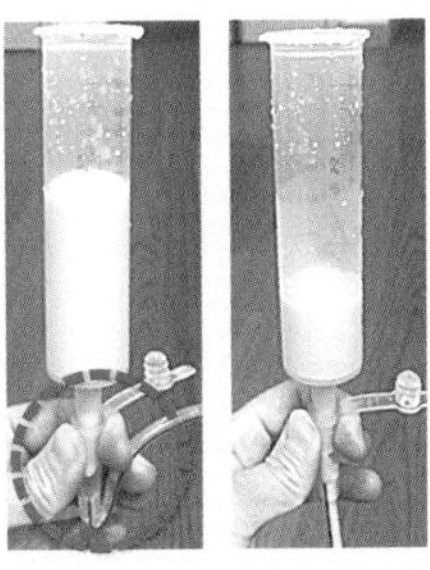

1회 250~500mL를 10~15분에 걸쳐 주사기를 통해서 주입하며, 피스톤을 조작하지 않고 중력의 힘으로 자연스럽게 들어가도록 합니다. 처음에 주사기에 영양액을 부을 때는 공기가 들어가지 않도록 L-tube를 꺾어 들어야 합니다. 주사기를 드는 팔의 높이가 높아질수록 속도가 빨라지며 천천히 주기 위해서는 팔의 높이를 낮추면 됩니다. 주사기로 준다는 것을 제외하고는 간헐적 feeding 방법과 같습니다.

중환자에게는 적용하기 힘들며 회복기 환자나 보행이 가능한 환자, 위장기능이 정상인 환자에게 제한적으로 적용 가능합니다.

지속적 주입

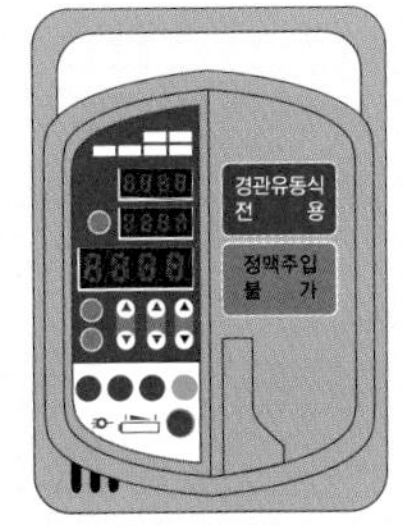

지속적 주입을 위한 feeding 주입용 펌프 기계를 사용합니다. 얼핏 보기에는 infusion pump와 비슷하게 생겼지만, 이 기계는 12~24시간 동안 속도를 맞추어서 들어가도록 하는 기계입니다. 소장으로 영양액을 공급하는 환자는 지속적 주입을 반드시 해야 합니다. 지속적 주입은 구토와 설사 등의 문제가 적으며 흡인의 위험성도 적다는 장점이 있습니다.

4. 경장영양액의 종류와 적응증

경장영양을 하는 환자의 특성에 맞게 경장영양액의 종류는 다양합니다. 경장영양액 제품을 판매하는 회사는 메디푸드와 뉴케어가 대표적입니다. 연하가 힘든 환자들에게 제공하는 점도증진제, 수분공급이 필요한 환자들에게 제공하는 수분젤리, 젤리나 푸딩 등의 간식, 단백질 보충제, 열량 보충제, 식용 소금 등 다양한 제품의 구입이 가능합니다. 간호사가 제품에 대해 파악하고 있다면 환자에게 맞는 적절한 안내가 가능합니다.

표준 영양액

- 소화가 잘되며 특이사항이 없는 환자에게 적용합니다. 1kcal/mL 열량을 내며, 경관급식용으로 사용하지만 구강으로 섭취가 가능한 사람도 주식과 간식 대용으로 사용 가능합니다.
- 종류 :뉴케어 300, 그린비아 TF, 엔커버, 하모닐란, 메디푸드 엘디, 메디푸드 스탠다드

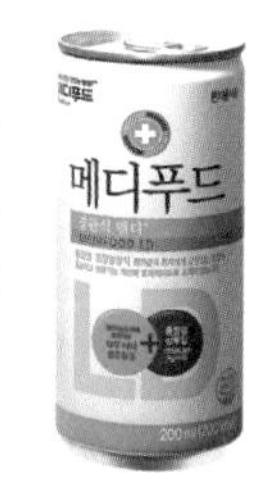

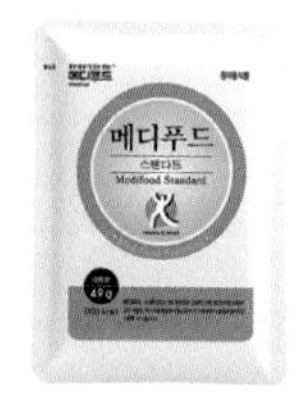

섬유소 영양액

- 변비 또는 설사 환자에게 적용합니다.
- 종류 : 그린비아 화이바, 뉴케어 화이바

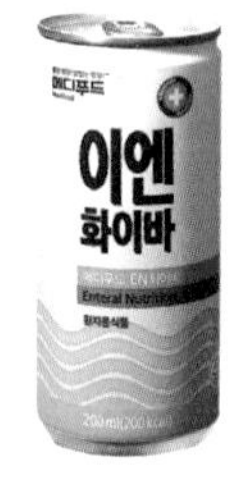

농축 영양액

- 다른 제품에 비해 열량이 1.5배 농축되어 있으며 1캔당 300kcal입니다. 열량 섭취가 부족한 환자, 체력 저하로 식사 이외의 영양보충이 필요한 노인 등에게 적용합니다.
- 종류 : 뉴케어1.5, 메디푸드1.5

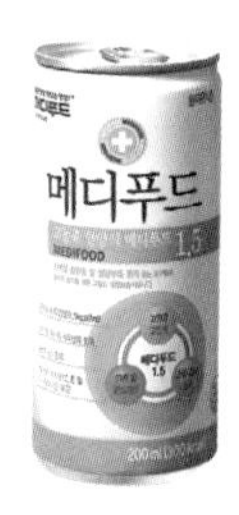

고단백 보급용

- 욕창, 외상, 화상, 수술 등으로 단백질의 요구량이 증가된 환자, 장기간 경관 급식을 하는 환자, 체력 저하 등의 이유로 단백질 공급이 필요한 환자에게 적용합니다.
- 종류 : 메디푸드 고단백 VHP, 뉴케어 하이프로틴

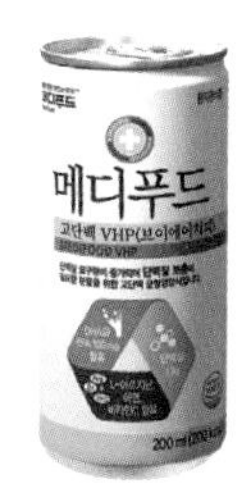

당뇨와 신장질환 환자 영양액

- 당뇨환자에게는 저당질, 고지방의 제품인 당뇨형 제품을 선택합니다(당뇨형 제품이면서 칼로리를 올린 제품도 있습니다). 신장질환 환자에게는 칼로리는 올리고 신장에 부담을 주는 전해질과 무기질 함량이 낮은 제품을 선택합니다.
- 종류 : 메디푸드 당뇨, 뉴케어 당뇨식 DM, 뉴케어 KD(투석하지 않는 신장질환자), 뉴케어 KD 플러스(투석하는 신장질환자)

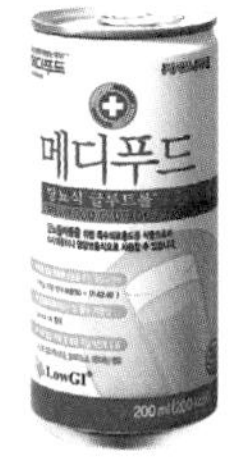

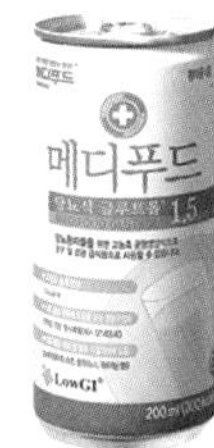

RTH(ready to hang)

- 바로 걸어서 사용할 수 있는 일회용 멸균팩에 영양액이 들어 있습니다. feeding line이 set로 구성되어 있으므로 별도로 위생 관리가 필요 없다는 장점이 있습니다.
- 영양제로 오인하여 IV로 투여하는 실수는 절대 하면 안 됩니다.
- RTH제품은 다양하게 시판되고 있으며 그중 엔커버와 하모닐란이 있습니다. 이 두 제품은 다른 경장영양제품과 달리 의사에게 처방을 받아야 하는 전문의약품이므로 시중에서 구매할 수 없습니다. 보험이 적용된다면 시중에서 구매하는 제품들보다 저렴하게 이용할 수 있으며 인체에 필요한 다양한 성분들을 충족시킨다는 장전이 있습니다.

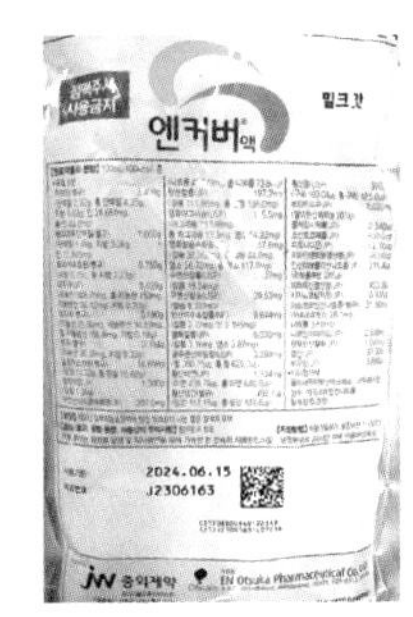

더 알아보기

연하보조제(점도증진제)

연하곤란이 있는 환자는 음식물과 물을 먹다가 기도로 들어갈 위험이 있습니다. 이때는 비디오투시연하검사(VFSS)를 하여 삼킴 장애가 어느 정도인지 파악해야 할 필요가 있습니다. 연하곤란이 있는 환자에게는 액체, 부서지는 알맹이 형태는 위험하며, 묽은 미음보다는 건더기를 갈아서 덩어리가 없는 끈적한 죽이 적합합니다. 음식물의 점도를 높이게 되면 기도흡인의 위험성을 줄일 수 있는데 이때 필요한 것이 연하보조제 제품입니다.

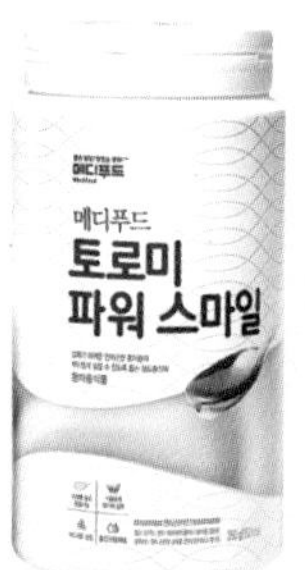

꿀, 푸딩과 같은 걸쭉함을 느낄 수 있도록 음식과 물에 연하보조제 가루를 넣는 방식인데 금방 굳어버리므로 빠른 속도로 섞어야 합니다. 종이컵 하나의 물을 섭취한다면 5g(내장된 스푼 활용)을 태우는 것을 권장하나 음료와 음식물의 종류에 따라 태워야 하는 양이 다르므로 직접 태워 보면서 농도를 조절해야 합니다.

연하보조제를 사용하여 식사를 시도해서도 음식물 섭취가 힘들다면 L-tube를 삽입하여 경장영양을 고려해야 합니다.

PEG(percutaneous endoscopic gastrostomy, 경피적 위루술)

장기간 위관영양이 필요한 경우 혹은 L-tube 삽입이 힘든 환자에게 적용됩니다. 영양 상태를 유지하기 위해 내시경을 하면서 위와 복벽에 구멍을 뚫어 튜브를 넣는 시술로, 항응고제를 복용 중인 환자라면 중단 여부를 주치의에게 확인해야 합니다. 심한 복부비만, 응고 장애, 복막염 등의 문제가 있는 환자는 PEG tube를 삽입할 수 없습니다. PEG tube 삽입 부위의 삼출물, 변색, 통증, 부종, 고정 상태를 매일 체크해야 하며 교체주기는 6개월입니다.

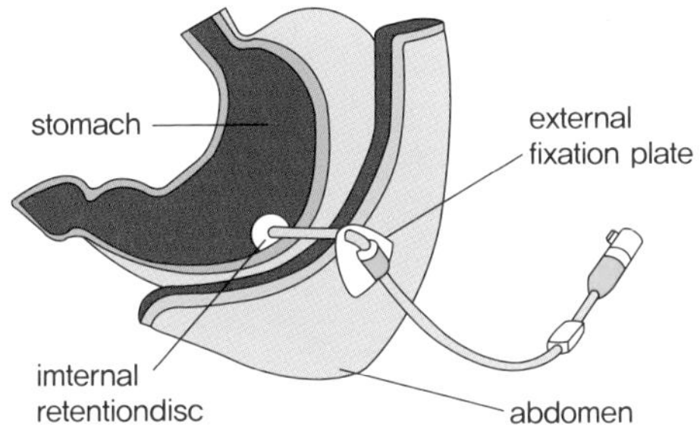

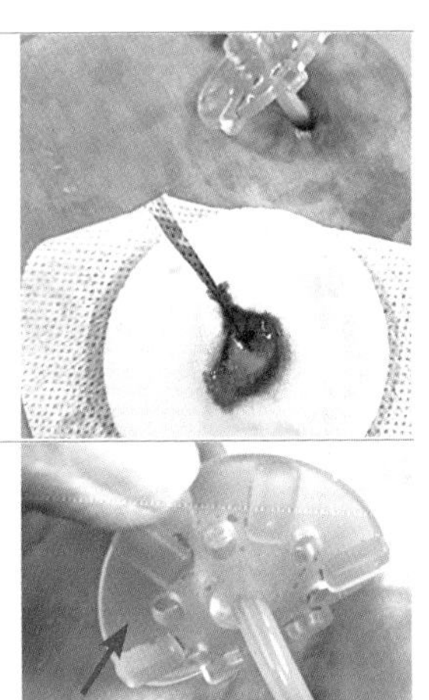

PEG주변에 염증반응이 보이는 사진입니다. PEG 시술을 하고 얼마 동안은 PEG 주변에 진물이 나오면서 염증반응이 있을 수 있습니다.

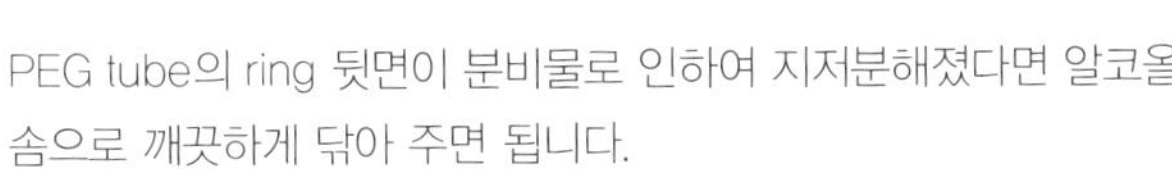

PEG tube의 ring 뒷면이 분비물로 인하여 지저분해졌다면 알코올 솜으로 깨끗하게 닦아 주면 됩니다.

염증소견이 보이며 분비물이 나온다면 포비돈과 같은 소독솜을 이용하여 1차 소독을 합니다. 분비물을 충분히 흡수하여 위생적으로 사용할 수 있는 폴리우레탄폼 재질의 드레싱 재료를 사용합니다. 멸균거즈로 드레싱해도 무방하며 분비물 상태에 따라 하루 두 번 교체를 하기도 합니다.

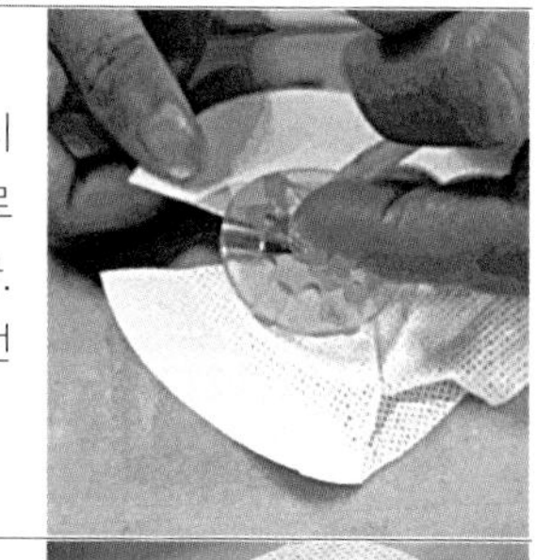

PEG 소독이 완료된 모습입니다. tube가 당기지 않도록 주의해야 합니다. PEG 시술 후 삽입 부위에 더는 분비물이 나오지 않고 문제가 보이지 않는다면, 별다른 소독 없이 순한 비누와 물로 닦고 난 후에 거즈를 끼워 마무리하면 됩니다.

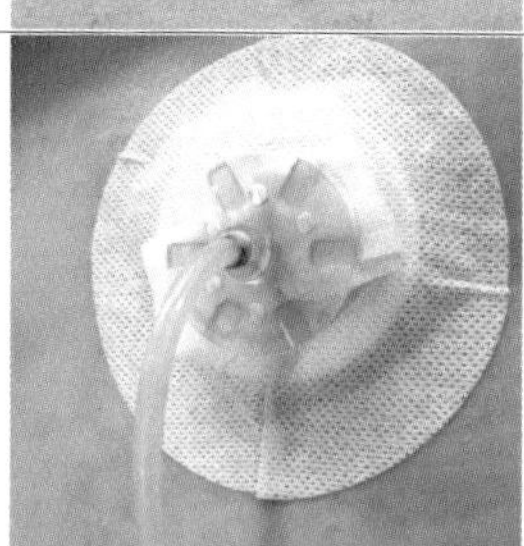

폼 재질의 드레싱 제품이 없더라도 4×4inch 거즈를 Y형태로 접어 끼워 마무리하는 방법도 있습니다. PEG site 주변이 깨끗하다면 생리식염수를 적신 솜으로 닦거나, 나오는 내용물이 없다면 닦지 않고 거즈만을 교체하는 것으로 마무리해도 됩니다. 고정할 때는 링도 함께 부착하여 고정되도록 합니다.

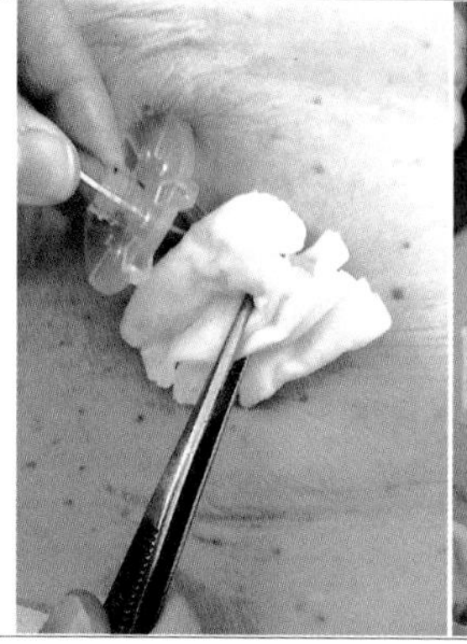

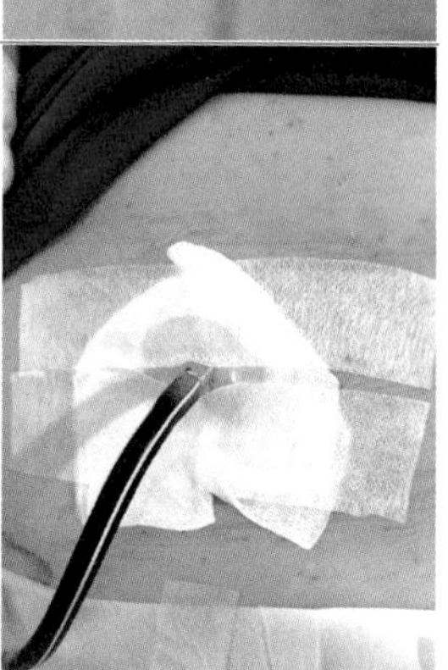

더 알아보기

PEG tube가 빠진다면?

PEG tube의 끝은 foley catheter와 비슷하게 풍선이 있습니다. retention ring은 복부 밖에 위치하며 튜브를 지지하는 역할을 합니다. PEG tube가 빠졌을 때 응급상황은 아니니 당황하지 않으셔도 됩니다. 의사가 당장 와서 볼 수 없는 상황이라면 foley catheter 20~24Fr를 조심스럽게 밀어 넣어 ballooning을 하면 됩니다. 이때 regurge를 해서 위 잔량이 확인되면 제대로 들어간 것입니다. PEG를 한지 오래된 환자라면 멸균거즈를 덮어 두고 잠시 기다려도 협착이 금방 되지는 않습니다.

PEG tube를 교체 후 복부 엑스레이를 통해 위에 제대로 들어갔는지 확인하고, 이상이 없다면 3~4시간 후에 feeding이 가능합니다.

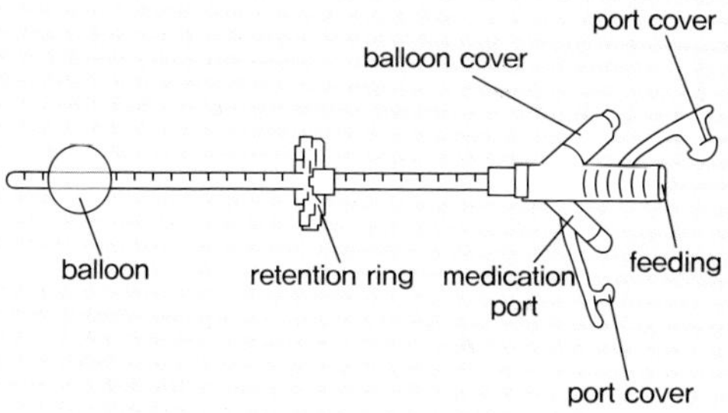

Tip

육아조직 제거방법

PEG tube 삽입 부위나 tracheostomy 주위에 육아조직(granulation tissue, 덧살)이 빨갛게 자라나는 경우가 있습니다. 육아조직은 약하므로 작은 자극에도 쉽게 출혈이 발생하게 되며, tube 교체 시 특히 더 많은 출혈과 통증을 유발합니다. 또한 삽입한 곳의 변형을 가져와 교체할 때 어려움을 겪게 되므로 제거하는 것이 좋습니다.

무엇보다 육아조직이 발생하는 것을 막는 것이 중요한데 드레싱이 축축하게 젖은 상태에서 방치되지 않도록 합니다. 제거 시 전기소작기를 이용하지만 알보칠, 테라마이신 안연고 혹은 후시딘을 바르는 것만으로도 육아조직이 없어지는 경우가 있으니 먼저 시도해보는 것도 방법입니다.

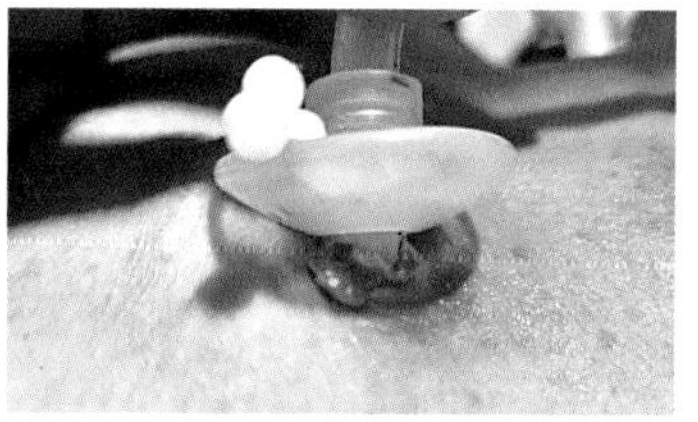

CHAPTER 03

I/O count

섭취량(intake)과 배설량(output)을 측정하여 이뇨제 등의 효과를 보기 위한 목적이거나 상처 배액량이나 출혈, 구토, 설사 등의 수분손실 정도를 파악하기 위해 적용하며 심장과 신장에 문제가 있는 환자에게도 I/O check를 합니다.

- 소변, 배액관을 통한 배액 등은 눈금이 있는 정확한 용기에 재어야 합니다. foley catheter를 가진 환자의 소변은 주머니에 있는 눈금을 보는 것이 아니라 소변기에 비워서 눈금을 확인해야 합니다. urine bag에 소변이 1/2 넘게 차게 되면 주머니가 처지게 되어 주머니의 눈금으로는 정확한 양을 측정할 수 없습니다.

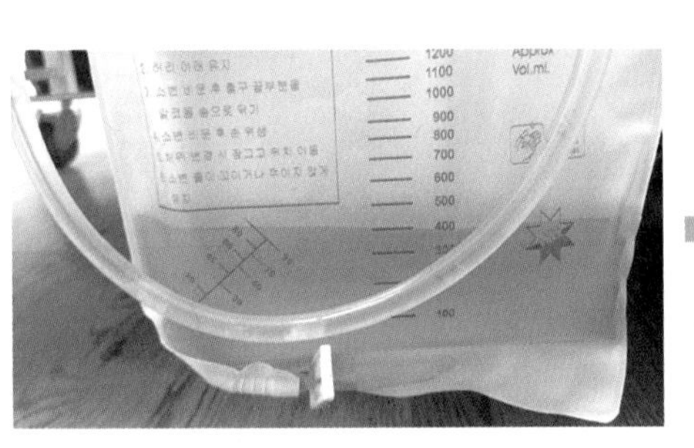

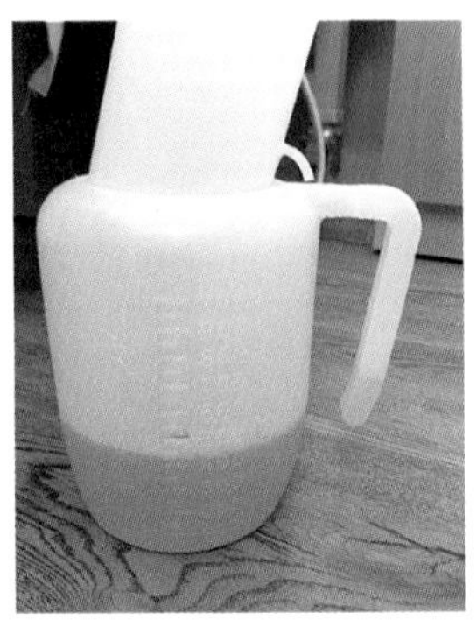

- 수액이 들어간 양을 섭취량으로 포함할 때는 수액 팩을 옆으로 팽팽하게 당겨 눈 높이에서 눈금을 정확하게 측정해야 합니다. infusion pump나 syringe pump로 주입이 되는 경우는 현재까지 주입량을 카운트하고 나서 삭제를 해야 합니다. 또한 수액의 남은 양은 그 다음 근무 간호사에게 정확하게 인계해 주어야 합니다.

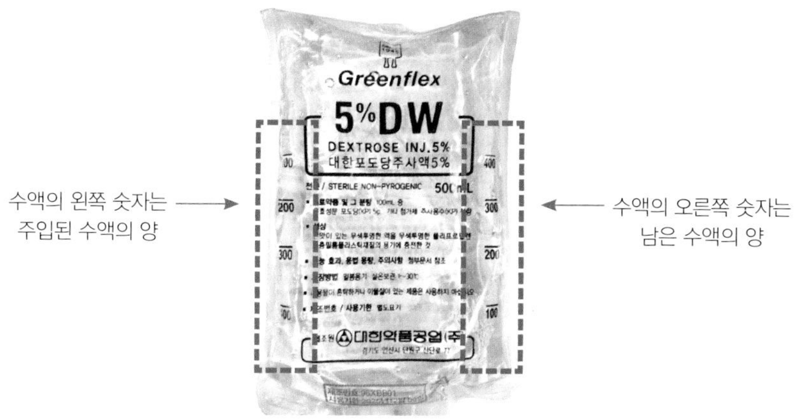

예) 수액이 왼쪽 숫자 기준 200에 와 있다면 intake는 수액 200cc가 되고 다음 듀티에게 수액 300cc를 remain을 넘기는 것입니다.

- 음식을 섭취량으로 계산하는 기준은 병원마다 다르므로 신규 간호사는 소속된 병원의 기준에 따라 섭취량과 배설량을 계산하는 방법을 파악하는 것이 중요합니다. 밥, 빵, 마른 반찬, 단단한 과일 같은 고형음식은 섭취량에 포함하지 않는 병원도 있습니다. 종이컵 한 개(180mL)를 기준으로 하여 동치미 국물과 같은 반찬, 우유, 음료수, 물 등은 섭취량에 포함합니다. 제가 일하는 병원을 기준으로 예로 들면 국과 미음은 250mL, 죽은 200mL로 계산합니다.

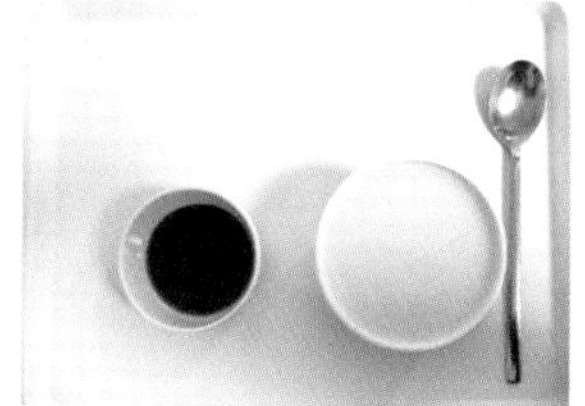

미음 : 미음만 250mL 계산합니다.

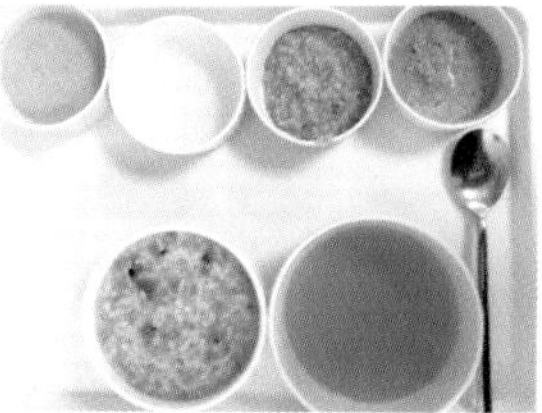

죽 : 죽은 200mL, 국은 250mL, 동치미 국물은 180mL(종이컵 한 개)로 계산합니다.

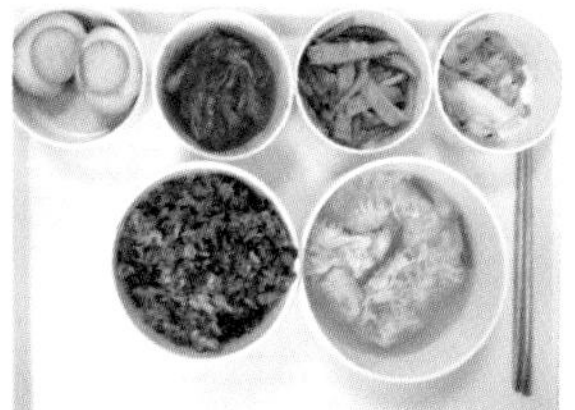

밥 : 국만 250mL 계산합니다.

- IV로 들어가는 모든 것은 섭취량에 들어가며, 항생제와 같이 생리식염수 100mL에 mix하는 경우 100mL도 섭취량에 포함합니다. 단, 항생제 약물을 녹이기 위해 사용하는 소량의 생리식염수는 섭취량에 포함하지 않는 경우가 많습니다.

- I/O를 하는 환자는 대부분 foley catheter를 하고 있으나 기저귀로 소변을 보는 환자도 있습니다.

Tip　기저귀 착용 환자의 배출량 계산

새 기저귀의 무게는 87g입니다. 물 100cc를 적셔서 잰 기저귀의 무게는 182g입니다. 그렇다면 물 100cc는 95g이라는 것을 알 수 있습니다. 이렇다 보니 100g을 100cc로 계산하는 병원이 많습니다. 소변이 묻은 기저귀는 매번 무게를 달아서 소변량을 측정합니다.

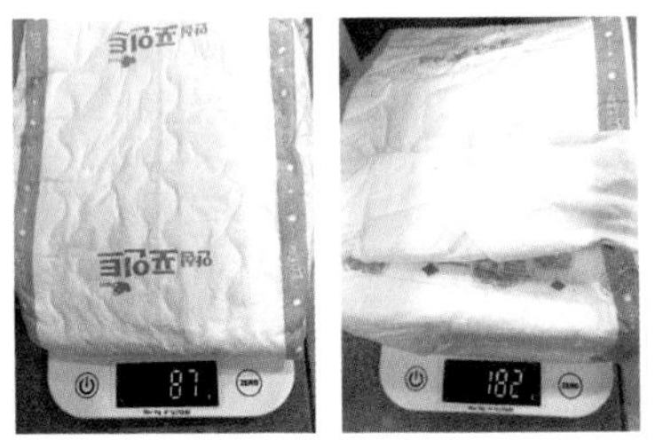

- 정상 대변은 양의 확인이 확실치 않으므로 횟수로 기재하고 섭취량에 포함하지 않는 경우가 많습니다. 설사는 종이컵 한 개가 180mL이므로 종이컵으로 어느 정도 되는지 양을 가늠하여 배설량에 포함시킵니다.
- 섭취량과 배설량의 차이에 불균형이 보일 때는 적절한 처치가 필요하니 보고를 해야 합니다. 섭취량이 더 많은 경우에 'positive'라고 읽으며 배설량이 더 많은 경우에는 'negative'라고 읽습니다.

  예 2000/800 → positive 1200이라고 얘기합니다.
- 섭취량과 배설량은 환자 혹은 보호자나 간병인이 적는 경우가 많으므로 적는 방법에 대해 정확한 교육이 필요합니다.
- 섭취량을 계산할 때 수분으로만 되어 있는 식품을 섭취량으로 넣기도 하며 고체형과 액체형 두 가지를 모두 섭취량에 넣을 수도 있습니다. 같은 죽이더라도 병원마다 섭취량으로 계산하는 기준치가 다릅니다. 실제 섭취량 측정에 관한 일관된 기준이 없다 보니 신규 간호사가 I/O check하는데 상당한 시간이 소요되며 스트레스를 느끼는 부분이기도 합니다. 혼돈스럽겠지만, 소속된 병원의 지침에 따르길 바랍니다.

I/O sheet 연습해보기

Flow sheet | ICU 간호사정 | 활력증상 | 신경계 | 호흡기계 | 신장계 | BST측정 | **섭취배설** | ICU 간호활동 | 간호도구기록 | 질지표

행삽입 　 ☐ Duty별 합산 표시 　 ☐ 역순조회 　 **주사투여량 조회** 　 기간 2023/04/03 ~ 2023/04/08

	Date			IN TAKE						TOTAL			OUTPUT							
	날짜	Du	Time	Oral		Parenteral		Blood		IN	OUT	Balanc	Urine		Stool		Drain & Suction		Others	
1	2023/04/07	D	14:00			맥스필	100			100	720		diaper	700	loose	20		0		
2			17:00							0	600						PCD	600		
3		E	17:00	PO+W	50					50	0							0		
4			21:00			HS150(R350)/TPN385(	535			535	570			300			PCD	270		
5			22:00	PO+W	50					50	300						PCD	300		
6		N	01:00							0	370						PCD	370		
7			06:00			HS200/TPN400	600			600	250			250				0		
8			24:00			맥스필	100			100	0							0		
9		T			100		1335		0	1435	2810	-1375		1250		20		1540		0
10	2023/04/08	D	07:00	PO+W	50			2-1 PRBC	200	250	0							0		
11			09:00			맥스필	100	2-2 PRBC	250	350	50		leaking	50				0		
12			12:00			후표린	5			5	0							0		
13			13:00	LD150+w30	180	HS150/TPN385(R700)	535			715	510		LSX 0.5@	300			PCD	210		
14		E	14:00							0	100				watery	100		0		
15		T			230		640		450	1320	660	660		350		100		210		0
16																				
17																				

I/O를 알아왔으면 제대로 입력을 해야 합니다. 4월 7일을 예로 들어 연습해 봅시다.

- E 듀티에 경구약이랑 물 50cc 두 차례, H/S 150cc + TPN 385cc ∴ 총 intake 635cc
- 소변은 300cc, PCD 570cc ∴ 총 output 870cc

그러므로 635/870(negative 235)가 됩니다.

※ I/O sheet에 투약사항, 대변 양상, 남은 수액량을 함께 적으면 한눈에 파악이 쉽습니다.

CHAPTER 04

식사와 관련된 의학 용어

환자의 식이오더를 의사가 입력하면 간호사는 이런 용어를 이해하고 전산에 식이등록을 해야 영양팀으로 메시지가 전달됩니다.

용어	설명
NPO (nothing per oral)	물까지 금식을 하라는 의미이며, 'except po' 문구가 붙으면 경구약은 소량의 물과 주라는 말입니다. 장기간 금식을 한 경우는 물 → 미음 → 죽 → 밥의 순서로 식이가 진행됩니다.
SOW (sips of water)	입을 적실 정도의 소량의 물만 가능하다는 의미입니다.
GD (general diet)	밥이며 RD(regular diet)도 비슷하게 쓰입니다.
LD (liquid diet)	미음
SD (soft diet)	죽
TD (tolerable diet)	환자가 원하는 음식이 가능하다는 의미이므로 환자에게 어떤 식사를 먹일지 확인해야 합니다.
DM diet (diabetes melitus diet)	• 당뇨 환자의 식사를 말합니다. • DMRD(당뇨밥), DMSD(당뇨죽), DMLD(당뇨미음)
LSD (low salt diet)	• 저염식이 • LSRD(저염밥), LSSD(저염죽), LSLD(저염미음)
HPD (high protein diet)	고단백식이
LSPD (low salt high protein diet)	저염고단백식이
CKD diet (chronic kidney disease diet)	만성신부전 환자의 식사
LC diet (liver cirrhosis diet)	간경화 환자의 식사

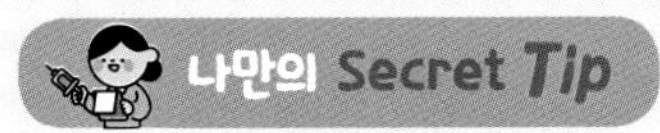
나만의 Secret Tip

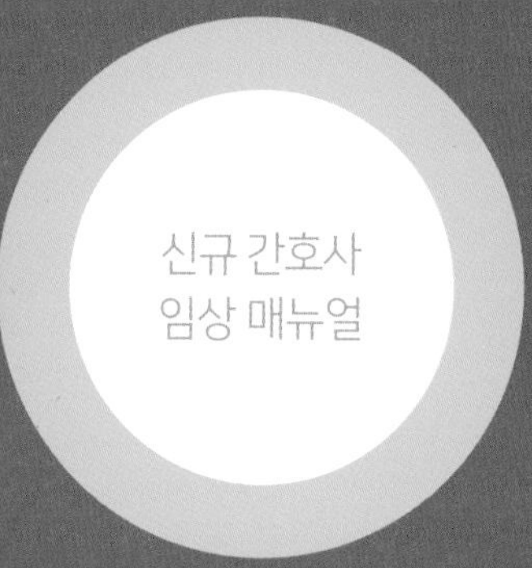
신규 간호사
임상 매뉴얼

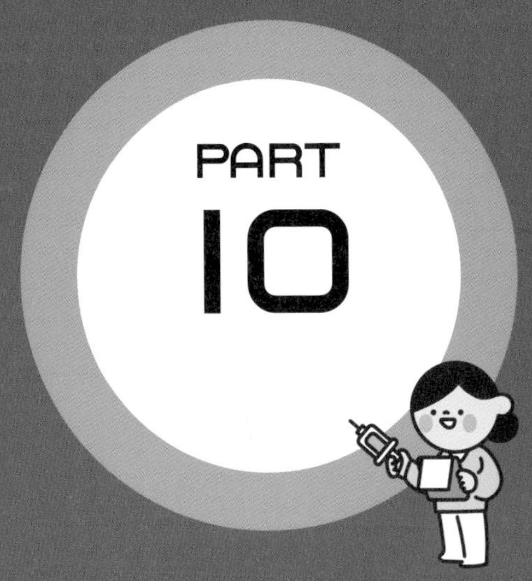

호흡 관련 간호

CHAPTER 01

산소 관련 간호

1. 산소기

산소기는 산소를 제공하기 위하여 필수입니다. 신규 간호사는 선배 간호사의 지시를 받아 호흡곤란 환자에게 산소기를 가지고 와서 장착해야 하는 경우가 발생합니다. 그러므로 산소기를 다루는 방법, 산소 catheter와 튜브의 종류와 적용하는 방법에서부터 소독하는 것까지 파악하고 있어야 합니다.

산소기

산소를 발생하는 도구입니다.

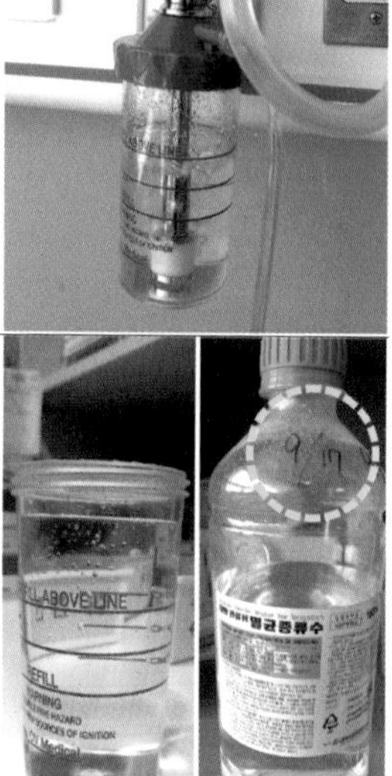

산소 bottle

멸균증류수를 bottle의 눈금만큼 채워 줍니다. 눈금 이상으로 증류수를 채우게 되면 산소가 나오면서 증류수도 같이 catheter와 bottle 주위로 넘쳐서 나오며, 자칫하면 환자의 콧구멍과 얼굴에 증류수가 뿜어져 나오는 일이 생길 수 있습니다.

산소 bottle에 있는 남아 있는 증류수는 버리고 매일 새 증류수를 채워 사용합니다. 멸균증류수는 개봉하면 하루를 쓰고 버려야 하므로 개봉 날짜를 적어 주세요.

flow meter

flow meter에 보면 숫자와 눈금이 있습니다. 다이얼을 돌리면 flow meter에 있는 검은 공이 위로 올라가면서 증류수에서 부글부글 거품이 일어납니다. 검은 공의 중앙에 숫자가 오도록 맞추면 됩니다.

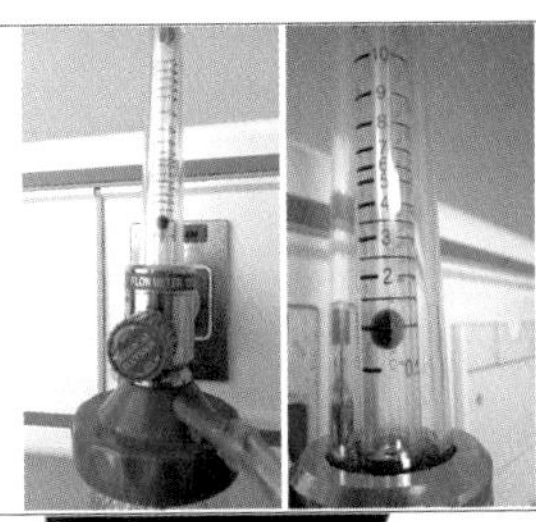

산소발생기

증류수 안에 들어가는 막대이며, 산소가 토출구를 지나 bottle로 나오게 됩니다.

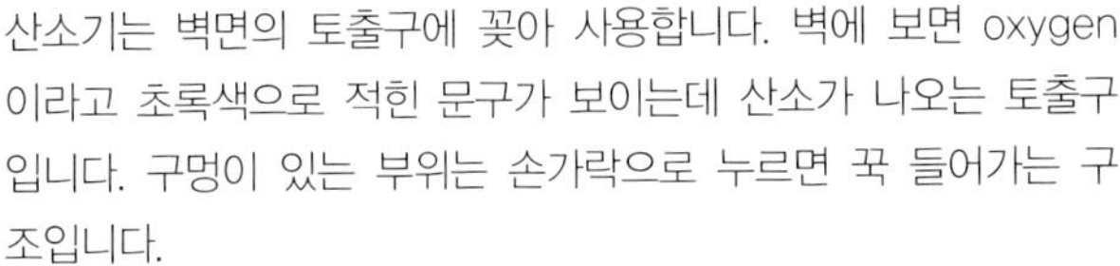

산소기는 벽면의 토출구에 꽂아 사용합니다. 벽에 보면 oxygen이라고 초록색으로 적힌 문구가 보이는데 산소가 나오는 토출구입니다. 구멍이 있는 부위는 손가락으로 누르면 쑥 들어가는 구조입니다.

산소기를 끼울 때는 찰칵 소리가 들릴 정도로 힘을 주어 구멍에 끝까지 밀어 넣어야 하며 산소기를 벽면에서 뺄 때는 손가락으로 꾹 눌러서 빼야 합니다. 이때 환자의 머리에 떨어지지 않도록 주의하세요.

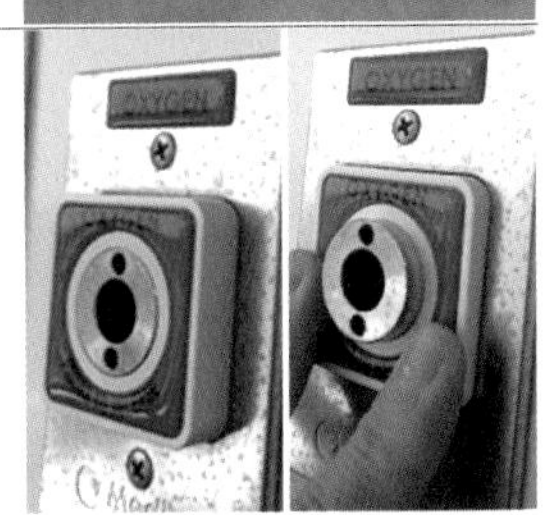

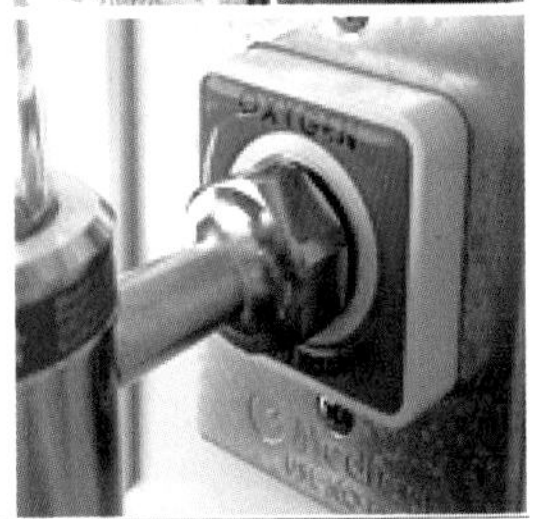

2. 산소 catheter와 마스크, 튜브의 종류

튜브와 마스크는 주 1회 새것으로 교체를 해주어야 합니다. 산소 catheter와 마스크 모두 환자에게 적용하기 전에 산소기에 먼저 끼우고 산소를 통과시켜야 합니다. 주머니가 달린 마스크는 먼저 주머니에 충분히 산소를 넣어 부풀려주세요. 환자에게 적용하는 산소 농도와 상황에 따라 산소 catheter와 마스크의 종류는 달라집니다.

nasal cannular(nasal prong)

양 비강에 끼우는 방식이며 산소를 마시면서 식사와 대화가 모두 가능합니다. 5L/min 이하의 저농도의 산소를 주입할 때 사용하며 그 이상을 주입하면 비강이 건조해집니다.

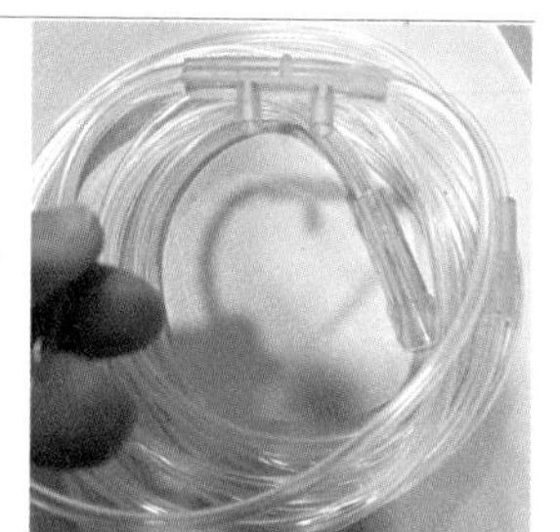

simple facial mask(단순안면 마스크)

nasal cannular로 산소포화도가 유지가 안 되면 단순안면 마스크로 교체합니다. 6L/min 이상의 산소를 공급할 때 사용하며 nasal cannular에 비해 착용이 답답하고 불편한 방식입니다. 마스크는 코에서부터 씌우기 시작하고 끈을 조절하여 산소가 새어 나가지 않도록 얼굴에 밀착시킵니다.

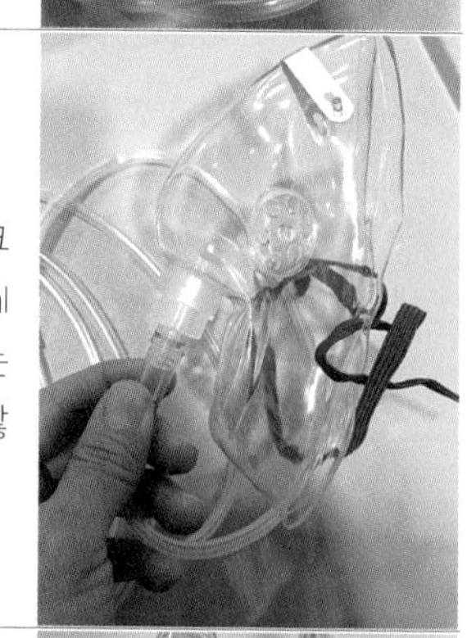

reservoir mask(부분 재호흡 마스크)

reservoir는 '저수지', '비축'이란 뜻의 단어입니다. 단순안면 마스크에서 주머니가 달린 모양입니다. 6L/min 이상의 산소를 공급할 때 사용하는데, 산소를 적게 주게 되면 오히려 이산화탄소가 축적되는 부작용이 발생합니다. 주머니에 환자가 뱉은 이산화탄소와 산소가 적당량이 모여 환자가 불안정한 호흡을 하더라도 산소를 충분히 공급해줄 수 있습니다. 마스크 밖으로 구멍이 있어서 외부 공기가 왔다 갔다 하며 숨을 쉴 때 주머니도 같이 부푸는지 확인해야 합니다.

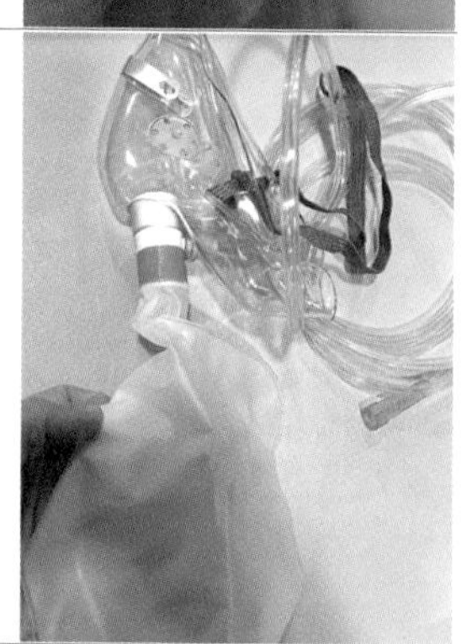

non rebreathing mask(비재호흡 마스크)

재호흡이 전혀 이루어지지 않습니다. 일방향 밸브가 있어서 외부의 공기는 들어가지 못하고 환자가 내쉬는 이산화탄소는 밖으로 빠져나갑니다. 그렇다 보니 6L/min 이상의 안정적인 고농도의 산소를 주기에 적합하며 이산화탄소의 축적을 걱정하지 않아도 됩니다.

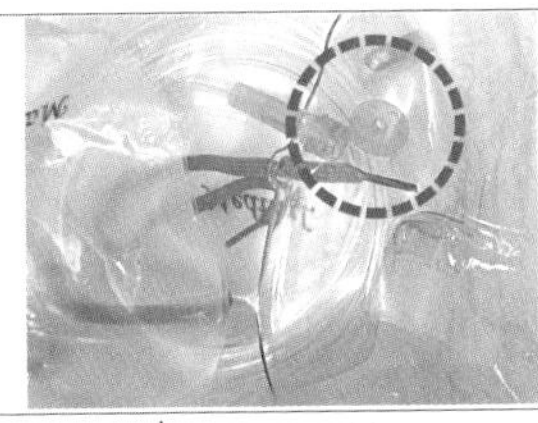

venturi mask(벤투리 마스크)

산소를 가장 정확한 농도로 투여할 수 있어 산소농도에 예민한 COPD 환자들에게 주로 사용합니다.

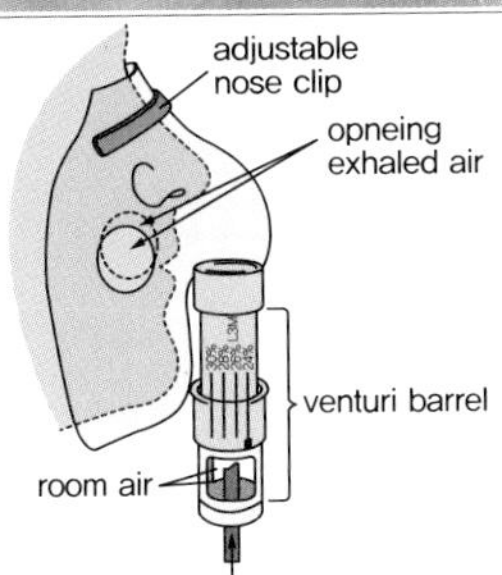

산소연결줄

T-tube 환자 또는 T-piece와 튜브를 사용하는 환자에게 산소를 줄 때 연결하는 목적으로 쓰입니다. ambu bag을 산소와 연결할 때도 사용합니다.

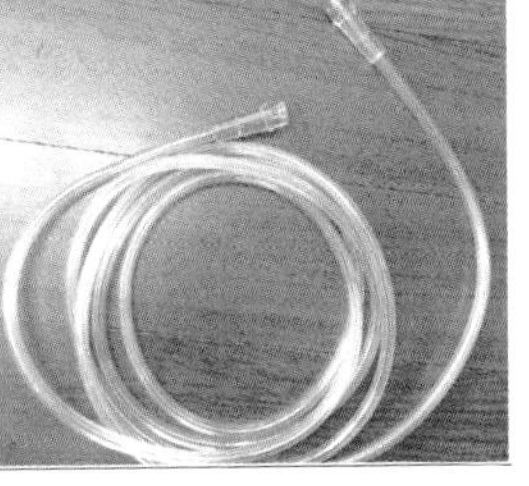

T-tube 산소 제공

전용 산소 tip이 있으며, 산소 tip이 없을 경우에 나비 바늘이나 수액세트를 잘라서 활용하기도 합니다. 나비 바늘의 바늘을 자르면 T-tube에 산소를 줄 수 있는 라인이 생기는데 이 라인을 산소 연결줄에 연결하여 T-tube에 끼우면 됩니다. 라인의 끝이 빠질 수 있으므로 T-tube 끈이 통과하는 flange의 구멍에 넣어서 고정시켜 줍니다. 그리고 hub에 line을 종이테이프로 한번 더 고정시키면 덜 빠집니다. 또한 객담으로 막힐 수 있어서 라인의 끝을 생리식염수를 묻힌 거즈로 자주 닦아주어야 합니다.

T-tube를 가진 환자는 산소를 줄 때 T-tube로 주어야 합니다. nasal cannular나 mask를 하는 실수를 하지 않도록 합니다.

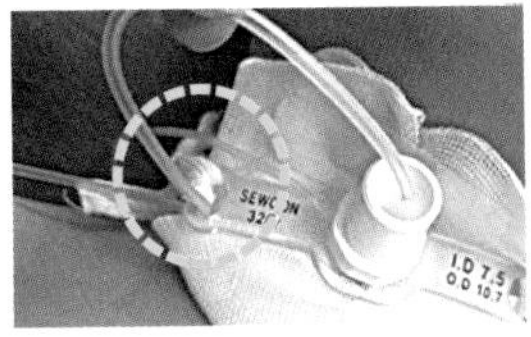

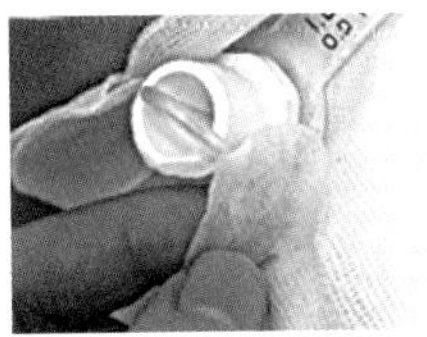

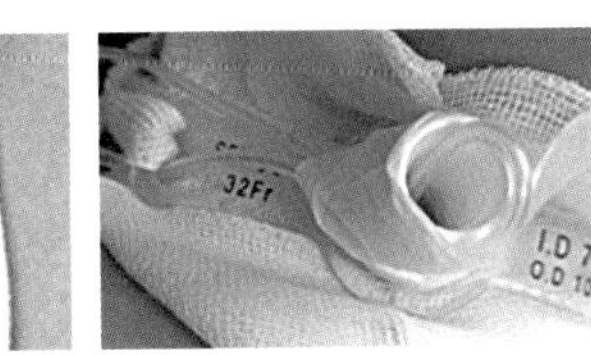

T-piece + 주름진 tube + 산소 제공

산소포화도가 떨어지고 호흡이 불안정하면 T-piece가 필요한데, koken tube를 하는 환자의 경우 T-tube에 hub가 없다 보니 적용이 힘듭니다. T-piece와 주름진 tube를 사용하면 5L/min 이상의 고농도의 산소를 주면서 적절한 습도를 유지할 수 있다는 장점이 있습니다.

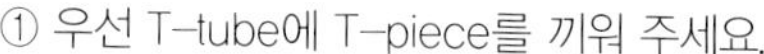

① 우선 T-tube에 T-piece를 끼워 주세요.
② T-piece의 양쪽 혹은 한쪽에 주름진 튜브를 끼우는데 이 주름진 튜브는 밖으로 빠져나가는 산소를 최소화하기 때문에 안정적으로 산소를 제공하게 만들어 주지만 이산화탄소가 축적된다는 단점이 있습니다.
③ 주름진 튜브의 끝에 adaptor를 끼우고 산소 라인을 연결하면 됩니다.

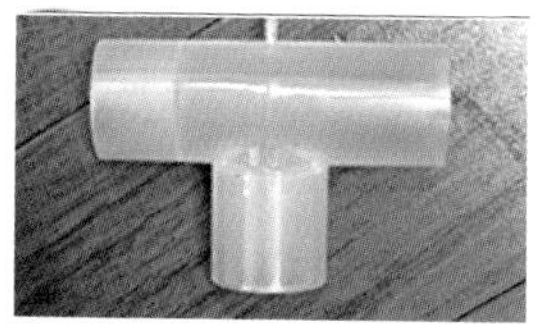

T-piece

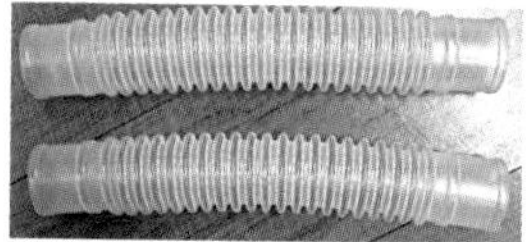

tube

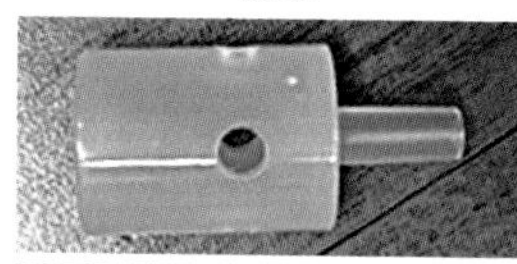

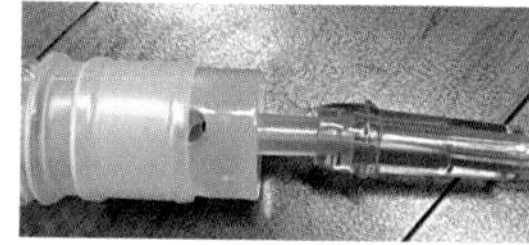

adaptor

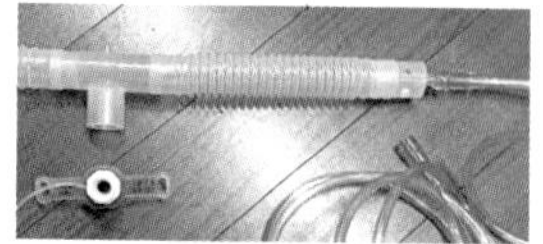

산소 라인에 연결한 모습입니다.
T-tube에 끼우면 됩니다.

● 나비 바늘을 이용하여 T-tube에 산소를 제공하는 방법

1 나비 바늘의 바늘 부위를 자릅니다.

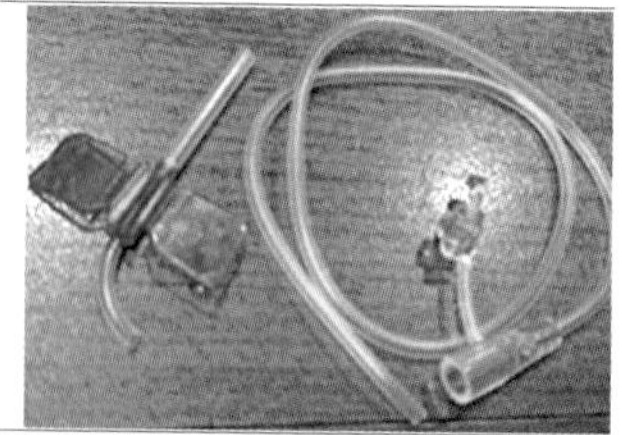

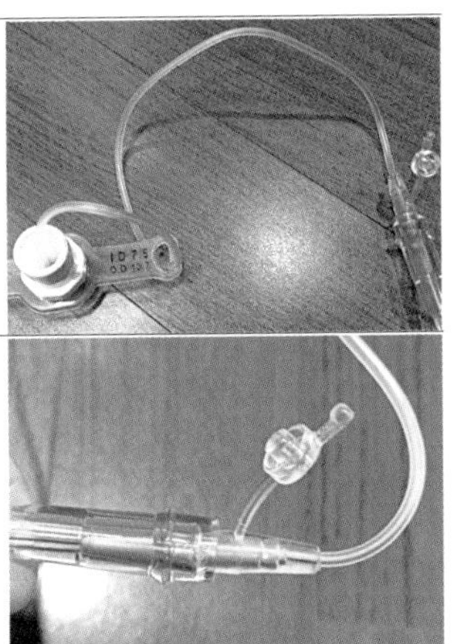

2 바늘이 잘린 부위를 T-tube에 넣습니다. 이때 T-tube 끈을 넣는 구멍에 나비 바늘의 라인을 넣으면 덜 빠집니다.

3 산소 라인에 연결합니다.

● 수액세트를 이용하여 T-tube에 산소를 제공하는 방법

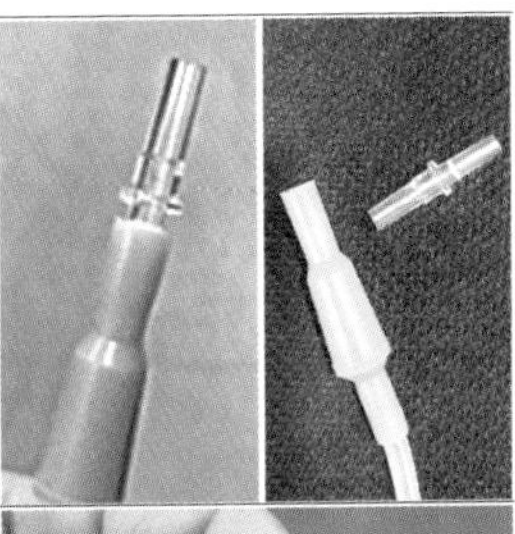

1 나비 바늘보다 수액세트가 직경이 커서 산소가 좀 더 전달이 잘 된다는 장점이 있습니다. 수액세트 tip에 있는 플라스틱을 kelly를 사용하여 뺍니다.

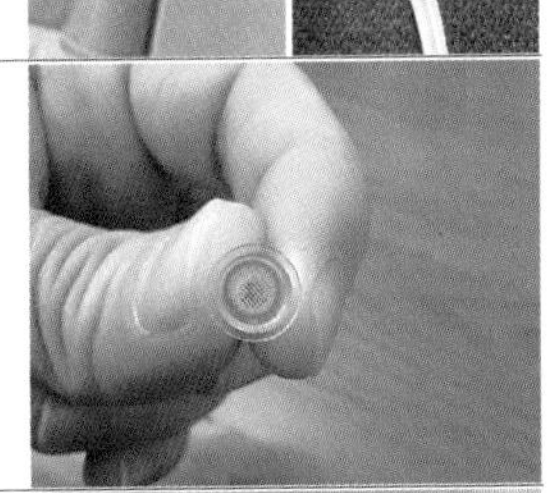

2 빼 낸 플라스틱의 내부 모습입니다. 거름망 같은 막이 있는 것이 확인됩니다. 거름망으로 인해 산소가 충분히 들어갈 수 없기 때문에 빼야 합니다.

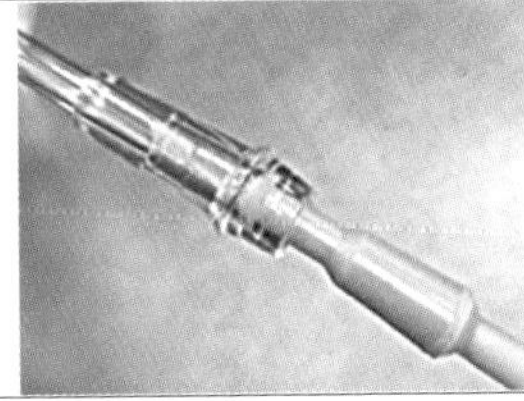

3 산소연결관에 고무를 끼워 연결합니다. 반창고로 한 번 더 고정해도 됩니다. 수액세트 길이를 적절하게 질라 산소가 효과적으로 전달되게 합니다.

3. FiO_2(fraction of inspired oxygen, 흡입산소농도)

FiO_2는 흡입하는 산소농도를 말하는데 일반적으로 들이마시는 공기에 산소는 21%가 포함되어 있으므로 room air FiO_2는 21%입니다. 토출구를 통해서 나오는 100% FiO_2를 얼마만큼의 속도로 주냐에 따라 환자에게 가는 FiO_2 수치가 바뀌게 됩니다. 다시 말해 환자에게 산소를 몇 L/min로 주느냐 보다, 환자에게 흡입되는 산소농도가 얼마인지가 더 중요하다는 것입니다. FiO_2는 환자의 컨디션과 환경에 따라 달라지므로 정확이 계산이 힘들며 병원과 자료마다 FiO_2수치는 조금씩 차이가 있습니다. 하지만 공통적인 것은 비재호흡 마스크가 높은 농도의 산소를 줄 수 있는 방법이며 아래 표에는 나오지 않았지만 벤투리 마스크를 사용하면 가장 정확한 농도를 줄 수 있다는 겁니다.

표를 보면 같은 6L/min을 주더라도 FiO_2가 단순산소 마스크는 50%이지만, 비재호흡 마스크는 60%인 것을 알 수 있습니다.

산소요법	투여 가능량	FiO_2
비강 캐뉼라	1~5L/min	1L/min = 24% 2L/min = 28% 3L/min = 32% 4L/min = 36% 5L/min = 40%
단순산소 마스크	5~10L/min	5L/min = 40% 6L/min = 50% 7L/min = 55% 8L/min = 60%
비재호흡 마스크	6~15L/min	6L/min = 60% 7L/min = 70% 8L/min = 80% 9L/min = 90% 10L/min = 100%

Tip **산소기는 소독을 어떻게 하나요?**

산소발생기와 산소 bottle은 준위험기구입니다. 사용하지 않는 산소 bottle에 증류수가 담긴 채 방치가 되어 있지 않도록 해야 합니다. 산소를 더 이상 사용하지 않으면 즉시 수거하여 소독해야 합니다. 높은 수준의 소독제로 내부와 표면이 모두 닿게 침적하여 소독한 뒤 멸균 증류수로 헹구어 자연건조를 합니다.

flow meter는 비위험기구에 속하므로 알코올로 닦아 줍니다.

〈중소병원 감염관리 네트워크〉의 올바른 세척과 소독편을 참고하자면 2009년 WHO에서 제시하고 있는 재사용 산소발생기를 사용하는 경우 매주 소독하되 건조가 중요하다고 합니다.

※ 높은 수준의 소독제의 예(최소의 시간이기 때문에 더 오래 침적해도 무방합니다)

- 싸이덱스 OPA – 5분 이상 침적
- 페라세이프, 페라스코프, 아세사이드 – 5분 이상 침적
- 싸이덱스, 와이덱스, 바이덱스 – 20분 이상 침적

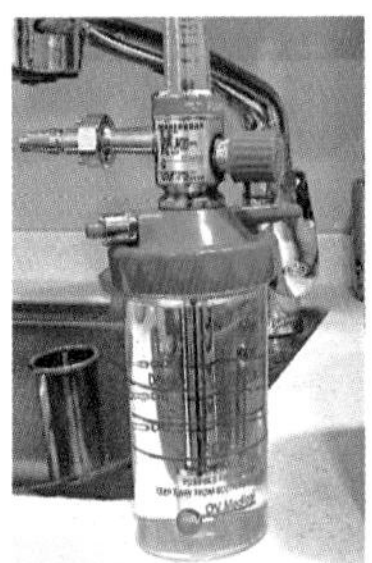

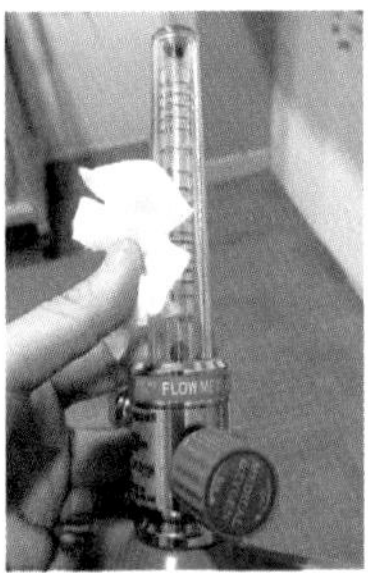

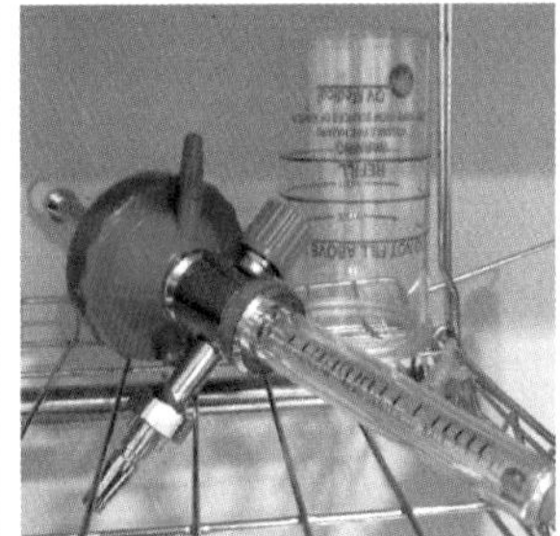

더 알아보기

일회용 산소 습윤병(prefilled humidifier)

앞서 언급했던 재사용 산소기와 달리 소독과 보관에 신경을 쓰지 않아도 됩니다. 산소유량계에 돌려 끼워 사용하고 버리면 됩니다. 개봉 후 35일까지 멸균 상태라고 기재되어 있으나 임상에서는 오픈 후 1개월 사용합니다. 개봉하게 되면 겉면에 개봉 날짜와 폐기 날짜를 적어 주세요.

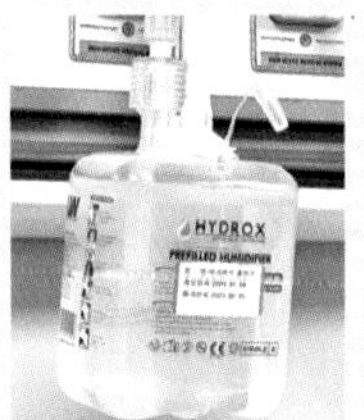

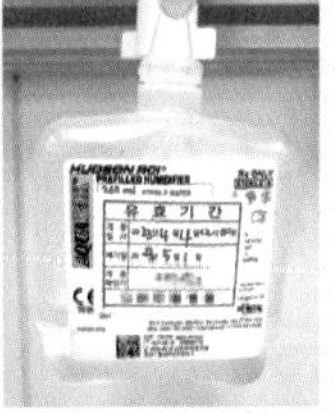

CHAPTER 02

nebulizer(흡입 치료)

흡입을 통해 약물을 투약하는 방법입니다. 입으로 물 수 있는 환자는 마우스피스를 이용하고, 무는 것이 힘든 환자는 마스크를 이용합니다. nebulizer kit 아랫부분을 돌려서 열면 nebulizer 흡입액을 넣는 공간이 나오는데 이곳에 흡입액을 넣습니다.

nebulizer kit는 준위험기구이므로 산소기와 마찬가지로 높은 수준의 소독제로 침적하여 소독하고 이후 멸균증류수로 헹구어서 재사용하면 됩니다.

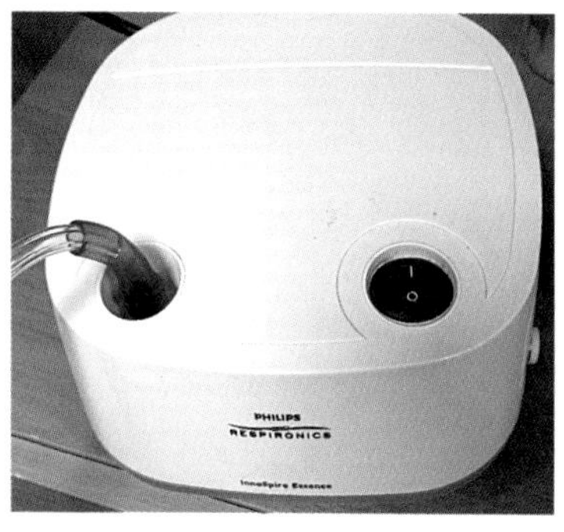

본체

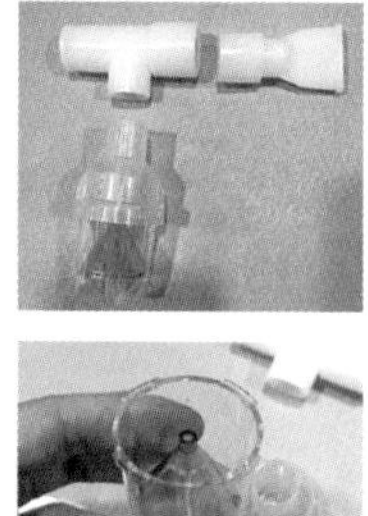
mouth piece nebulizer kit

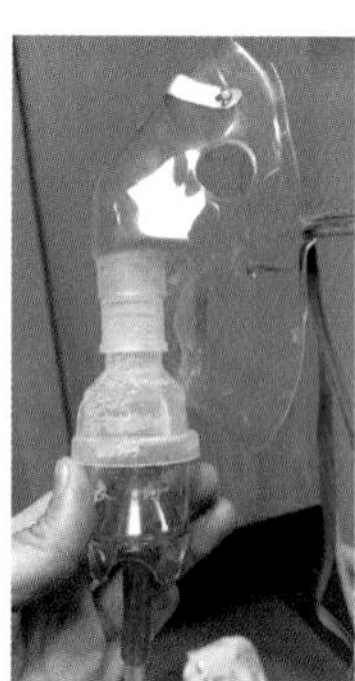
mask nebulizer kit

1. 흡입 치료제

흡입용 약물이며, 주사나 점안액으로 혼동할 우려가 있으니 주의하세요.

	ventolin 2.5mg(Salbutamol) - 흡입용 비스테로이드 기관지를 확장시키며 가래 배출을 원활하게 합니다. nebulizer하는 흡입 치료제가 여러 개라면 가장 먼저 사용하는데 이유는 기관지를 확장시켜 다음에 사용하는 흡입약물의 효과를 올려줄 수 있기 때문입니다. 성인의 경우 본 약제를 희석하지 않고 그대로 nebulizer 사용하거나 최종 용적이 2~4mL가 되도록 생리식염수로 희석해서 4시간 간격을 두고 사용해야 합니다. 베타 차단제이므로 과량으로 사용하면 맥박이 상승하며 빈맥이 있다면 사용을 금해야 합니다.

	atrovent 2mL(ipratropium bromide) - 흡입용 비스테로이드 항콜린제로 기관지를 확장시킵니다. ventolin과 함께 처방 나는 경우가 많으며 ventolin과 섞어서 사용하기도 합니다. 생리식염수와 1:1의 비율로 섞어서 사용해도 됩니다.
	pulmicort(budesonide) - 흡입용 스테로이드 '–cort'에서 알 수 있듯이 corticosteroid, 즉 스테로이드입니다. 기관지 염증을 줄여 주며 빠른 효과를 기대할 수 있습니다. 사용 후에는 구내염을 방지하기 위해 입을 헹구는 것이 중요합니다.
	mucomist(acetylcysteine) 진해 거담제이며, 가래를 묽게 만들어서 밖으로 배출하기 쉽게 만드는 약물입니다. 다른 약물과 섞어서 사용하지 않습니다. atrovent나 ventolin 등으로 기관지를 확장시키고 난 후에 마지막으로 mucomist를 적용합니다.

2. 산소를 하고 있는 환자에게 nebulizer를 적용하는 방법

1	nebulizer kit의 mouth piece나 mask는 떼어 내고 T자 모양만 남겨 주세요.	
2	T–tube를 통해 산소를 하는 환자가 nebulizer를 해야 한다면 T–piece를 허브에 끼우고 T–piece를 통해 산소를 주세요. T–tube에 T–piece를 먼저 끼우고 나서 산소 라인을 넣으려고 하면 힘들기 때문에, T–piece에 미리 산소 라인을 넣고 난 후에 T–tube에 산소 라인을 넣으면서 허브에 끼워야 합니다. T–piece 한쪽은 산소 라인이 들어가는 곳, 나머지 한쪽은 nebulizer를 하는 곳이 됩니다. nebulizer kit의 각도가 360° 돌아가기 때문에 자세에 영향을 받지 않습니다.	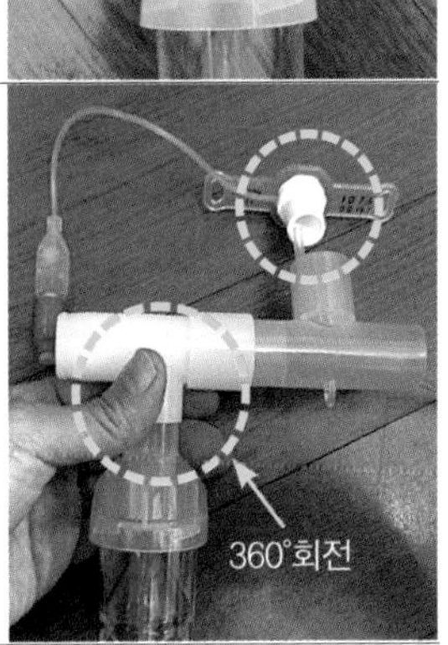

3	주름진 튜브를 가지고 산소를 하고 있는 환자가 nebulizer를 하는 경우에는 한쪽 끝에 nebulizer kit를 끼우고, 나머지 한쪽 튜브의 끝은 adaptor를 연결하여 산소를 주면 됩니다.	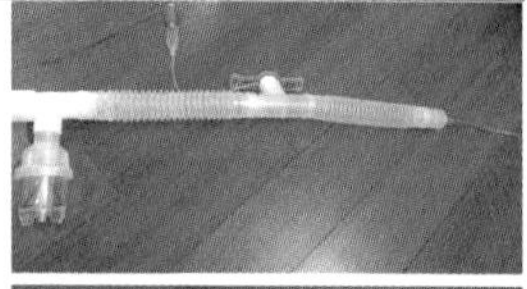 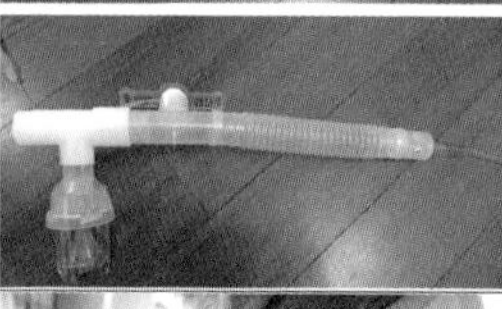
4	tracheostomy mask T-piece를 사용하여 neblizer를 할 수 있지만 tracheostomy 전용 마스크가 있어서 목에 두르기만 하면 되는 제품이 있기 때문에 편리하게 사용할 수 있습니다.	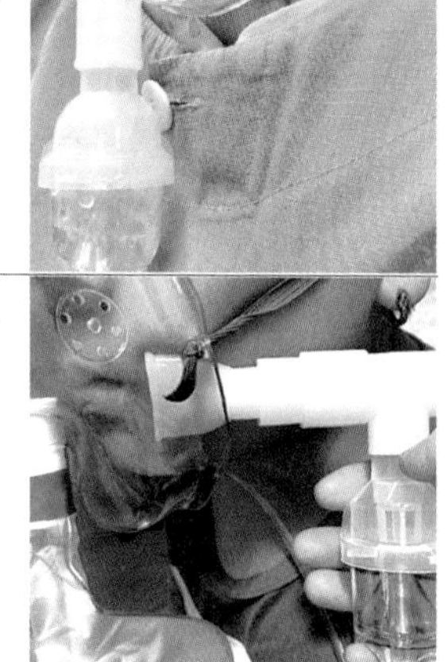
5	마스크를 하는 경우의 대부분은 nasal prong으로 유지가 안 되기 때문에 적용하는 겁니다. 그렇다 보니 마스크를 한 상태에서 nebulizer를 동시에 해야 합니다. 마스크를 살짝 들어 올려 nebulizer mouth piece를 밀어 넣어 줍니다. mouth piece가 납작하기 때문에 이렇게 사용하는 것이 마스크가 벌어지는 틈을 최소화할 수 있습니다.	

CHAPTER 03

suction

suction은 객담을 스스로 뱉어내지 못하는 환자에게 적용하며 인위적으로 객담을 배출시켜 줍니다. 이로 인해 분비물로 인해서 폐로 흡인되는 것을 막음으로 발생하는 문제를 줄일 수 있습니다.

- **준비물** : suction catheter, 멸균장갑, 멸균생리식염수 혹은 멸균증류수, 멸균캔, 필요시 air way

1	환자 침상 머리가 있는 곳의 벽면을 보면 vaccum과 oxygen이 있습니다. vaccum이라고 적힌 부분에 suction기를 꾹 눌러 끼우면 들어갑니다.	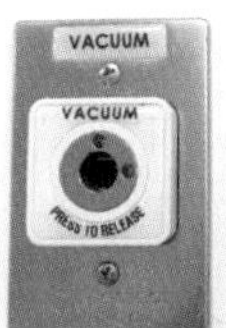 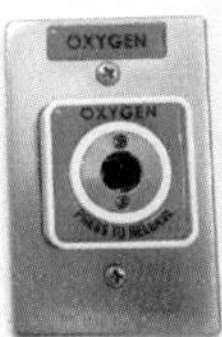 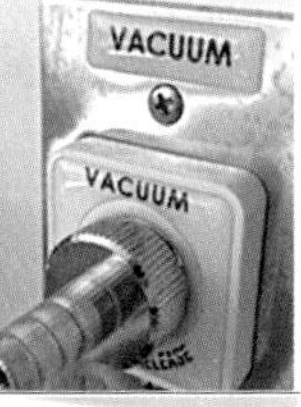
2	손위생을 하고 멸균장갑을 끼기 전에 다이얼을 돌려 suction 압력을 먼저 올립니다. 중간은 off, 왼쪽은 regular, 오른쪽은 full이며, full로 젖히면 압력이 강해집니다. 환자 상태에 따라 suction 전후에 산소를 적용할 수도 있습니다.	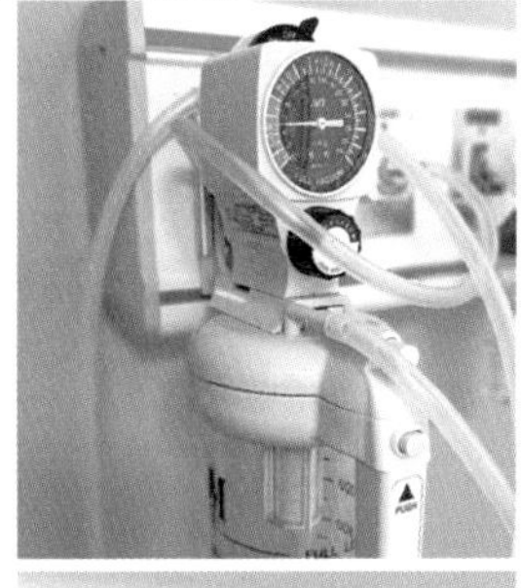 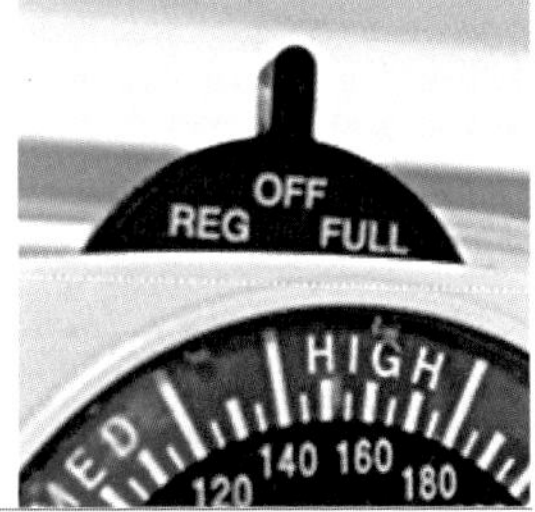

3 환자의 자세는 반좌위가 좋습니다. 머리를 앞으로 숙이지 말고 어깨 밑에 베개를 넣어 목을 뒤로 젖히면 기도가 열려서 suction하기가 수월합니다. 이때 가슴과 등을 percussion하면 분비물 배출에 도움이 됩니다.

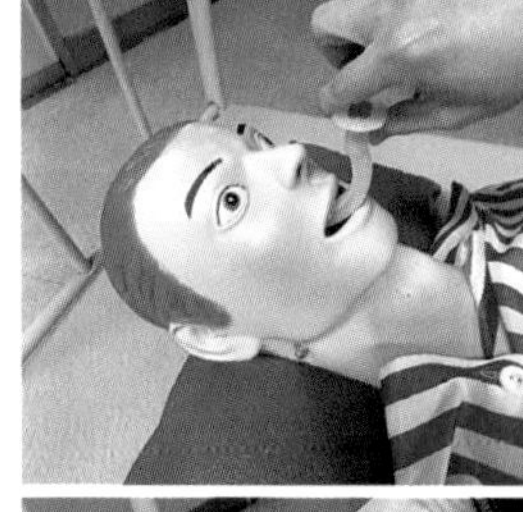

4 환자가 협조가 되지 않거나 목 뒤 깊은 곳의 객담을 흡인하고자 할 때는 air way를 사용해야 합니다. air way를 넣을 때는 뒤집어서 끝이 입천장을 향하도록 넣어야 하며 혀를 누르며 동시에 air way를 180° 회선시킵니다. 이때 air way를 이용하여 혀를 입 밖으로 빠듯이 꾹 눌러야 합니다. 그렇지 않으면 혀가 air way의 끝을 밀어 올려 막게 되어 suction이 잘 되지 않습니다.

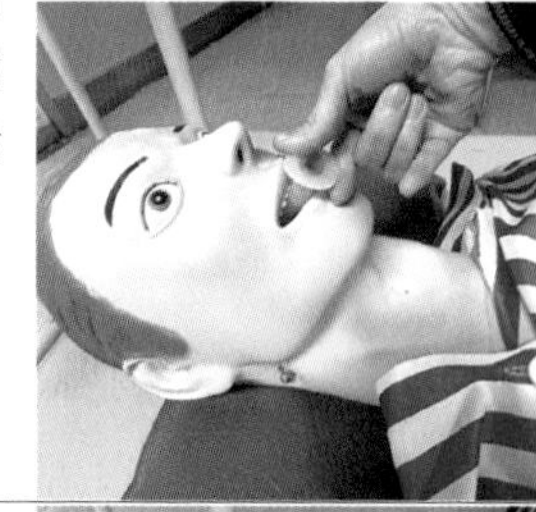

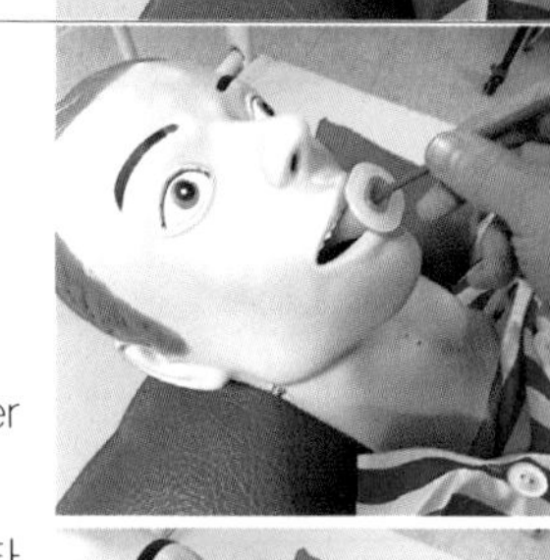

5 air way의 내강을 통해 suction을 하며 최대한 suction catheter를 깊숙하게 넣어 주세요.
air way로 인해 구강이 벌어진 상태이므로 입 안의 객담과 타액도 suction을 충분히 해주세요.

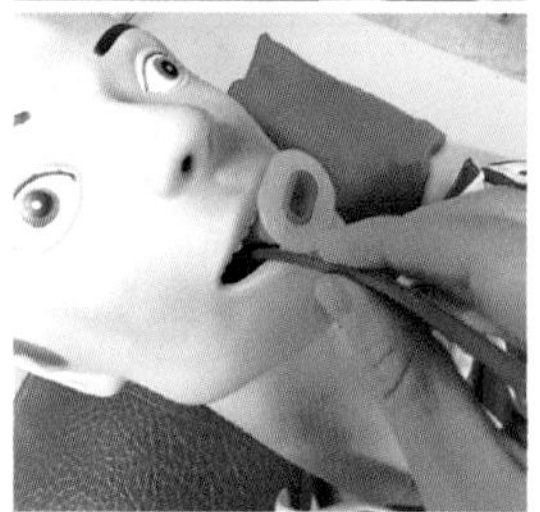

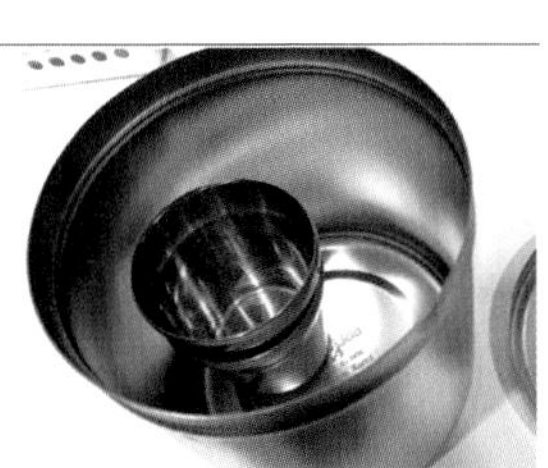

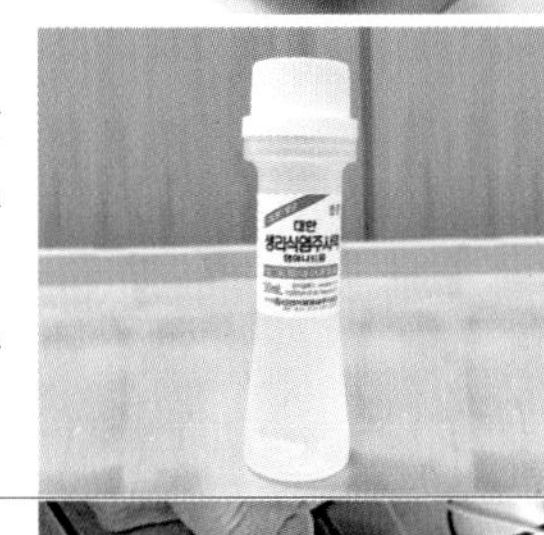

6 suction을 할 때는 멸균증류수 혹은 생리식염수와 같은 멸균된 용액을 써야 하며 멸균증류수 혹은 생리식염수를 부어 쓰는 용기도 멸균된 상태여야 합니다. suction을 할 때 멸균스테인레스 컵이나 멸균스테인레스 밥그릇을 쓰는 병원이 많습니다. 일회용 종이컵은 멸균된 제품이 아니므로 사용하면 안 됩니다.
캔 큰 사이즈에 스테인레스 컵을 하루에 suction하는 개수만큼 넣어서 멸균 · 소독처리를 합니다. suction을 할 때마다 스테인레스 컵을 교체해서 사용하면 됩니다.
이런 번거로움을 없애기 위해 제품화된 30cc 멸균생리식염수를 한번 사용하고 폐기하는 병원도 있습니다.

7 suction catheter와 suction line을 연결합니다.

8 멸균장갑을 착용하세요.

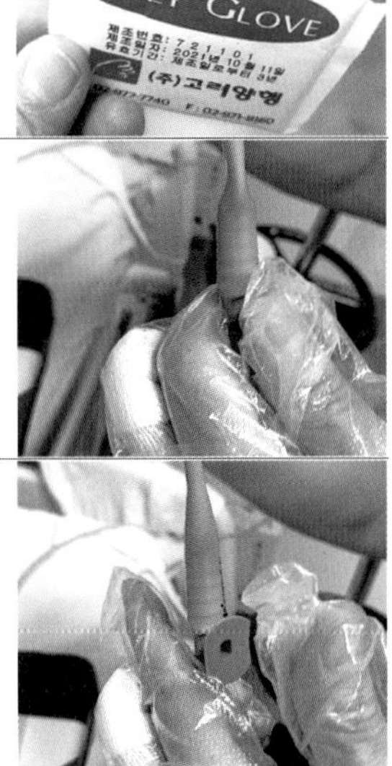

9 suction catheter는 구멍을 닫으면 압력이 올라가면서 suction이 가능합니다. 윤활 역할을 하기 위해 생리식염수를 일차적으로 통과시킵니다.

10 suction catheter 구멍을 열면 압력이 올라가지 않으므로 구멍을 막지 않고 환자에게 넣습니다.

11 저산소증 예방을 위해 suction할 때 15초 이상은 하지 않습니다.

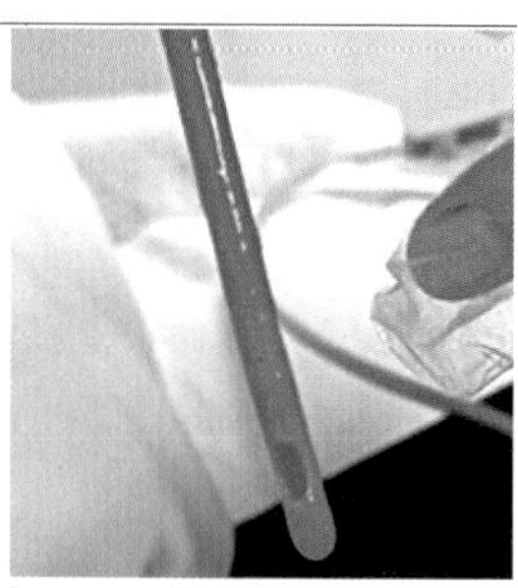

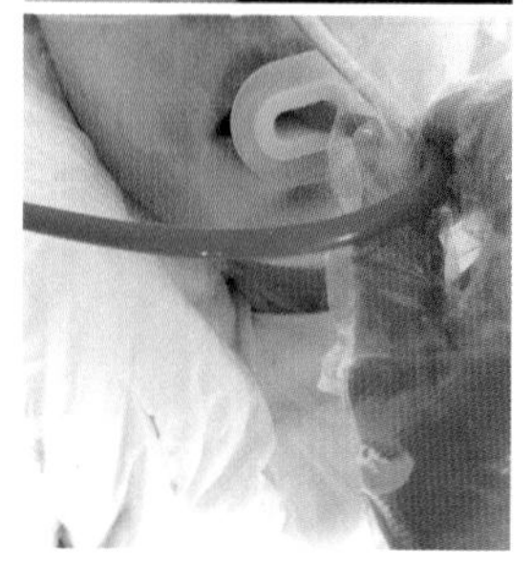

- catheter는 천천히 돌리듯이 부드럽게 다루세요.
- T-tube가 있으면 T-tube를 통해 suction을 일차적으로 합니다. 구강과 T-tube를 suction할 때 가장 좋은 방법은 suction catheter와 생리식염수 캔을 따로 관리하는 겁니다. suction catheter 한 개로 해결해야 하는 상황이라면 T-tube를 먼저 suction하고 구강을 suction하는 것은 가능합니다(구강에 세균이 훨씬 많기 때문). 반대로 입에 들어간 catheter를 T-tube에 넣지 않도록 합니다.

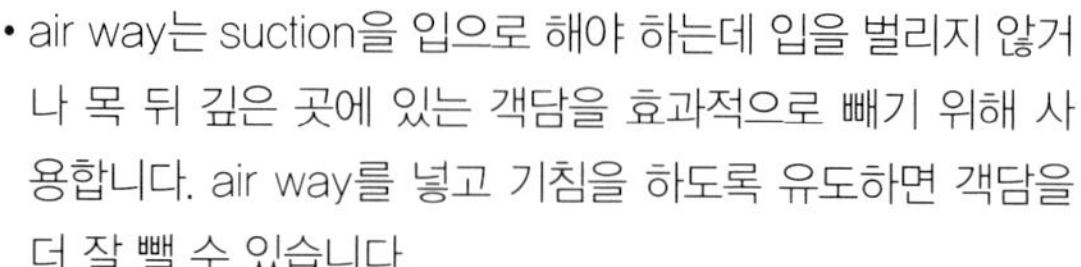

- air way는 suction을 입으로 해야 하는데 입을 벌리지 않거나 목 뒤 깊은 곳에 있는 객담을 효과적으로 빼기 위해 사용합니다. air way를 넣고 기침을 하도록 유도하면 객담을 더 잘 뺄 수 있습니다.
- suction과 suction 사이는 생리식염수를 통과시켜서 객담으로 catheter가 막히지 않게 해주세요. 저산소증 방지를 위해 총 suction 시간은 3분을 넘기지 않습니다.

12 suction catheter는 일회용이므로 사용 후에 멸균장갑에 싸서 의료폐기물 박스에 넣어 주세요.

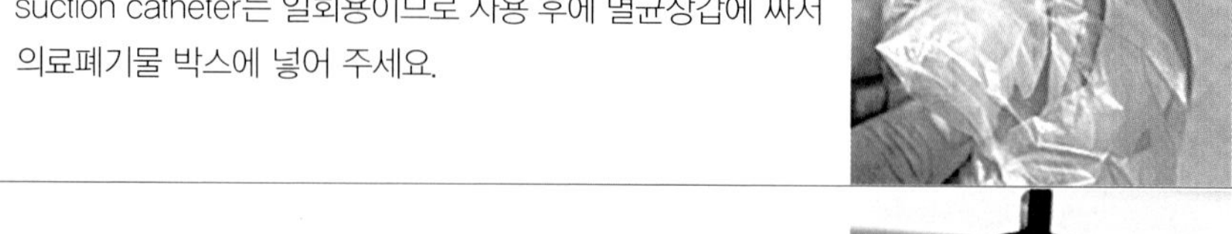

13 다이얼을 off로 맞추어 끈 뒤 손위생을 하고 마무리 해주세요.

14 suction bottle을 비울 때는 push 버튼을 누른 채 손잡이 부분을 힘있게 밑으로 내려서 빼면 됩니다. 이때 절대 손에서 통을 놓치지 않도록 주의해야 합니다.

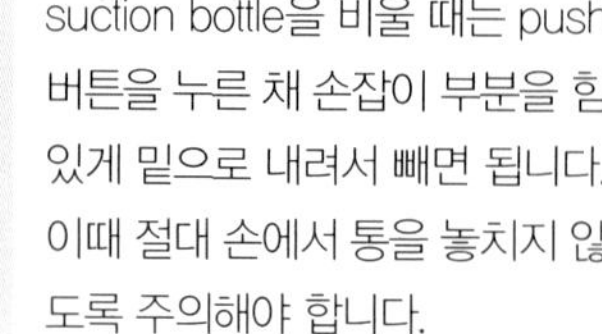

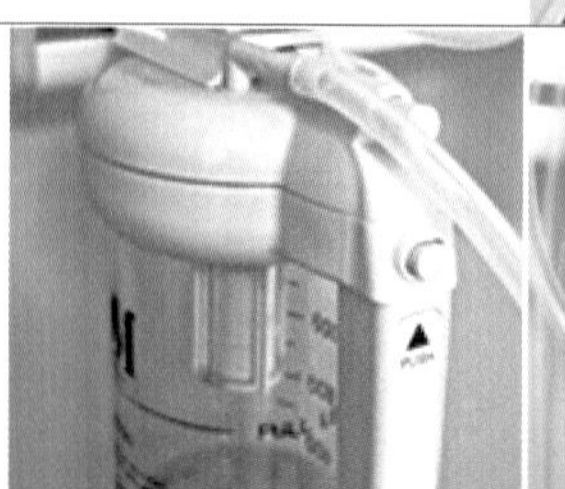

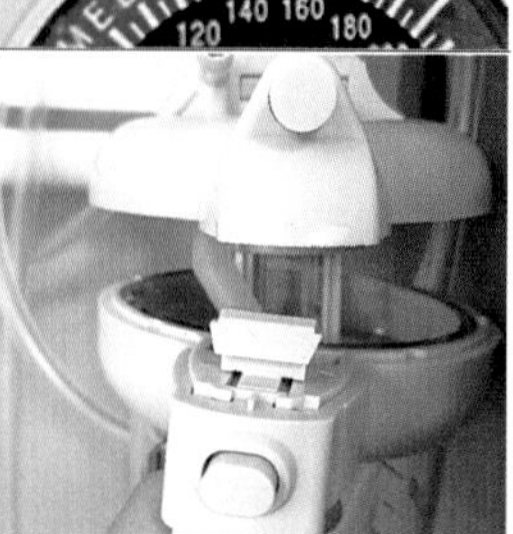

● suction bottle과 line 소독

suction bottle과 뚜껑, suction line은 환자에게 직접 접촉이 되는 것이 아니기 때문에 비위험기구로 분류됩니다. 낮은 수준의 소독제(예 : 100ppm 이상의 락스, 70% 이상의 알코올)에 침적하여 물로 헹구고 자연건조하면 됩니다. bottle에 소독제를 가득 부어 침적하고 suction line도 공기가 들어가지 않도록 잠기게 합니다.

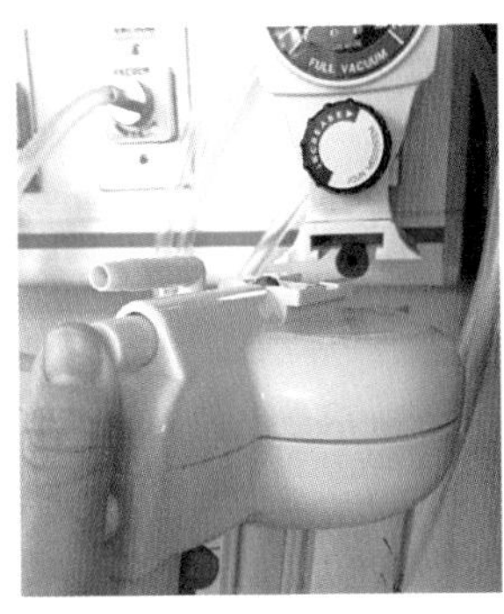

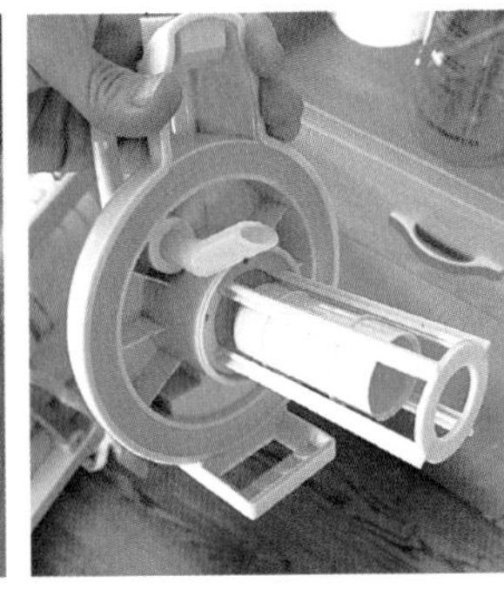

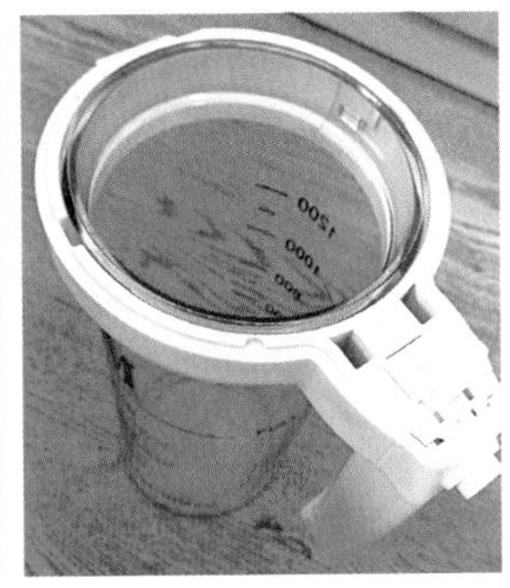

● 일회용 suction bottle+line

기존의 재사용 제품은 분비물을 직접 버리고 주기적으로 소독제로 침적하고 라인을 교체를 해주어야 하는 번거로움이 있었는데, 최근에는 suction bottle과 line이 세트로 구성된 일회용 제품을 사용하는 병원이 많습니다. 이런 일회용 제품을 사용함으로써 감염관리도 되며 의료진이 시간을 절약할 수 있는 것이 장점입니다.

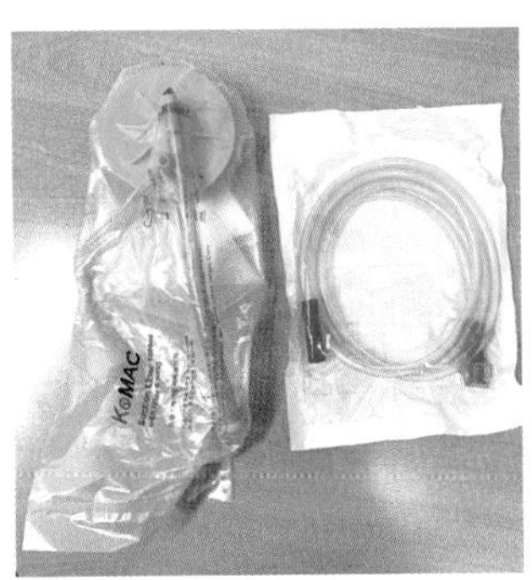

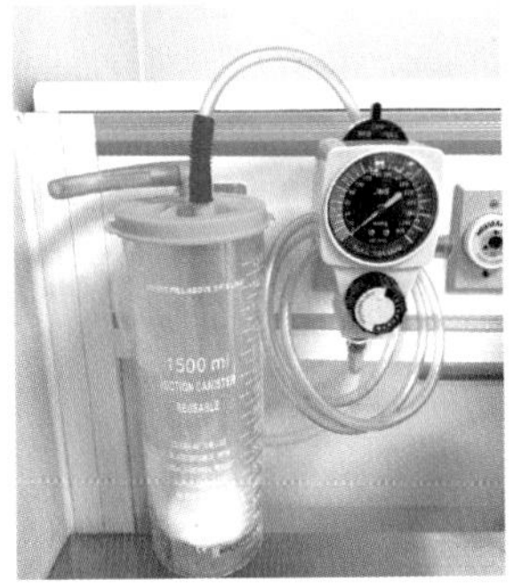

Tip

객담 검사를 하기 위해 suction을 이용하는 방법

① speciman trap을 이용하는 경우

suction을 하는 환자는 야간에도 suction을 하는 경우가 대부분이므로 아침에 첫 객담을 받을 수 없습니다. 그러므로 최대한 객담을 모아 suction을 해서 검체를 받도록 합니다. 무균적으로 채취해야 하기 때문에 suction tip을 새것으로 사용합니다. 구강 안에 있는 타액이 포함되지 않도록 air way를 이용하여 깊숙한 곳에 있는 객담을 뽑아내야 합니다. 객담을 받는 줄 두 개가 연결된 윗뚜껑을 버리고 검체통 바닥에 있는 뚜껑을 가지고 와 사진처럼 닫습니다.

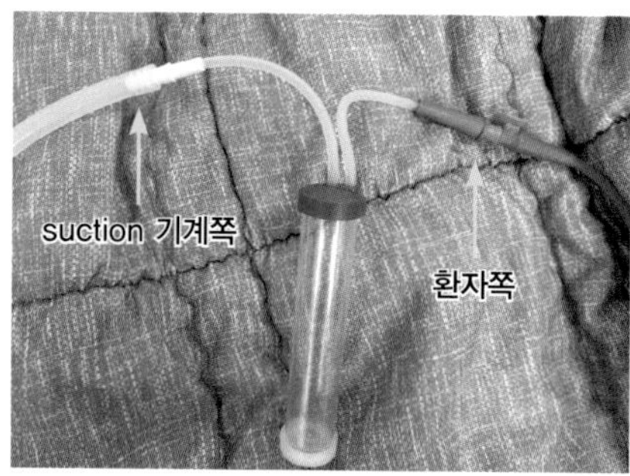

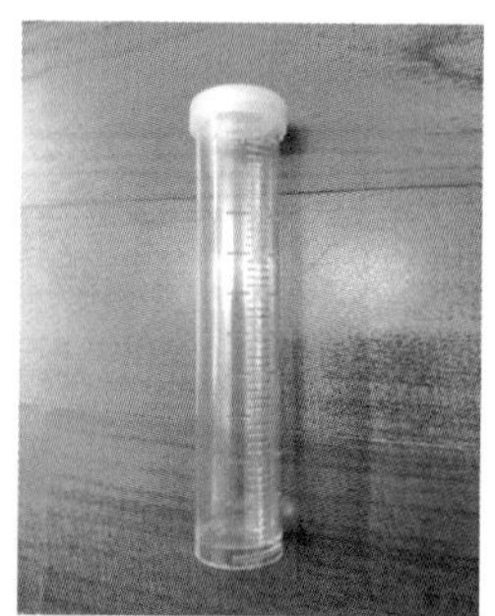

② speciman trap이 없는 경우

suction하는 방법은 동일합니다. 다른 점은 저압으로 살짝 suction하여 suction catheter의 끝에 객담이 충분히 모이게 한 뒤 객담이 모여진 catheter를 멸균된 가위로 잘라서 urine culture 검체통과 같은 멸균된 용기에 넣으면 됩니다.

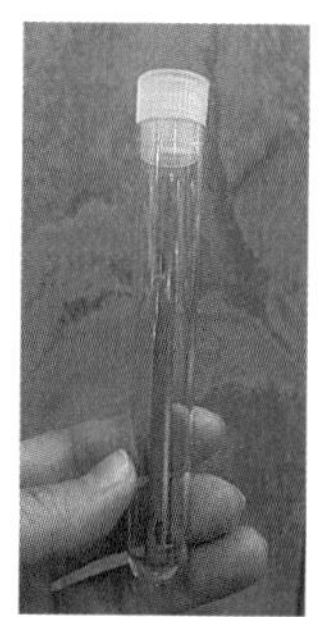

CHAPTER 04

tracheostomy tube

호흡하기 힘든 상황에서는 기관을 절개하여 튜브를 넣습니다. 이 튜브가 tracheostomy tube 이며 병원에서는 T-tube라고 부릅니다. 상기도를 통해 숨을 마시는 것이 아니라 튜브를 통해 공기가 들어가며 객담의 배출 역시 이 튜브를 통해서 이루어집니다.

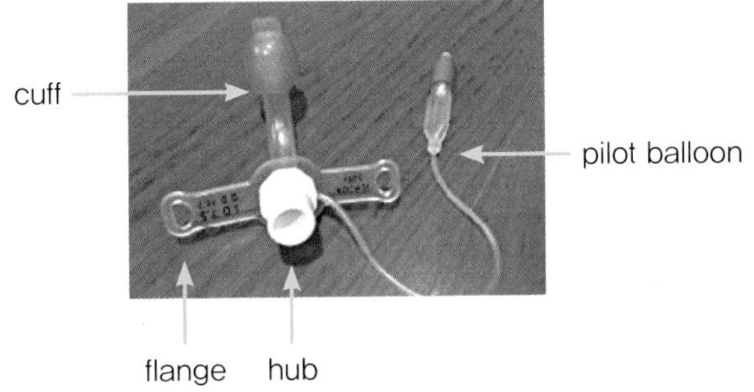

1 T-tube 부위별 이름

- hub : 환자가 T-tube를 했을 때 밖에서 보이는 튀어나온 부분입니다. 허브가 있는 모든 기관절제술 튜브는 speech valve, 인공호흡기, T-piece 등을 연결할 수 있습니다.

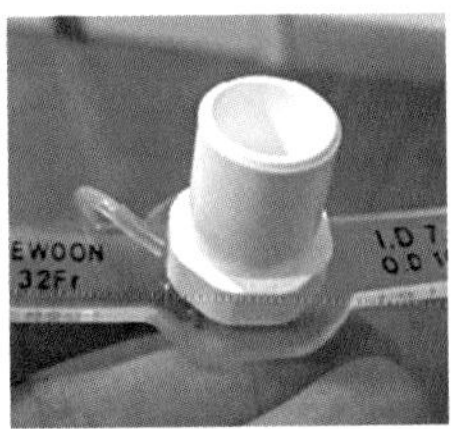

- flange : 밖에서 보이는 날개 부분으로 기관절제술 튜브 크기, ID(내부 직경)와 OD(외부 직경)가 적혀 있습니다. 일반적으로 말하는 굵기는 ID를 말하는 겁니다. 다음 사진은 7.5Fr입

니다. 다른 브랜드의 제품으로 교체 시에는 ID뿐만 아니라 OD의 사이즈가 맞아야 합니다.

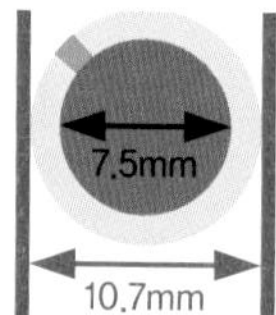

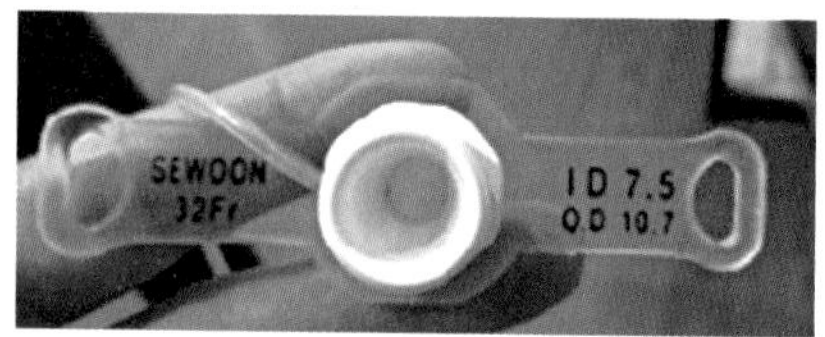

- **pilot balloon** : 주사기로 pilot balloon 부분에 공기를 3~4mL 주입하면 line을 따라 공기가 들어가 cuff를 부풀립니다. cuff의 공기는 수시로 빼주어야 하며 너무 과한 공기주입은 기도나 식도의 손상을 일으킵니다(cuff가 흡인을 어느 정도 막아주는 역할을 함). cuff pressure를 측정하는 압력계기를 이용하는 병원도 있습니다. 압력계기의 압력을 20~25mmHg로 유지하면 됩니다.

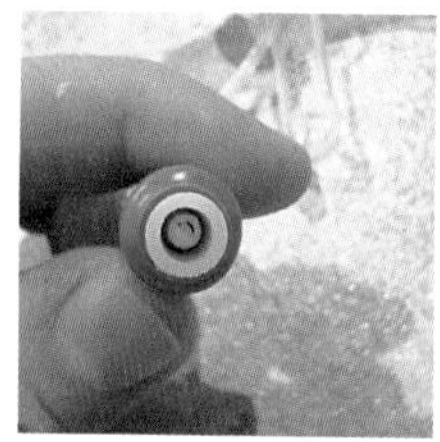
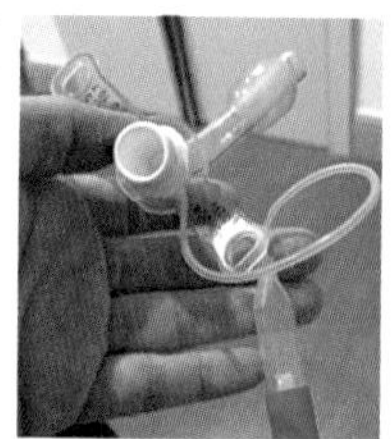
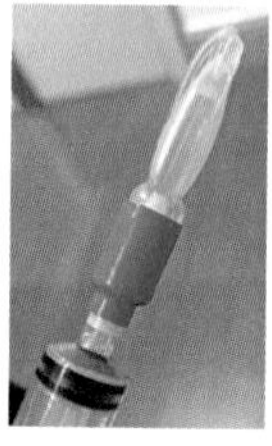
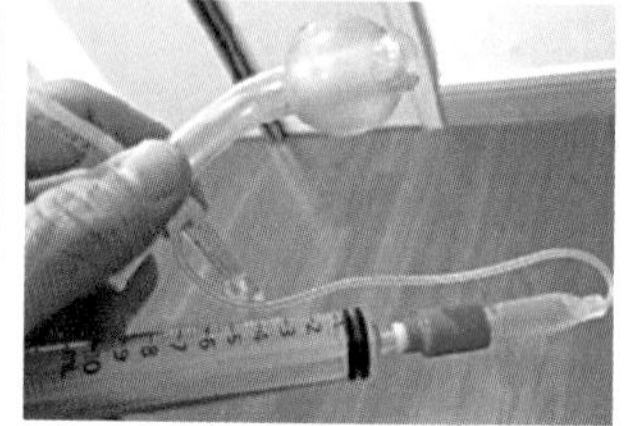

- **obturator** : T-tube를 넣을 때 기도의 자극을 줄이기 위해 튜브 안에 넣고 삽입합니다. obturator를 넣으면 T-tube 외관의 끝에 obturator의 둥글고 부드러운 부분이 나오는 것을 확인할 수 있는데, 이 부분으로 인해 기도의 자극이 덜한 것입니다. 다음 사진에서 볼 수 있다시피 obturator가 있고 없고는 끝부분에 차이가 있습니다. T-tube가 삽입되고 나서는 obturator를 제거합니다.

obturator를 끼운채 삽입합니다.

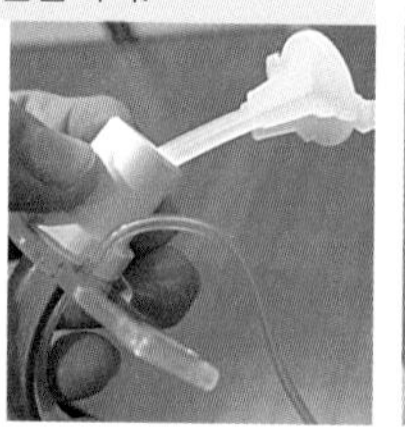

obturator 무

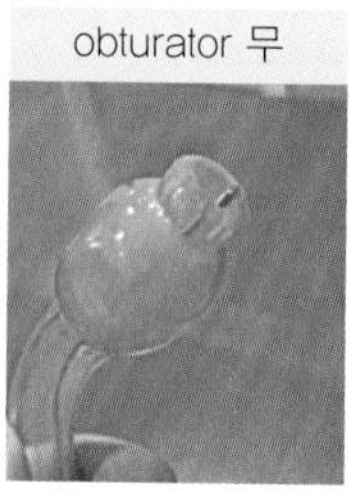

obturator 유

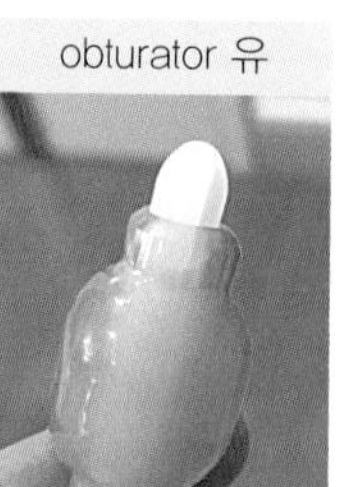

Tip

T-tube가 갑자기 빠진 경우

T-tube의 교체는 의사가 하지만, 갑자기 빠진 응급상황이라면 간호사가 T-tube를 끼울 수 있어야 합니다. T-tube를 가진 환자에게 비상용으로 같은 사양의 T-tube 1개를 서랍에 비치해두면 빠른 대처가 가능합니다.

T-tube를 한지 1개월이 되지 않은 환자라면 응급상황을 대비해서 kelly를 비치해두어야 합니다.

① 빠진 T-tube의 목 끈을 가위로 자릅니다. 만약 가위가 없다면 끈을 자르지 않고 빠진 tube를 목 옆으로 돌려 구멍이 보이게 합니다.

② 새로운 T-tube를 obturator를 빼지 말고 그대로 밀어 넣어야 합니다. 윤활제가 없다면 찾느라고 시간을 허비하지 말고 윤활제 없이도 삽입 가능하니 기도를 먼저 확보하는 것이 중요하다는 것을 잊지 마세요.

③ T-tube를 한지 얼마 되지 않은 환자라면 kelly로 주입구를 최대한 벌려 협착을 막는 것이 우선입니다.

더 알아보기

HME(heat and moisture exchanger) 필터

T-tube를 통해서 호흡하게 되면 외부 공기가 폐에 그대로 들어오게 되어 쉽게 건조해집니다. 이때 필터가 장착된 제품을 끼워주면 적절한 습도를 유지할 수 있으며 차가운 공기가 바로 들어가지 않는다는 장점이 있습니다. 하지만 이 제품을 사용했을 때 적응하기까지 답답함을 심하게 호소하는 환자도 있습니다.

교체 주기는 일주일이며 객담이 많아서 금방 지저분해지면 교체 주기를 더 짧게 해야 합니다.

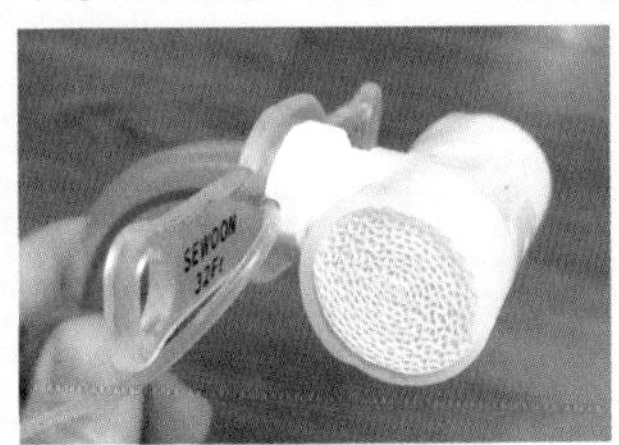

2 tracheostomy tube의 종류

tracheostomy tube는 기능적으로 내관의 유무, 풍선의 유무, 튜브 관의 구멍의 유무로 구분됩니다.

1. 내관의 유무

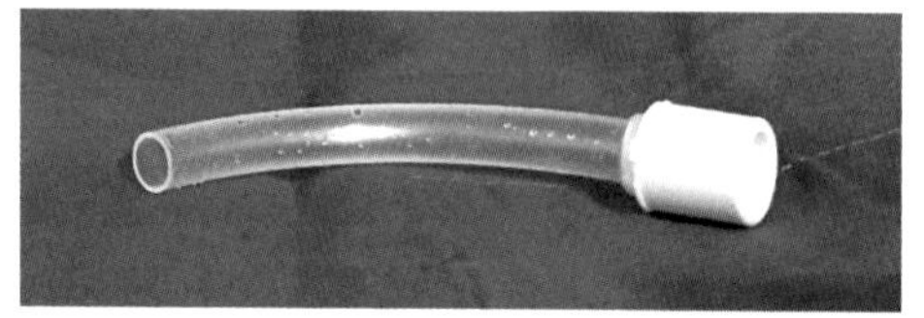

내관이 있다.	내관이 있는 T-tube는 내관과 외관 두 개로 구성이 되어 있으며 double cannular라고 부릅니다. 객담의 양이 많아서 튜브가 막힐 가망성이 있는 환자에게 내관이 있는 T-tube를 사용합니다. 내관을 1일 1회 소독과 청소를 하면 막힐 위험성이 떨어지기 때문입니다. 혹시나 막히게 되더라도 내관을 교체하면 되기 때문에 수월합니다.
내관이 없다.	외관 하나만 있기 때문에 single cannular라고 부르며, 객담이 많지 않는 환자에게 적합합니다. 내관이 없는 대신 내직경이 넓다 보니 공기의 흐름이 수월합니다. 혹시 막히게 되면 튜브를 교체하는 방법밖에 없습니다. 소아 환자는 기도가 좁아서 내관이 있는 tube를 사용하게 되면 tube의 내직경이 너무 좁아지게 되므로, 내관이 없는 tube를 사용합니다.

2. 풍선의 유무

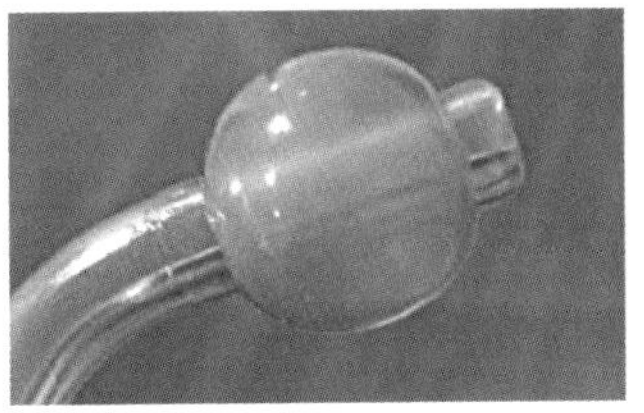

풍선이 있다.	기관에 풍선이 부풀려집니다. 완벽하지는 않지만, 분비물이 폐로 넘어가는 것을 어느 정도는 막을 수 있습니다. 인공호흡기를 적용할 때는 바람이 세면 안 되니까 풍선이 있는 tube가 필요합니다. 풍선을 부풀리게 되면 성대가 막혀 목소리를 낼 수가 없게 됩니다. 또한 풍선은 욕창을 유발하므로 수시로 바람을 빼주어야 합니다.
풍선이 없다.	풍선이 없다면 일부 스스로 호흡이 가능한 경우입니다. 흡인되는 분비물의 양이 없을 때 사용이 가능합니다. 풍선이 없거나 풍선에 바람을 뺐을 때는 튜브가 빠지지 않도록 고정 여부를 잘 확인해야 합니다.

3. 관의 구멍 유무

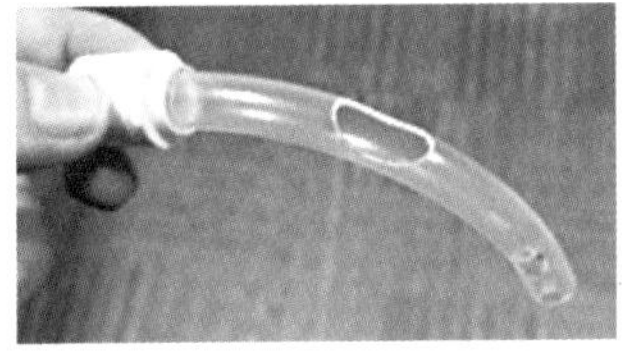

구멍이 있다.	fenestrate는 구멍, 창문이라는 의미이며, 구멍이 있는 튜브를 fenestrated tube라고 합니다. 외관에 구멍이 있고, 내관은 보통 구멍이 있는 것과 구멍이 없는 것 두 개로 구성됩니다. 구멍이 있다는 것은 바람이 새어 나간다는 것으로 목소리를 내는 연습을 할 때 사용합니다. 목소리 내는 연습을 할 때는 구멍이 있는 내관을 끼워야 합니다. 외관의 구멍과 내관의 구멍이 맞물리면서 구멍이 통하게 되는데 이때 풍선이 있다면 바람을 빼주어야 합니다. 목소리를 내는 훈련이 잘 된다면 T-tube 허브에 마개를 막고 훈련을 합니다. 구멍이 있는 튜브를 하고 있을 때 구멍으로 인해 자극을 받아 육아종이 생길 수도 있습니다. 또한 구멍이 있는 내관을 끼운 채 suction을 하게 되면 suction tube가 이 구멍에 걸리게 되면서 불편감을 느끼게 됩니다.
구멍이 없다.	구멍이 없으면 목소리 훈련을 하기 힘듭니다. 구멍이 없는 내관과 외관을 한 환자도 풍선을 빼고 T-tube를 막고 목소리를 내는 연습을 할 수도 있습니다. 하지만 구멍이 없는 상태에서 이런 훈련을 한다면 공기가 빠져나갈 구멍이 없기 때문에 호흡하기가 힘듭니다.

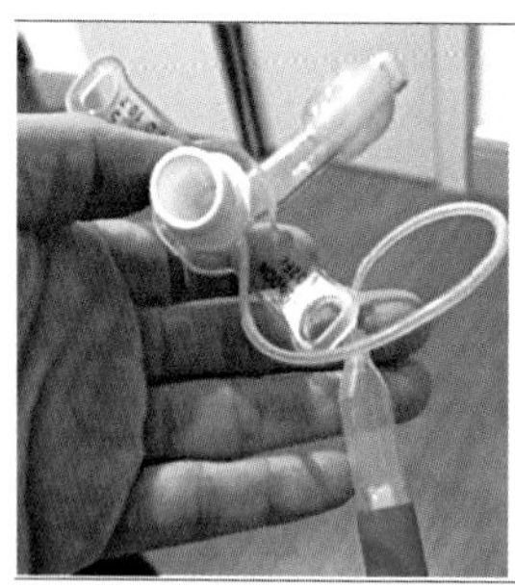

portex tube

병원에서 많이 사용하는 튜브이며 일회용입니다. 기관절개술 직후에 많이 사용하는 튜브이며 주 1회 교환을 권장합니다.

내관(×) 풍선(○) 구멍(×)

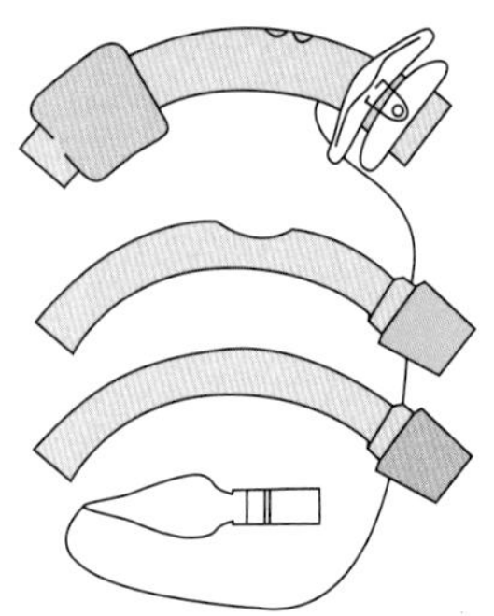

tracoe twist tube(풍선이 있는 형태)

내관은 구멍이 있는 것과 구멍이 없는 것 2개로 구성되어 있으며 외관에는 구멍이 뚫려 있습니다. 내관에 구멍 없는 것을 끼우면 외관에는 구멍이 있지만 내관에 구멍이 없어서 외관의 구멍이 막히게 됩니다. 구멍이 있는 내관을 끼우면 외관의 구멍과 내관의 구멍이 일치하며 소리를 낼 수 있게 됩니다.

내관(○) 풍선(○) 구멍(○)

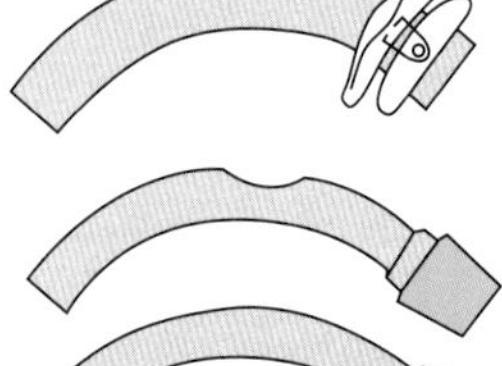

tracoe twist tube(풍선이 없는 형태)

풍선이 없으므로 스스로 호흡이 일부 가능하고 객담의 양이 줄어서 흡인될 가망성이 없을 때 사용하는 튜브입니다.

내관(○) 풍선(×) 구멍(○)

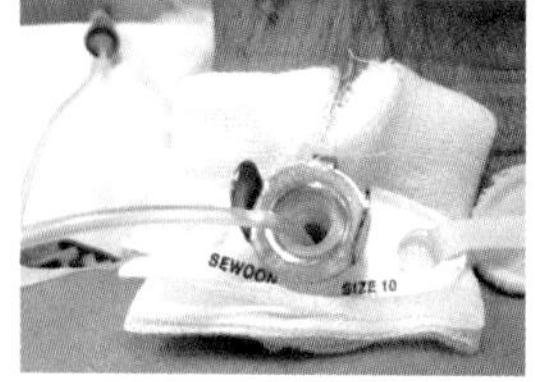

koken tube

튜브 제거하기 전에 하는 형태입니다.

hub가 없어서 ambu bag과 연결이 힘들며 만약 응급상황이라면 대처가 어려우므로 즉시 hub가 있는 T-tube로 교체해야 합니다.

speech valve가 있고 발성훈련이 가능합니다.

내관(○) 풍선(×) 구멍(×)

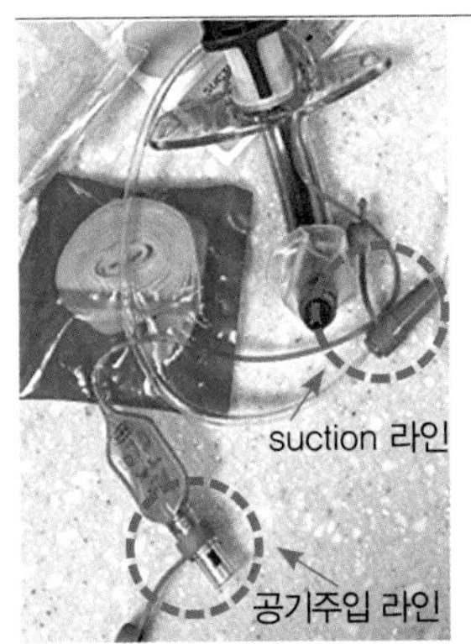

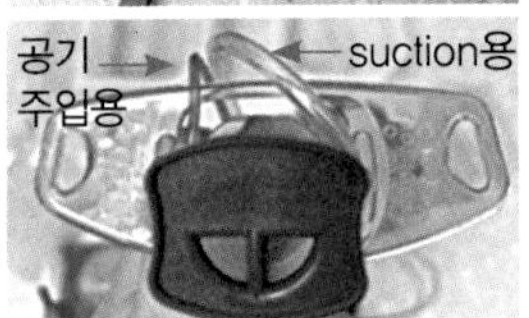

subglottic suction tube

풍선 위에 모인 객담을 흡인할 수 있는 라인이 한 개 더 있다는 것이 특징입니다. 분비물이 많아서 흡인될 우려가 높을 때 이 tube를 많이 사용합니다. suction 기계를 subglottic suction tube의 suction 라인에 다이렉트로 연결하여 저압으로 계속 걸어 두면 풍선 위에 고여 있는 객담이 계속 흡인됩니다.

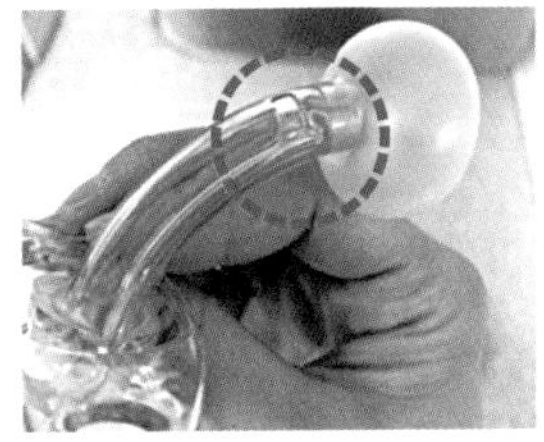

내관(○) 풍선(○) 구멍(×)

3 T-tube dressing

● **준비물** : 드레싱 세트, 멸균장갑, 포비돈 혹은 생리식염수 거즈, Y거즈 혹은 튜브가드

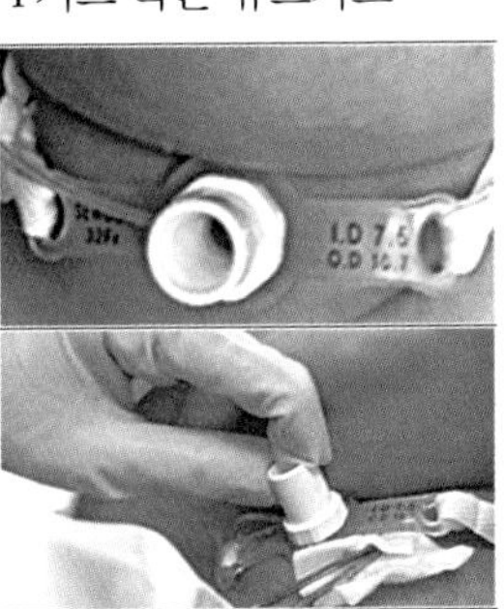

1 손소독 후 멸균장갑을 착용하고 드레싱 전에 suction을 합니다. 기존에 드레싱한 거즈나 튜브가드를 제거하고, T-tube 주위에 피부가 이상이 없는지 확인합니다.

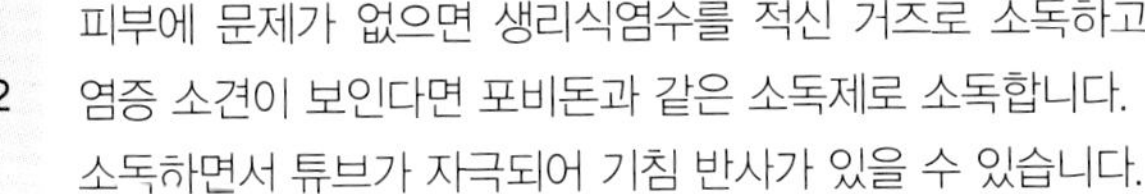

2 피부에 문제가 없으면 생리식염수를 적신 거즈로 소독하고, 염증 소견이 보인다면 포비돈과 같은 소독제로 소독합니다. 소독하면서 튜브가 자극되어 기침 반사가 있을 수 있습니다.

3	튜브가드 혹은 접은 거즈를 조심스럽게 끼워 넣습니다. 직접 자른 Y거즈는 실오라기가 나와서 자극하기 때문에 최근에는 접은 거즈나 튜브가드를 하는 환자들이 많습니다. 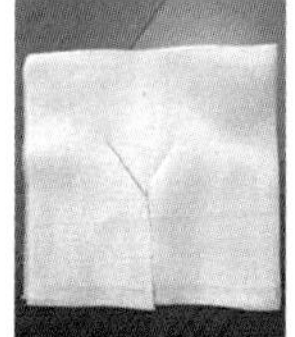 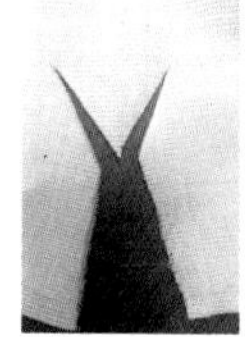 직접 자른 Y거즈(X) 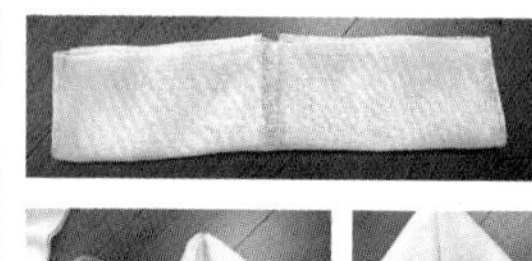 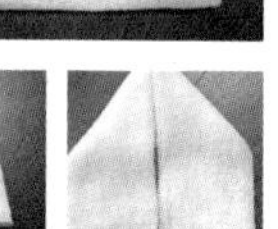 Y거즈를 접는 순서	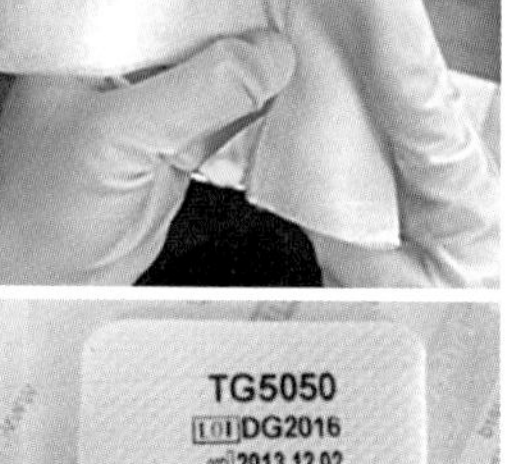 TG5050 DG2016 2013.12.02 2016.12.01 5.0x5.0cm (C) 튜브가드
4	거즈의 방향은 위아래 구분이 없습니다. 환자가 편한 방법대로 해주면 됩니다. 벌어진 부위는 종이테이프로 붙여서 갈라지지 않도록 합니다. 객담으로 인해 거즈가 오염되면 거즈만 다시 교체해주면 됩니다. 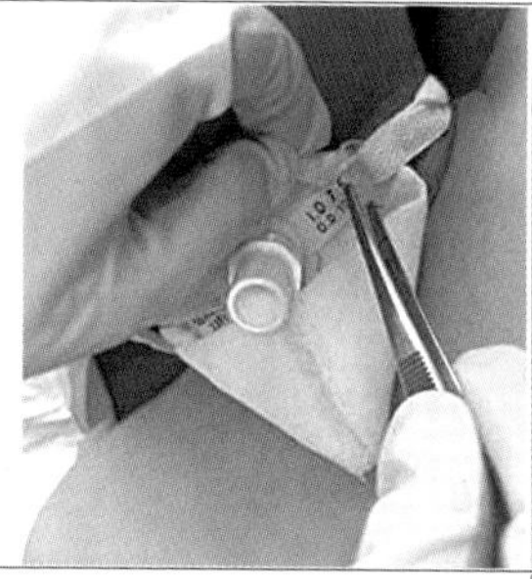	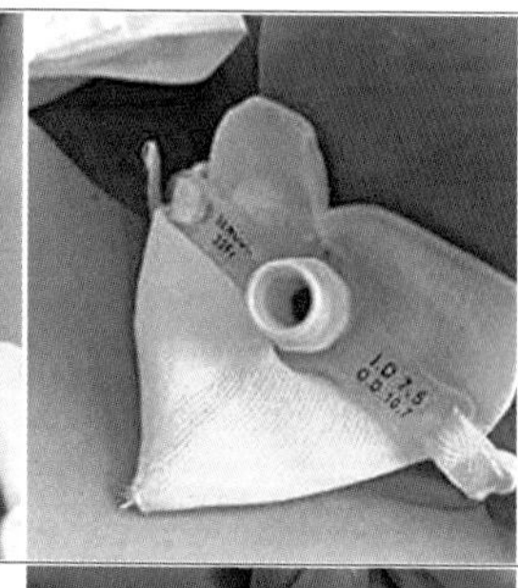
5	T-tube 끈은 손가락 하나가 들어갈 정도의 여유를 두고 고정되어 있는지 확인합니다.	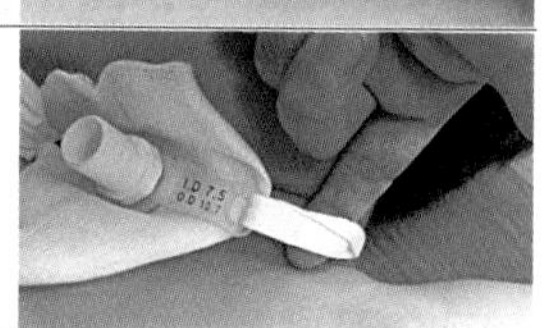

4 T-tube 내관 소독방법

● **준비물** : 과산화수소수, 멸균증류수, 환자 전용 용기와 forcep, 마른 거즈와 생리식염수로 적신 거즈, 하루를 보관할 시에 멸균캔(환자 전용 멸균캔 두 개)

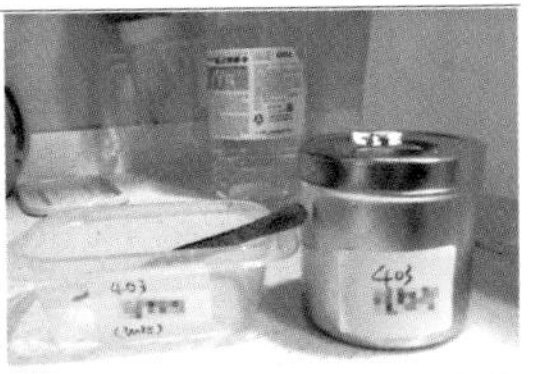

1 과산화수소는 세포막의 지질, DNA, 기타 세포 필수 구성요소 등을 파괴하는 작용을 하며 세균, 진균, 바이러스, 아포, 결핵균에 모두 유효합니다.
의료기관에서 과산화수소 사용범위는 3~6%의 농도입니다.

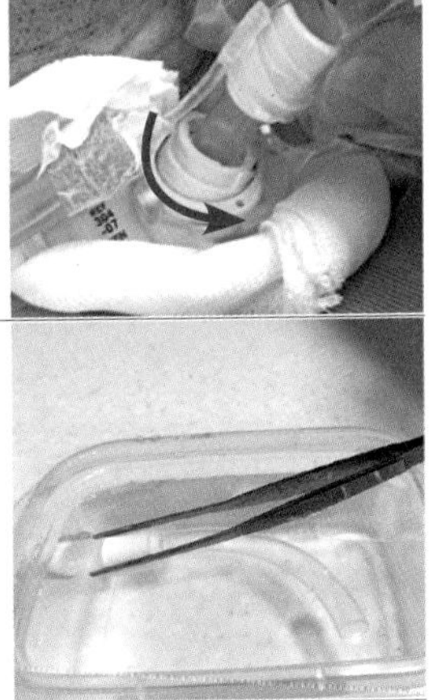

2 내관을 시계 반대 방향으로 돌리면 빠집니다.

3 환자 전용 용기에 과산화수소수를 부어서 미리 준비를 하며, 내관 소독하는 환자가 여러 명이라면 이름을 반드시 적어 주세요. 과산화수소수의 독성이 강하기 때문에 라텍스 재질의 멸균장갑을 착용하는 것이 좋습니다. 내관을 담그고 10~15분 소독하며, 공기로 인해 뜨지 않도록 forcep으로 눌러서 담그면 도움이 됩니다.

4	소독이 끝나면 생리식염수로 적신 거즈를 개인 forcep을 이용하여 내관 안으로 밀어 넣어 청소합니다. 이렇게 닦는 과정을 두 번 거치며, 내관의 겉도 한번 닦아 주세요.	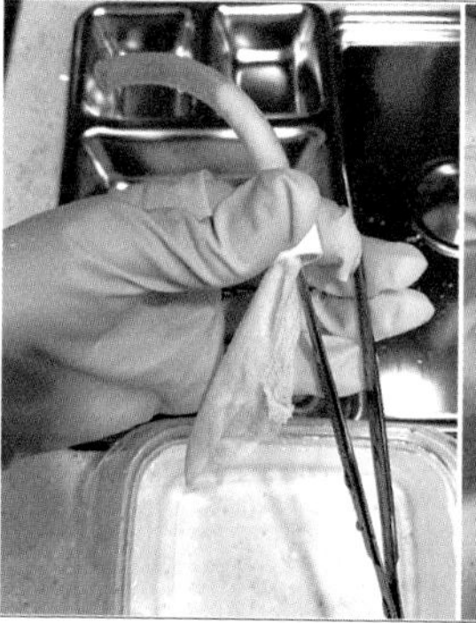 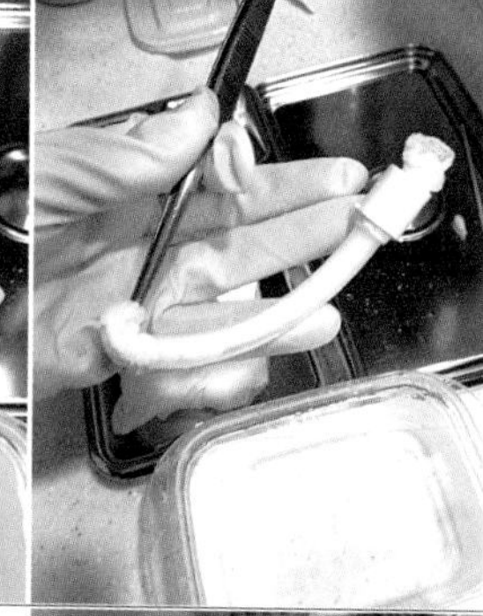
5	과산화수소수가 전혀 남지 않도록 세척과정이 너무 중요합니다. 수돗물이나 정수기 물로 씻으면 절대 안 되며 멸균증류수로 세척합니다.	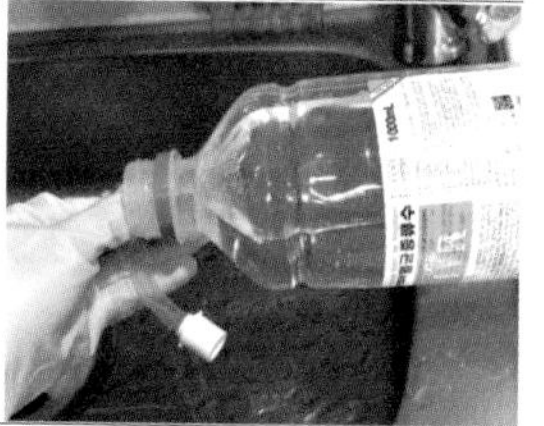
6	마른 거즈로 닦아서 바로 내관을 끼워주기도 합니다(소독하는 동안은 환자는 외관만 한 상황입니다). 다음 T-tube 교체하는 날에 사용하던 내관은 버리고 새로운 내관을 사용합니다.	

Tip

내관을 교대로 갈아주는 방법

이 방법은 그 자리에서 소독해서 바로 세척하고 끼워줄 수 있는 시간적 여유가 없는 상황에서 사용하는 방법입니다.

내관 한 개를 더 여유분을 가지고 교대로 갈아주는 방법입니다. 이런 경우에는 멸균증류수 혹은 생리식염수로 세척까지 마무리한 뒤 소독포를 깔고 자연건조를 해도 되고, 건조가 필요 없다면 바로 멸균캔에 넣어도 됩니다. 이때 환자들의 내관이 서로 바뀌지 않도록 별도의 표시를 해야 합니다.

소독된 멸균캔에 하루를 보관하였다가 이튿날에 내관 교체 시에 끼워줍니다. 즉, 번갈아가며 사용을 하는 겁니다. 멸균캔은 매일 멸균소독을 해야 하므로 두 개가 필요합니다. 내관은 플라스틱 소재이기 때문에 필요하다면 EO gas 소독을 해야 합니다.

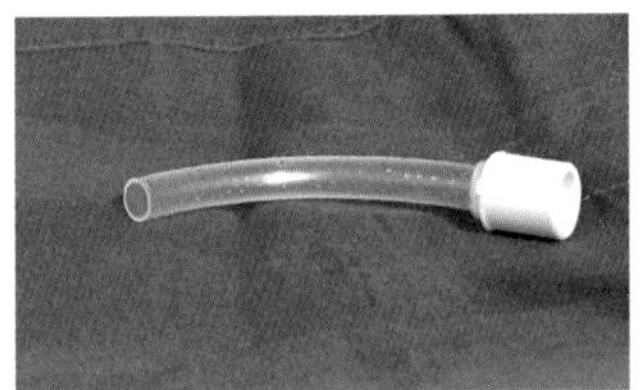
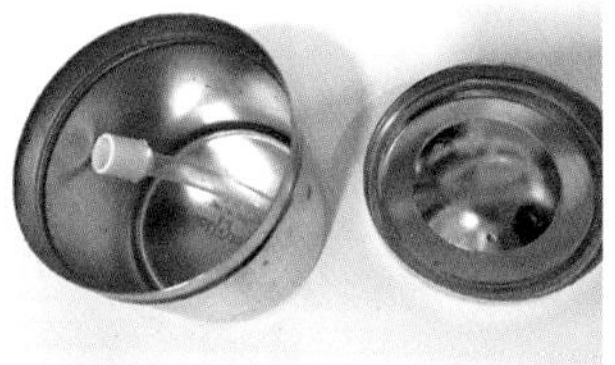

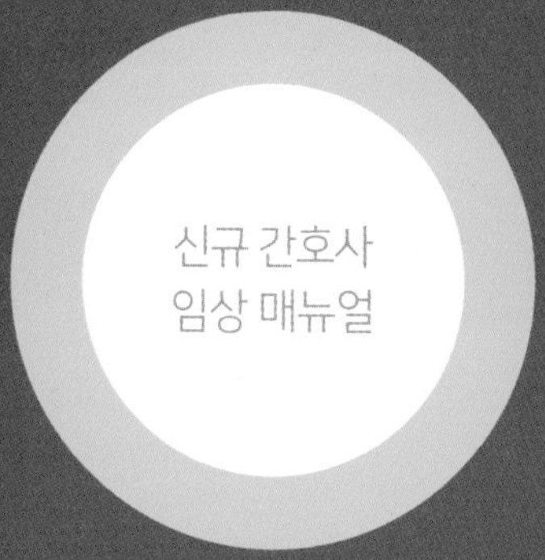

멸균(sterilization)은 바이러스, 세균, 진균, 아포를 포함한 모든 미생물을 사멸시키는 방법입니다. 침습적 시술에 필요한 모든 것들은 멸균처리해야 한다고 생각하면 됩니다. 간호사는 멸균세트를 다루는 일이 너무나도 많습니다. 신규 간호사의 경우 미숙하다 보니 멸균용품을 손으로 오염시키거나 떨어뜨리는 실수를 하게 됩니다. 멸균의 원칙을 숙지를 해주세요.

병원에서 많이 쓰이는 멸균방식은 크게 고압증기멸균방식과 EO gas 멸균방식이 있으며 멸균 유효기간은 멸균방식에 의해서가 아니라 포장재의 종류에 따라 달라집니다. 포장재는 소독포, 부직포, 멸균봉투가 있습니다. 병원마다 유효기간의 차이가 있으니 소속된 병원의 지침에 따르도록 합니다.

소독포(2주)

부직포(6개월)

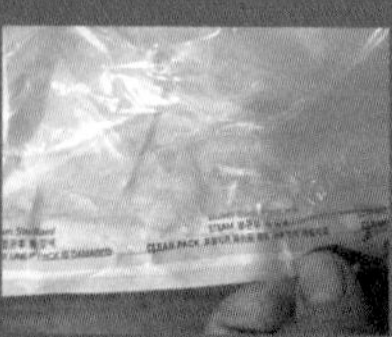
멸균봉투(6개월)

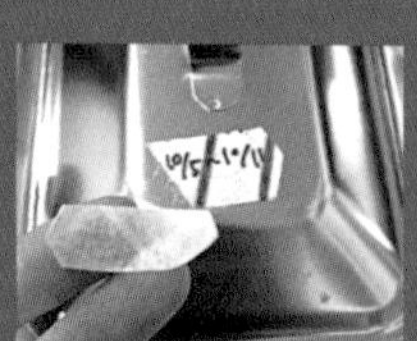
비포장(7일)

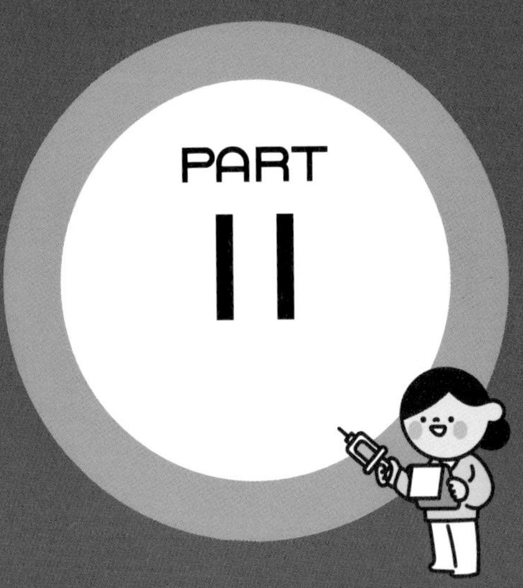

멸균용품과 의료폐기물 관리방법

CHAPTER 01

고압증기멸균과 EO gas 멸균

고압증기멸균	EO gas 멸균
• 120~135℃의 고열과 습기를 이용하여 멸균소독하는 방법입니다. 고열에 약한 물품, 마모되기 쉬운 예리한 기구, 고무와 플라스틱은 고압증기멸균에 적합하지 않습니다. • 고압증기멸균 용품은 external indicator가 붙어 있으며, 멸균이 완료되면 검은색 선이 보입니다. • 이중 포장이 되지 않는 도시락 캔과 캔은 개봉 전에는 7일이지만 개봉 후에는 이튿날 소독해야 합니다.	• 고압증기멸균으로 불가능한 것들을 저온멸균하는 방법입니다. 가스 독성이 있으므로 50℃에서 12시간, 60℃에서 8시간의 정화 시간이 필요합니다. 주사기와 수액세트 등 대부분의 의료 소모품이 EO gas로 멸균된 제품입니다. • 일회용품으로 제작되어 업체에서 들어오는 제품들은 유효기간이 대부분 제조 후 3년입니다. 제품의 뒷면에 보면 유효기간이 기재되어 있으니 참고하면 됩니다. • 병원에서 EO gas를 돌리는 경우는 유효기간을 보통 6개월로 정합니다.

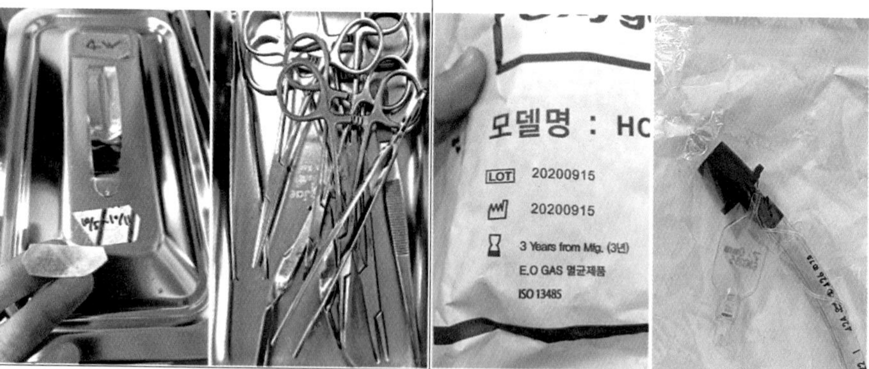

CHAPTER 02

멸균물품 다루는 방법

1	멸균된 세트를 만질 때는 먼저 손소독을 해야 합니다.
2	소독 날짜를 확인하여 날짜가 빠른 물품부터 먼저 사용해야 합니다. 보통 맨 위에 있는 물품, 맨 앞에 있는 물품을 먼저 사용합니다. 오른쪽 물품부터 사용할지 왼쪽 물품부터 사용할지는 병원마다 규칙이 다릅니다.
3	indicator tape의 소독 날짜를 확인하여 날짜가 지났다면 사용하지 않고 다시 소독해야 합니다.
4	멸균포장지가 찢어졌거나 젖어 있는 멸균제품은 사용하지 않습니다. 멸균테이프 날짜가 지워졌거나 불명확할 경우 역시 사용하지 않습니다.

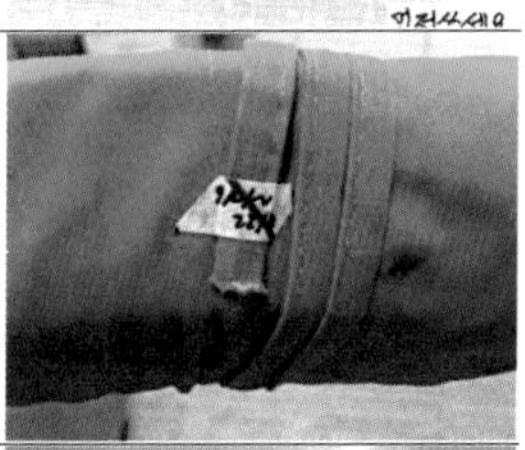

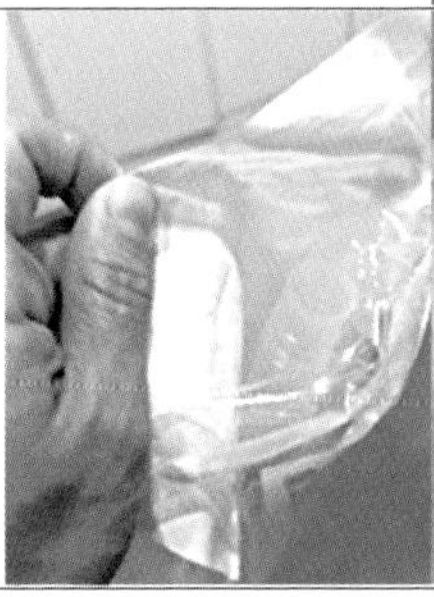

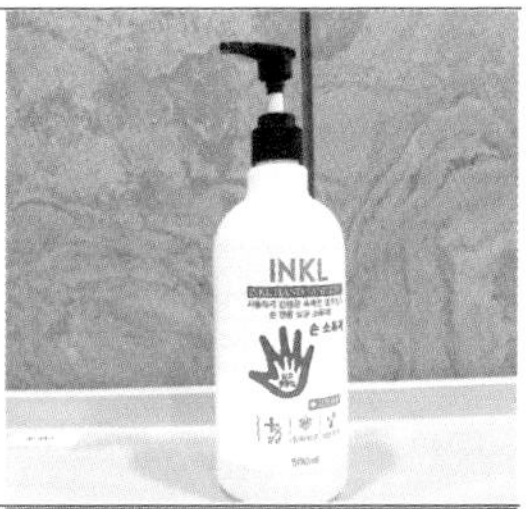

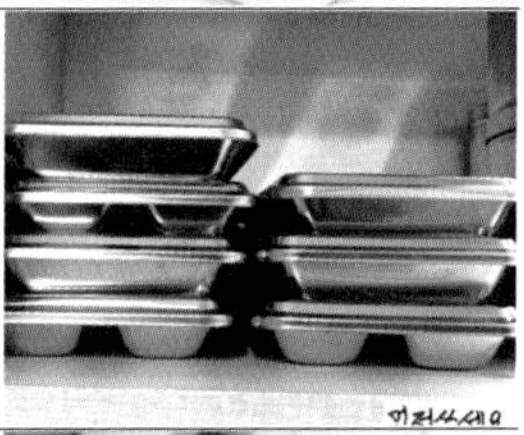

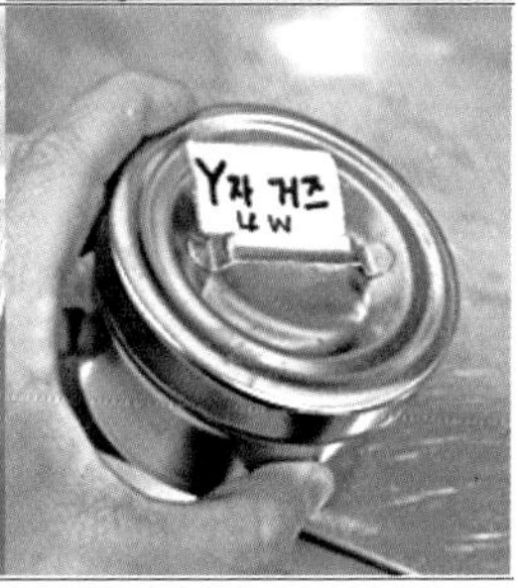

5 long forcep을 다룰 때는 비스듬하게 드는 것이 아니라 수직으로 들어야 합니다.

6 멸균된 캔을 잠깐 열었을 때 뚜껑의 내면이 아래로 가도록 들고 있어야 하며 불가피하게 바닥에 놓아야 하는 경우는 뚜껑의 내면이 위로 가게 놓아야 합니다.

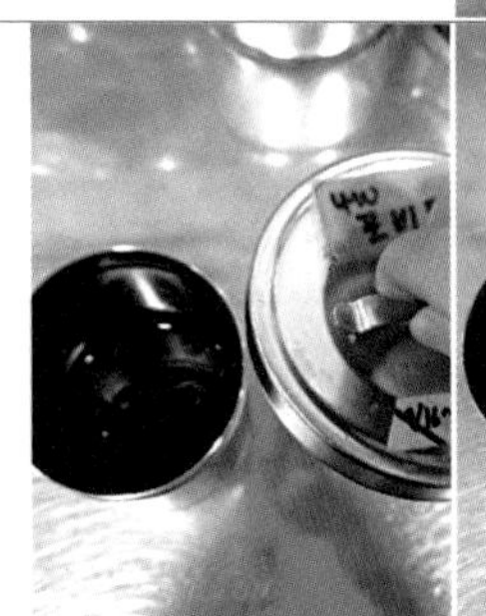

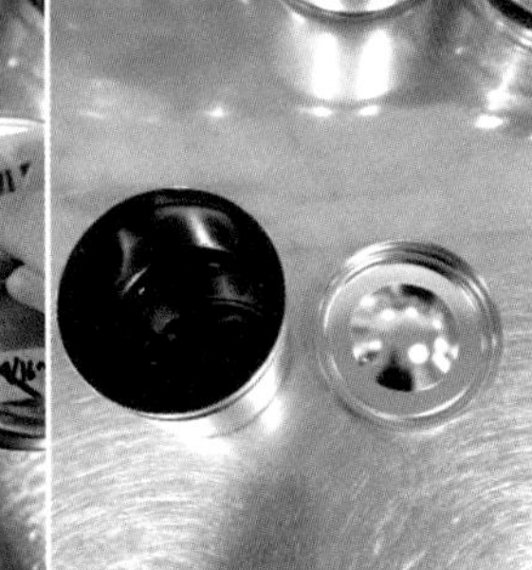

7 멸균물품을 멸균세트 안에 넣어야 할 때는 오염되지 않게 포장 비닐을 뜯어서 떨어뜨리는 방법을 쓰거나 long forcep을 써야 합니다. 멸균된 소독포에 포장된 것은 내용물만 세트 안에 조심히 떨어뜨려야 합니다.

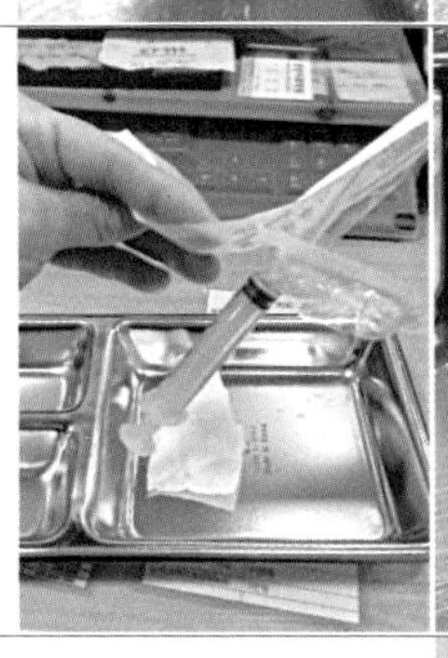

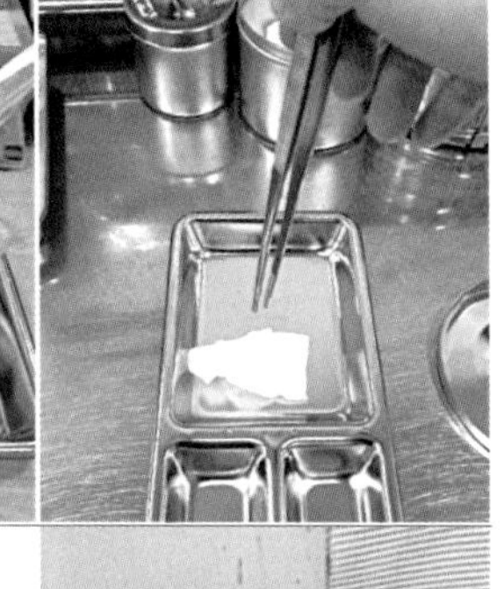

8 용액을 부을 때는 용액이 담긴 통의 입구가 오염이 되었다고 간주하고 사용 전에 조금 버리고 따라 버립니다.

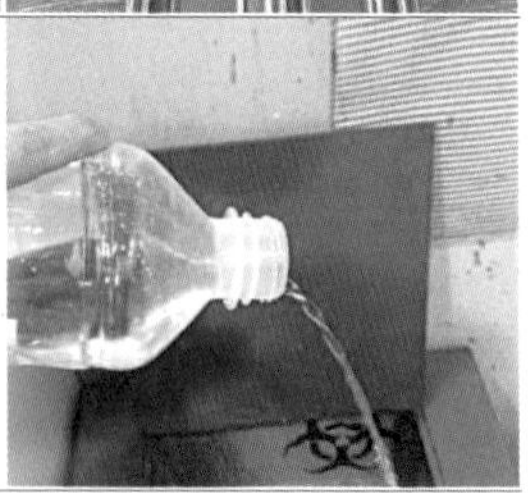

9 멸균장갑을 착용하기 전에 필요한 물품은 세트를 열어서 준비해야 합니다. 오래 펼쳐 놓지 않아야 하며 사용해야 할 물품을 담고 난 후에는 바로 닫습니다. 또한 멸균세트를 열어 놓고 말을 하지 않습니다.

10 멸균장갑을 착용하고 나서는 허리 밑으로 손이 내려가지 않도록 합니다.

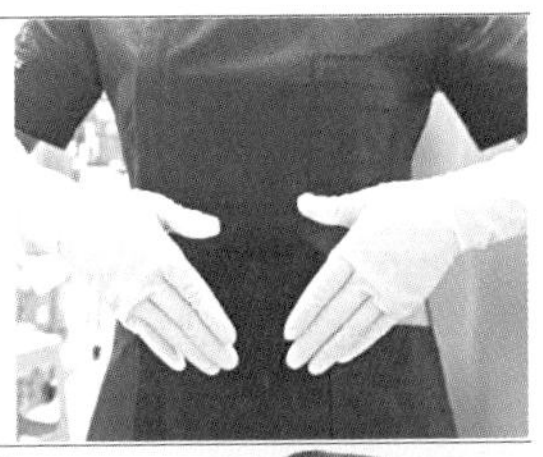

11 멸균된 포를 열 때는 몸에서 멀리 있는 것 먼저 펼치고, 마지막에 가까이 있는 것을 펼칩니다. 직원의 몸은 오염된 것으로 간주하고 멸균된 물품이 몸과 닿지 않도록 합니다.

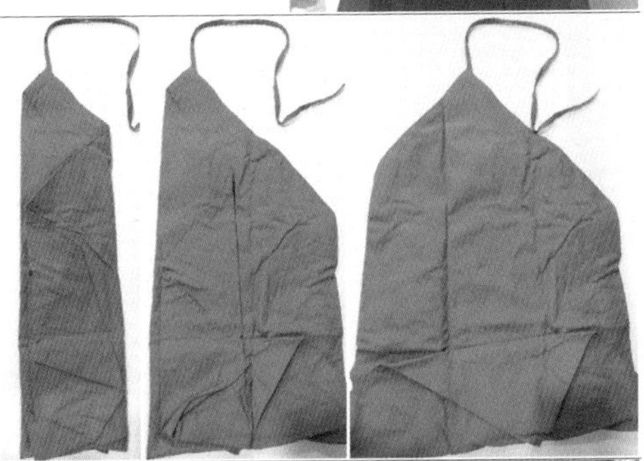

12 멸균세트 안에는 절대 손이 들어가지 않습니다. 실수로 오염을 시켰다면 오염된 물품은 절대 사용하면 안 됩니다. 즉시 indicator를 떼어서 다른 간호사가 사용하지 않도록 치워 둡니다.

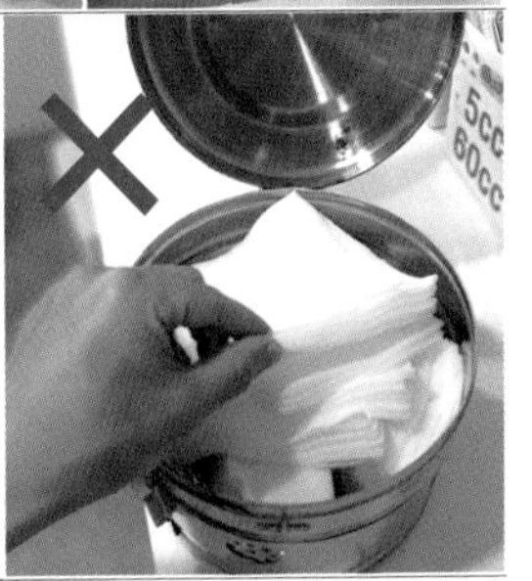

13 drum can을 고압증기멸균기에 넣어 소독을 돌릴 때는 구멍을 열어야 하며, 소독이 끝나고 난 후에는 구멍을 꼭 닫아서 사용해야 합니다. can 바닥의 고리를 돌려서 구멍을 열고 닫으면 됩니다.

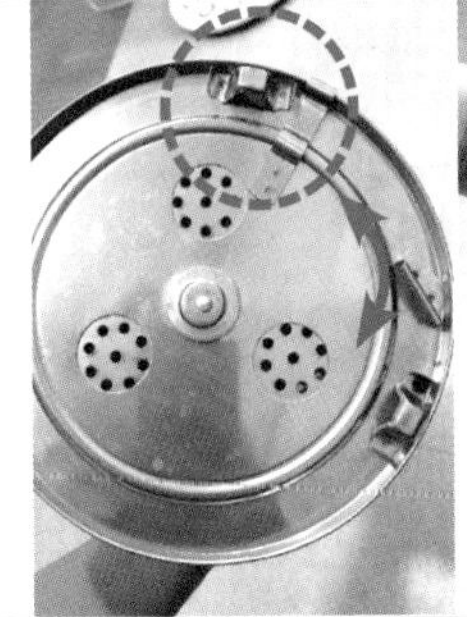

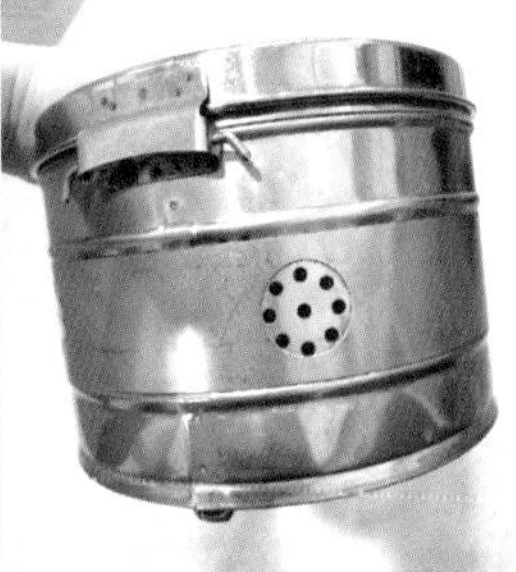

CHAPTER 03 멸균장갑 착용 순서와 벗는 순서

1. 멸균 latex glove 착용순서

1	멸균장갑 속지를 펼칩니다.	
2	오른쪽 장갑의 접힌 부분을 잡고 오른손을 넣습니다. 이때 장갑의 바깥은 손을 대지 않습니다.	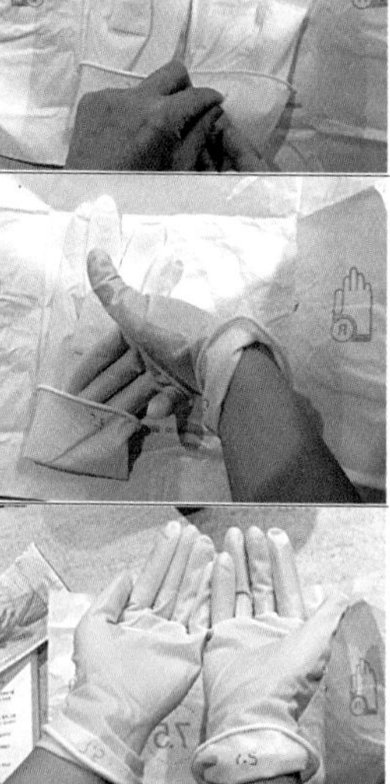
3	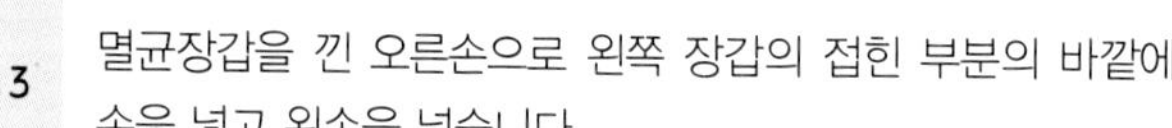 멸균장갑을 낀 오른손으로 왼쪽 장갑의 접힌 부분의 바깥에 손을 넣고 왼손을 넣습니다.	
4	멸균장갑을 낀 양손의 손목부분이 불완전하게 접혀 있습니다.	

5 왼손으로 오른손의 접힌 부분을 끌어올려서 펼칩니다.

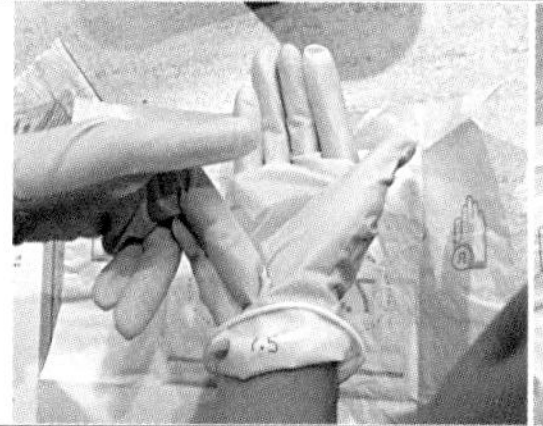

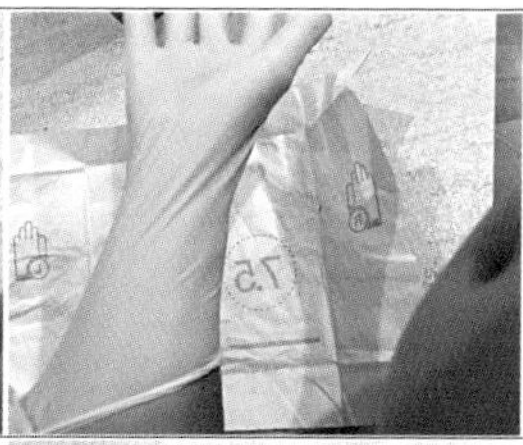

6 왼손도 접힌 부분을 펼쳐서 오른손처럼 끌어올려 펴줍니다.

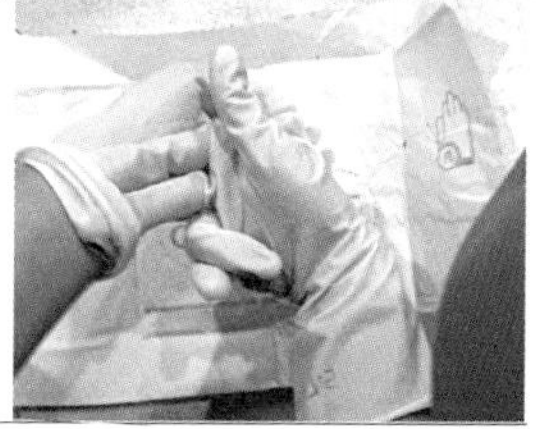

2. 멸균 latex glove 벗는 순서

1 왼손으로 오른쪽 장갑을 벗겨 내립니다.

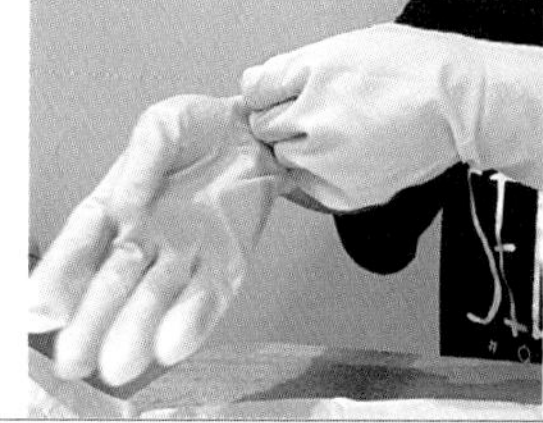

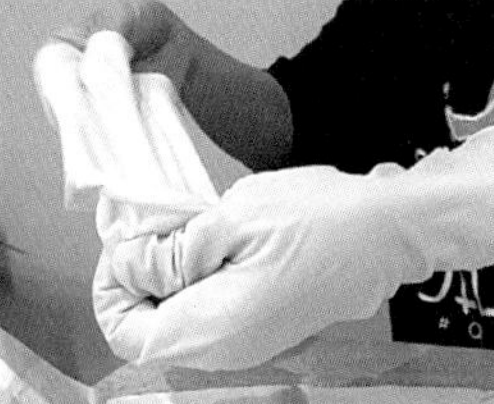

2 벗은 오른손 장갑의 안쪽 면을 이용하여 왼손의 장갑을 벗겨 내립니다.

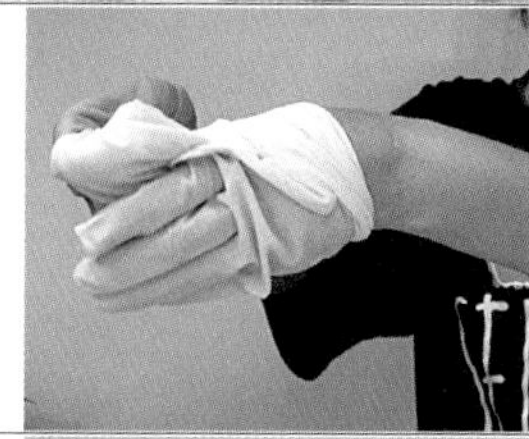

3 벗은 멸균장갑은 폐기물 박스에 버립니다.

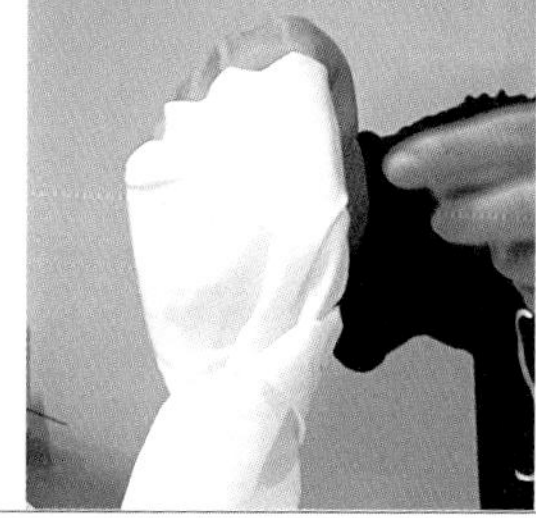

3. 멸균 poly glove 착용 순서

1	멸균 latex glove와 마찬가지로 멸균이 된 장갑이지만 소재가 비닐이다 보니 착용감이 떨어지며, latex glove보다 멸균의 원칙을 완벽히 지키면서 장갑을 착용하기가 어렵다는 단점이 있습니다. 그렇다 보니 병원에서는 멸균 latex glove를 많이 씁니다.	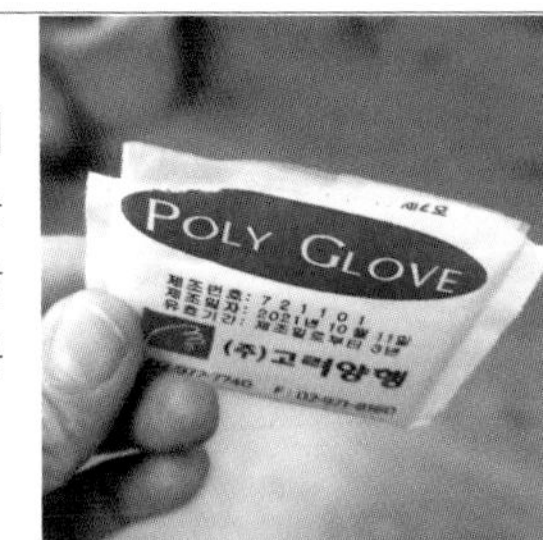
2	멸균 poly glove는 포장을 조심히 뜯어서 손목 부분을 잡아야 합니다. latex glove는 침습적 도뇨를 할 때 사용하고, poly glove는 간단한 드레싱(C-line을 만질 때, suction할 때)을 할 때 사용합니다.	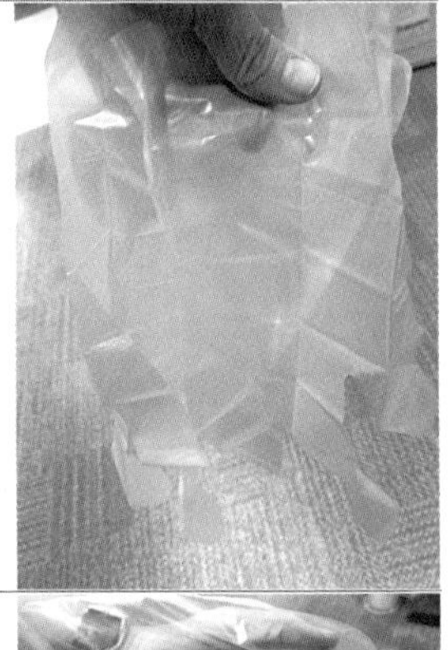
3	손목 부분을 제외한 다른 곳은 만지지 않습니다.	

CHAPTER 04

소독 기구

병원에서 많이 쓰이는 소독 기구의 명칭은 기억하도록 합니다. 같은 기구라도 사용하는 용도는 다양하니, 근무하는 병동에 맞게 사용하도록 하세요.

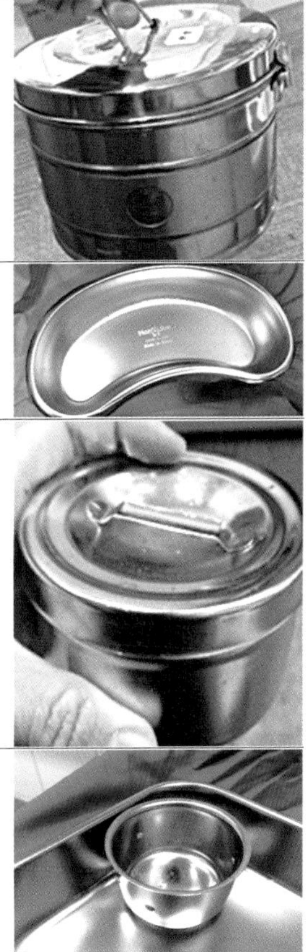

drum can
사이즈가 다양하며 거즈, 솜패드 등이 들어 있습니다.

pus pan
소독용액을 붓는 용도, 드레싱하는 용도 등 다양하게 사용됩니다.

sponge can
크기가 다양하며 작은 거즈나 cotton ball 등을 담아두는 용도로 사용됩니다. 이곳에 소독용액을 부어 적셔서 사용하기도 합니다.

bowl
suture set 등의 set 안에 담겨져 있는 경우가 많습니다. 소독솜을 담거나 생리식염수 등의 용액을 담는 용도로 사용합니다.

long forcep + forcep jar

멸균솜이나 멸균거즈, 멸균도구를 집을 때 많이 사용하는 기구입니다. forcep jar에는 long forcep 한 개만 들어가 있어야 하며 빼고 넣을 때 주변에 닿지 않도록 주의합니다.

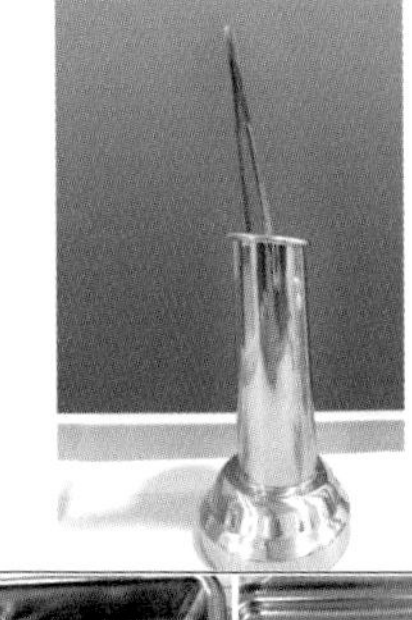

dressing set(D-set)

도시락처럼 생겼으며 기본 드레싱을 할 때 아주 많이 사용합니다. 두 개의 홈은 소독용액을 붓거나 소독솜을 담을 때 사용하며 forcep 혹은 kellly가 같이 들어 있습니다.

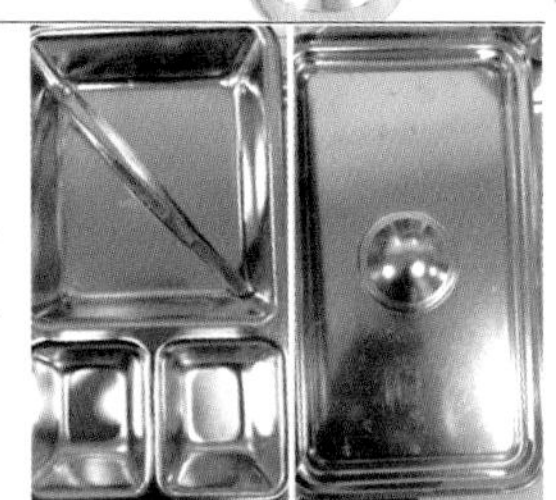

kelly

드레싱 등 처치할 때도 쓰지만 관을 잠그는 용도로도 쓰이는 기구입니다.

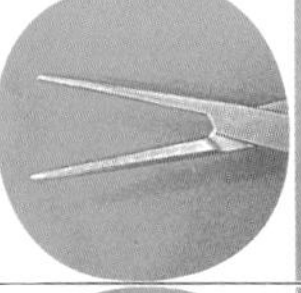

needle holder

봉합 시에 바늘을 잡는 기구입니다.

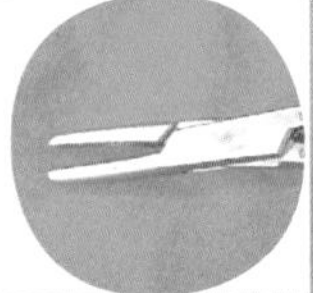

knife handle(mass handle)

blade(mass)를 끼워서 사용하는 기구입니다.

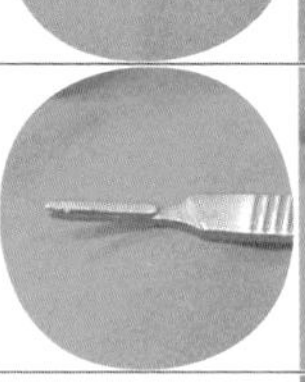

stapler remover

stapler를 제거할 때 사용하는 기구입니다.

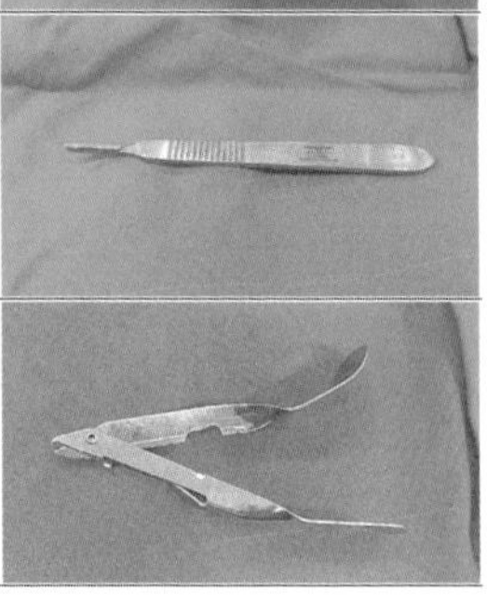

forcep

드레싱 등의 처치 시 많이 사용하는 기구입니다. 이빨이 있는 것과 없는 것이 있는데, 사진과 같이 이빨이 있는 것은 봉합을 할 때처럼 조직을 들어 올릴 때 사용하며 tooth forcep이라고 부릅니다.

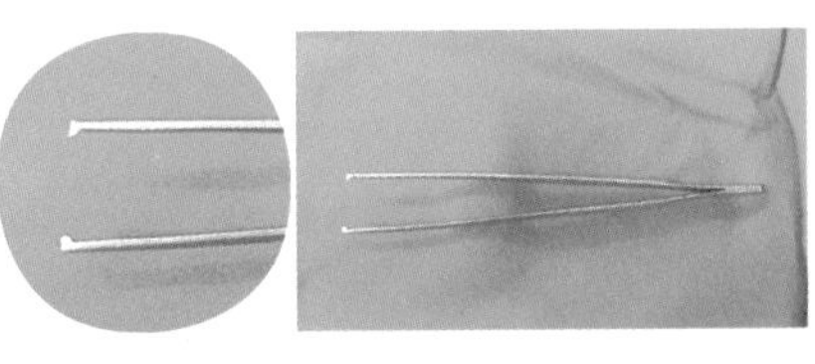

iris scissor

봉합사를 제거할 때 많이 사용하는 기구이며 curve와 straight 두 가지 타입이 있습니다.

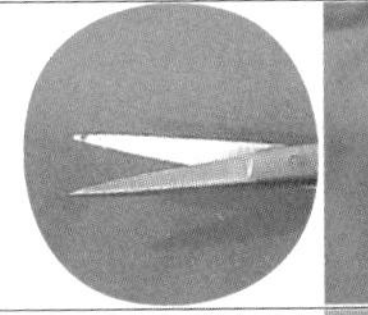

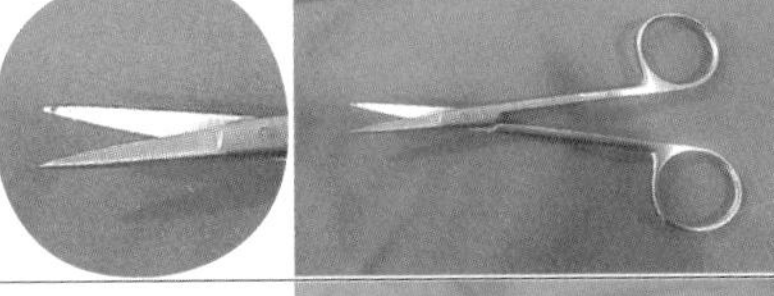

mosquito

모기의 입처럼 생겼다고 붙여진 이름입니다. kelly에 비해 끝이 굽어 있습니다. 소독솜을 집을 때, 혈관을 잡을 때 많이 사용하는 기구이기도 합니다.

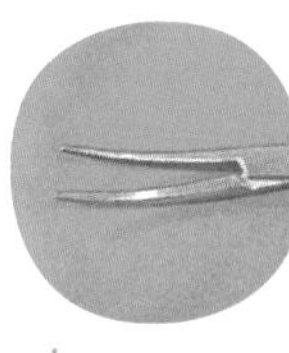

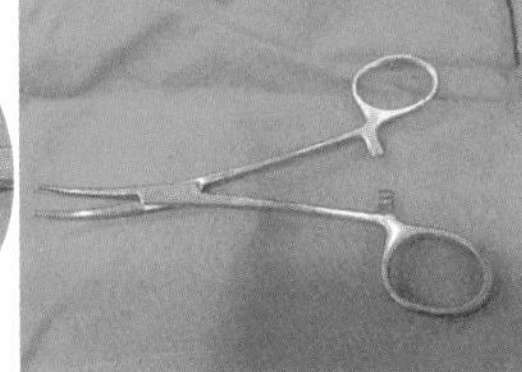

adson forcep

끝이 이빨처럼 되어 있어 떨어뜨리지 않고 잘 잡을 수 있으므로 미세한 것을 잡을 때 많이 사용하는 기구입니다.

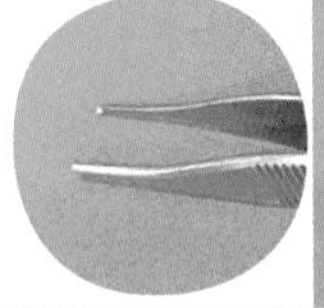

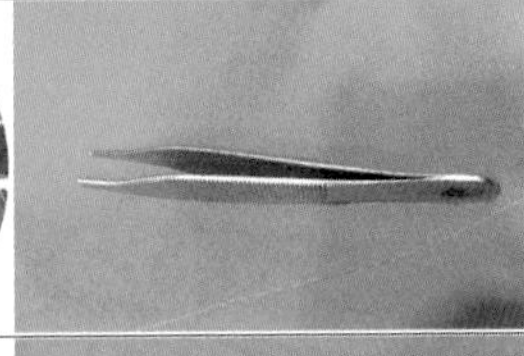

scissor

자를 때 사용하는 기구입니다. 사진은 curve형이며 straight형도 있습니다.

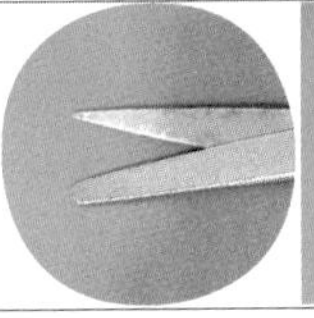

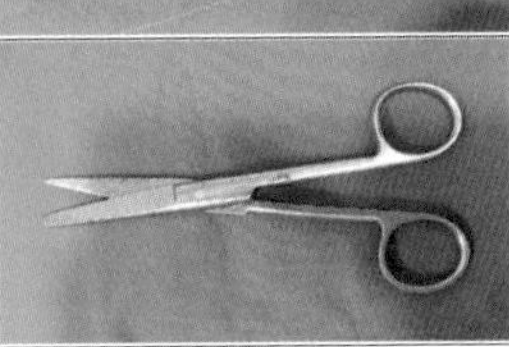

CHAPTER 05

준위험기구와 저위험기구의 종류와 소독방법

1. 준위험기구

- 높은 수준의 소독제를 이용해 시간에 맞추어 침적하고 증류수로 세척합니다. 수돗물을 사용해야 한다면 알코올로 헹구고 압력이 있는 공기로 건조시키면 됩니다.
- 점막이나 손상된 피부에 접촉하는 물품을 준위험기구라 분류합니다. 모든 미생물이 없어야 하며 아포는 있을 수 있습니다.
- 인공호흡기 circuit, 호흡 기구, 이경, laryngoscope blade, speculum, 위 혹은 대장 내시경 기구 등입니다.

1. orthophthaldehyde
   싸이덱스 OPA – 5분 이상 침적(냄새가 거의 없어서 호흡기에 자극이 적음)

2. 과산화수소 과초산 화합물(7.35% hydrogen peroxide + 0.23% peracetic acid)
   페라세이프, 페라스코프, 아세사이드 – 5분 이상 침적

3. 2% 이상 글루탈알데하이드
   싸이덱스, 와이덱스, 바이덱스 – 20분 이상 침적

2. 저위험기구

- 낮은 수준의 소독제를 이용하여 닦거나 1분 이상 침적하면 됩니다.
- 손상이 없는 피부만 접촉하는 것입니다. 세균과 바이러스, 일부의 곰팡이를 제거하며 그 자리에서 소독하고 바로 사용할 수 있습니다. 다만 혈액이 묻었다면 준위험기구 기준으로 소독합니다.

● 혈압측정기, 청진기, 체온계, 피부와 접촉하는 초음파, 체중계, 목발, suction bottle, 혈당계, 대소변기, 심전도 기계 등입니다.

1. 70~90% 알코올
2. 아이오도퍼, 4급 암모늄염 제제
3. 유효염소량 100ppm 이상 차아염소산나트륨(sodium hypochlorite)

더 알아보기

락스(차아염소산나트륨)를 희석하여 사용하는 방법

유한락스 기준이며 유한락스 회사 동의하에 공식을 공개합니다. 유한락스 유효염소 농도는 4.5% 기준으로 계산해보겠습니다. 4.5%는 45,000ppm입니다. 그렇다면 100ppm 유한락스 희석액을 만들려면 물 1L에 유한락스 몇 mL 섞으면 될까요?

(원하는 유효염소 농도)ppm × (만들려는 용량)mL = 45,000ppm × (넣어야 하는 락스)mL

100ppm × 1,000mL = 45,000ppm × xmL

100,000 = 45,000x

x = 2.2

※ 병원마다 사용하는 ppm은 다릅니다. 그러므로 소속된 병원에서 낮은 수준의 소독제로 락스를 사용한다면 기준에 따라 mix하여 사용하면 됩니다. 예를 들어 물 1L(1,000mL)에 락스 2.2mL를 섞는다면 455배 희석되는 것입니다.

물 1L + 유한락스 4.5% 2.2mL	100ppm, 455배 희석
물 1L + 유한락스 4.5% 4.4mL	200ppm, 227배 희석
물 1L + 유한락스 4.5% 6.6mL	300ppm, 152배 희석
물 1L + 유한락스 4.5% 8.8mL	400ppm, 114배 희석
물 1L + 유한락스 4.5% 11mL	500ppm, 91배 희석

CHAPTER 06

의료폐기물의 종류와 관리방법

다음은 간호사실에서 많이 사용하는 격리의료폐기물과 일반의료폐기물, 손상성 폐기물의 관리방법입니다. 의료폐기물은 종류별로 구분하여 전용 용기에 넣어 보관기간을 지켜 폐기해야 하며 폐기물 용기를 개봉한 후에 사용개시 날짜와 배출자(의료기관)를 적어야 합니다.

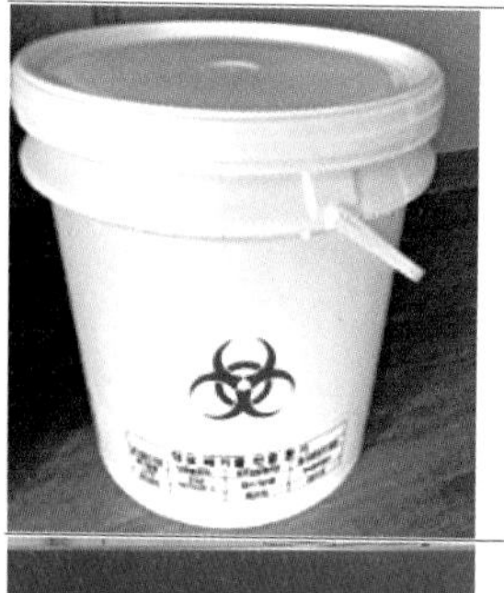

격리의료폐기물(보관기간 : 7일, 합성수지)

「감염병의 예방 및 관리에 관한 법률」 제2조 제1호의 감염병으로부터 타인을 보호하기 위하여 격리된 사람에 대한 의료행위에서 발생한 일체의 폐기물을 말합니다.

별도의 지침이 없다면 의료 행위와 직접적인 관련이 없는 식기와 잔반 등의 물품은 격리의료폐기물에 들어가지 않습니다.

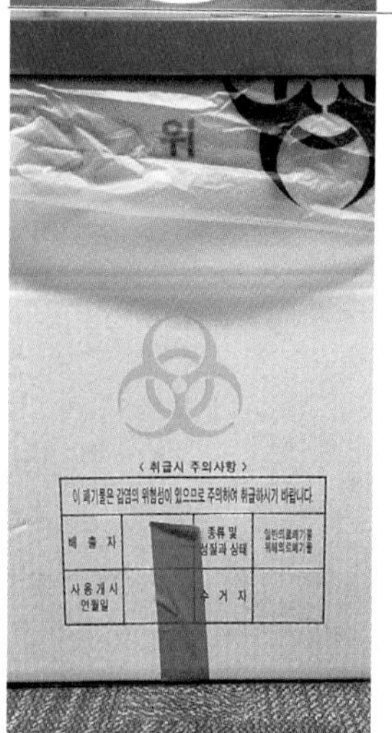

일반의료폐기물(보관기간 : 15일, 골판지)

혈액 · 체액 · 분비물 · 배설물이 묻은 탈지면, 붕대, 거즈, 일회용 기저귀, 생리대, 일회용 주사기, 수액세트 등을 말합니다. 환자에게 투여된 수액팩(내용물을 모두 버려야 함), 앰플병, 바이알병 등의 경우 백신 · 항암제 · 화학 치료제 및 혈액 등과 혼합 또는 접촉되지 않았다면 일반폐기물에 버립니다. 혈액, 채액, 분비들 등이 묻지 않은 경관식 세트, 석고 붕대와 의료기기는 의료폐기물로 분류되지 않습니다.

※ 일반의료폐기물과 일반폐기물을 구분하여 버리도록 합니다.

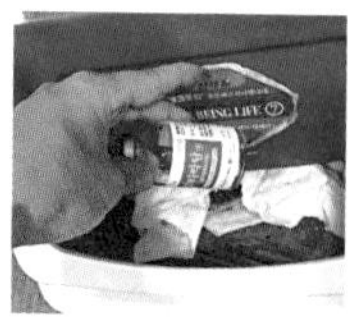
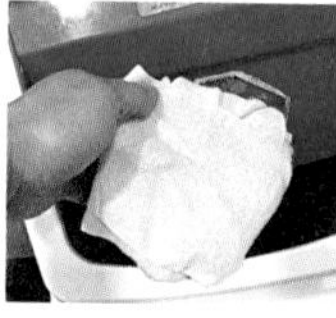
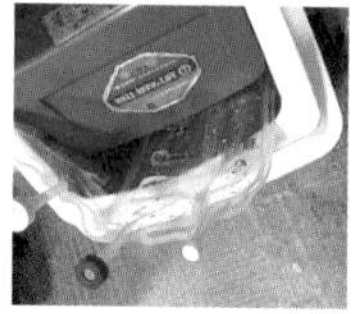

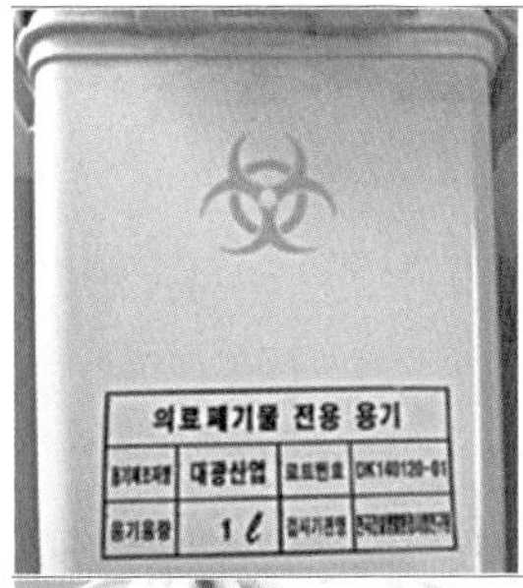

손상성 폐기물(보관기간 : 30일, 합성수지)

말 그대로 손상을 받을 수 있는 위험한 폐기물입니다. 주삿바늘, 봉합바늘, 칼날, 파손된 유리 재질의 시험기구, 한방 침, 수술용 칼날, 손상의 위험이 있는 앰플 등은 손상성 폐기물입니다.

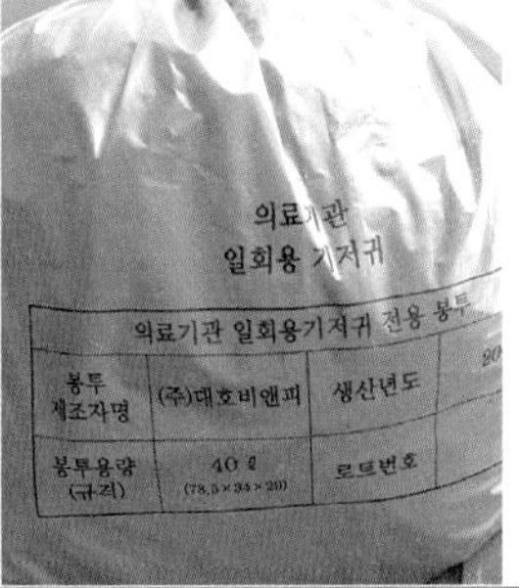

사업장 일반폐기물(보관기간 : 15일)

「폐기물관리법 시행령」 별표 2에 따라 감염병 환자, 감염병 의사환자, 병원체 보유자의 일회용 기저귀 및 혈액이 함유된 일회용 기저귀는 일반의료폐기물에 해당합니다. 그 외 환자에서 발생하는 일회용 기저귀는 사업장 일반폐기물로 처리해야 합니다.

사업장 일반폐기물은 일반종량제봉투가 아니라 전용 봉투에 담아서 배출자와 개시 연월일을 적어야 합니다.

신규 간호사
임상 매뉴얼

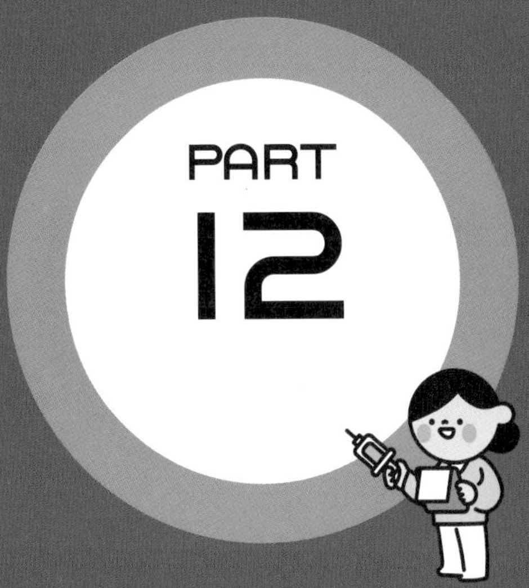

각종 tube와 catheter 관리방법

CHAPTER 01

PTBD (percutaneous transhepatic biliary drainage, 경피적 간담도 배액) 관리방법

담관이 폐색이 되었거나 담석이 있어서 담즙 배액이 어려움이 있을 때 담즙을 배액시키기 위해 튜브를 삽입합니다. 급성으로 담관에 염증이 왔을 때도 치료하는 동안 감압을 위해서 튜브를 삽입하기도 합니다.

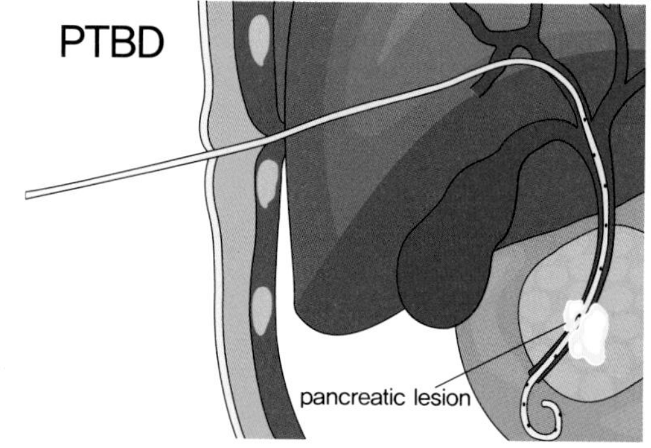

- 튜브가 삽입된 부위에 드레싱을 하고, 포비돈과 같은 소독제로 소독합니다. 거즈 드레싱은 2일마다 필름 드레싱은 7일마다 교체합니다. 단, 거즈 드레싱은 oozing이 있을 때 합니다.

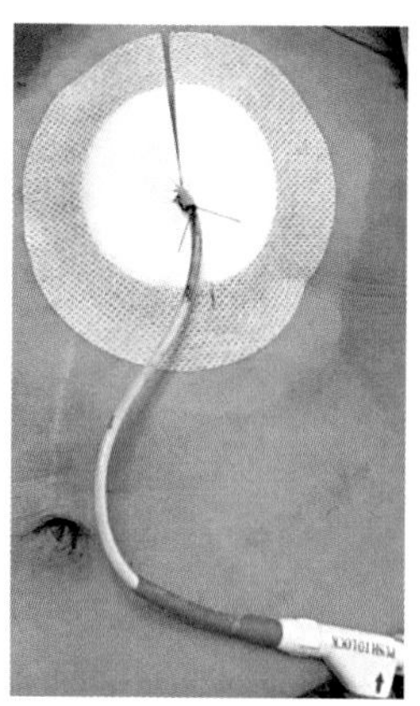

- 담즙은 끈적해서 막힐 수 있으므로 irrigation을 하루 1~2회 하기도 합니다. irrigation은 생리식염수 10mL 주사기를 사용합니다. 3-way를 통해서 주사기를 주입하는데 멸균장갑을 착용하고 포타딘으로 입구를 닦고 시행합니다. 3-way cap이 오염이 되지 않도록 바늘 주사기에 돌려서 끼워 두었다가 소독이 끝나면 다시 끼웁니다. irrigation할 때는 무리하게 밀어 넣지도 빼지도 말아야 하며, 발적, 출혈, oozing 양상과 주입량과 배설량을 확인하고 기록해야 합니다.
- bile bag은 항상 아래에 고정되어 위치하도록 하며 튜브가 눌리거나 꼬이지 않도록 주의합니다.
- bild bag은 비우고 나서 알코올 솜으로 배출구를 닦아 주어야 합니다.
- PTBD관이 실수로 분리되면 kelly로 집고 주치의에게 보고합니다.
- PTGBD(percutaneous transhepatic gallbladder drainage)는 튜브의 끝이 담낭에 있으며 관리하는 방법은 PTBD와 같습니다.

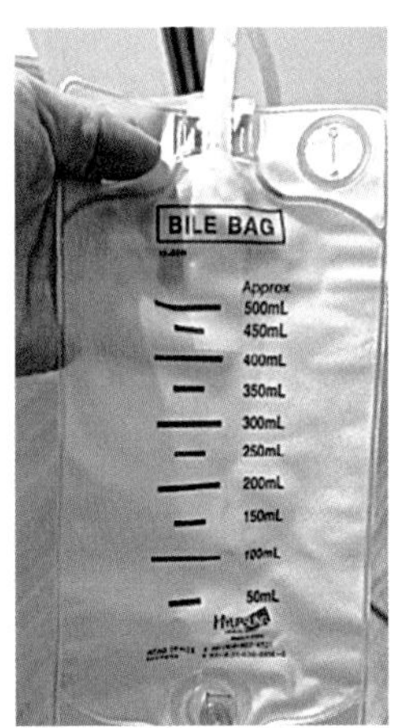

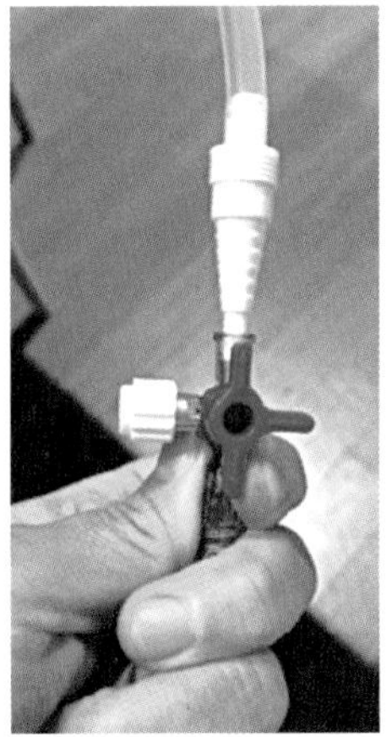

CHAPTER 02

M-vac(hemovac) 관리방법

수술한 부위의 분비물을 배액시키기 위해 삽입하며 M-vac(hemovac), JP drain 등 다양한 형태의 제품들이 있습니다.

- M-vac은 항상 아래에 위치해야 합니다. 또한 압축이 되어 음압 상태를 유지해야 하며 클램핑이 오픈되어 있어야 합니다. 이 부분은 너무 중요하니 근무 교대하고 확인을 해야 합니다.
- 배액물의 색깔과 양상을 확인하고 기록합니다. 갑자기 출혈 증상이 보인다거나 감염이 의심되거나 배액물의 양이 급격히 늘게 되면 보고를 해야 합니다.

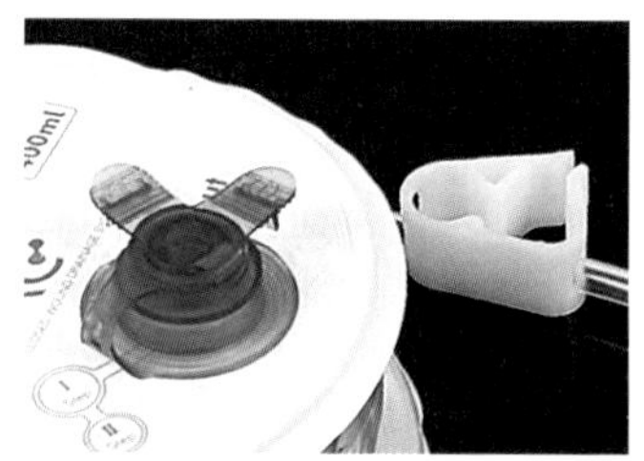

음압+클램핑 오픈이 중요합니다.

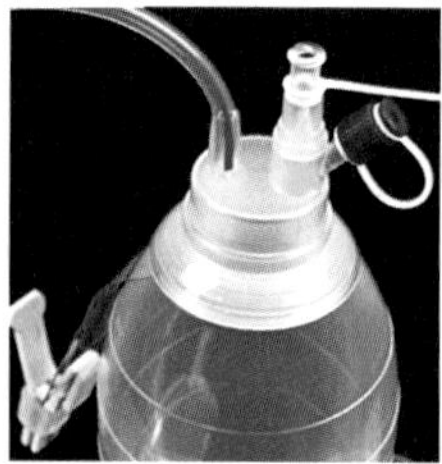

JP drain

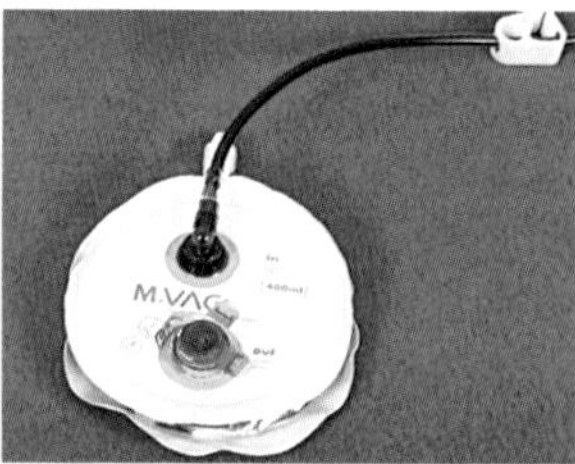

M-vac(hemovac)

M-vac 비우는 방법

1	M-vac을 비울 때는 반드시 클램핑을 합니다. 그리고 조심히 뚜껑을 열어 주세요.	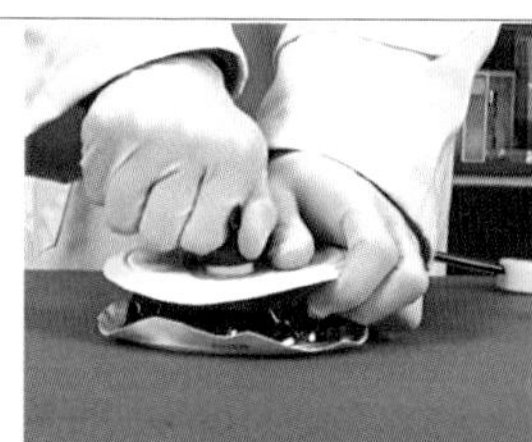
2	용기에 부어서 버려 주세요. 이때 배출구가 용기에 닿아서 오염되지 않도록 주의해야 합니다.	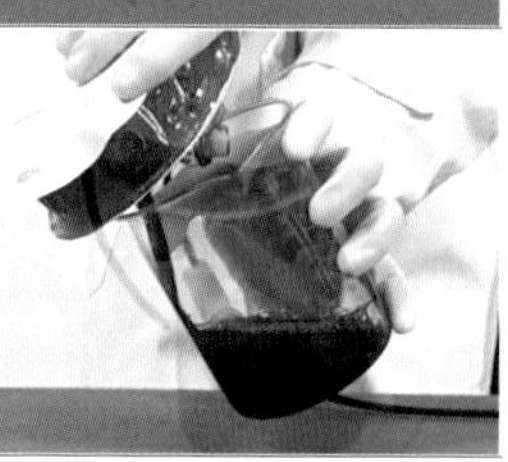

3	비우고 나서 배출구는 알코올 솜으로 소독해주세요.	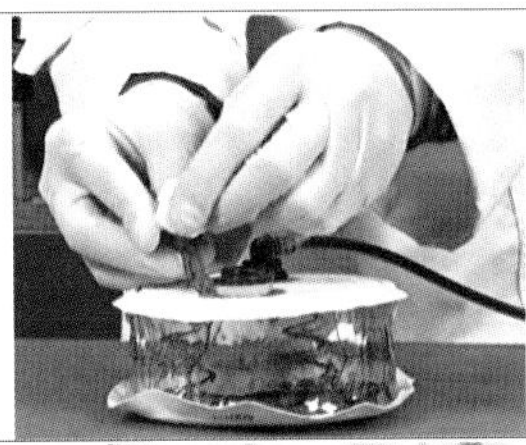
4	꾹 눌러서 음압을 유지한 채 뚜껑을 닫습니다. 그리고 다시 클램핑을 열어 주세요.	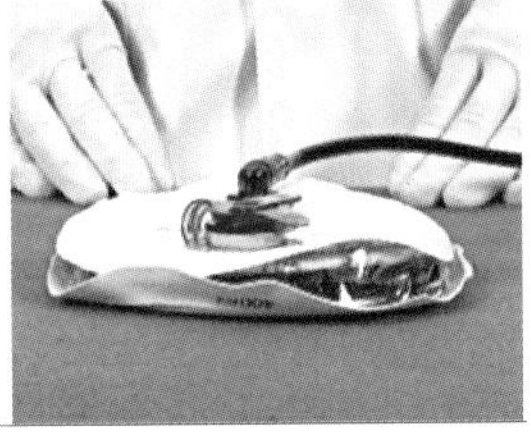

● 수술한 부위에서 나온 가스를 제거하는 방법

1	클램핑을 반드시 잠그고 뚜껑을 열어 주세요. 조심히 눌러서 가스를 제거합니다.	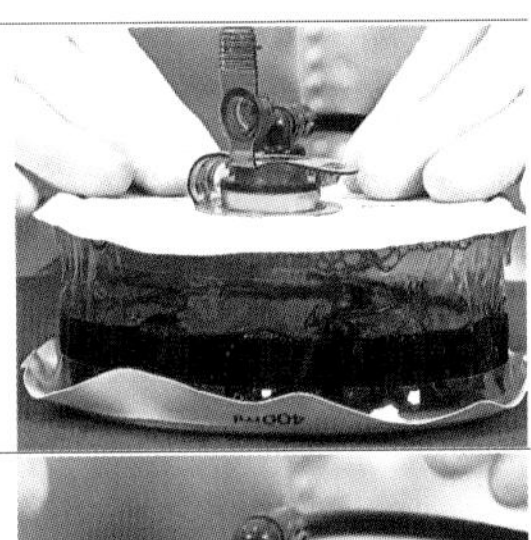
2	가스가 제거되었다면 꾹 눌러 음압을 유지한 채 뚜껑을 닫아 주세요. 그리고 클램핑을 반드시 열어 주세요.	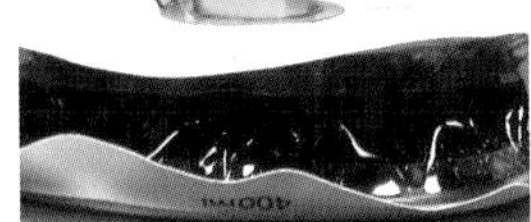

CHAPTER 03

L-tube natural drainage

L-tube를 한 환자가 구토를 하거나 ileus가 심할 경우 L-tube를 삽입하여 감압을 위해 natural drainage를 하기도 합니다. natural이라는 말 그대로 기계를 연결하는 것이 아닙니다. natural drainage하는 동안은 금식하는데, 경구약을 주라고 오더가 나기도 합니다. 이럴 때는 feeding 주사기를 이용하여 경구약을 소량의 물과 함께 주입 후에 위에 흡수가 되도록 30분 정도 drainage를 중단한 뒤 다시 배액관을 연결하면 됩니다.

1	**저압 지속 흡인기 이용하는 경우** L-tube와 연결하여 자연적으로 배액이 되게 하는 도구입니다. 펌프를 몇 번 누르면 음압이 형성되어 배액이 더 잘된다는 장점이 있습니다(배액물은 압력이 높은 곳에서 낮은 곳으로 흐르므로). K-vac과 같은 의료용 저압 지속 흡인기가 없다면 urine bag을 연결하기도 합니다.	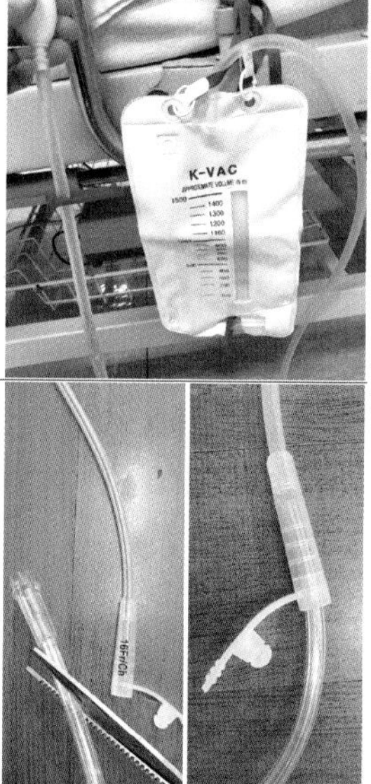
2	**저압 지속 흡인기가 없는 경우** 멸균생리식염수나 멸균증류수 빈통을 준비합니다. 고무관, 산소연결관, bile bag의 관을 활용하여 L-tube와 연결한 뒤 분리되지 않도록 테이프로 감아야 합니다. 수액세트를 연결하는 곳도 있는데 직경이 좁아서 효과가 떨어집니다. 관의 끝을 빈통 안에 넣고(물은 채우지 않아도 됩니다) L-tube가 빠질 수 있으니 환의복이나 시트에 면 반창고와 옷핀을 이용해 고정합니다.	

CHAPTER 04

PCD(percutaneous catheter drainage) 관리

경피적 카테터 배액술입니다. 복수, 흉수가 있거나 농이나 삼출물을 제거하기 위해 피부를 통해 catheter를 삽입하는 시술입니다(PCD는 몸의 어느 부위에든 삽입이 가능). 배액되는 양이 갑자기 많아지거나 양상이 바뀌었을 경우에는 주치의에게 보고해야 합니다. catheter의 끝부분이 돼지꼬리(pig tail)처럼 되어 있는 경우가 많은데 빠지는 것을 막기 위해서입니다.

drainage

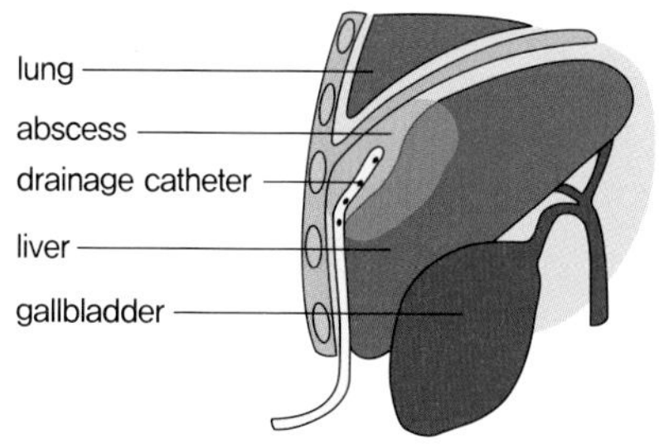

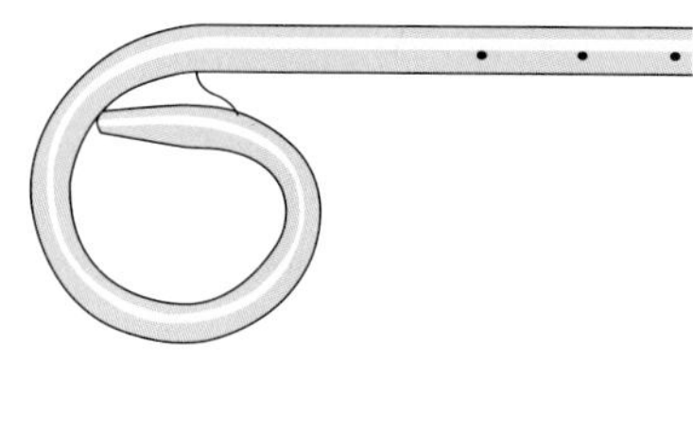

PCD를 하기 위한 catheter가 삽입된 주변부는 매일 소독을 하며 발적이나 삼출물, 부종, catheter 밀려나옴 등의 부작용이 없는지 확인하고 간호기록으로 남겨야 합니다. 1~2일마다 포비돈과 같은 소독제를 이용하여 소독하고 거즈 드레싱을 하면 됩니다. bile bag을 연결하여 자연적으로 배액이 되게 하며 필요하다면 irrigation을 할 수도 있습니다.

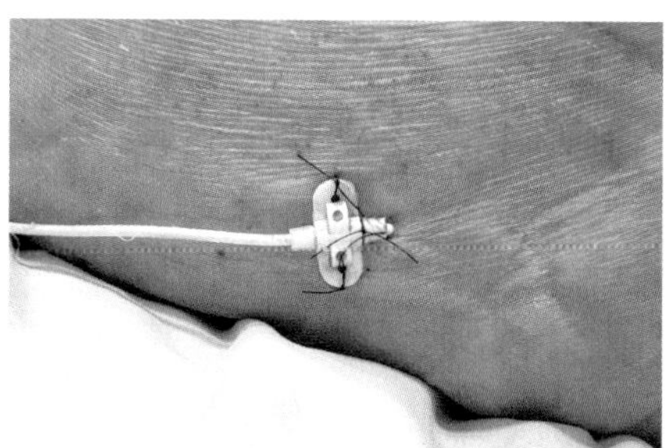

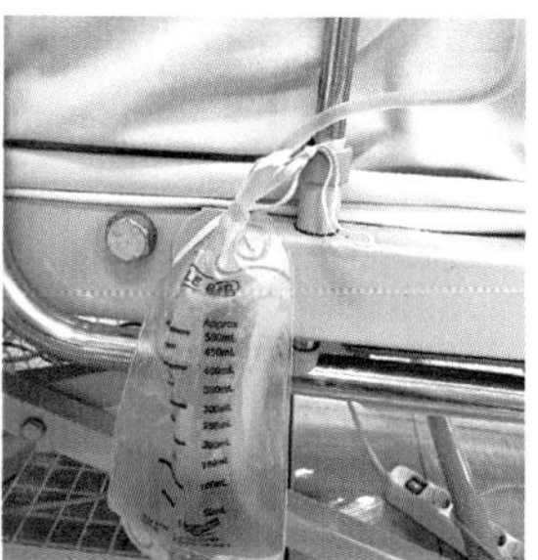

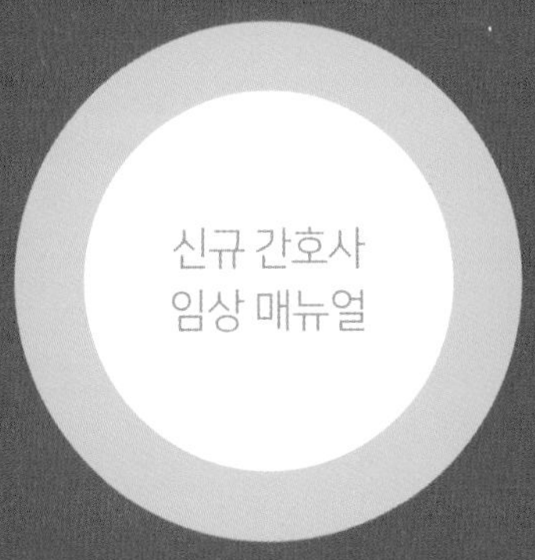

욕창은 어떤 이유로 인하여 거동이 힘든 상태에서 지속적인 압력이나 자극을 받아서 피부가 손상된 상태로, 여러 가지 복합적인 원인으로 인해 발생하는 경우가 많습니다. 욕창 발생 위험인자를 알고 예방을 하며 욕창이 생기게 되면 조기에 상태가 나빠지지 않도록 적절히 관리하는 방법을 습득해야 합니다.

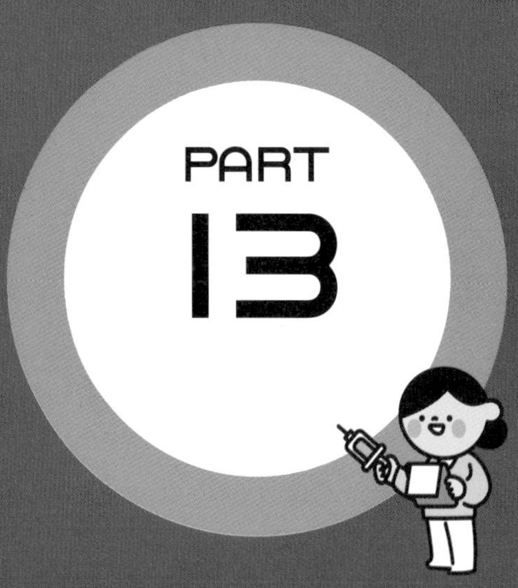

욕창(bed sore) 관리

CHAPTER 01

욕창 호발 부위와 예방법

1. 욕창 호발 부위

● 앙와위

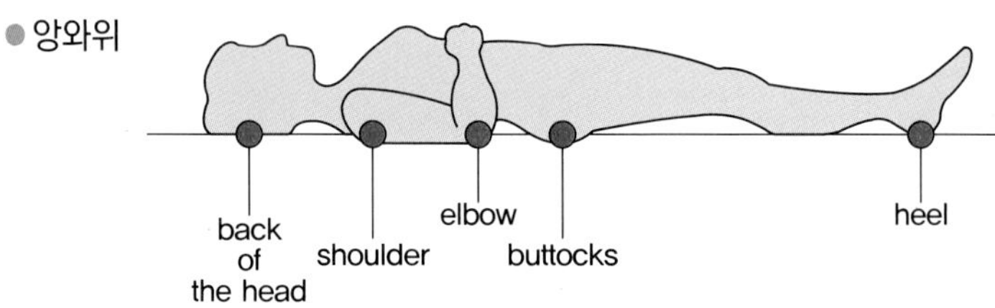

● 측위

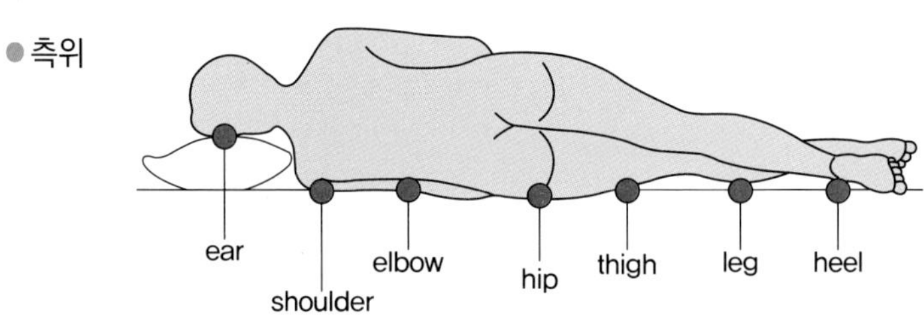

● 반좌위

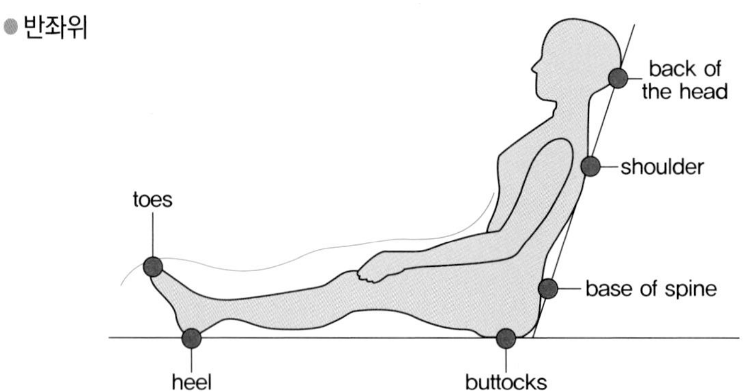

2. 욕창 예방 간호

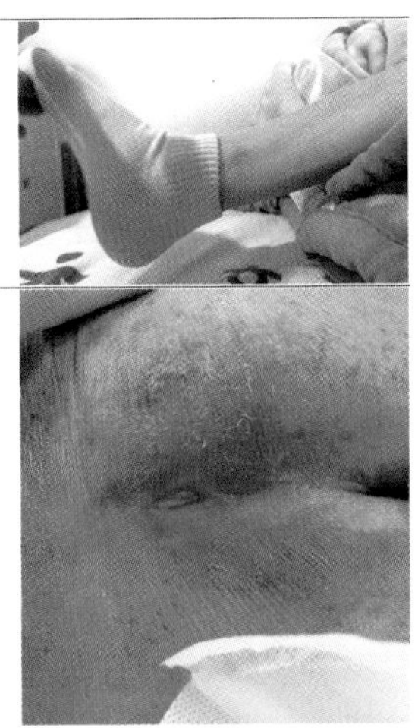

체위변경을 2시간마다 시행하며 30°보다 더 높은 반좌위는 압력을 많이 받으므로 주의해야 합니다. 천골 다음으로 발꿈치가 욕창이 잘 생기므로 압력이 가해지지 않도록 베개를 종아리에 적용하여 발이 들리도록 해야 합니다.

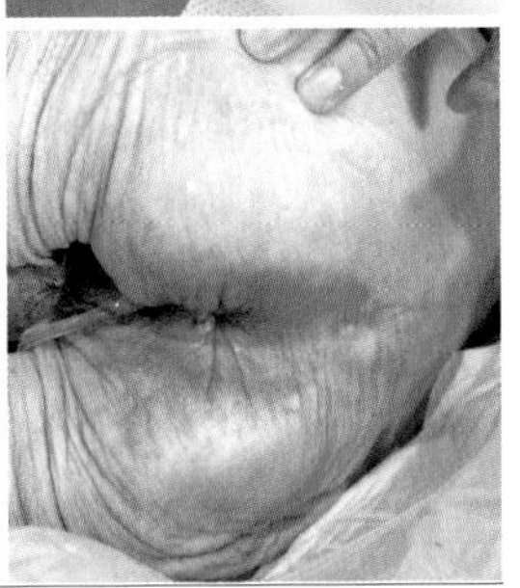

실금과 실변으로 인해 피부가 자극되는 경우에는 회음부용 피부 세척제를 사용하고, 피부 보호 크림을 바르며 수시로 열어서 확인합니다. 피부는 약산성인데 일반 비누는 알칼리이므로 피부 장벽을 무너뜨리기 때문에 중성 비누를 쓰는 것이 좋습니다. 그럼에도 불구하고 소변이나 대변으로 인해 욕창이 지속적으로 오염된다면 인공 장루나 foley catheter를 고려할 수도 있습니다.

빨갛게 된 피부는 문지르지 않으며 건조한 피부는 상처가 나기 쉽고 욕창을 발생시키므로 충분한 보습을 합니다. 일을 하다보면 빨갛게 된 부위에 포비돈과 같은 소독제를 발라달라고 요청하는 보호자와 간병인을 흔하게 봅니다. 상처가 벗겨져서 오염될 가망성이 높지 않다면 소독제를 바르지 않습니다.

항문 주위나 회음부에 상처가 있다면 대변과 소변에 오염되기 때문에 관리하는 것이 힘듭니다. 투명필름이나 듀오덤 등을 이용해 젖으면 계속 교체를 해주면서 상처가 배설물에 오염되지 않도록 관리하는 것이 중요합니다.

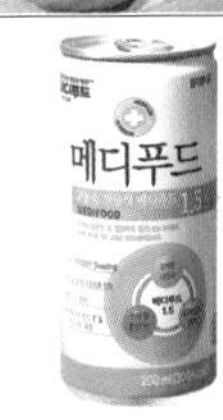

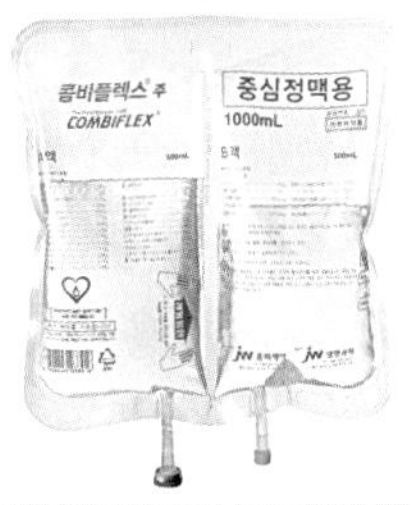

영양이 불량할 경우 욕창이 발생할 위험이 큽니다. 물은 노폐물을 배출시키고 영양소를 운반하는 등 욕창 치유에 있어서 중요한 역할을 하므로 금기가 아니라면 수분을 충분히 섭취하도록 합니다. 열량과 단백질 섭취를 늘려야 욕창 개선에 도움이 되므로 구강 섭취가 힘들다면 경장영양 혹은 TPN을 적극적으로 해야 합니다.

시트나 환자복에 주름이 생기지 않도록 팽팽하게 잡아당겨 주며 환자를 이동할 때는 끌지 않습니다.
링이나 도넛 베개를 사용할 경우 오히려 조직손상을 일으키고 가장자리의 혈액순환을 방해하며 부종을 일으킬 수 있습니다. 지금은 이런 제품을 병원에서 사용하지 않습니다.

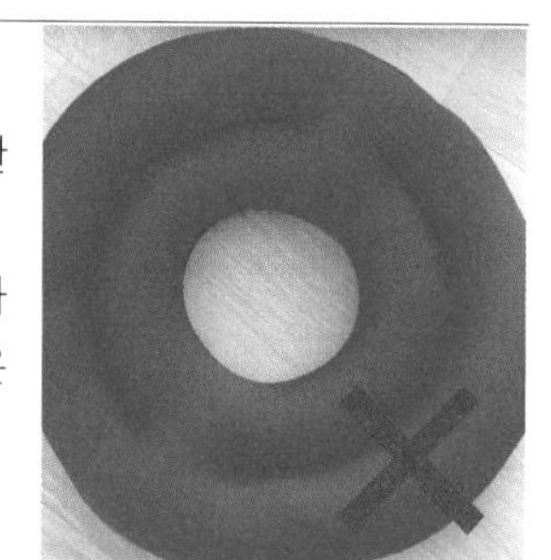

산소 mask나 산소 catheter, L-tube 등을 하고 있을 때는 피부가 눌리는 부위에 욕창이 생길 수 있습니다. 교체할 때 눌리는 위치를 변경해주고 패드를 대어주며 매일 상태를 관찰해야 합니다.

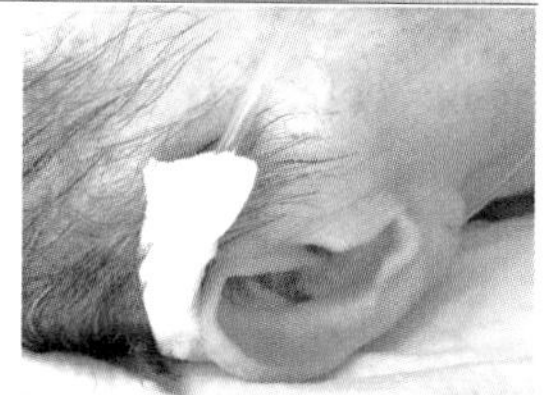

욕창이 잘 생기는 천골과 발뒤꿈치 등에는 폼이나 투명필름을 적용하는 예방적 드레싱이 도움이 됩니다.

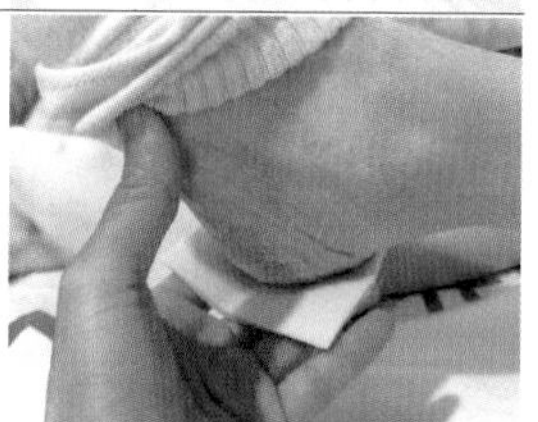

Tip 베리어 크림

와상 환자의 경우라면 소변과 대변, 땀 분비물로 인하며 피부가 자극을 받게 되는데 이러한 자극은 욕창을 생기게 하는 원인 중의 하나입니다. 시중에는 베리어 크림(피부 보호크림)이 판매되고 있는데 이러한 크림을 적극 활용한다면 욕창 예방에 도움을 줄 수 있으며 엠딜실, 프로실리프, 카레츠, 케빌론, 컴필 등이 있습니다.
이외에도 장루관리로 많이 사용하는 제품 중 잔여물 제거제나 접착물 제거 스프레이가 피부 자극을 줄이는데 도움이 됩니다. 본 책의 장루관리편(239p를 참고하세요)에 나오는 crusting 기법을 적용하는 것도 대변과 소변으로부터 피부를 보호할 수 있는 방법입니다.

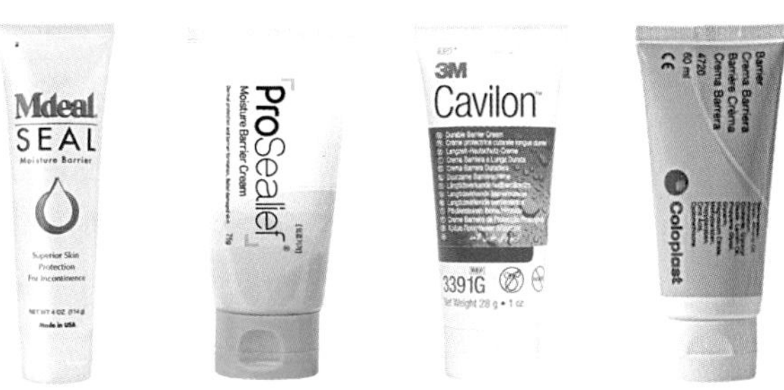

CHAPTER 02

욕창의 단계와 소독방법

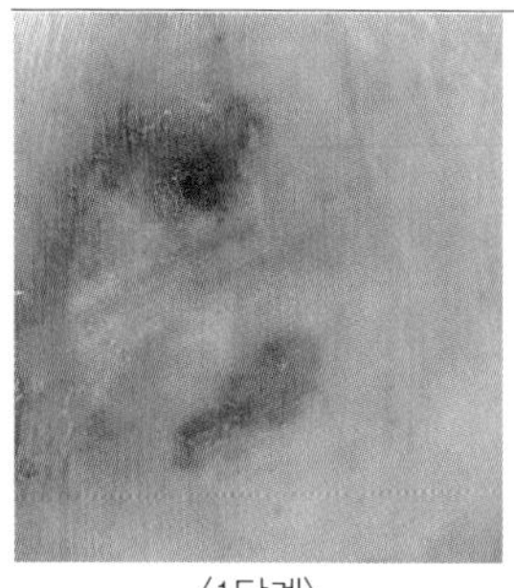
〈1단계〉

- 눌러져 있던 부위가 빨갛게 변해 있으며 시간이 지나도 색깔이 돌아오지 않습니다.
- 이 상태에서 계속 눌리게 되면 단계가 악화되므로 더 진행되지 않도록 관리가 중요합니다. 소변과 대변으로 자극이 되지 않도록 투명필름을 붙여 주며, 빨갛게 변한 부위가 더이상 눌리지 않도록 체위변경에 더욱 신경을 써야 합니다. 또한 폼이나 두꺼운 거즈를 붙여서 압력이 들어가지 않도록 보호하며 수시로 확인합니다.

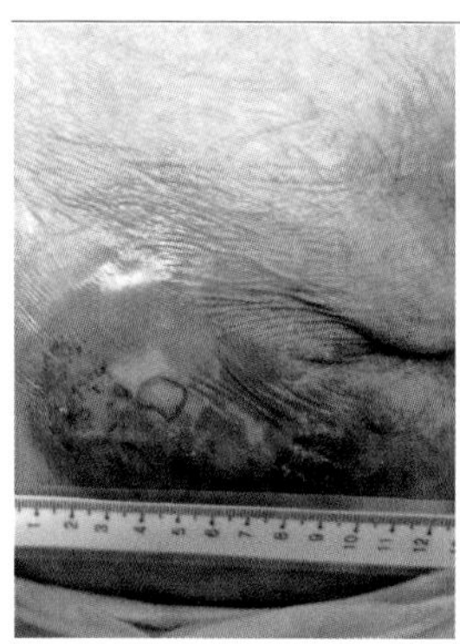
〈2단계〉

- 표피와 진피의 일부가 벗겨진 상태입니다. 비교적 상처 부위가 얕으며, 진물이 나오거나 수포가 부분적으로 발생하기도 합니다.
- 눌리지 않도록 주의해야 합니다. 드레싱이 본격적으로 필요한 단계이며, 생리식염수를 묻힌 거즈를 이용하여 깨끗하게 닦아냅니다. 포비돈과 같은 소독제는 상처의 회복을 오히려 지연시키기 때문에 불필요합니다. 다만 대소변에 오염이 될 확률이 높은 위치에 있는 욕창이라면 포비돈으로 소독 후 충분히 말리고 나서 생리식염수를 적신 거즈로 닦아내도록 합니다. 염증반응이 없는 깨끗한 상태에서 삼출물이 소량 나온다면 하이드로콜로이드 드레싱을 적용하고, 삼출물이 많다면 메디폼을 적용합니다. 삼출물이 흡수되는 정도를 확인 후 드레싱 간격을 조정하는데 대게 3일에 한 번씩 교체를 합니다.

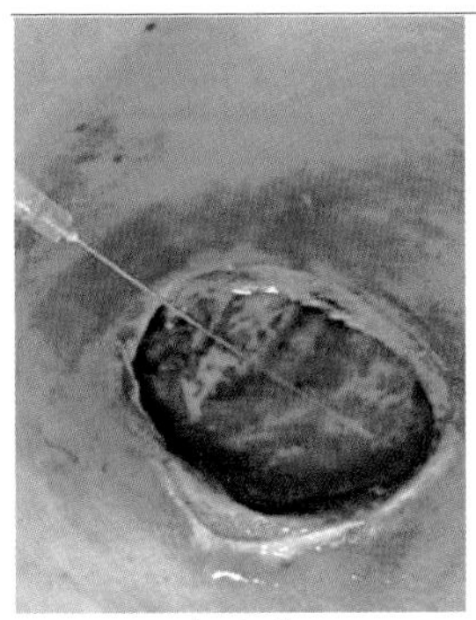

〈3단계〉

• 근막, 근육, 뼈의 노출은 없지만 전층 피부 손상이 발생한 상태이며 괴사가 있을 수 있습니다. 동로(sinus tract)와 잠식(undermining)이 흔하게 보입니다. → 사강(dead space)

undermining

겉으로 봐서는 이상이 없어 보이나 피부층을 따라 넓고 깊게 패인 상태

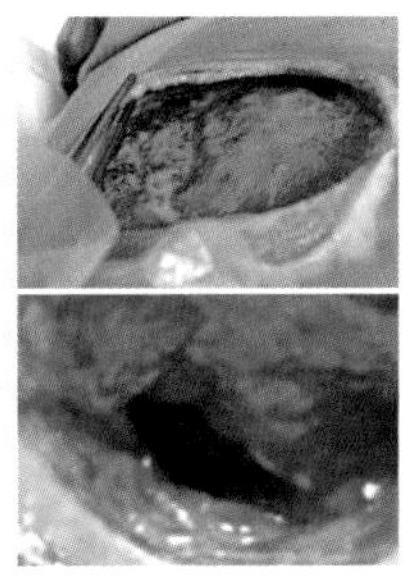

sinus tract

한 방향으로 깊게 뚫린 터널

• 20mL 주사기에 생리식염수를 잰 뒤 상처를 열고 세척합니다. 이전 드레싱의 잔여물, 세균, 찌꺼기 등을 씻어 내기 위한 것으로 세척하는 과정은 욕창 개선에 도움이 됩니다. 욕창 조직에 가해지는 압력을 피하기 위해 주사기를 빼고 하기도 합니다.

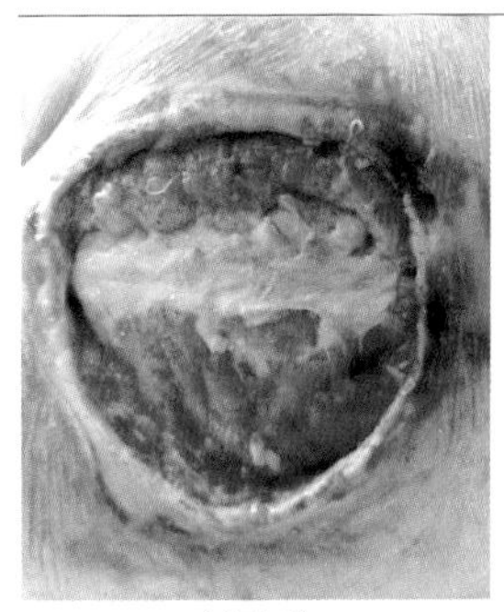

〈4단계〉

• 전층 피부손상 상태로 근막, 근육, 뼈, 지지조직(건, 인대 등)이 보입니다.
• 삼출물이 많다면 칼슘 알지네이트나 하이드로화이버 드레싱을 합니다. 괴사 조직과 slough tissue가 있다면 욕창 치유가 방해되니 그때마다 제거를 해주어야 합니다. 사강에는 하이드로겔이나 습윤 거즈로 패킹을 해주며 이때 욕창 주변의 상처는 영향을 받지 않도록 합니다. 2차 드레싱은 두꺼운 거즈나 폼을 부착합니다. 감염되었다고 판단되면 은이 함유된 항균 드레싱이나 포타딘을 섞은 습윤 드레싱을 유지합니다.

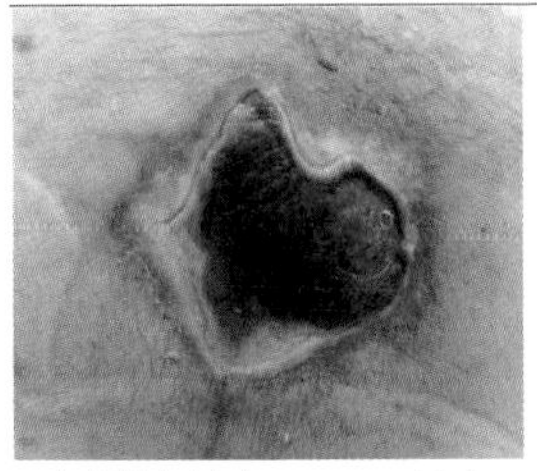

분류불가능(unstageable)

• 검은 괴사 조직으로 덮여 있어서 단계를 알 수가 없습니다.
• 괴사조직을 제거하고 난 후에 G1~4 단계가 명확해지면 단계에 맞는 드레싱을 해야 합니다.

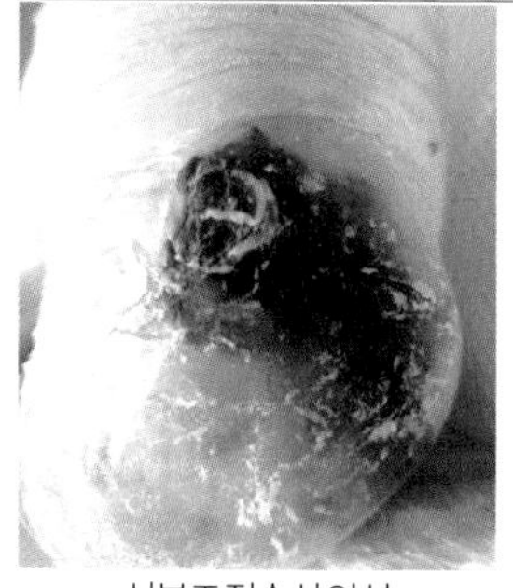
심부조직손상의심
(SDTI ; Suspected Deep Tissue Injury)

- 피부의 일부가 적색 혹은 보라색으로 변해 있고 누르면 안에 무엇인가 있는 듯한 느낌이 들며 단계로 표현하기 힘듭니다.
- 폼이나 두꺼운 거즈로 보호를 하면서 눌리지 않도록 주의 관찰이 필요합니다. SDTI는 괴사되어 분류불가능한 단계로 진전되기가 쉽습니다. 발뒤꿈치는 욕창이 생겨서 소독을 하더라도 쉽게 낫지 않으므로 드레싱할 때 더욱 신중해야 합니다.

더 알아보기

maceration

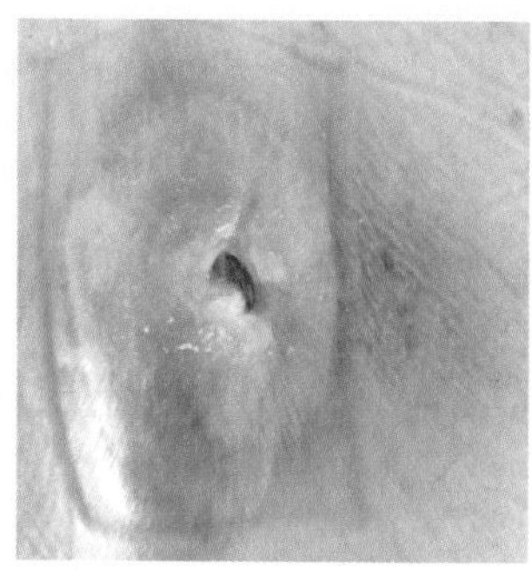
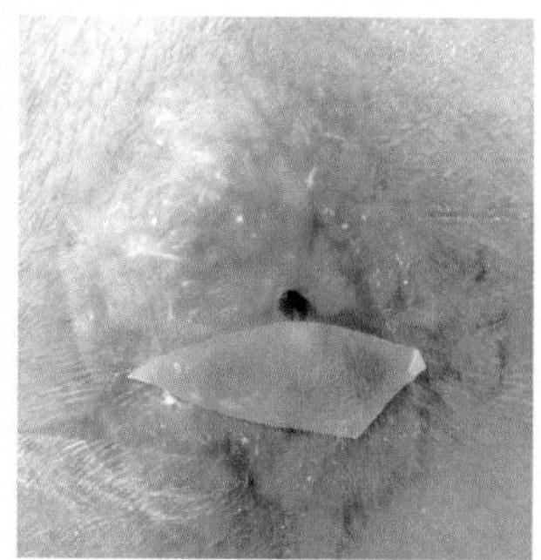

위의 사진은 등에 발생한 욕창 상처이며 상처에서 삼출물이 아래방향으로 계속 흘러내리면서 maceration이 발생한 상황입니다. maceration은 상처가 짓물렀다는 말입니다. 상처에서 나오는 삼출물을 흡수할 수 있도록 몰더블링이나 듀오덤과 같은 제품을 붙여서 아래로 흘러내리는 삼출물을 흡수시키는 방법을 사용합니다. maceration을 예방하기 위해서는 축축한 드레싱 재료가 상처 주변의 정상 피부를 덮지 않도록 합니다.

CHAPTER 03

욕창 드레싱 재료의 종류와 구분

욕창 드레싱은 욕창의 단계와 상태에 맞추어서 적용해야 합니다. 욕창이 습도를 적절히 유지하게 하고, 삼출물이 있다면 흡수를 시켜야 하며, 2차 감염이 없도록 해야 합니다. 최근에 나온 욕창에 적용하는 재료들은 이러한 조건을 대부분 만족시킵니다.

Tip 욕창의 사이즈를 측정하는 방법

보통 머리부터 발끝까지 기준으로 보아 가장 긴 길이를 직각으로 했을 때 가장 큰 너비를 측정합니다. 터널링, 욕창 깊이 등은 면봉을 생리식염수를 묻혀 삽입하여 깊이를 측정하여 길이를 잽니다(단위 : cm).

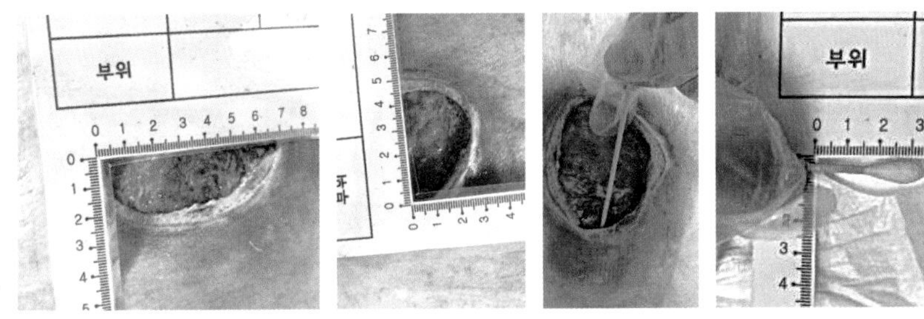

가장 큰 너비(7cm) × 가장 긴 길이(5cm) × 깊이(3.5cm)

1. debridement(변연절제술)

괴사된 조직 등은 상처가 치유되는 데 방해가 되며 세균이 번식하므로 제거해야 합니다. 괴사된 부위를 제거하고 사강에 생리식염수 패킹, 듀오덤 겔, 알지네이트 혹은 하이드로화이버로 채운 뒤 폼 혹은 거즈로 덮습니다. 괴사가 된 오래된 조직들은 드러내어 급성 상처로 만들어서 치유를 촉진시키는 것이 중요합니다. 이때 tooth forcep, 에디슨 forcep과 같은 조직을 잡기 쉬운 도구가 필요합니다. 변연절제술을 하기 전에 아스피린과 같은 지혈을 방해하는 약물을 투약하고 있는지 확인이 필요합니다.

바이오 필름은 미생물들이 모여서 끈적한 막을 형성하는 것입니다. 바이오 필름은 세균이 만들어낸 것인데 보통 누런색의 끈적끈적한 농처럼 보이는 막입니다. 바이오 필름으로 인해 slough tissue가 계속 발생하는데 누런 색깔의 끈적한 형태를 보입니다. debridement을 하고 나서 상처가 깨끗하다면 포비돈이나 은 제품은 불필요하며, 듀오덤 겔이나 생리식염수 패킹을 하면서 습도를 유지하여 조직이 재생하도록 도와줍니다.

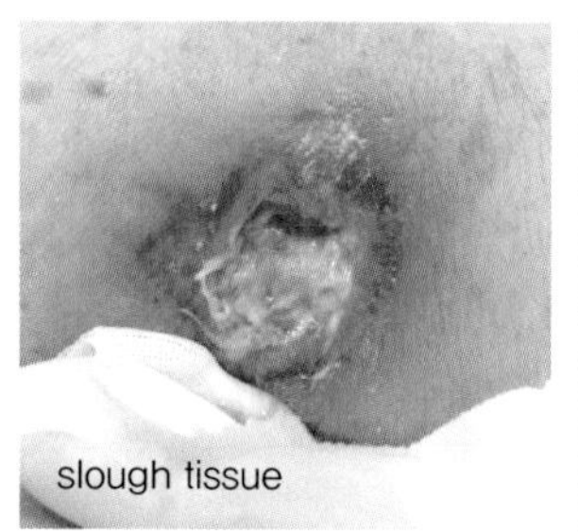
slough tissue

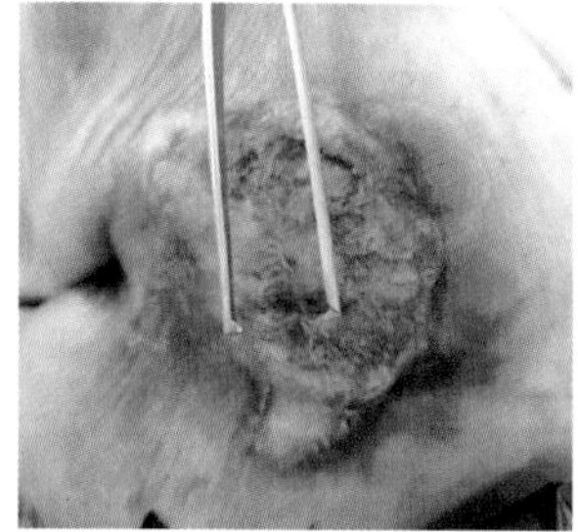

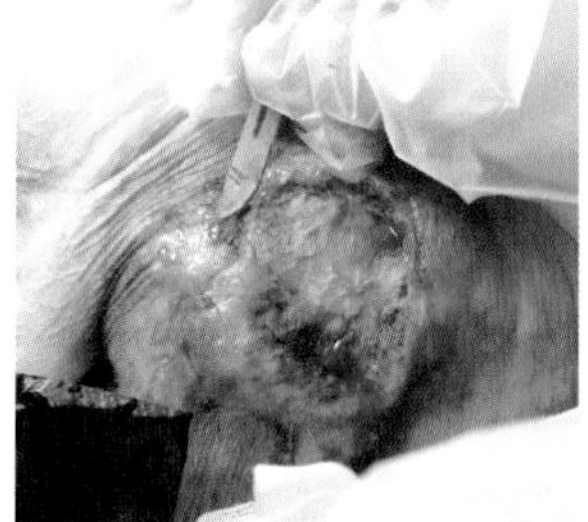

2. 욕창 드레싱 재료

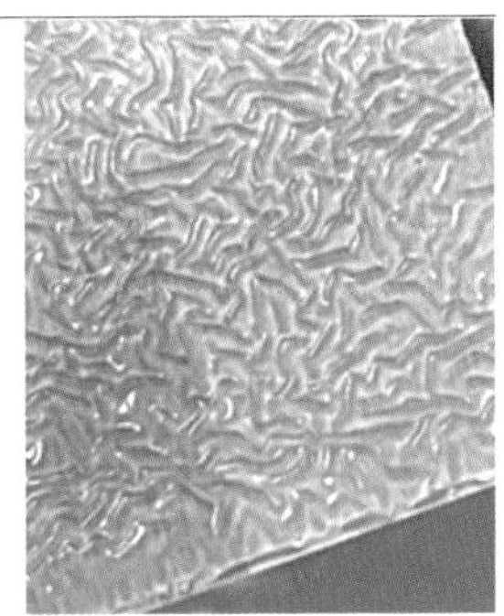

하이드로콜로이드 드레싱(hydro colloid dressing)

두께가 얇아서 삼출물이 적은 상처에 효과적입니다. 삼출물의 양에 따라서 교환주기가 정해지는데 흡수되는 양이 거의 없다면 7일에 한번 교체해도 무방합니다. 삼출물이 흡수되면 진득한 형태의 젤리 같은 모양으로 변하고 드레싱 표면이 불룩하게 나오는데 이것을 pus로 오인하면 안 됩니다. 완전폐쇄 환경을 만들기 때문에 감염이 의심되는 곳에는 적용하지 않습니다. 방수 기능이 있어서 소변과 대변으로 오염이 될 우려가 되는 1~2단계 욕창에도 보호의 목적으로 적용 가능합니다.

습윤 환경은 상처 치유의 촉진을 시키고 통증을 줄이는 역할도 합니다.

※ 제품 : Duoderm CGF, Duoderm Extra Thin

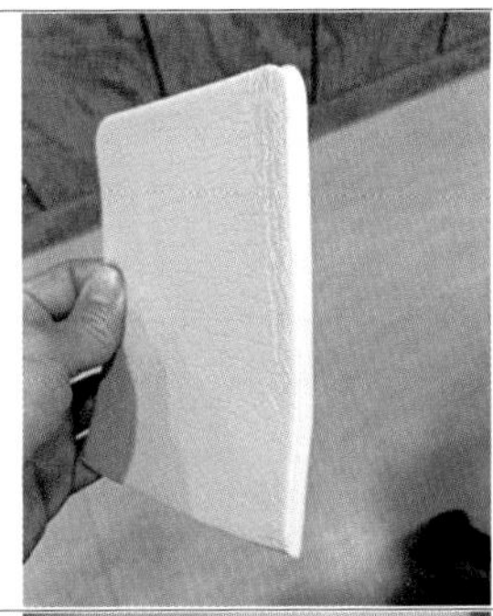

폼 드레싱(foam dressing)

하이드로콜로이드 드레싱보다 두께가 더 두꺼우며, 삼출물이 많은 상처에 적용합니다. 흡수한 수분을 작은 구멍들을 통해 밖으로 빼내므로 더 많은 삼출물을 흡수할 수 있기 때문입니다. 접착되는 제품과 접착이 되지 않는 제품 두 가지가 있으며 1단계 욕창에서 눌리는 것을 막기 위해서 사용하기도 합니다. 또한 습윤환경도 만들 수 있습니다.

※ 제품 : Allevyn Medifoam Mepilex

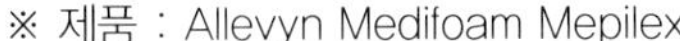

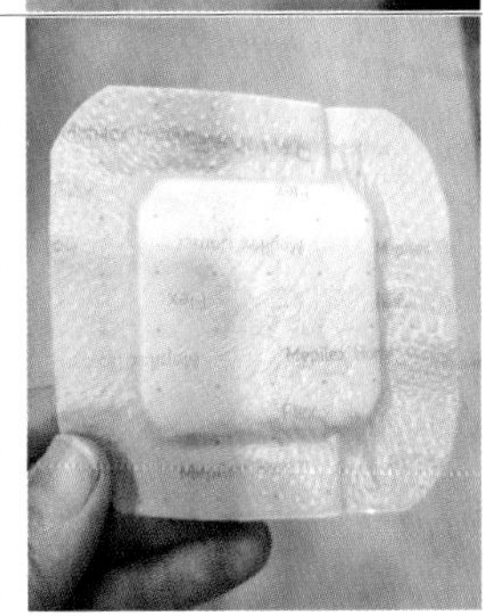

mepilex border 드레싱, allevyn gentle border 드레싱

폼 위에 테이프(border)가 부착된 일체형이므로 삼출물이 흡수가 잘 되며 별도의 2차 드레싱이 필요하지 않다는 것이 큰 장점입니다. 부드럽게 떼어지며 잘 늘어나기 때문에 굴곡 있는 부위에도 부착이 잘 됩니다. 발뒤꿈치와 같이 붙이기 애매한 곳의 전용 제품도 판매되고 있습니다.

border가 있는 제품은 사이즈를 신딕할 때는 border까지 포함한 사이즈를 상처에 닿는 폼의 사이즈라고 착각하면 안 됩니다. 예를 들어 겉 봉지에 7.5×7.5라고 적힌 것만 보고 뜯어서 사용하려는데 상처에 닿는 부위는 4.5×4.5 밖에 되지 않아 당황할 수 있다는 말입니다.

투명필름 드레싱(transparent polyurethane film dressing)

얇고 투명해서 상처의 확인이 가능합니다. 흡수력은 없으며 수분의 침입은 불가능하기 때문에 삼출물이 많은 부위에는 사용이 안 됩니다. 습윤환경을 조성할 수 있으며 소변과 대변으로부터 오염이 될 우려되는 부위에 보호용으로 부착하기도 합니다.

※ 제품 : OpSie Flexifix Tegaderm(3M)

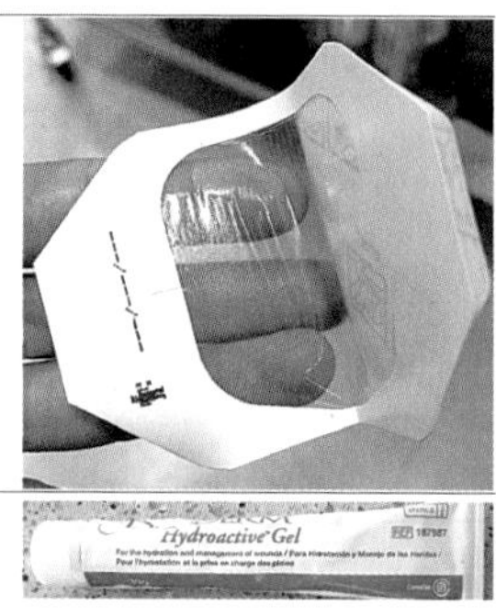

하이드로젤 드레싱(hydrogel dressing)

물 혹은 글리세린이 대부분을 차지하며 보통 튜브에 들어 있습니다. 상처를 촉촉하게 하며 괴사한 조직에 수분을 공급해 주기 때문에 식균세포의 활성화를 위한 습윤환경을 만들어 줍니다. 괴사한 조직을 녹이기 위해 하이드로젤을 짜서 바르고 흡수력이 뛰어난 아쿠아 셀을 채우고 메디폼으로 덮으면 효과적입니다. 젤을 적용하면 흘러내릴 수 있으므로 거즈나 폼으로 덮어야 하며 삼출물이 많은 부위는 피해야 합니다.

※ 제품 : DuoDERM Hydroactive Gel,
레피젤(포비돈이 들어간 하이드로젤이며 감염된 상처에 사용)

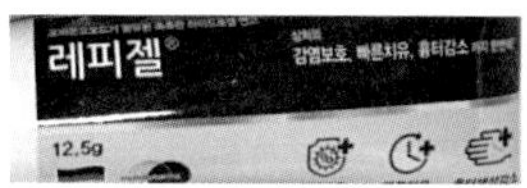

항균 드레싱(antimicrobial dressing)

아쿠아 셀 Ag는 은이 함유된 제품입니다. 상처에 흡수되어 은이 단백질 분해 효소의 활동을 감소시키며, 염증을 줄이는 효과가 있어서 감염된 상처에 많이 사용합니다.

포비돈을 거즈에 적셔 적용하는 것과 메디허니와 같은 의료용 꿀도 항균효과가 있습니다.

감염이 보일 때 사용하며 감염 증상이 없어지면 중단해야 합니다. 또한 상처 주변 피부에 닿지 않도록 합니다.

※ 제품 : Aquacel-Ag, 메디허니

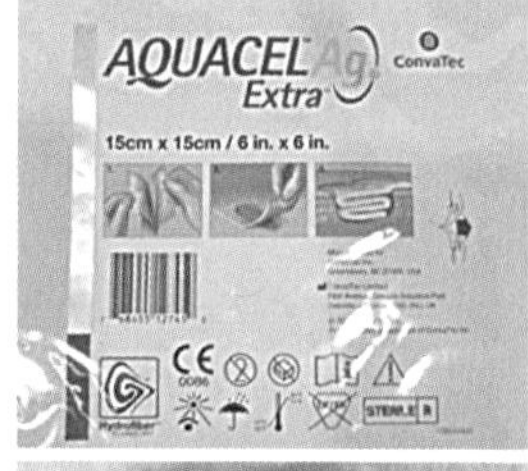

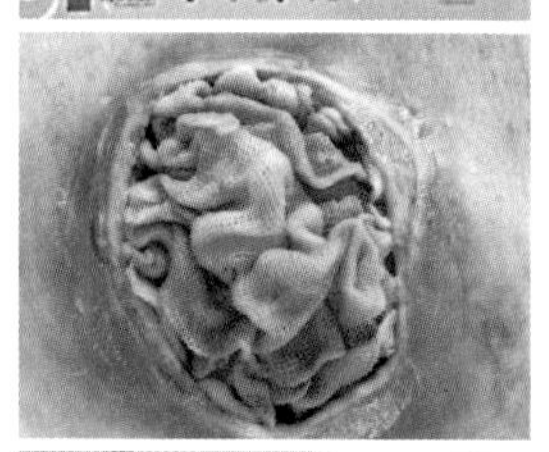

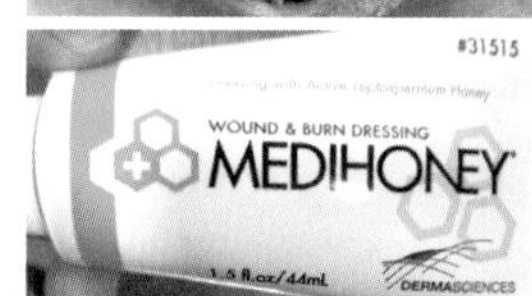

칼슘 알지네이트 드레싱(alginate dressing)

상당한 삼출물을 흡수하고 지혈 효과가 있지만 감염된 상처에는 부적합합니다. 드레싱 교체 시 남아 있는 알지네이트를 모두 제거를 해야 하며, 붙였던 알지네이트를 떼어 낼 때는 생리식염수를 적시지 않으면 조직이 같이 떨어질 수 있습니다.

※ 제품 : algisite kaltostat seasorb

하이드로 화이버 드레싱(hydro fiber dressing)

알지네이트 제품보다 더욱 많은 삼출물을 흡수시킬 수 있는 제품입니다. 삼출물과 만나면 겔로 바뀌며 습윤 환경을 만들어 상처 치유를 도모합니다.

※ 제품 : aquacel

습윤 거즈 드레싱(continuously moist gauze dressing)

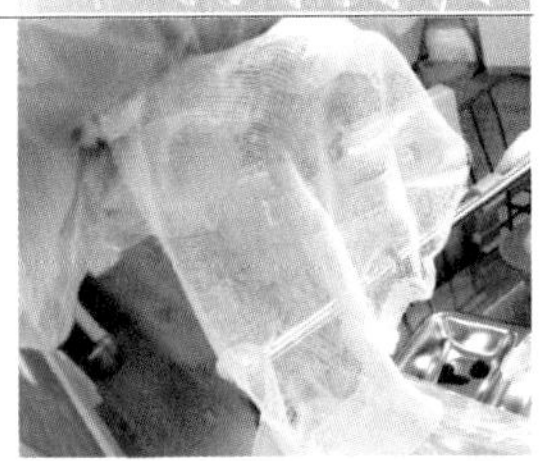

거즈를 사강에 패킹할 때 한 장씩 펼쳐서 꽉꽉 밀어 넣지 않는 것이 중요하며, 거즈를 한 장씩 펼쳐서 헐렁하게 채워야 합니다. 상처를 습하게 유지하기 위해 지속적으로 생리식염수에 적신 거즈를 교환해야 하며 거즈를 사강에 70% 정도 패킹해야 합니다.

포비돈 같은 소독약을 사용하게 되면 세포에 독성반응이 보여 상처 치유가 늦어지므로 사용하지 않지만, 감염이 보일 때는 사용이 가능합니다. 욕창의 주변부가 축축해지지 않도록 주의합니다.

음압치료(VAC dressing)

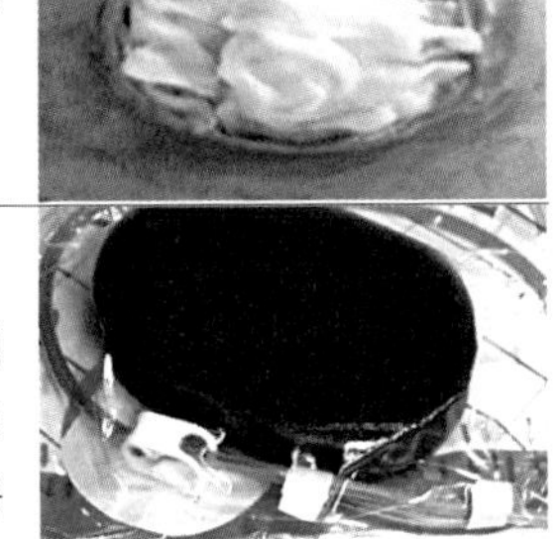

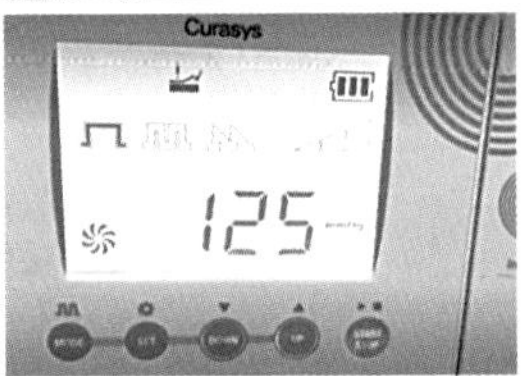

욕창에 음압을 걸어서 삼출물을 빨아 당기고 새로운 조직이 생성되는 것을 촉진시켜 주며, 상처 부피를 줄이는데 효과적입니다. 검은 스폰지를 욕창 사이즈에 맞게 잘라서 넣고 필름을 씌운 뒤 전용 연결 튜브를 고정시키고 기계를 작동시킵니다. 이때 드레싱 교체는 반드시 무균적으로 해야 합니다.

음압치료를 하기 전에 괴사조직을 제거해야 하며 음압치료를 적용하는 동안 출혈이 많다면 지혈을 해야 할 필요가 있으므로 의사가 확인해야 합니다.

더 알아보기 1

투명필름의 방수효과

투명필름을 손에 부착하여 수돗물을 틀어보았습니다. 물기를 닦은 후 투명필름을 뜯어 보니 물이 한 방울도 들어가지 않았습니다. 투명필름을 붙이고 두 시간이 지났는데 촉촉한 느낌이 듭니다.

투명필름으로 드레싱을 한 환자가 샤워를 해도 상처가 젖지 않을 만큼 방수효과가 뛰어난 제품입니다.

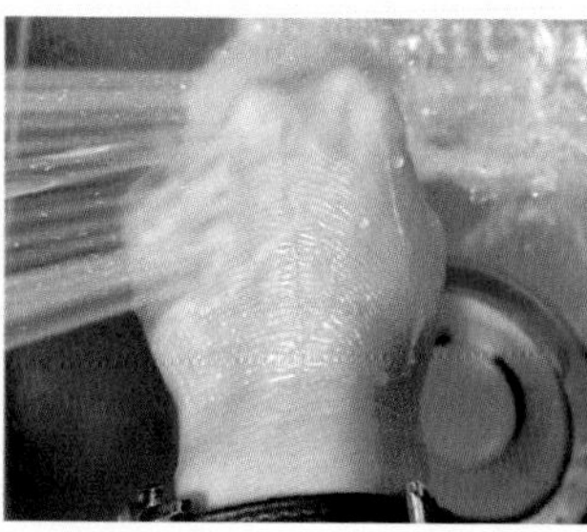

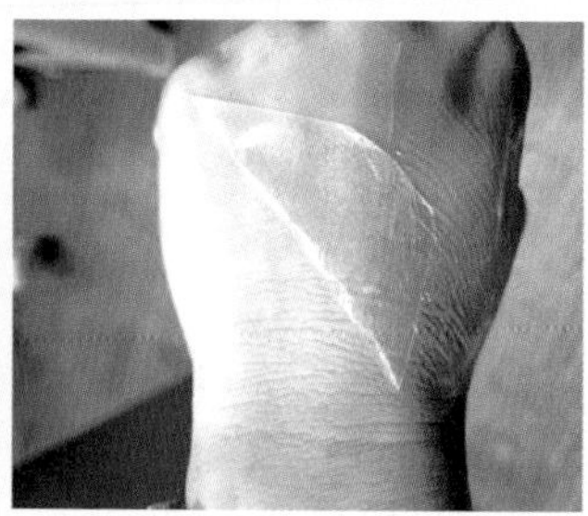

더 알아보기 2

항생제가 필요한 욕창

욕창에 염증이 보이면 주치의에게 보고 후 항생제를 복용해야 합니다. 염증이 있는 욕창은 주변부에 발적과 열감이 있거나 농이 나오고 악취가 나기도 합니다.

다음 사진은 염증이 심했던 욕창과 항생제 처치 후에 호전이 된 욕창의 전후를 비교한 사진입니다. 간호사는 환자의 상처를 세심하게 확인하여 문제가 있는 상황을 알아내는 능력을 키워야 하는데 그러기 위해서는 상처를 많이 접해보고 공부를 해야 하며 기회가 된다면 직접 드레싱을 해보아야 합니다.

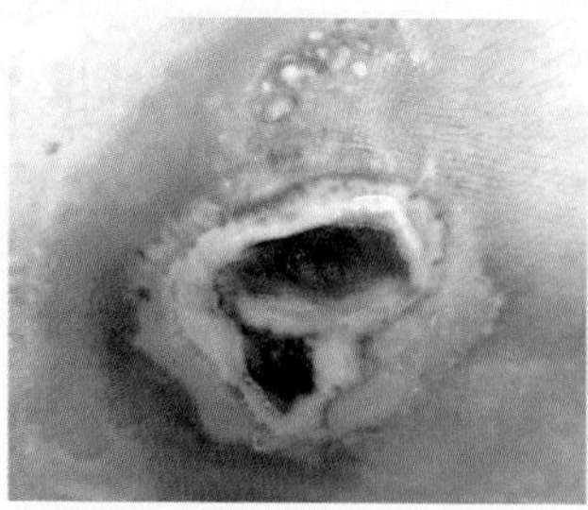

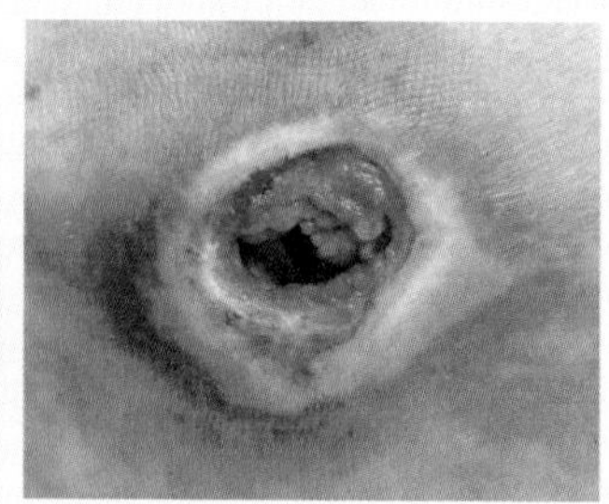

Tip fix roll과 투명필름을 잘 붙이는 방법

fix roll

드레싱을 하고 나서 부착을 하기 위해 많이 이용하는 제품입니다. 사진과 같이 접착필름이 두 군데로 갈라져 있습니다. fix roll을 잘 붙이려면 한 군데의 접착필름만 떼어 내고 반만 부착한 뒤 나머지 반을 떼어 내야 합니다. 접착력이 좋아서 접착필름을 모두 떼어 버리면 서로 붙어 버려서 버리게 될 가망성이 높습니다.

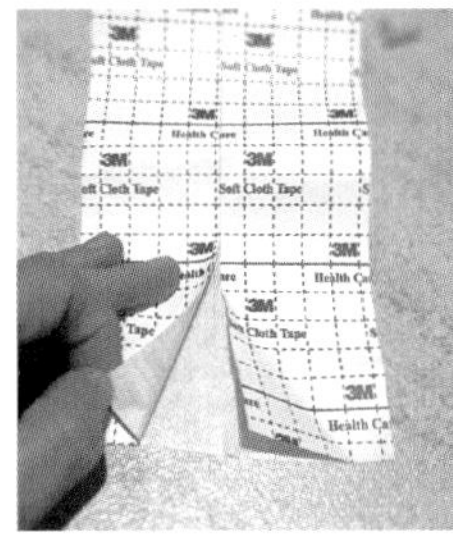
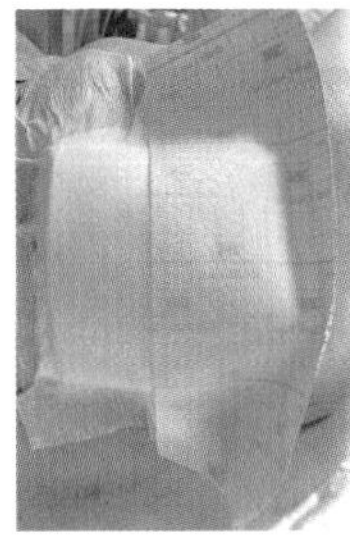
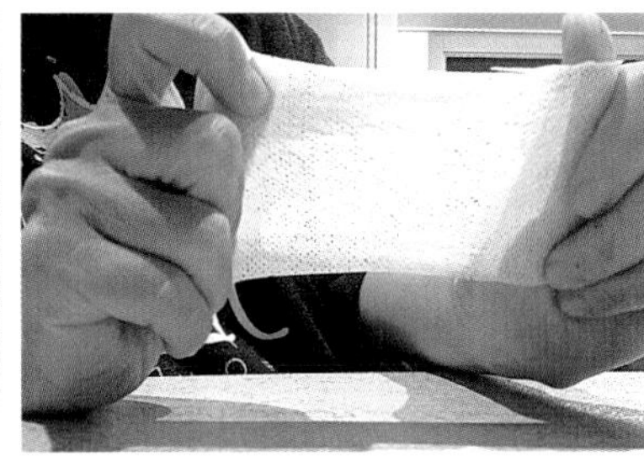

투명필름

투명필름은 감염 여부를 바로 파악할 수 있으므로 많이 사용합니다. 투명필름은 아주 얇고 접착력이 좋아서 잘못 떼어 내면 버리게 될 가망성이 높습니다. 접착필름을 미리 벗겨 내지 말고 조심스럽게 위에서부터 붙이면서 동시에 벗겨야 합니다. 그리고 주변부에 있는 접착필름을 조심히 벗기는데 투명필름이 떨어지지 않게 손가락으로 누르면서 벗겨 내세요.

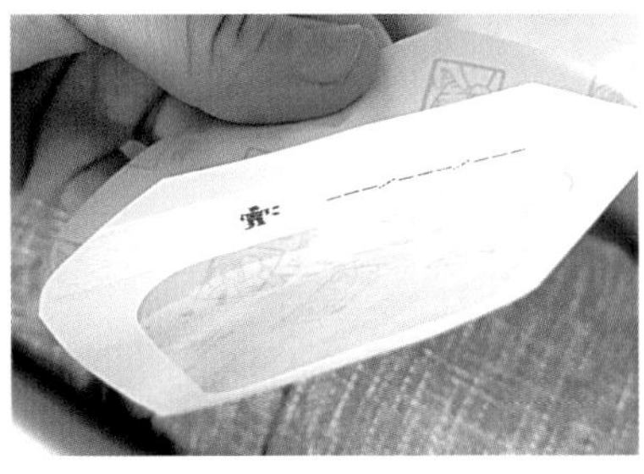
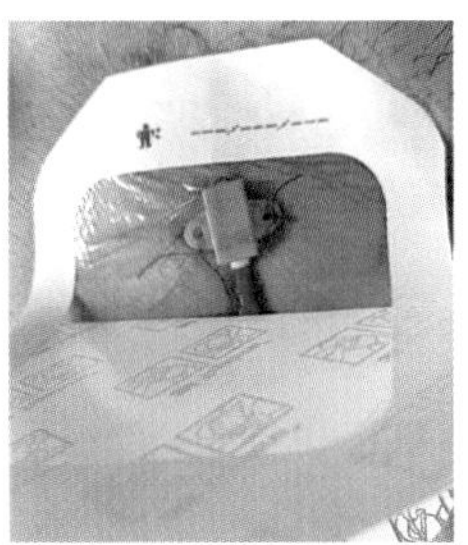
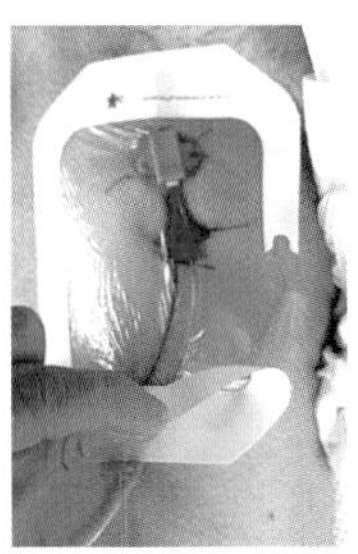

참고문헌

2019 중소병원 감염관리 네트워크.

C-difficile 감염 : 진단과 치료의 최신지견(김지은).

가정방문간호사를 위한 실무지침서(2022)

내과 환자의 섭취량/배설량 측정법 비교 연구(함경희 외 10인).

병원간호사회 근거기반 임상간호 실무지침 경장영양(2019).

병원간호사회 근거기반 임상간호 실무지침 욕창간호(2022).

병원간호사회 근거기반 임상간호 실무지침 유치도뇨(2023)

병원간호사회 근거기반 임상간호 실무지침 정맥요법(2023).

의료기관에서의 소독과 멸균지침 질병관리본부(2014).

의료폐기물 분리배출 지침 환경부(2019).

주사제 안전사용 가이드 라인 식품의약품안전처(2016).

포장재에 따른 멸균품의 유효기간에 관한 연구(장송자 외 5인)

- Eugene H 간호사의 동의를 받고 Youtube의 사진과 내용을 사용했습니다.
- MOOHAN 회사의 동의를 받고 Youtube의 사진과 내용을 사용했습니다.
- 드러그인포의 동의를 받고 사진을 사용했습니다.
- 이원의료재단의 동의를 받고 사진을 사용했습니다.
- 제일 메딕스약품의 동의를 받고 사진을 사용했습니다.
- 통인동, 열정, 꽁냥꽁냥, 함초소금, 두룽, 누리님, 미소방문간호센터의 동의를 받고 블로그의 사진을 사용했습니다.
- 한국메디칼푸드의 동의를 받고 사진을 사용했습니다.
- (주)유한락스의 동의를 받고 공식을 사용했습니다.

좋은 책을 만드는 길
독자님과 함께하겠습니다.

신규 간호사 임상 매뉴얼

초 판 2 쇄 발행	2023년 09월 05일(인쇄 2024년 01월 29일)
초 판 발 행	2023년 09월 05일(인쇄 2023년 05월 31일)
발 행 인	박영일
책 임 편 집	이해욱
지 은 이	김민소
편 집 진 행	윤진영 · 김달해
표지디자인	권은경
편집디자인	권은경 · 길전홍선
발 행 처	(주)시대고시기획
출 판 등 록	제10-1521호
주 소	서울시 마포구 큰우물로 75 [도화동 538 성지 B/D] 9F
전 화	1600-3600
팩 스	02-701-8823
홈 페 이 지	www.sdedu.co.kr
I S B N	979-11-383-5119-5 (13510)
정 가	25,000원

※ 이 책은 저작권법의 보호를 받는 저작물이므로 동영상 제작 및 무단전재와 배포를 금합니다.
※ 잘못된 책은 구입하신 서점에서 바꾸어 드립니다.